中文翻译版

Tumors and Tumor-Like Lesions of Bone

骨肿瘤学

原书第 2 版

——骨肿瘤和瘤样病变

下　　卷

主　　编　〔阿根廷〕E. 圣蒂尼 - 阿罗约（E. Santini-Araujo）
〔巴西〕R. K. 卡里尔（R. K. Kalil）
〔意〕F. 贝尔托尼（F. Bertoni）
〔韩〕朴英具（Y-K Park）

主　　译　李亚平　范宏斌　陈秉耀

执行主译　范宏斌

科　学　出　版　社
北　京

图字：01-2021-2486

内 容 简 介

本书为读者提供最新且实用的有关骨肿瘤和瘤样病变的影像学诊断、组织病理和分子病理学诊断及治疗方案的系统知识。无论是专职从事骨肿瘤诊治的医师还是普通的骨科、病理科和影像科医师都能从中获取如何诊治骨肿瘤和瘤样病变患者的核心知识，本书可作为案头工具书方便查阅。

全书分上、下两卷，从流行病学、临床症状、影像学、病理学、鉴别诊断等方面对每种骨肿瘤和瘤样病变进行了详细描述，特别是采用大量的影像学资料和病理学图片分别对疾病的影像学特征和鉴别诊断进行论述。本书为下卷，对近似于原发骨肿瘤的骨的瘤样病变和关节的瘤样病变进行了分论。

本书适合骨科、骨肿瘤科、病理科及影像科医师等参考阅读。

图书在版编目（CIP）数据

骨肿瘤学：骨肿瘤和瘤样病变：原书第2版. 下卷 /（阿根廷）E. 圣蒂尼-阿罗约等主编；李亚平，范宏斌，陈秉耀主译. —北京：科学出版社，2021.6

书名原文：Tumors and Tumor-Like Lesions of Bone（Second Edition）

ISBN 978-7-03-066604-8

Ⅰ.骨…　Ⅱ.①E…②李…③范…④陈…　Ⅲ. ①骨肿瘤—诊疗②骨肿瘤—瘤样病变—研究　Ⅳ.R738.1

中国版本图书馆CIP数据核字（2021）第105946号

责任编辑：王海燕 / 责任校对：张　娟
责任印制：赵　博 / 封面设计：吴朝洪

科 学 出 版 社 出版
北京东黄城根北街 16 号
邮政编码：100717
http://www.sciencep.com

北京汇瑞嘉合文化发展有限公司 印刷
科学出版社发行　各地新华书店经销
*
2021 年 6 月第　一　版　开本：889 × 1194　1/16
2021 年 6 月第一次印刷　印张：23 1/4
字数：656 000

定价：348.00 元

（如有印装质量问题，我社负责调换）

译者名单

主　　译　李亚平
　　　　　　范宏斌
　　　　　　陈秉耀

执行主译　范宏斌

译　　者（按姓氏笔画排序）

王　璐　空军军医大学附属西京医院病理科
付　军　空军军医大学附属西京医院骨科
白国庆　航天中心医院承德分院骨科
刘　冬　空军军医大学附属西京医院骨科
孙立国　陕西省中医医院骨科
李　宪　深圳大学总医院骨科
李亚平　宁夏医科大学总医院骨科
李青松　航天中心医院骨科
吴　龙　宁夏医科大学总医院骨科
吴　疆　宁夏医科大学总医院骨科
宋　征　空军军医大学附属西京医院病理科
宋光泽　航天中心医院骨科
张迎龙　解放军总医院第四医学中心骨科
张跃钟　航天中心医院骨科
张增亮　解放军总医院第四医学中心骨科
陈　榕　航天中心医院骨科
陈秉耀　航天中心医院骨科
范宏斌　空军军医大学附属西京医院骨科
侍明海　宁夏医科大学总医院放射科
庞　龙　宁夏医科大学总医院骨科
屈玉玲　宁夏医科大学总医院病理科

主编名单

Eduardo Santini-Araujo（已故）
阿根廷布宜诺斯艾利斯大学病理学系

Ricardo K. Kalil
阿根廷布宜诺斯艾利斯骨病理实验室

Franco Bertoni
意大利博洛尼亚 BBTEAM 病理科

Yong-Koo Park
韩国首尔庆熙大学医院病理科

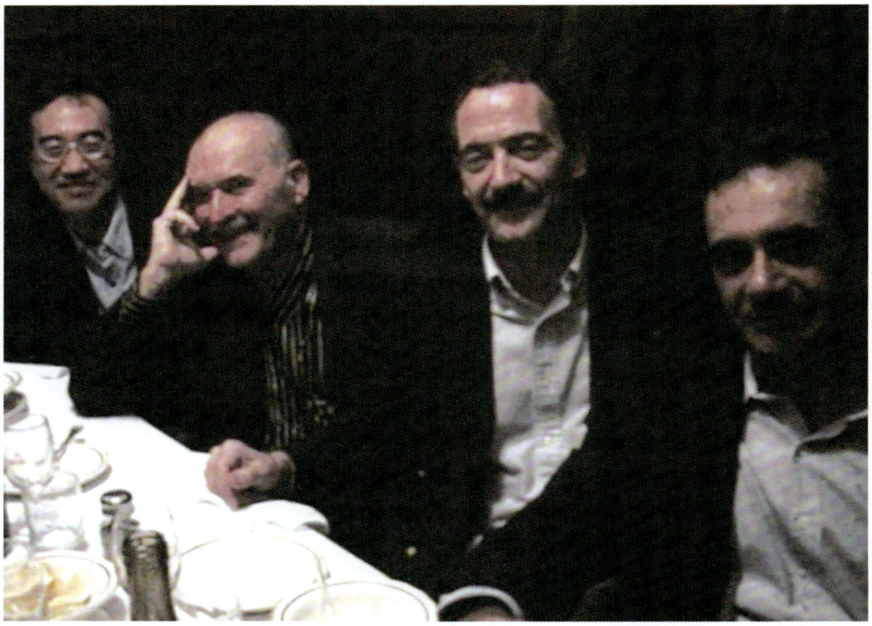

从左至右：Yong-Koo Park, Franco Bertoni, Eduardo Santini-Araujo, Ricardo K. Kalil

第 2 版原著序

该书再版是为了纪念 Eduardo Santini-Araujo 博士 (1953—2017)。

该书是对 Fritz Schajowicz 编辑的关于骨肿瘤的“经典”书籍（《骨肿瘤的组织病理学分型》，1993 年出版）的延续。该书的第 1 版就获得了骨肿瘤和相关病变方面专家的普遍认可，一经施普林格（Springer）出版社出版，即成为世界各地诊断组织病理学家不可或缺的工具。

第 1 版出版仅 4 年后，我们就对初版进行全新再版，对内容进行了更新，加入许多全新的主题和章节，从而对前版进行全面的更新和拓展。

新版在延续前版成书理念的同时也进行了特定调整，以适应临床和组织学诊断中面临的常见与罕见肿瘤的全新挑战，为有关治疗方法及预后效果提供拙见。

正如已在第 1 版中指出的，近年来，针对骨肿瘤的临床方法创新为肿瘤实体的精确识别与鉴定创造了有利条件，这要得益于新的诊断成像技术，如 SCAN、PET 和 MRI，它们可单独或联合使用对常规放射学诊断提供补充。此外，针吸穿刺细胞学（FNAC）的应用使得对肿瘤和肿瘤样病变的微观分型界定更加有效，不过该技术需要对组织学层面的组织的深刻认识及对骨肿瘤生物学的良好理解。此外，新的方法学技术，如电子显微镜和免疫组织化学技术，推动了组织病理学的发展，为外科病理学家更加准确地鉴别和诊断交界性病变或可疑的组织学肿瘤类型创造了潜在可能。

然而，对骨肿瘤的处理仍然需要所有参与病理研究人员的高度专业化，同时也要鼓励领域专家间的密切合作。

骨肿瘤的发生机制十分复杂，不与年龄对应，解剖学上也缺乏明显相关性，因此，儿科和成人骨科医师经常同时参与会诊，放射科医师和肿瘤科医师也是如此。而这将影响到那些需要在该领域进行高度专门化的培训并与临床同事密切合作对每位患者进行个案分析的外科病理学家们。基此背景，该书的主要目的之一就是提供解决这一现状所需的理论信息。

新版本延续了第 1 版的理念，并且考虑时间的宝贵性，尤其是在试图获得特定领域的新知识或寻求精确的诊断时，因此通过简短、易读、信息丰富的格式，清楚地解释有关概念显得十分必要。该书的每位作者都遵循此法为全书各章节架构了一个清晰的结构框架，同时特意避免了冗长的学术案例讨论和病因学分析细节，仅汇编整理了现有最新出版物的简明信息。

当然，当下没有任何一本书可以涵盖特定领域或特定肿瘤类型的所有文献，新版仅涉及最相关的数据，有利于对患者病情实施最切实有效的临床治疗。

该书旨在运用灵活的教学法涵盖骨肿瘤诊断的主要主题，将组织病理学家置于诊断活动的中心，运用细胞和组织学技术进行诊断，并与放射科和骨科医师密切合作。然而，骨科医师和肿瘤学家们需要意识到一些病例的困难，在这些病例中，发病机制未知，或者不能绝对精确地进行最终诊断。因此，全书各章都为鉴别诊断提供了线索，有助于明确肿瘤的类型。

近年来，癌症分子生物学的全新进展引起了特别的关注，尤其是在骨病和骨肿瘤方面。新版中对内容进行更新，并特别关注了有关领域及针对鉴别诊断和预后的实际应用。同时，由于这是一个全新的领域，此方面的内容在其他骨肿瘤书籍中鲜有涉及。

该书的再版恰逢主编之一 Eduardo Santini-Araujo 博士去世，他自始至终都是此书的灵魂。即使饱受转移癌的折磨，他仍继续坚持第 2 版的修订。该书即在他去世前几天才完成。Ricardo K. Kalil 博士接续完成了第 2 版出版的任务，他在挚友 Eduardo 博士临终前一直陪伴在床榻旁。

该书是在 4 位主编的出色指导下，由众多杰出的骨和骨关节病理学家共同合作完成的。4 位主编是 Eduardo Santini-Araujo 博士（阿根廷，已故）、Ricardo K. Kalil（巴西）、Franco Bertoni（意大利）和 Yong-Koo Park（韩国）。他们均在各自的领域颇具声望，举足轻重，并且他们在骨病理学文献方面的丰富贡献不仅提高了他们编撰章节的质量，同时也为各章节合著者的编撰工作提供了丰富的选材。这些作者中许多都是各自领域的领导者，他们以清晰而实用的格式提供开创性的和新颖的信息，不仅使用高质量的组织学图像作为每一章的例证，并运用新颖的诊断插图补充对患者病理学的全面概述，提供了核心的临床见解。

特别致敬所有同事、编辑和各位作者，感谢他们愿意继续参加新版本的修订工作，并且为该书补充了大量令人钦佩的专业知识。为此，我谨向他们表示最热烈的感谢。

再次感谢施普林格出版社在新版出版中所做的贡献。出版社延续了一贯的高质量，并且接受制作 4 位主编认为必要的所有综合图示及所涉及的额外费用，以期达到该书的卓越性和实用性。

Antonio Llombart-Bosch

西班牙瓦伦西亚大学医学院名誉病理学博士

2018 年 12 月

第 2 版译者前言

在骨骼肌肉系统的疾病中，骨肿瘤和瘤样病变是表现最复杂、诊治最困难的疾病之一。一方面，发生于骨骼肌肉系统的肿瘤和瘤样病变组织来源几乎涵盖了人体所有的组织类型，相同组织来源的肿瘤又可分为多种类型。因此，原发性骨肿瘤的发病率虽然很低，但种类却极其繁多；另一方面，骨肿瘤的表现形式多样，同样的影像学表现可以是不同的病理类型，同一个病理类型又可以有不同的临床和影像学表现。由此，可能没有其他任何一类肿瘤的诊断比骨肿瘤更需要临床、影像和病理的紧密结合。遗憾的是，国内一直缺乏一本能将这三者有机融合到一起的骨肿瘤的专著。即便作为从业多年的骨肿瘤外科医师，我们也时常感到手边缺乏一本实用的、可以随时查阅的工具书，直至看到这部英文专著。

原著的 4 位主编是来自多个国家的杰出的骨肿瘤临床病理学家，编著者集合了世界范围内在骨肿瘤领域卓有成就的病理科、外科和影像科医师，多学科专家的通力合作提供了每种疾病基本的知识和最新的进展，涵盖了病因、流行病学、临床特点、影像学特点、病理特点和治疗方式等方面。无论是临床、病理和影像专科医师还是全科医师；无论是资深从业者还是初学者，若进行骨肿瘤和瘤样病变的诊治，本书都是本很好的案头参考书。

清晰、精美的图片和言简意赅的文字，让人产生一种阅读画报般的轻松和从容，而不是惯常拜读专业书籍时的沉闷和晦涩。其中图片的丰富程度可谓“奢侈”，这种直观的视觉呈现让读者能充分体会到每种疾病“横看成岭侧成峰、远近高低各不同”的复杂表现。此时，长篇幅的文字描述已不需要，只需要提纲挈领的要点提示。尤其是组织病理学部分，这种独具匠心的编写方式很容易消解专业间的壁垒，让非病理医师也很容易理解不同疾病的病理表现特点和诊断要点。

在内容编排上，有关临床特点和治疗方法的内容，作者以精练的文字一笔带过，而将着墨的重点放在影像及病理学的鉴别诊断上，这又是本书不同于一般教科书的地方。这种内容安排有助于读者了解疾病的本质特征，抓住疾病的独有特点，更深刻地理解相似疾病之间的异同之处。

本书第 1 版自 2014 年出版后便广受欢迎，2018 年又推出了第 2 版。我们有幸将这一著作翻译并介绍给国内的读者。感谢原著作者富于创造性的工作，感谢所有参译者付出的心血和劳动。

陈秉耀
北京大学航天临床医学院、航天中心医院骨科
范宏斌
空军军医大学附属西京医院骨科
李亚平
宁夏医科大学总医院骨科

致　谢

本书再版，要感谢我们的导师和家人，同时要特别致敬我们的合作编辑兼杰出挚友 Eduardo Hector Santini-Araujo 及其导师更是一生之友 Romulo Cabrini，两人均于再版修订过程中逝世。

我们的导师

Fritz Schajowicz 和 David Dahlin——两位骨科病理学的巨擘——给我们提供了支持和帮助。

K. Krishnan Unni，他的经验、知识、魅力和领导力影响了我们所有人。几年来，正是他一直坚持不懈地给予我们持久的支持和鼓励。

除此之外，我们还想致敬那些对我们选择病理学研究方向和之后的发展产生重大影响的人们，特别是 R. L. Cabrini。

我们的家庭

妻子 Romina 及儿女 Maria Gala、Martina、Julian、Pedro Ferreol 及 Margarita。

E. Santini-Araujo

妻子 Angela 及女儿、儿子和继子 Luciana、Sergio、Marcelo、Marcio 及 Mateus。

R. K. Kalil

我亲爱的家人。

F. Bertoni

我的父母、妻子 Dan-Young、儿子 Byung-Chul 及女儿 Ko-Un，对他们表示无尽的爱。

Y-K Park

第 2 版原著前言

在第 2 版中，我们做了一些新的和重要的改进，包括涉及关节肿瘤的全新收录。此外，新加入的合著者也为本书补充了丰富的内容，增加了本书的底蕴。在有些章节，比如血管肿瘤部分，新版不惜全部进行大刀阔斧地重写。除了少数章节外，本书大多数章节都进行了更新与扩充，特别是关于新的基因学方面的进展。

新的章节包括骨和关节肿瘤的临床方法，以及由于骨肉瘤对这一领域的重要性，本书还加入了这种常见恶性肿瘤的临床肿瘤学方法。

由于颌骨肿瘤的新出版物稀缺，我们最初包括了一个新的完整的章节专门介绍这个领域。但是，由于主要作者 Romulo Cabrini 教授的去世，使我们失去了有关理论知识的重要来源，我们很遗憾不得不取消该章节。

由于另一位重要的作者和医学编辑 Eduardo Santini-Araujo 教授在编辑工作中去世，第 2 版的编辑任务变得愈发困难。幸运的是，其他的编辑能够及时通过他的个人著作来校订和更新他编写的所有章节。不过，在第 2 版的最后修订过程中，我们全都十分怀念他带给我们的无限活力和惊人动力。

同样幸运的是，由 Lee Klein 领导的施普林格编辑团队非常称职，同时我们感谢他在本版制作期间提供的长期帮助和合理建议。

Ricardo K. Kalil
巴西圣保罗

Franco Bertoni
意大利博洛尼亚

Yong-Koo Park
韩国首尔

第 1 版原著前言

本书的主要目的是为普通外科病理学家、放射科医师和矫形外科医师提供应对骨肿瘤和瘤样病变的日常协助，并提供实用的图像诊断、组织病理学和分子诊断及基本的治疗指南。

我们的主要目的是为骨科医师、放射科医师和外科病理学家，无论是全科还是专科，无论是在医疗实践中还是在技能培训中，提供在骨科病理学范畴类评估患者病变所需的基本信息。

本书的编写理念是对病变给出广泛的涵盖流行病学、临床特征、放射学、病理学和鉴别诊断的信息，不仅提供了疾病的典型特征，而且说明了病变间的差异包括影像学和组织病理学之间的区别，以获得明确的鉴别诊断。

为了实现这一目标，我们聚集了一支精心挑选的由世界上这一领域中最具经验和学识的学者组成的团队，他们在病理学、影像诊断和肿瘤矫形外科方面经验丰富，他们慷慨地分享无与伦比的专业知识，这使得本书成为实际诊断骨肿瘤和瘤样病变最有价值的工具。

Eduardo Santini-Araujo
阿根廷布宜诺斯艾利斯

Ricardo K. Kalil
巴西圣保罗

Franco Bertoni
意大利博洛尼亚

Yong-Koo Park
韩国首尔

目　录

上　卷

第一部分　概　述

第二部分　成骨肿瘤

第三部分　成软骨性肿瘤

第四部分　巨细胞瘤

第五部分　圆细胞瘤

第六部分　纤　维　瘤

第七部分　来源不明的肿瘤

第八部分　血管肿瘤

下　卷

第九部分　成釉细胞瘤

第十部分 脊 索 肿 瘤

第十一部分 平滑肌肉瘤

第十二部分 脂肪细胞瘤

第十三部分 神经源性肿瘤

第十四部分 磷酸盐尿性间叶肿瘤

第十五部分 累及骨的转移性癌

第十六部分 肿瘤样病变与其他类似原发性骨肿瘤的病变

第十七部分 关节肿瘤及瘤样病变

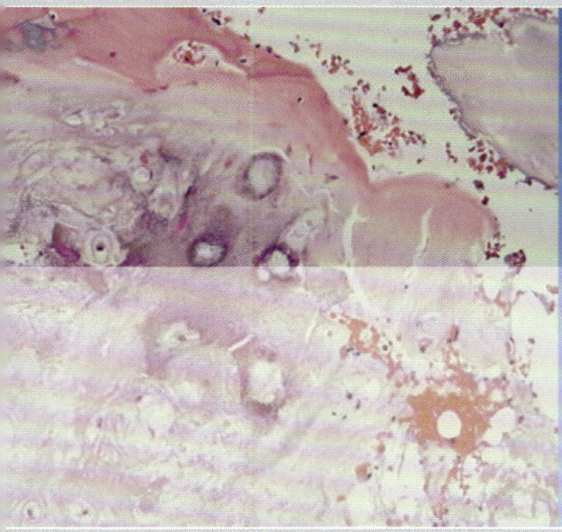

第九部分

成釉细胞瘤

第40章 成釉细胞瘤

Edward McCarthy

一、定义

原发性骨肿瘤，肿瘤上皮细胞团巢存在于纤维-骨样基质背景中。

二、病因

病因尚不明确。

三、临床特征

（一）发病部位

1. 90% 的病例累及胫骨或（10%）腓骨。

2. 极少数情况下，其他长骨也有可能受累，如股骨、肱骨和尺骨。据报道，这种肿瘤也发生于胫前软组织。

（二）流行病学

1. 骨成釉细胞瘤是一种非常罕见的肿瘤。

2. 患者年龄从 3 岁到 72 岁不等，多见于 30 ～ 40 岁。

（三）临床表现

1. 患者常见症状为局部疼痛和肿胀，通常持续时间很长。

2. 约 1/3 的患者出现症状的时间＞ 5 年。据报道，一例患者症状超过 50 年。

四、影像学特征

（一）X 线特征

1. 成釉细胞瘤是基于骨皮质的病变，90% 的病例累及骨干（图 40-1）。

2. 许多病变显示侵及邻近的软组织及骨髓腔（图 40-2）。

3. 一些病变显示为被致密反应性骨包围的多房性溶解区。

4. 病变通常为多灶性，累及胫骨干长段。

（二）MRI 特征

磁共振成像通常在 T_2 加权图像上显示均匀的高信号。

（三）影像鉴别诊断

1. 骨纤维发育不良。

（1）这类疾病位于骨皮质，并不累及骨髓腔或邻近的软组织。

（2）无任何基质生成的原发性骨肿瘤。

2. 转移癌。

五、病理检查

（一）概述

1. 组织学上，骨成釉细胞瘤由存在于纤维性和纤维骨性间质中的不同形态的上皮细胞巢构成。角蛋白染色呈阳性（图 40-3）。

2. 最常见的生长模式为外围呈栅栏状的基底细胞样的上皮团巢，这一特征类似于皮肤基底细胞癌。上皮巢内常会形成大小不等的囊腔。

3. 上皮细胞的另一种常见的生长模式为梭形——含有饱满细胞核的梭形细胞呈条索状分布，周围围绕着更为透明的间质。偶尔，间质内富含细胞并逐渐分化为上皮细胞。

4. 成釉细胞瘤第 3 种上皮生长模式：小管的形成，类似于腺体或血管腔隙。小管存在于纤维性的背景中，由单层小的立方上皮形成并相互排列呈网状结构（图 40-4）。

5. 最后，可能会出现罕见的鳞状上皮的生长模式。含有大量嗜酸性胞质和圆形或固缩细胞核的上皮细胞簇存在于梭形细胞背景中。

6. 尽管成釉细胞瘤的上皮细胞偶尔核深染，但是细胞学上表现温和，缺少多形性，核分裂象

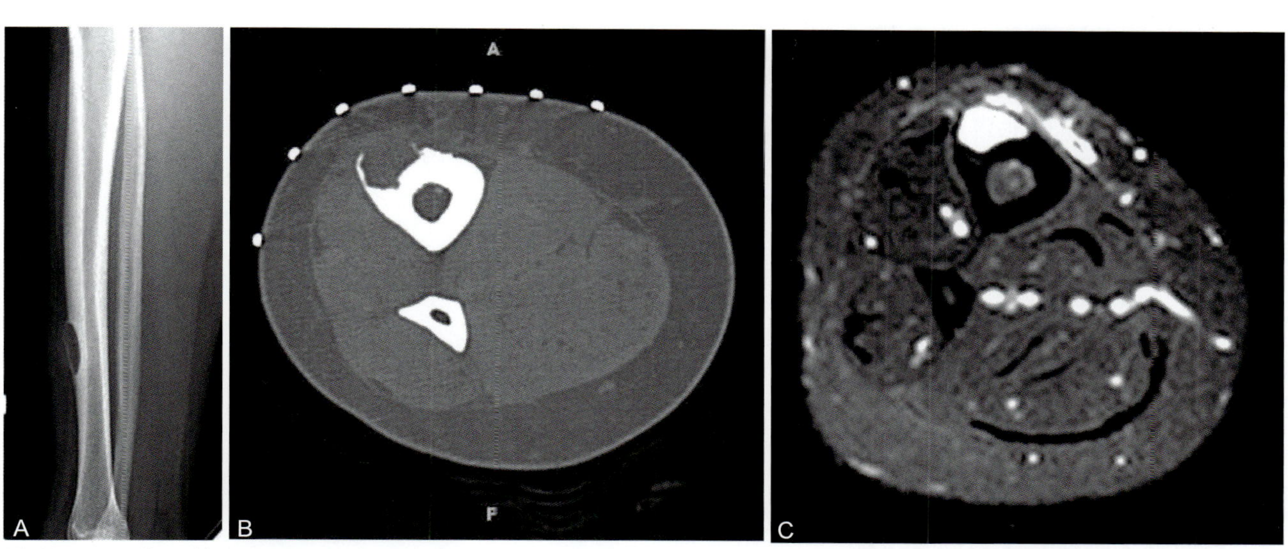

图 40-1 A. 位于前胫骨骨干骨皮质的成釉细胞瘤 X 线片；B. 该区域的 CT 图像显示骨皮质间病变伴骨皮质膨胀；C. 该病灶的磁共振成像在 T_2 加权钆增强图像中显示为高信号

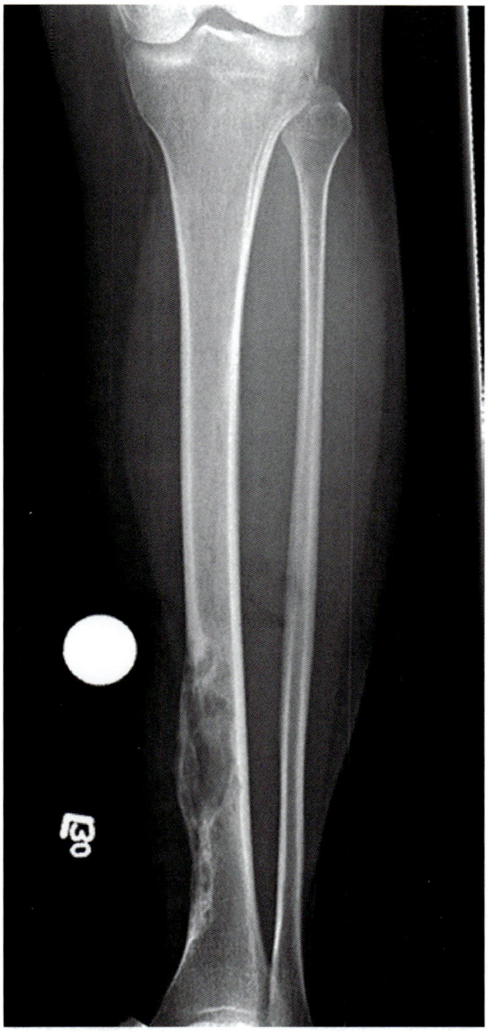

图 40-2 位于胫骨远端的经典型成釉细胞瘤 X 线片

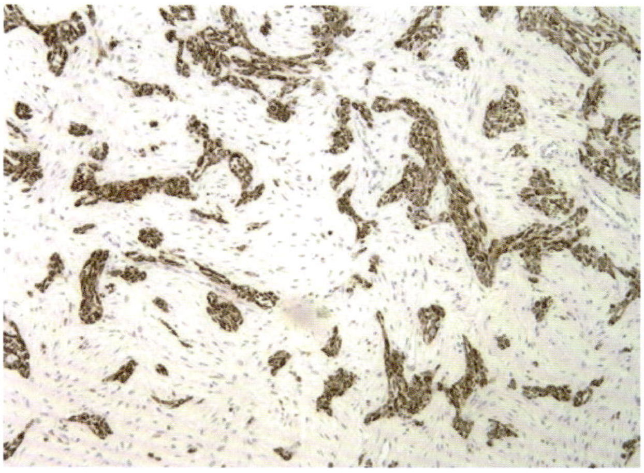

图 40-3 显微摄影，角蛋白染色显示角蛋白阳性的上皮细胞

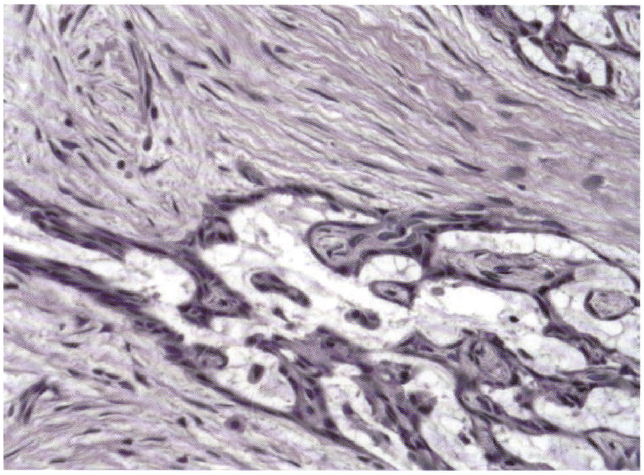

图 40-4 显微摄影显示缝隙样腔隙被覆基底细胞样上皮细胞

罕见。温和的细胞学特点与典型的影像学表现，可将成釉细胞瘤与转移癌区分开来。

7. 成釉细胞瘤可能含有上皮细胞不明显的区域。在形态学上，这些区域与骨性纤维发育不良无异，所以要求对骨性纤维发育不良的标本全部取材，以除外成釉细胞瘤。

（二）病理鉴别诊断

1. 转移癌：转移灶通常为多形性上皮细胞巢并伴有高度核分裂象。

2. 分化型成釉细胞瘤：有些病变，临床及影像学表现与严重的骨纤维发育不良相似，包含不连续的上皮细胞巢，且这些上皮细胞巢并没有成釉细胞瘤那么明显。这类病变被称为分化型成釉细胞瘤，可表现为重型骨纤维发育不良的燃尽型病例。或者，表现介于骨纤维发育不良与经典的成釉细胞瘤之间的中间阶段。

3. 以前，这类分化型成釉细胞瘤被归为经典型成釉细胞瘤，且经常被认为是“骨纤维发育不良样”的成釉细胞瘤。它们发病年龄相似，常累及胫骨骨干，因此，经常采用成釉细胞瘤的治疗方法而被过度治疗。然而，分化型成釉细胞瘤是一类惰性病变，有时没有症状且根本不生长。影像学上，它们缺少骨皮质破坏和软组织浸润(图 40-5)。因此，分化型成釉细胞瘤可以采取非手术治疗。手术可用于纠正畸形或稳定病理性骨折。

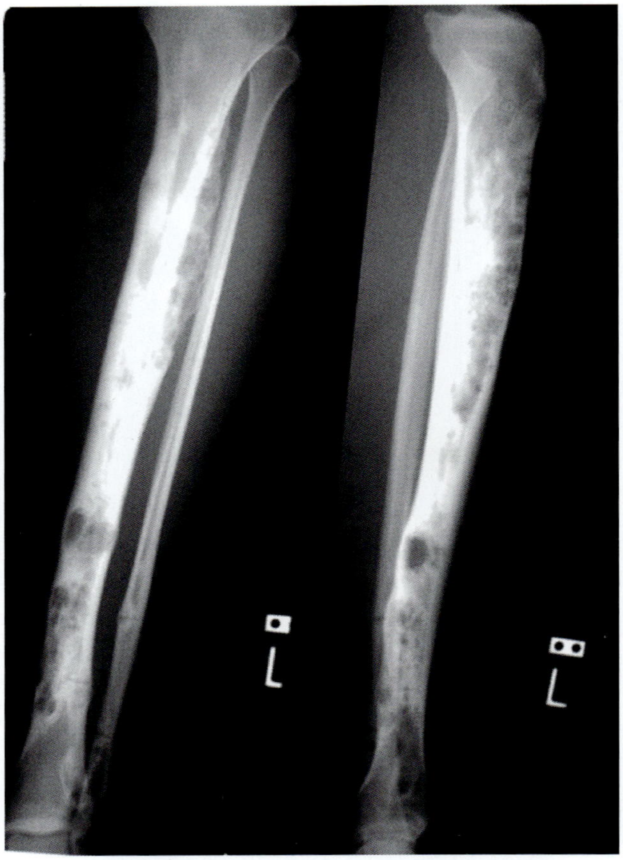

图 40-5 分化型成釉细胞瘤 X 线片。整个胫骨骨干广泛受累，该病变 10 年来没有改变

六、治疗和预后

1. 成釉细胞瘤是一种低度恶性肿瘤。

2. 应通过广泛的节段性切除或截肢进行治疗。

3. 约 25% 的患者在手术切除后出现转移。

4. 转移可发生在手术后 16 年。

5. 骨纤维发育不良样的成釉细胞瘤（分化型成釉细胞瘤）为非恶性肿瘤，可以在不手术的情况下密切随访。

（屈玉玲 译 李亚平 校）

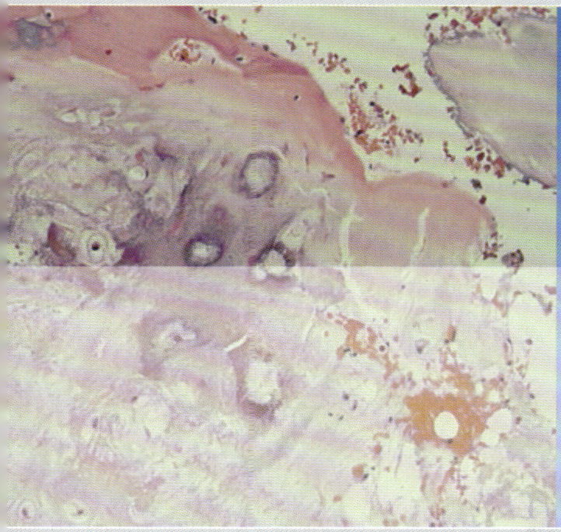

第十部分

脊 索 肿 瘤

第41章　良性脊索细胞瘤

Yasuaki Nakashima

一、定义

一种具有脊索细胞分化的良性肿瘤。

二、同义词

1. 巨大脊索残余。
2. 脊索错构瘤。
3. 颅内枕骨、蝶枕骨脊索瘤。
4. 骨内良性脊索细胞肿瘤。

三、病因

1. 良性脊索细胞瘤的起源尚未确定且存在争议。

2. 可能发生于胚胎早期的脊索残余或后天损伤后发生的病变。

四、流行病学

1. 确切的发病率未知；在一项连续尸检病例研究中发病率为20%，在骶尾部的切除病变中原发性脊索瘤约占7.3%。

2. 颅内脊索瘤尸检中的检出率为0.6%～2.0%，MRI为1.7%。

3. 男、女比例从1：5～2：1。

4. 发病年龄为7～83岁（平均58～63岁）。

五、发病部位

1. 与经典型脊索瘤分布相同。

2. 在尸检研究中，发病部位的顺序依次为颅底（最常见于斜坡）、骶尾部椎骨、颈椎和腰椎，不包括胸椎。

3. 少有骨外受累，包括肺和椎旁纵隔。

六、临床表现

1. 通常无症状，影像学检查偶然发现。

2. 后背或四肢的疼痛和（或）麻木，肩部僵硬和（非常罕见）由于内斜坡后方为主的病变引起的展神经麻痹导致的复视。

七、影像特点

（一）X线特征

1. 位于斜坡或颈椎、腰椎及骶尾部椎体。

2. 局限于骨骼的孤立性病变，无骨外扩散。

3. 很少与骨外肿块相关。

4. 椎体内模糊不清的硬化灶。

5. 弥漫性显著硬化灶显示象牙椎征象。

6. 可能正常且在X线片上无法识别，或者可显示为轻微硬化灶。

7. 在颈椎的病变可导致生理曲度变小。

（二）CT特征

1. 可能正常或显示轻微硬化。

2. 椎体轻微至显著的骨质硬化（图41-1）。

3. 可以看到局灶残存的骨组织。

4. 弥漫性硬化可取代整个骨组织。

5. 通常没有骨皮质或骨的破坏。

（三）MRI特征

1. 低T_1加权信号强度；高T_2加权信号（图41-2）。

2. 在T_2加权图像上高强度区域的信号强度稍有不均匀。

3. 在钆-DTPA-增强的T_1加权像上强度没有显著性增加。

（四）骨扫描特征

骨扫描显示没有异常吸收（图41-3）。

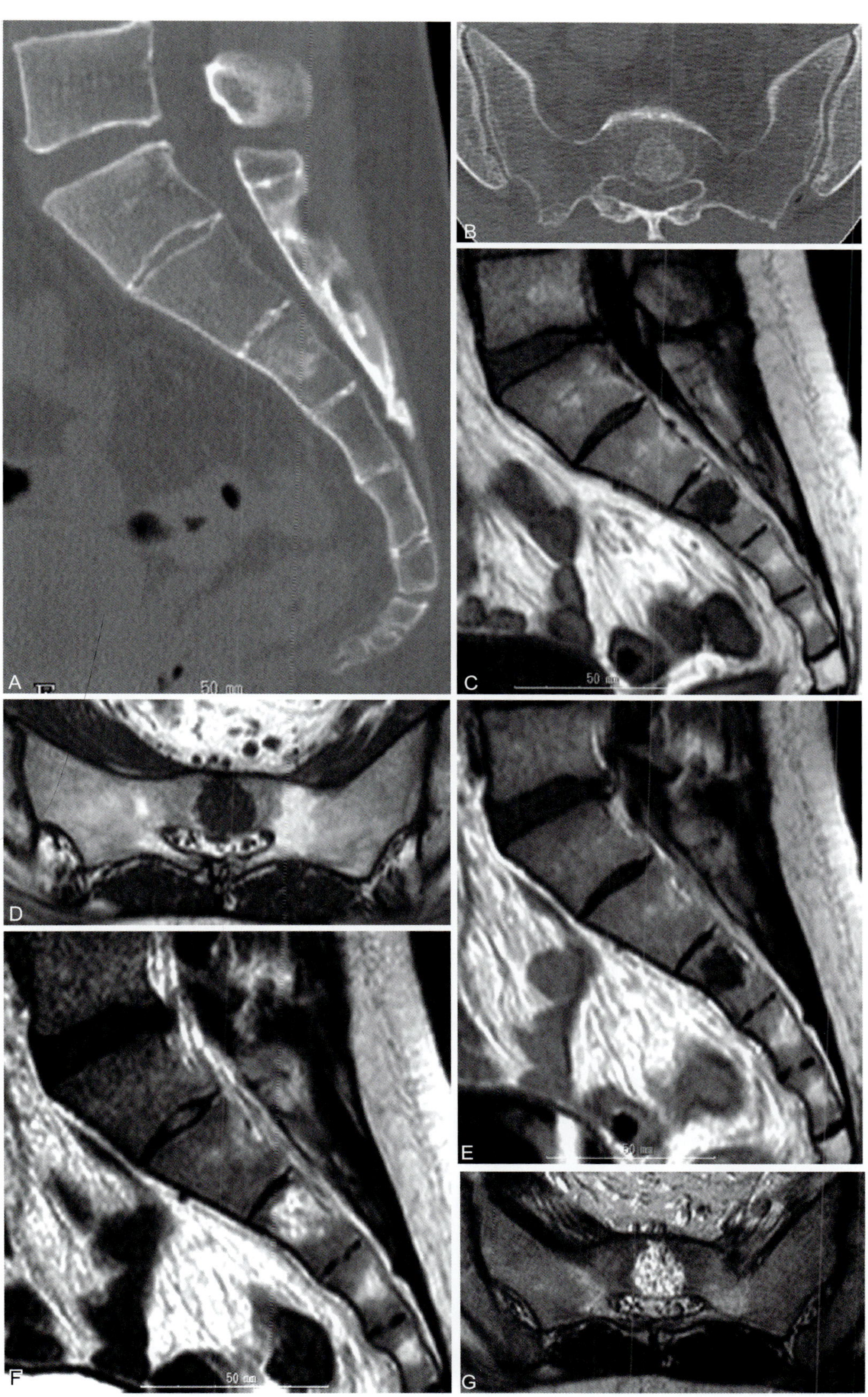

图 41-1　31 岁男性患者，良性脊索细胞瘤累及骶骨 S_3。矢状位（A）和轴位（B）CT 扫描显示骶骨 S_3 中线有一轻微硬化的肿块。矢状位（C）和轴位（D）T_1 加权 MRI 像显示低信号强度，在钆 -DTPA- 增强的 T_1 加权像上强度没有显著性增加（E）。矢状位（F）和轴位（G）T_2 加权 MRI 像上显示不均匀的高信号强度

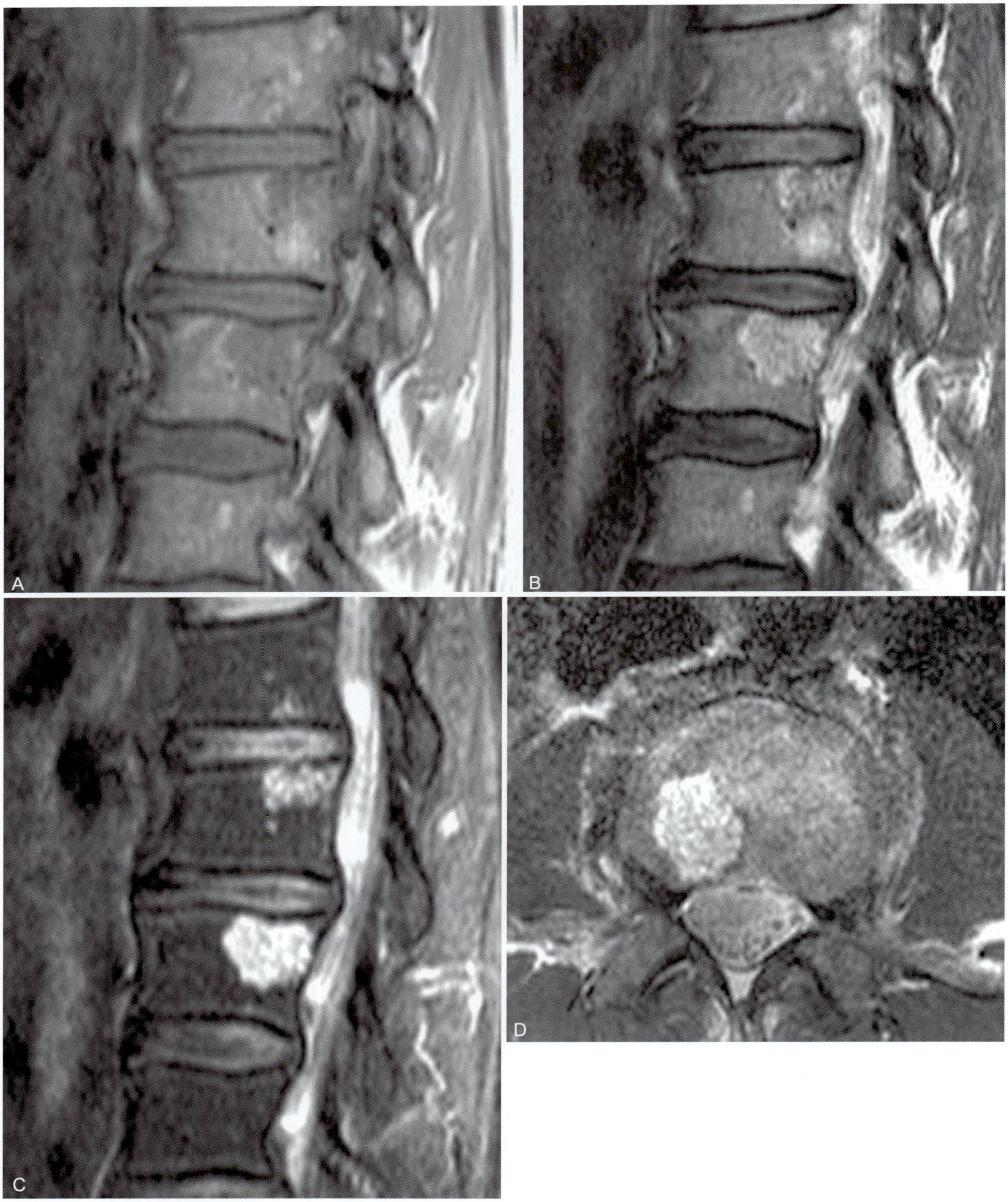

图 41-2 54 岁女性患者，多发性良性脊索细胞瘤累及腰椎 $L_1 \sim L_3$。矢状位 T_1 加权 MRI（A）、T_2 加权 MRI（B）、T_2 加权饱和脂肪 MRI（C）、L_3 轴位 T_2 加权 MRI（D）（病例由日本 Yuko Kuwae 博士友情提供）

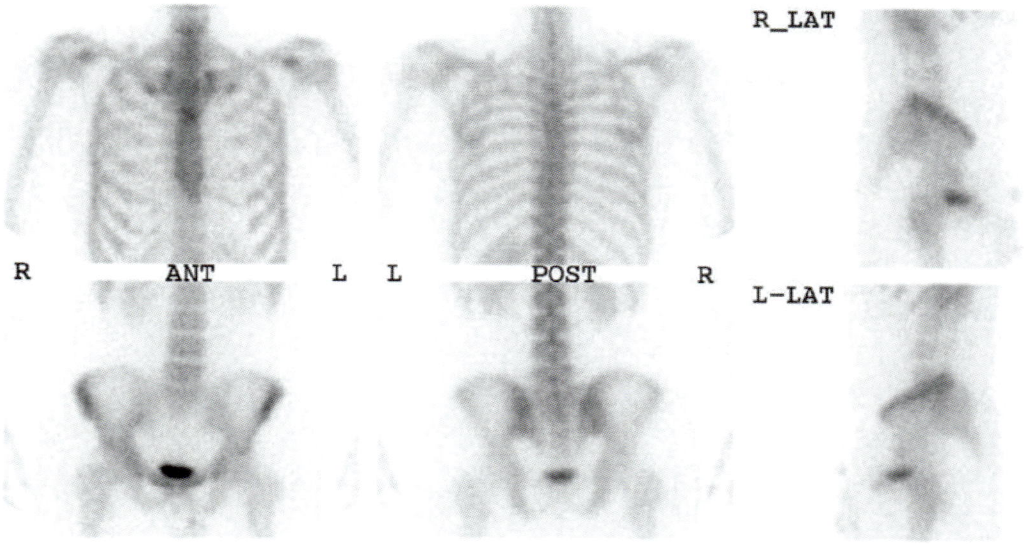

图 41-3　骨核素扫描未见异常摄取

八、影像鉴别诊断

（一）脊索瘤

1. 比良性脊索肿瘤（6 ～ 35mm，平均 18.8mm）大（20 ～ 110mm，平均 50.2mm）。

2. 溶骨性病变，常伴有软组织肿块。

3. 在骶骨的病变常延伸至骶前间隙。

4. 不规则的破坏区域，包括骶骨中线、椎体和硬脊膜。

5.CT 扫描可显示骨破坏和骨内残余骨组织或钙化。

6.T_2 加权磁共振图像上显示为高强度、不均一信号。

7. 轻度 - 明显的强化。

（二）内生软骨瘤

1. 在脊柱或骶骨中相对罕见。

2. 骨髓腔内可见界线分明的透明灶，常伴有规则钙化。

3. 不同的病理组织像。

（三）骨内脂肪瘤

1. 罕见发生于脊柱。

2. 影像学显示溶骨性病变，位于中央钙化样密度提示梗死。

3. 在 H&E 染色切片上，良性脊索瘤和骨内脂肪瘤的鉴别诊断可能存在困难；有时可能需要借助角蛋白和 brachyury 免疫组织化学染色。

（四）骨坏死（骨梗死）

1. 影像学上显示为界线分明到界线不清的透明区，周围有钙化外壳。

2. Kummell 病中出现的迟发性创伤后椎体塌陷。

3. 组织病理学上，良性脊索细胞瘤和骨坏死的鉴别可能很困难；有时可能需要借助角蛋白和 brachyury 免疫组织化学染色。

（五）骨髓炎

1. 椎间盘受累很常见。

2. 骨扫描通常是阳性。

（六）骨质增生（骨岛、骨瘤）

1. 无症状，常偶然发现。

2. 脊柱部位，发病率为 1%～ 15%。

3. 单个或多个髓内硬化性改变，影像学显示为向周围骨髓呈放射样针刺状凸起。

4. 骨瘤为骨组织凸出于骨表面。

（七）骨样骨瘤

1. 夜间痛，服用非甾体抗炎药（NSAIDs，包括阿司匹林）可缓解。

2. 肿瘤直径常＜ 1.5cm。

3. 在脊椎，通常累及后部，有时伴有脊柱侧弯。

4. 骨髓内病变，CT 显示边缘骨硬化的透光灶，伴或不伴有中央钙化。

5. 不同的病理组织像。

（八）表皮囊肿、皮样囊肿、蛛网膜囊肿

1. 可作为脑桥前颅内脊索瘤或位于脑桥前良性脊索瘤的鉴别诊断。

2. 不同的病理组织像。

（九）浆细胞瘤

1. 纯溶骨性；常为多发性穿凿样病变。

2. 血液学异常，包括血清 M 蛋白。

3. POEMS（Crow-Fukase）综合征；骨硬化型骨髓瘤，特别是发生在脊柱或骨盆伴有浆细胞发育异常的，常伴随多发性神经病和内分泌异常。

4. 组织病理学显示浆细胞增生。

（十）恶性淋巴瘤

1. 广泛受累伴骨内渗透。

2. 溶骨性改变和硬化性改变相互混合。

3. 骨扫描阳性。

4. 组织病理学，异型淋巴细胞显示增生。

（十一）转移性癌

1. 常为溶骨性和破坏性。

2. 成骨性转移（如前列腺癌、乳腺癌或子宫内膜癌）。

九、病理检查

（一）大体特征

1. 肿瘤直径为 1 ～ 20mm（平均 6.1mm）；X 线片范围为 6 ～ 35mm（平均 18.8mm）。

2. 可占据椎体的整个骨髓腔。

3. 大体表现可能不明显，甚至无特异性。

（二）组织病理特征

1. 扩散至椎间隙，常包绕骨髓岛。

2. 病变中的骨小梁常硬化（图 41-4 和图 41-5）。

3. 无分叶、纤维间隔、细胞外黏液样基质、坏死或破坏性生长方式。

4. 肿瘤细胞界线清晰，大小较一致，呈片状生长，低倍显微镜下类似髓内脂肪（图 41-6）。

5. 位于中央或边缘的圆至卵圆形细胞核，可见小的核仁和细腻的染色质。

6. 透明至弱嗜酸性胞质内可见大小不等的空泡，类似成熟的脂肪细胞（图 41-7 ～图 41-9）。

7. 可含有嗜酸性胞质，内部可见嗜酸性透明小体。

8. 无核分裂象。

9. 良性脊索瘤内，有时局部可见脊索瘤（癌），

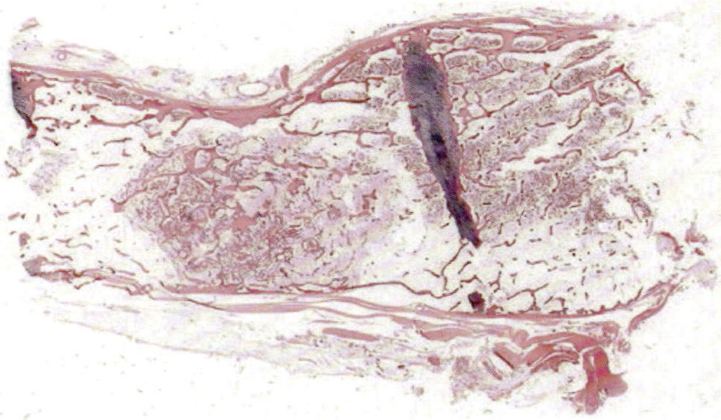

图 41-4 良性脊索细胞瘤低倍显微镜下观，显示边界相对清楚的髓质结节，包含轻微硬化的骨小梁（病例由日本 Takehiko Yamaguchi 博士友情提供）

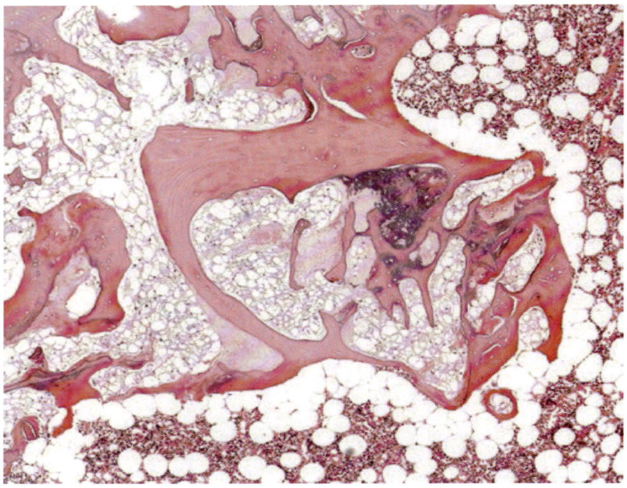

图 41-5 良性脊索细胞瘤扩散至椎间盘间隙，可见不同程度的骨硬化性改变（病例由日本 Takehiko Yamaguchi 博士友情提供）

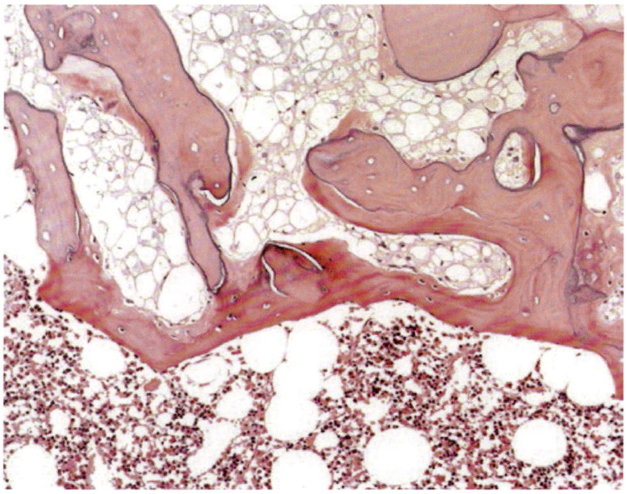

图 41-6 外观平淡的肿瘤细胞显示增生，类似骨小梁间的髓样脂肪细胞（病例由日本 Takehiko Yamaguchi 博士友情提供）

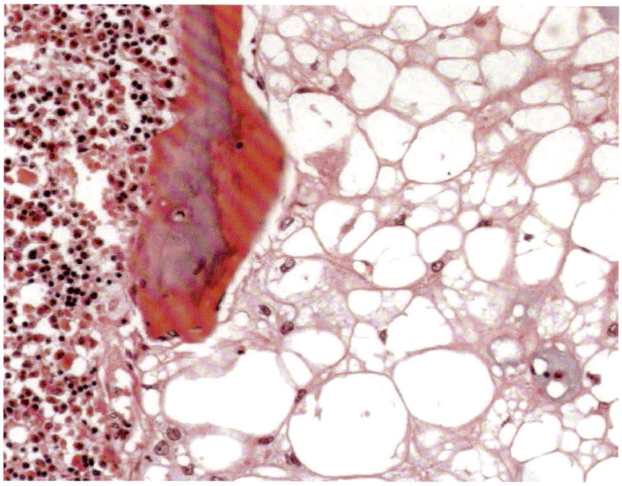

图 41-7 弱嗜酸性细胞质伴有明显空泡化，类似成熟的脂肪细胞（病例由日本 Takehiko Yamaguchi 博士友情提供）

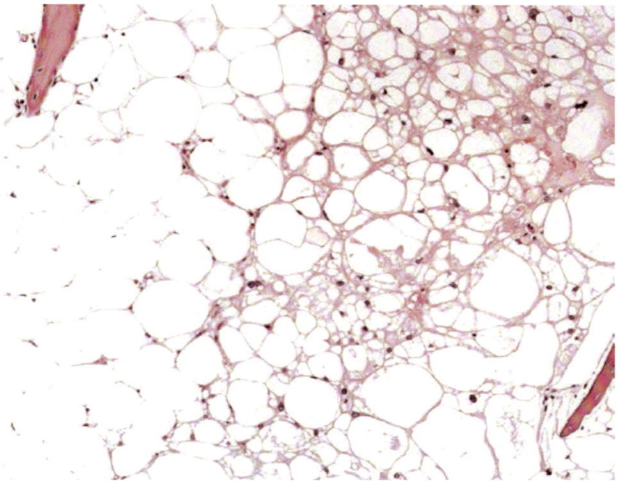

图 41-8 良性脊索细胞瘤（中 - 右侧）连续性融入脂肪骨髓（左侧）（此病例由日本 Takehiko Yamaguchi 博士友情提供）

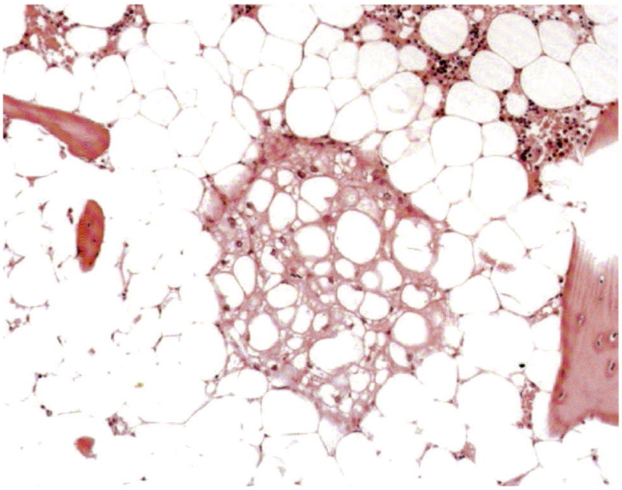

图 41-9 在脂肪骨髓中截然分离的良性脊索细胞瘤小病灶（此病例由日本 Takehiko Yamaguchi 博士友情提供）

界线分明，提示这两种肿瘤之间存在组织遗传学关系。

10. 蝶枕骨部位的颅内脊索瘤可表现为与良性脊索瘤相同的形态学特征。

十、病理鉴别诊断

（一）脊索瘤（癌）

1. 破坏性生长。

2. 肿瘤呈分叶状结构，被纤维性条带分割。

3. 肿瘤细胞呈合胞体样、条索状分布。

4. 含有细胞外黏液或黏液样基质、增生的血管及坏死。

5. 胞质呈泡状的“空泡样”细胞。

6. 细胞核由不典型的低级别到罕见的高级别肉瘤样。

7. 可能会出现“去分化”成分。

8. 与良性脊索细胞瘤具有相似的免疫组织化学特征，S100、EMA、AE1/AE3、CAM5.2 和 brachyury 呈阳性表达。

9. 对于那些无法按照当前诊断标准分为良性脊索细胞瘤或脊索瘤的肿瘤，一些学者建议将其命名为“非典型脊索细胞瘤”；其他学者认为两类肿瘤之间有一定的联系，他们报道了具有独特影像学特征和混合了良性脊索细胞瘤和脊索瘤的不典型区域的病例，支持脊索瘤可能来源于良性脊索细胞瘤的观点。

（二）骨内脂肪瘤

1. 极少发生于脊椎。

2. 骨髓病变被脂肪组织占据，伴有中央坏死、梗死或钙化。

3. 由于缺氧改变（如骨梗死），脂肪细胞表面的波状褶皱可局部或非特异性类似于膜状脂肪营养不良（Nasu-Hakola 病）。

4. 免疫组织化学检查，角蛋白或 brachyury 阴性。

（三）骨坏死（骨梗死）

1. 骨小梁中空的腔隙通常不是缺血的特异性证据。

2. 骨小梁间出现脂肪坏死和不规则钙化。

3. 在脂肪坏死区，脂肪细胞表面的波状皱褶可能存在，类似于膜状脂肪营养不良(Nasu-Hakola 病)。

4. 免疫组织化学检查，角蛋白或 brachyury 阴性。

5. 可发生继发性恶变。

十一、辅助诊断技术

（一）免疫组织化学检查

免疫组织化学检查，S100、EMA、AE1/AE3、CAM5.2 和 brachyury 阳性（图 41-10 和图 41-11）。

（二）遗传学

推荐进行 T（brachyury）基因突变的检测。

十二、预后

1. 生物学行为良性或惰性。

2. 由良性脊索细胞瘤发展为经典型脊索瘤的

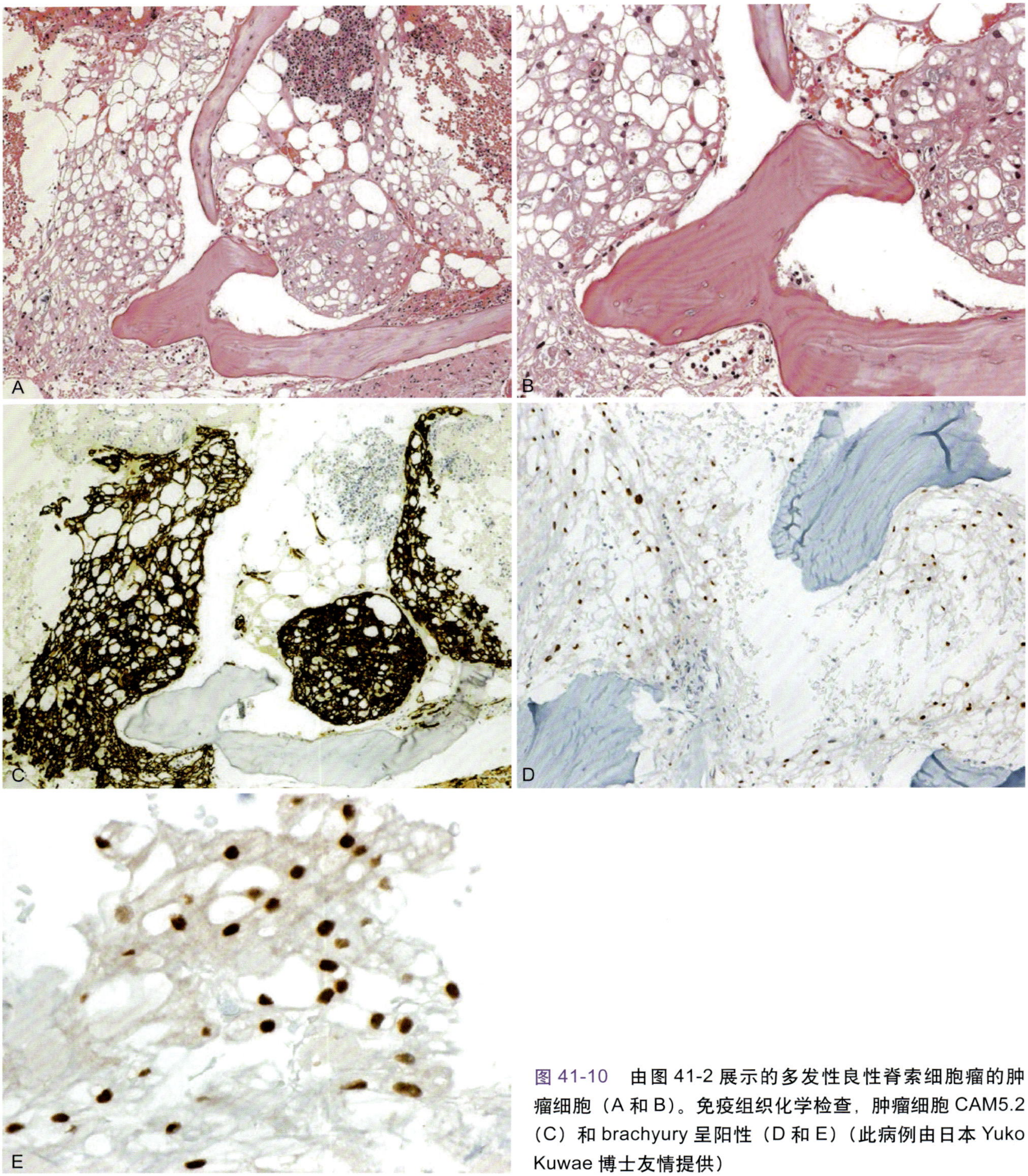

图 41-10 由图 41-2 展示的多发性良性脊索细胞瘤的肿瘤细胞（A 和 B）。免疫组织化学检查，肿瘤细胞 CAM5.2（C）和 brachyury 呈阳性（D 和 E）（此病例由日本 Yuko Kuwae 博士友情提供）

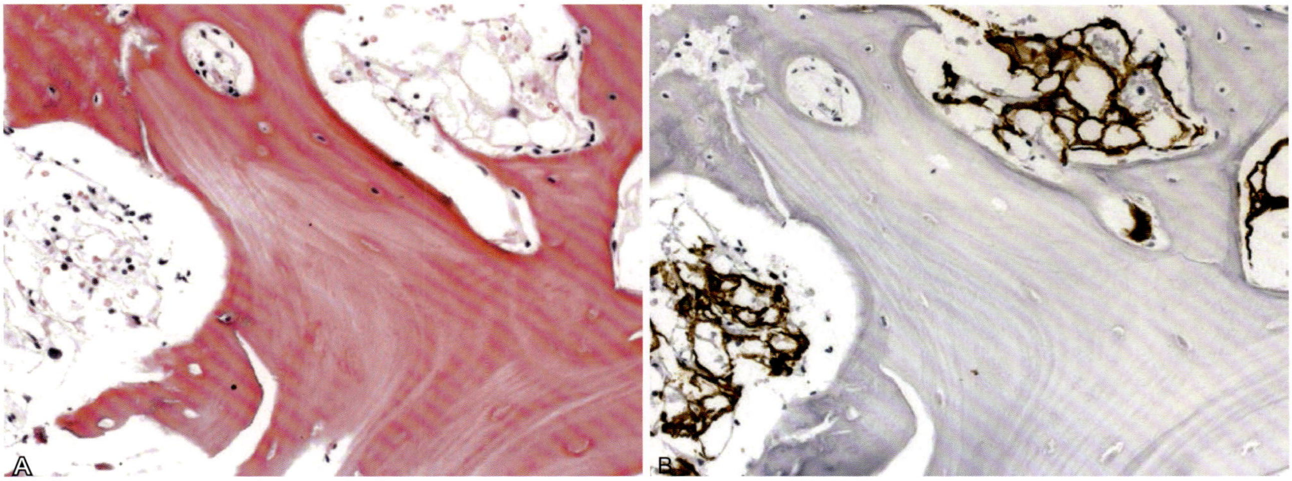

图 41-11　A. 骨小梁间不明显的肿瘤细胞；B. 免疫组织化学检查 CAM5.2 呈阳性

病例已有报道。

十三、治疗

1. 根据治疗需求，对于良性脊索瘤可以采取从无到积极的治疗方法。

2. 对于较大病变，治疗方法包括刮除或切除，随后可进行骨移植，并排除其他可疑骨病变。

3. 对于“非典型性脊索细胞瘤（atypical notochordal cell tumors，ANCT）”的患者，建议密切随访和影像学检查。

（屈玉玲　译　李亚平　校）

第42章 脊索瘤

Yasuaki Nakashima

一、定义

具有脊索分化的恶性肿瘤。

二、病因

1. 大部分脊索瘤的病例为散发性，不足10%的散发病例显示位于6q27的转录因子T（brachyury）基因位点扩增。常染色体显性遗传及brachyury基因（T基因）的重复可能是罕见家族性脊索瘤的主要易感因素。

2. 脊索瘤极少发生于结节性硬化症的儿童，这表明*TSC1*和*TSC2*的突变可能导致脊索瘤的发生。

3. 也可检测到*LYST*和*PI3K*基因突变。

4. 已有报道脊索瘤与良性脊索细胞瘤共存于同一脊椎骨。这两种肿瘤解剖部位分布的相似性提示，经典型脊索瘤可能由良性脊索细胞瘤发展而来，并且起源于良性脊索细胞瘤的脊索瘤已有几例报道。

5. 在脊索瘤中已检测到致癌病毒，包括VPB19，为此一些学者怀疑该肿瘤的发生与病毒病原学有关。

三、流行病学

1. 发病率为$0.08/10^5$。

2. 将近5%为原发性骨肿瘤。

3. 男、女比例从1.8：1～2：1。

4. 最常见于40～70岁，95%的患者＞20岁。发病高峰在50～70岁。

四、发病部位

1. 约50%的病例发生在骶骨；20%～40%的病例发生在颅底，最常见于斜坡；10%～30%发生于活动性脊柱，主要是颈椎和腰椎（图42-1～图42-6）。

2. 在儿童患者，通常发生在颅底和颈椎（图42-7）。

3. 骨与软组织中罕见的轴外脊索瘤已有报道（图42-8）。

五、临床表现

1. 疼痛长达数月至数年。

2. 腰背痛、尾骨痛、会阴痛、麻木、便秘、膀胱功能障碍和（或）继发于骶尾部病变的神经损伤。

3. 在蝶枕部肿瘤中，头痛、颈部疼痛、视物模糊、复视、虚弱、记忆丧失、情绪不稳定或面神经麻痹，与颅内压升高和（或）脑神经受累有关。

4. 由于垂体破坏造成的垂体功能障碍。

5. 大部分骶尾部肿瘤为前部肿块，很少伴有后部肿块。

六、影像学特征

（一）X线特征（图42-1～图42-8）

1. 骶骨中线、椎体和斜坡的不规则破坏，显示骨溶解，伴有或不伴有残余骨小梁和无定形钙化。

2. 骶骨病变几乎总是延伸至骶前间隙。

3. 在蝶枕骨的病变，破坏斜坡和蝶鞍，延伸至岩骨和蝶骨，累及鼻咽部。

4. 在脊柱中，随后累及毗邻的椎体和椎间盘，伴有椎体塌陷。

5. 中轴骨外的位置，骨与软组织很少受到原发性脊索瘤的影响。

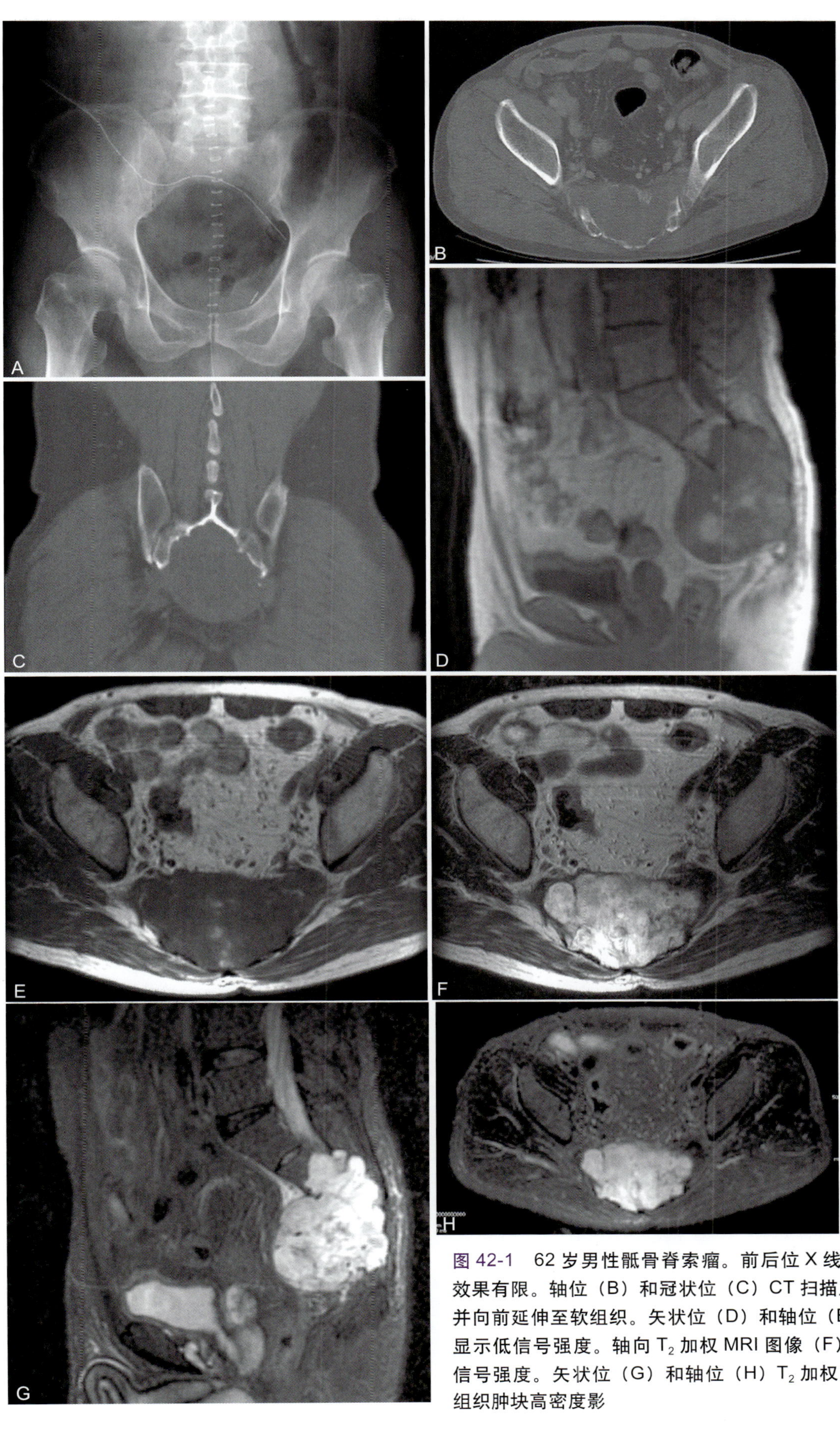

图 42-1 62 岁男性骶骨脊索瘤。前后位 X 线片（A）显示病变的效果有限。轴位（B）和冠状位（C）CT 扫描显示骶骨溶骨性破坏并向前延伸至软组织。矢状位（D）和轴位（E）T_1 加权 MRI 图像显示低信号强度。轴向 T_2 加权 MRI 图像（F）显示稍高的不均匀信号强度。矢状位（G）和轴位（H）T_2 加权 STIR-MRI 显示为软组织肿块高密度影

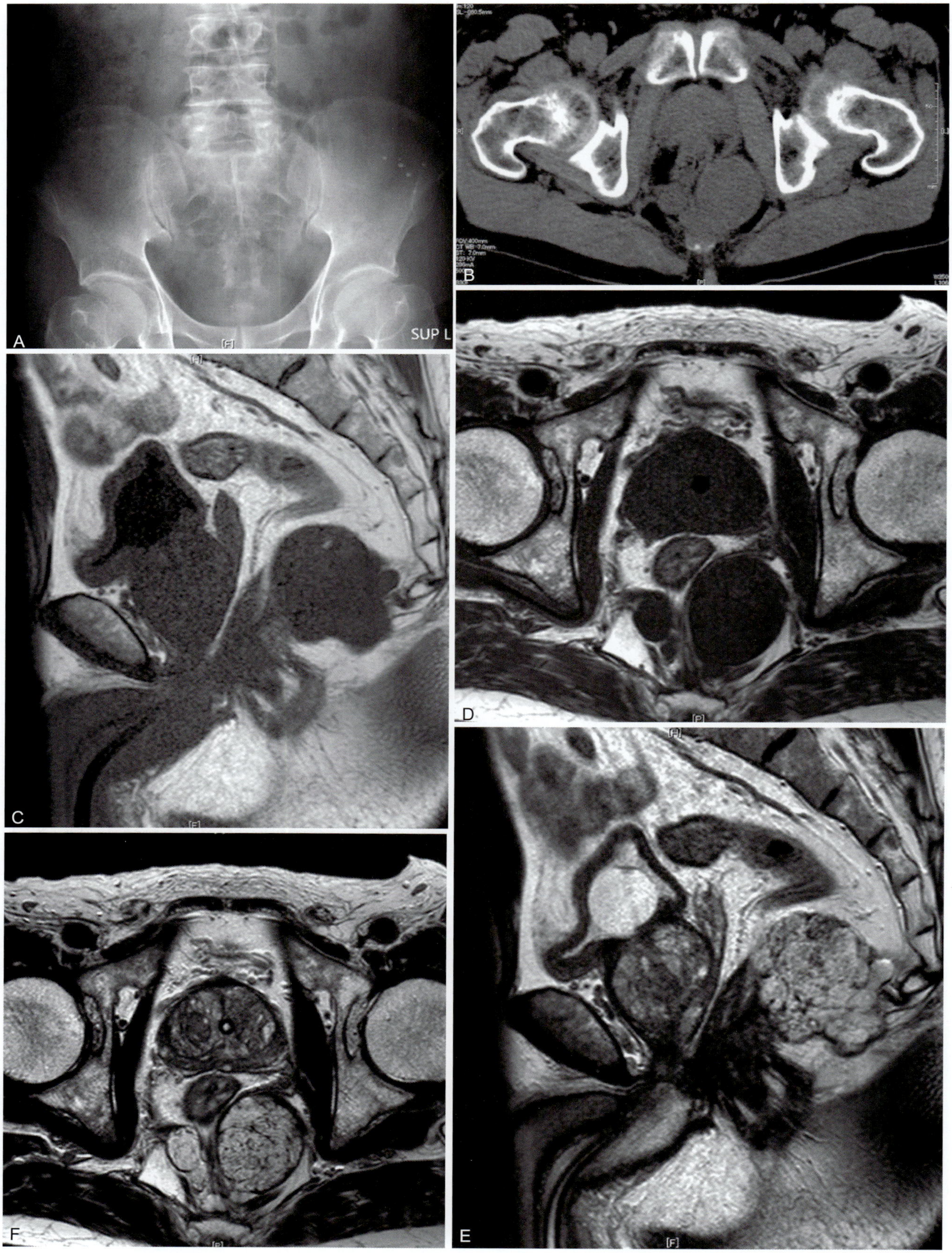
A
SUP L
B
C
D
E
F

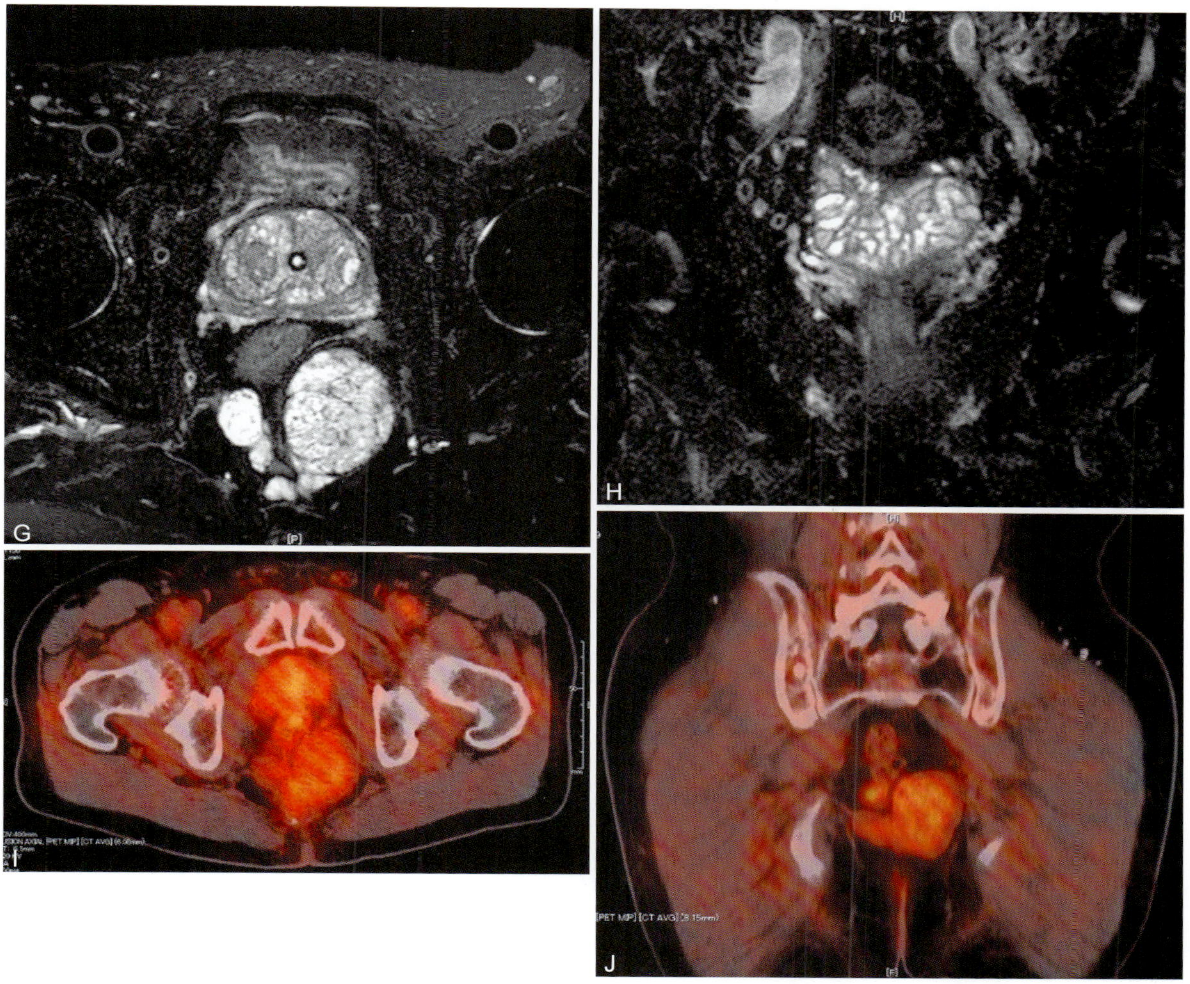

图 42-2　69 岁男性脊索瘤，骶骨破坏并不明显。前后位 X 线片（A）；轴位 CT 扫描（B）；矢状位（C）和轴位（D）T_1 加权 MRI；矢状位（E）和轴位（F）T_2 加权 MRI；轴位（G）和冠状位（H）T_2 加权 STIR-MRI；轴位（I）和冠状位（J）PET-CT

（二）CT 特征

1. 肿瘤范围及软组织侵犯可通过 CT 界定。
2. 大多数情况下可见周围无定形钙化。

（三）MRI 特征

1. 低到中等 T_1 加权信号强度。
2. 分叶区域显示高 T_2 加权信号强度。
3. 中隔区为低 T_2 加权信号强度。
4. MRI 可显示肿瘤和周围结构的关系。

（四）骨扫描特征

在典型病变中几乎无异常摄取。

七、影像鉴别诊断

（一）巨细胞瘤

1. 纯溶骨性、膨胀性病变，无软组织侵犯。
2. 钙化性外壳限制了肿瘤向软组织的扩散。
3. 病灶内没有无定形钙化灶。
4. 低 T_1 和高 T_2 加权信号强度。
5. 钆增强 T_1 加权图像的信号强度显著增加。
6. 不同的组织学形态。

（二）动脉瘤样骨囊肿

1. 骨外穿凿改变伴周边骨化的硬化。
2. 大的囊性变出现液 - 液平面（niveau）。
3. 累及椎骨后部。
4. 不同的组织学形态。

（三）软骨肉瘤

1. 伴有斑点状钙化的溶骨性侵袭性病变。

2. 颅底软骨瘤和软骨样肿瘤的区别一直存在争议。

3. 与斜坡相关的中线软骨样或软骨样表现的病变，可能是“软骨样”脊索瘤；然而，当为远

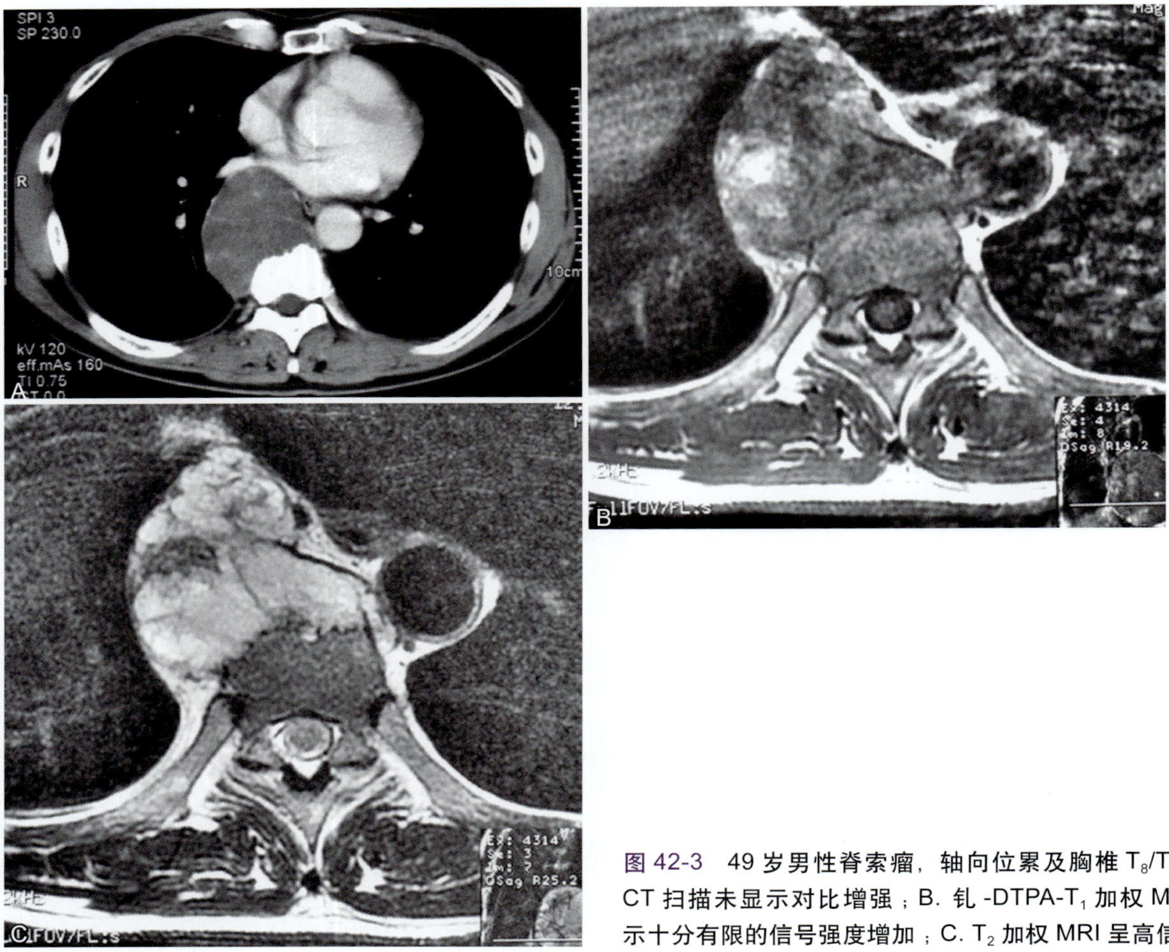

图 42-3 49 岁男性脊索瘤，轴向位累及胸椎 T_8/T_9。A. CT 扫描未显示对比增强；B. 钆 -DTPA-T_1 加权 MRI 显示十分有限的信号强度增加；C. T_2 加权 MRI 呈高信号

离颅底或斜坡中线的偏心性病变时应考虑软骨肉瘤的可能性。

4. 在区分软骨肉瘤及"软骨样"脊索瘤时，影像学及组织病理学改变经常容易混淆；免疫组织化学可能有帮助并应常规开展。

（四）转移癌

1. 通常提示为恶性病变。

2. 主要位于骨髓腔的溶骨性和破坏性改变。

3. 成骨性或混合溶解性及囊性改变。

4. 前列腺腺癌或神经内分泌肿瘤常表现为单纯成骨性转移。

5. 转移性肾细胞癌常发生单纯溶骨性的大的破坏，伴有类似动脉瘤样骨囊肿的改变。

6. 病理性骨折的花边样骨化可能类似于骨肉瘤。

7. 放射性核素骨扫描呈阳性，有助于发现多发性骨转移。

8. 不同的病理组织学模式。

（五）脑膜瘤 / 脊膜瘤

1. 硬膜内和中轴线外 / 髓外的病变伴随较宽的硬膜基底。

2. 在颅外，最常见于胸椎。

3. T_1 和 T_2 加权图像中为等强度，与神经元相同。

4. 在钆 -DTPA 增强 T_1 加权图像的强度增加。

5. 不同的病理组织学模式。

八、病理检查

（一）大体特征

1. 骨内破坏性病变及向周围软组织呈膨胀性浸润。

2. 灰白至棕褐色软组织，质地坚硬，呈黏稠或胶冻样，有分叶状外观。

3. 有时出血，很少伴有坏死和（或）囊性变（图 42-9）。

4. 大多数骶尾部脊索瘤表现为前部的肿块，

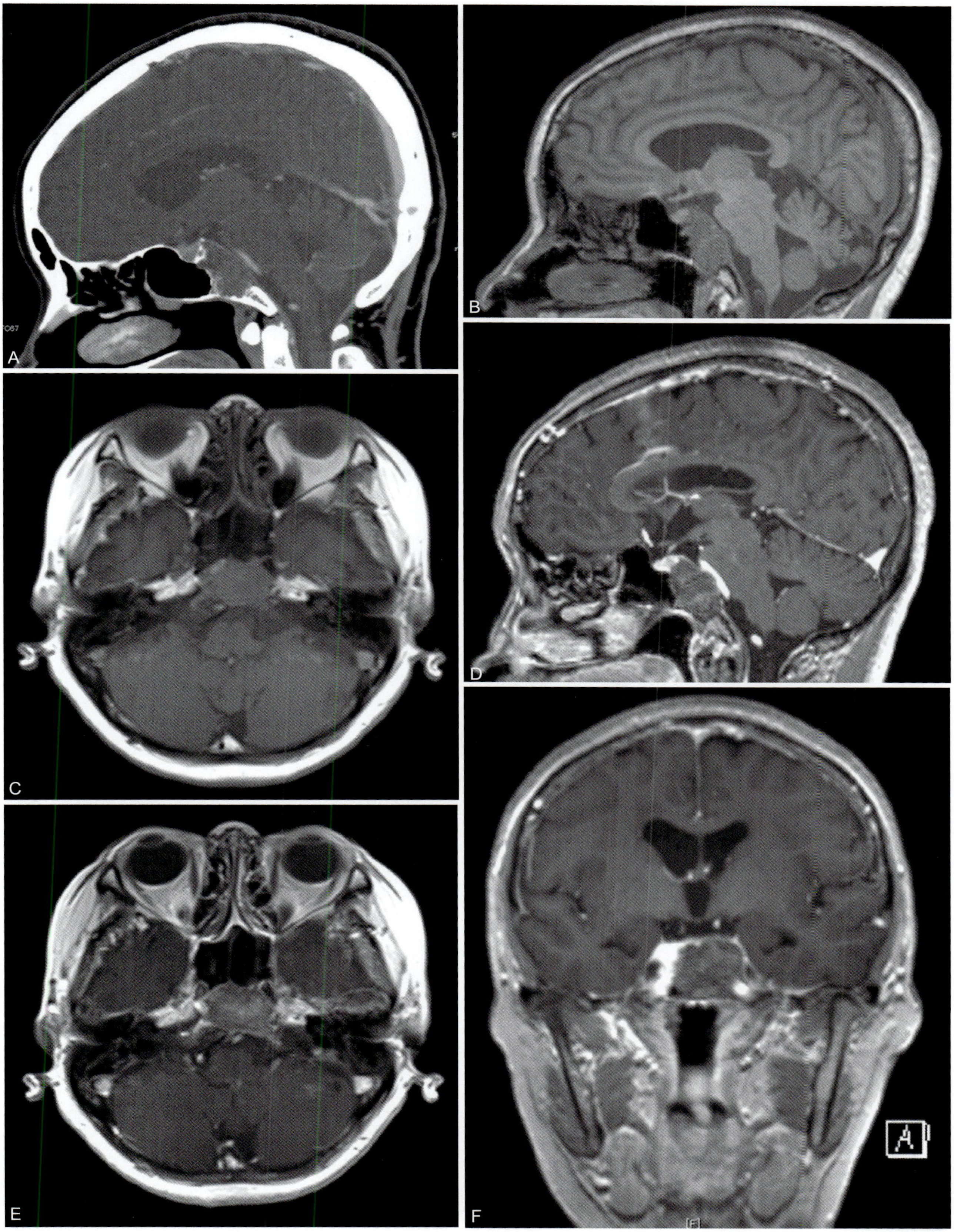
A
B
C
D
E
F

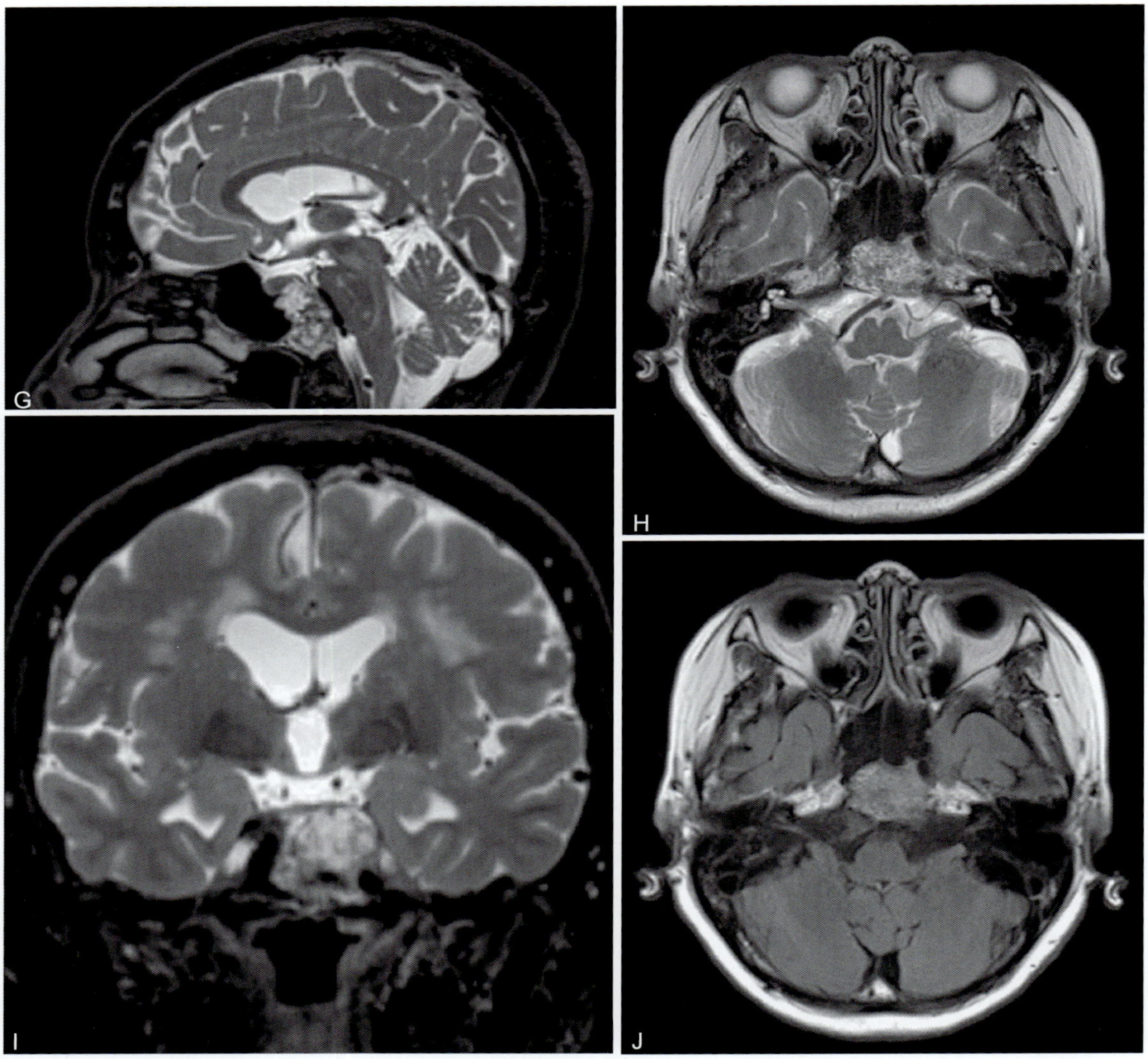

图 42-4 70 岁女性患者，脊索瘤累及颅底。矢状位 CT 扫描显示斜坡溶骨性破坏（A）。矢状位（B）和轴位（C）T_1 加权 MRI 呈低信号，在钆 -DTPA-T_1 加权增强的矢状位（D）、轴位（E）和冠状位（F）图像强度无显著增加。矢状位（G）和轴位（H）T_2 加权 MRI 显示稍高的不均匀信号强度。冠状位 T_2 加权脂肪饱和 MRI（I）和轴位 T_2 加权 FLAIR MRI（J）也显示稍高的不均匀信号强度

很少伴有后部肿块。

5. 颅底肿瘤可能侵犯鼻窦、鼻腔或鼻咽间隙（图 42-5）。

6. 极少数情况下，骨外软组织脊索瘤与骶骨之间大体关系不明确。

（二）组织学特征

1. 低倍镜显微下，肿瘤细胞呈小叶状排列并伴有纤维间隔（图 42-10）；在针吸活检样本中，很难识别分叶。

2. 在细胞性叶状结构中，肿瘤细胞呈上皮样、带状、小梁状或网状排列，伴有黏液样和略带蓝色的间质（图 42-11）。

3. 弱嗜酸性或透明性细胞质，常伴有胞质内空泡，呈“空泡样”外观（图 42-12 ～图 42-15）。

4. 通常为惰性细胞核的特征。

5. 免疫组织化学检查 D2-40 阴性，brachyury、AE1/AE3、CAM5.2、EMA、S100 和 vimentin 阳性（图 42-16）。

6. 婴儿脊索瘤组织病理学特征常不特异，临床病程持续。

7.“分化差的”脊索瘤（以前称为“非典型”脊索瘤），常见于儿童，组织病理学显示呈片状排列的较高的细胞密度和（或）梭形细胞增生，核的不典型性包括多形核，甚至肉瘤样外观

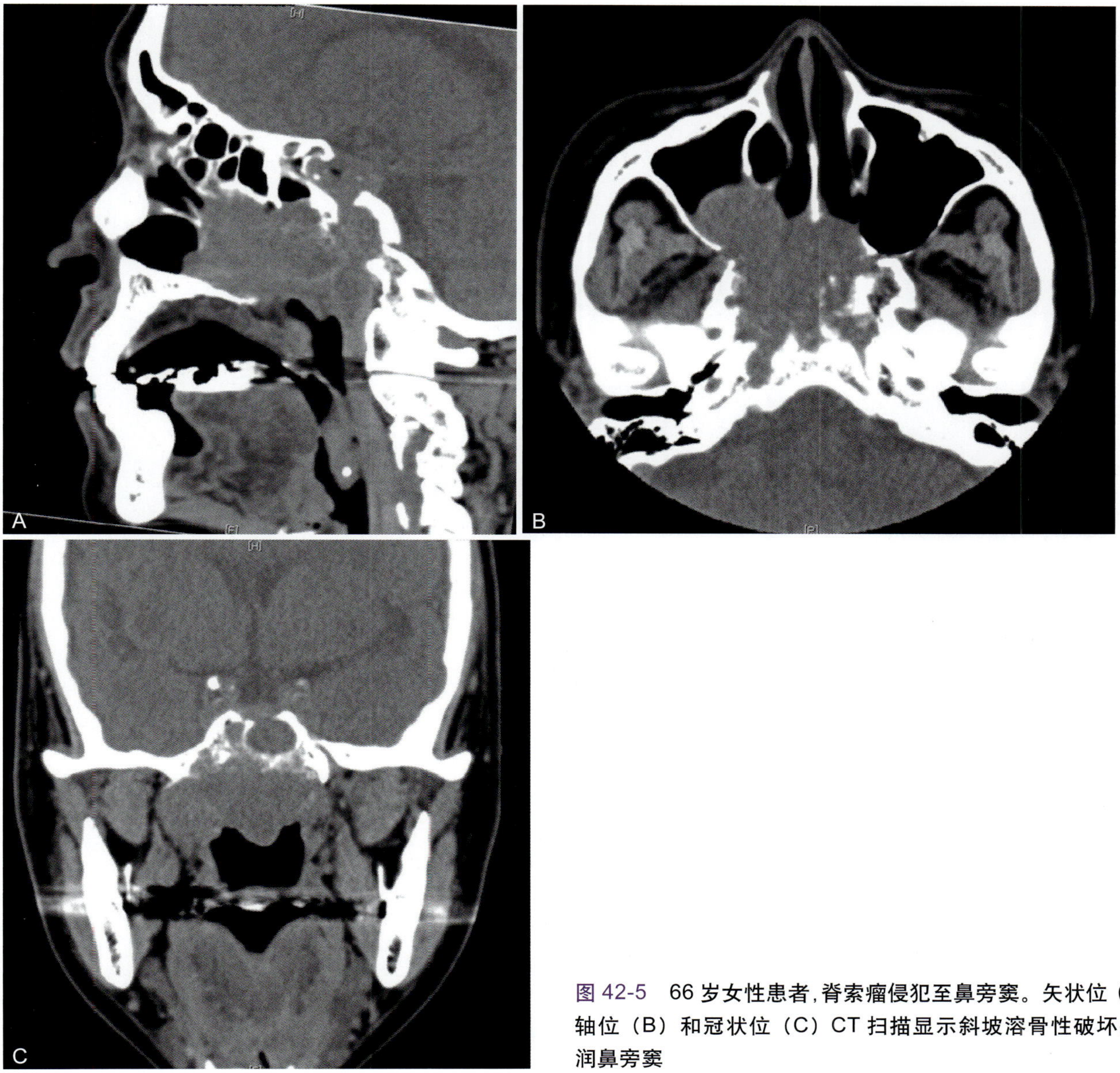

图 42-5 66 岁女性患者，脊索瘤侵犯至鼻旁窦。矢状位（A）、轴位（B）和冠状位（C）CT 扫描显示斜坡溶骨性破坏并浸润鼻旁窦

(图 42-17 和图 42-18)。细胞核可失表达 SMARCB1/INI1。

8. 去分化脊索瘤表现为，同时或异时与典型脊索瘤或间变性梭形/多形性细胞肉瘤共存。然而，与去分化软骨肉瘤相比，已报道的去分化脊索瘤的病例可能包括经典型脊索瘤放射治疗后发生的放射后肉瘤。

9. 在斜坡的病变，软骨样外观较为明显，显微镜下以"软骨样"脊索瘤为组织学特征。然而，根据最近的研究，"软骨样"脊索瘤和颅底真正的软骨肉瘤之间的区别一直存在争议。

九、病理鉴别诊断

(一) 良性脊索瘤 / 蝶枕部颅内脊索瘤

1. 无症状的孤立性骨内病变，偶然发现于颅底（最常见于斜坡）、骶尾部椎骨、颈椎和腰椎；胸椎少见。

2. 无骨外侵犯。

3. 侵入椎体椎间盘间隙，经常伴有骨髓岛。

4. 病变中的骨小梁常硬化。

5. 没有分叶、纤维分隔、细胞外黏液样基质、坏死或破坏性生长模式。

6. 外观平淡的肿瘤细胞呈均匀片状生长，肿

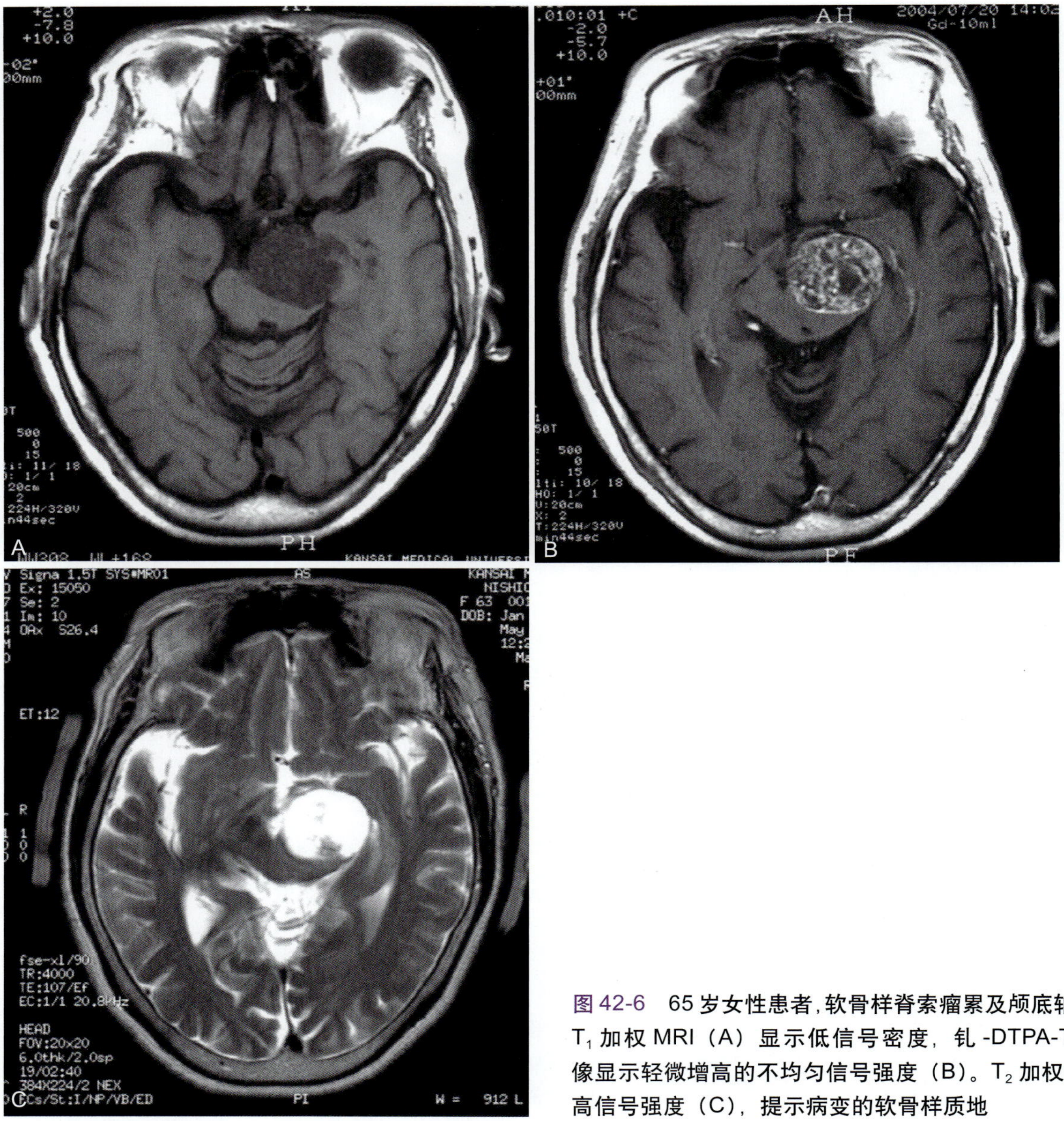

图 42-6 65 岁女性患者，软骨样脊索瘤累及颅底轴位图。T_1 加权 MRI（A）显示低信号密度，钆 -DTPA-T_1 加权像显示轻微增高的不均匀信号强度（B）。T_2 加权像显示高信号强度（C），提示病变的软骨样质地

瘤细胞边界清晰，低倍显微镜下类似脂肪样骨髓。

7. 细胞核呈圆形或卵圆形，位于细胞中央或边缘，包含小的核仁和细腻的核染色质。

8. 透明至弱嗜酸性胞质内可见大小不等的空泡，类似成熟的脂肪细胞，没有典型“空泡样”细胞的特点。

9. 可含有嗜酸性胞质，其内包含嗜酸性透明小体。

10. 没有核分裂象。

11. 可发现灶性脊索瘤与良性脊索瘤并存，且过渡明显，提示这两种肿瘤之间存在组织遗传学关系。

12. 免疫组织化学检查，D2-40 阴性，S100、EMA、AE1/AE3、CAM5.2 和 brachyury 阳性表达。

13. 蝶枕骨颅内脊索瘤影响颅底，并表现出与良性脊索细胞瘤相同的形态学特征。

（二）脑膜瘤 / 脊膜瘤

1. 脊索瘤样脑膜瘤、透明细胞型脑膜瘤，甚至是横纹肌样脑膜瘤可在组织病理学上类似脊索瘤。

2. 通常伴有硬膜内及附于硬脑膜的髓外肿瘤。

3. 在椎旁软组织，常向椎体后增生。

4. 由纤维结缔组织间隔分割的叶状结构罕见。

5. 免疫组织化学检查，EMA 阳性，CK-pan

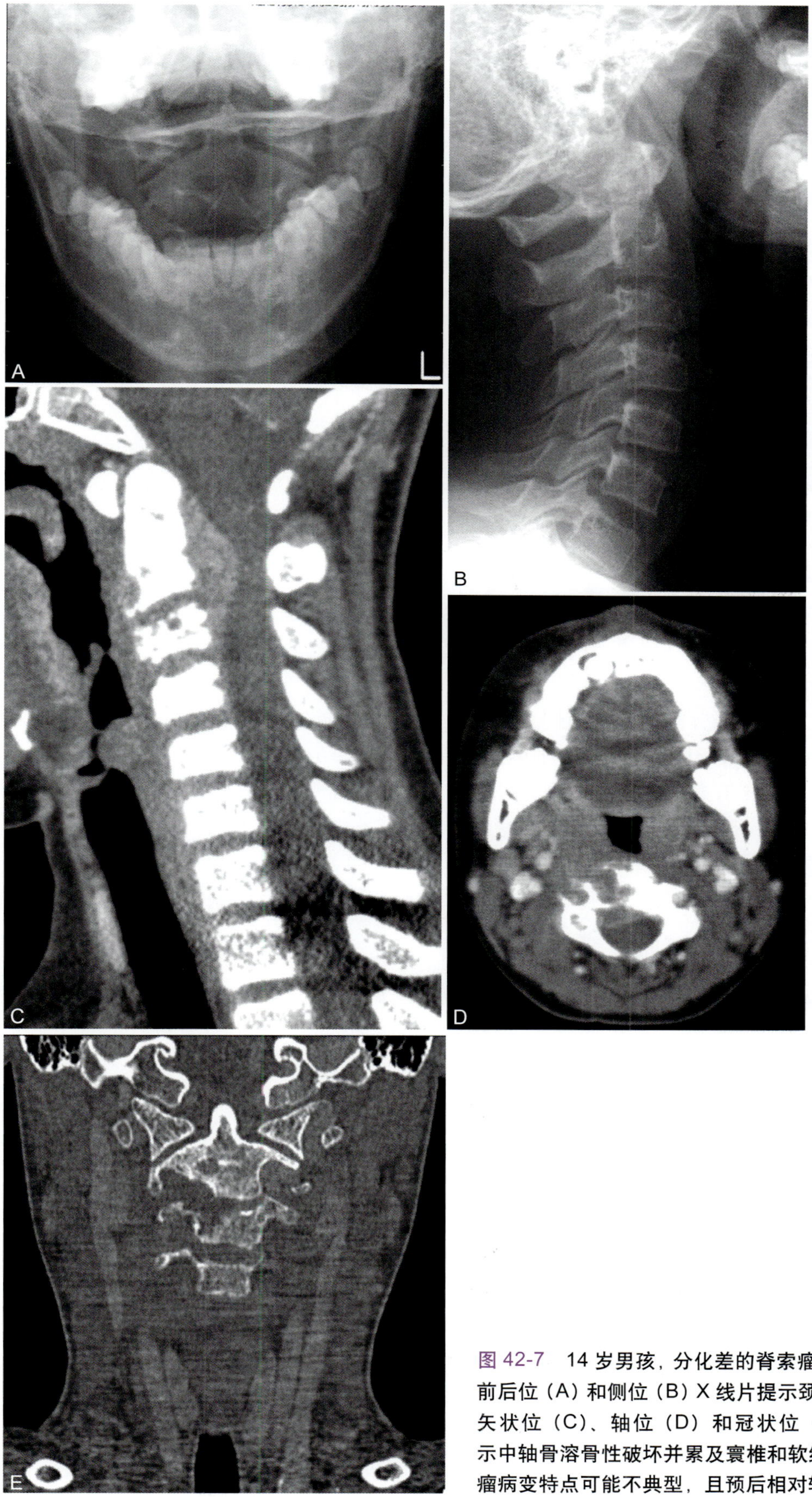

图 42-7 14 岁男孩，分化差的脊索瘤累及第 2 颈椎。前后位（A）和侧位（B）X 线片提示颈椎破坏性病变。矢状位（C）、轴位（D）和冠状位（E）CT 扫描提示中轴骨溶骨性破坏并累及寰椎和软组织。儿童脊索瘤病变特点可能不典型，且预后相对较差

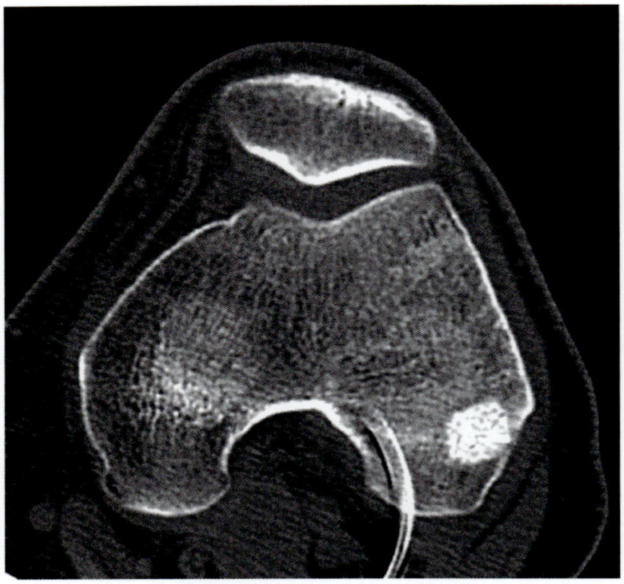

图 42-8 股骨远端轴线外脊索瘤

和 brachyury 阴性。

（三）黏液乳头状室管膜瘤

1. 在马尾区，起源于马尾终丝的硬膜内肿瘤，罕见发生于硬膜外。

2. 没有被纤维间隔分割的叶状结构。

3. 立方形或扁平，甚至梭形肿瘤细胞呈乳头状至网格样排列，伴有黏液样基质或细胞外黏液。

4. 免疫组织化学检查,角蛋白或 brachyury 阴性。

（四）软骨肉瘤

1. 没有小叶间纤维间隔，甚至肿瘤内部显示为模糊的叶状结构。

2. 软骨样叶状增生的结构，中央可见钙化。

3. 免疫组织化学检查：D2-40 阳性，角蛋白及 brachyury 阴性。

4.Sox9 在软骨肉瘤及脊索瘤中均为阳性。

5. 在颅底的病变，软骨肉瘤及“软骨样”脊索瘤的鉴别存在争议；有必要进行 brachyury 和角蛋白的免疫组织化学检查。

（五）巨细胞瘤

1. 单核肿瘤细胞弥漫性增生，肿瘤细胞胞质嗜酸性、界线不清晰，形成“手拉手”网状排列。

2. 常见大的地图样坏死。

3. 可见黄色肉芽肿性改变或纤维组织细胞瘤样增生。

4. 多核瘤巨细胞并非脊索瘤的组织学特点。

5. 有时，可见伴有血性内容物的囊性变，显示为继发性动脉瘤样骨囊肿样的改变。

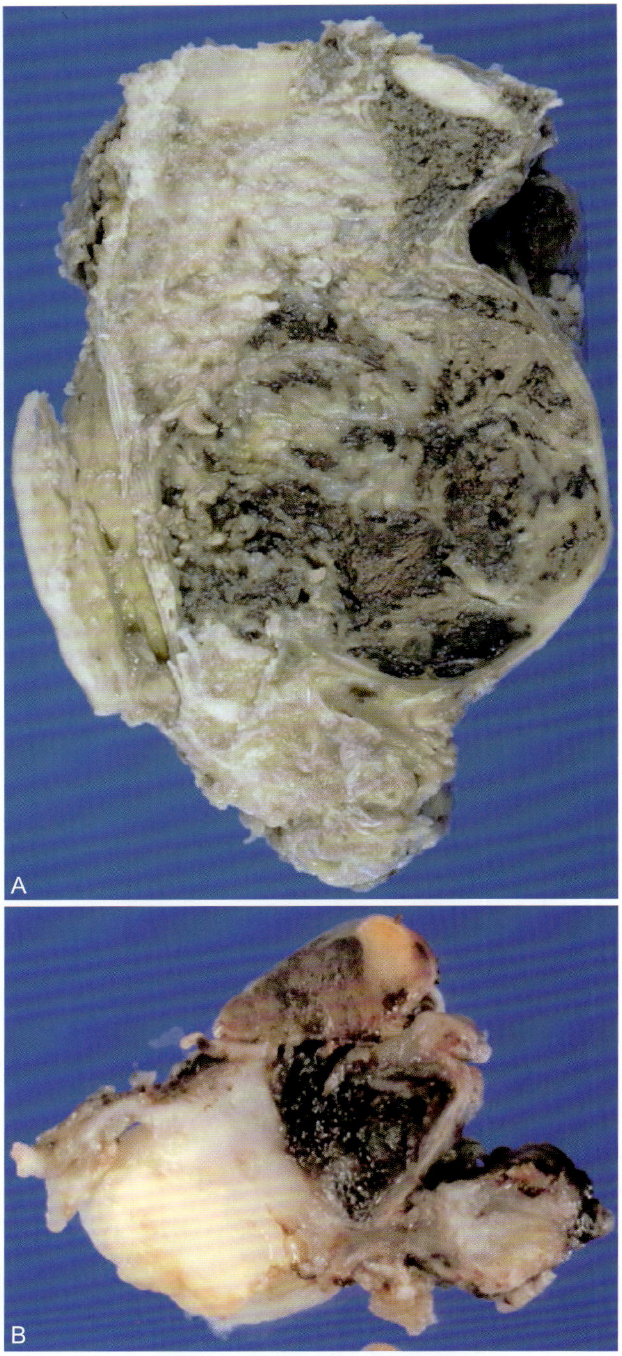

图 42-9 脊索瘤大体观。A. 骶尾部肿瘤广泛侵入轴位软组织并伴有前部肿块；B. 灰白至黄白色，伴出血

（六）动脉瘤样骨囊肿

1. 骨内或膨胀性的病变突入软组织，无侵犯。

2. 含血的大囊腔。

3. 在囊壁或囊腔间隔内，可见增生的单核细胞和伴有多核巨细胞的梭形细胞成分，类似肉芽组织，常伴有骨或骨样基质形成。

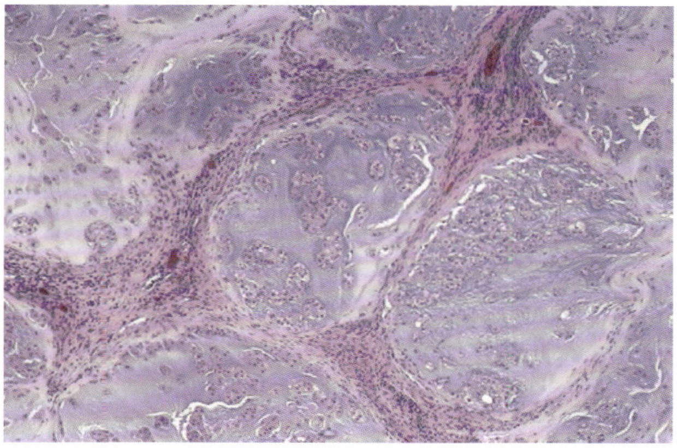

图 42-10 由纤维间隔分隔的叶状结构，低倍显微镜观

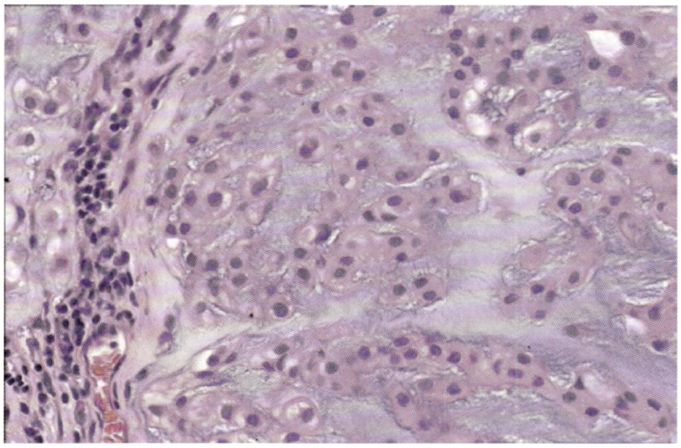

图 42-11 肿瘤细胞位于灰蓝色黏液样间质中，呈条带状或小梁状分布

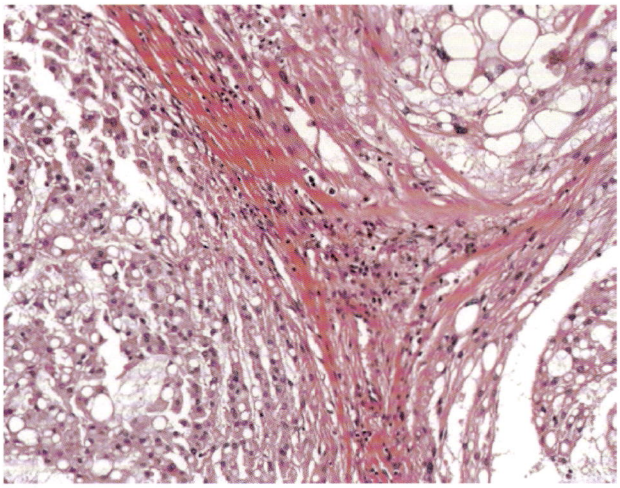

图 42-12 细胞性小叶结构：由嗜酸性或透明胞质的肿瘤细胞构成，伴有不同程度的空泡化

4. 在脊柱，常影响后部组件并突入软组织。

5. “实性”变异型的动脉瘤样骨囊肿，显微镜下，常显示肉芽组织样特征伴有不同程度的骨化及骨样基质的形成。

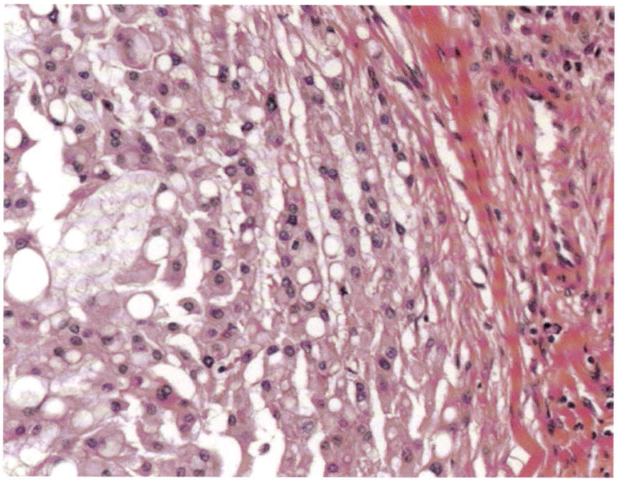

图 42-13 束状上皮样细胞呈网状排列

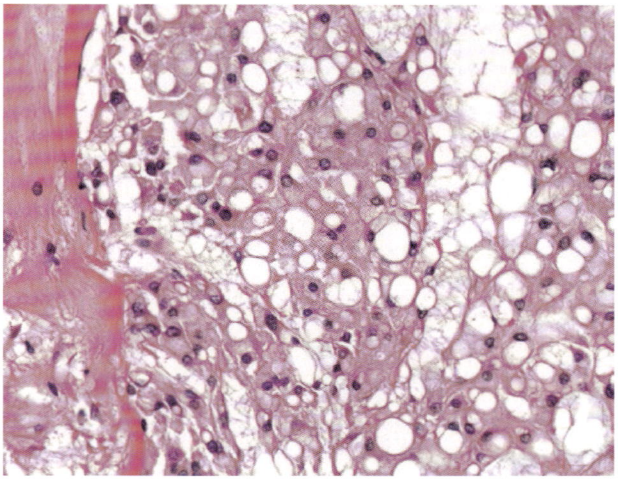

图 42-14 嗜酸性上皮样细胞呈片状排列，伴有多个细胞内空泡

（七）骨外黏液样软骨肉瘤（软骨样肿瘤）

1. 软组织肉瘤常影响轴线外部位，但是十分罕见的骨外黏液样软骨肉瘤的骨内变异型也有报道。

2. 上皮样细胞呈叶状或多结节样分布，肿瘤细胞胞质透亮至嗜酸性，位于黏液湖中，常呈软骨样外观。

3. 无软骨形成的特征或钙化。

4. 免疫组织化学染色，EMA、角蛋白、brachyury 和 S-100 染色阴性。

5. 特征性基因易位：t（9；22）（q22；q12）。

（八）肌上皮瘤/肌上皮癌/混合瘤（多形性腺瘤）/副脊索瘤

1. 可能很少发生于骨。

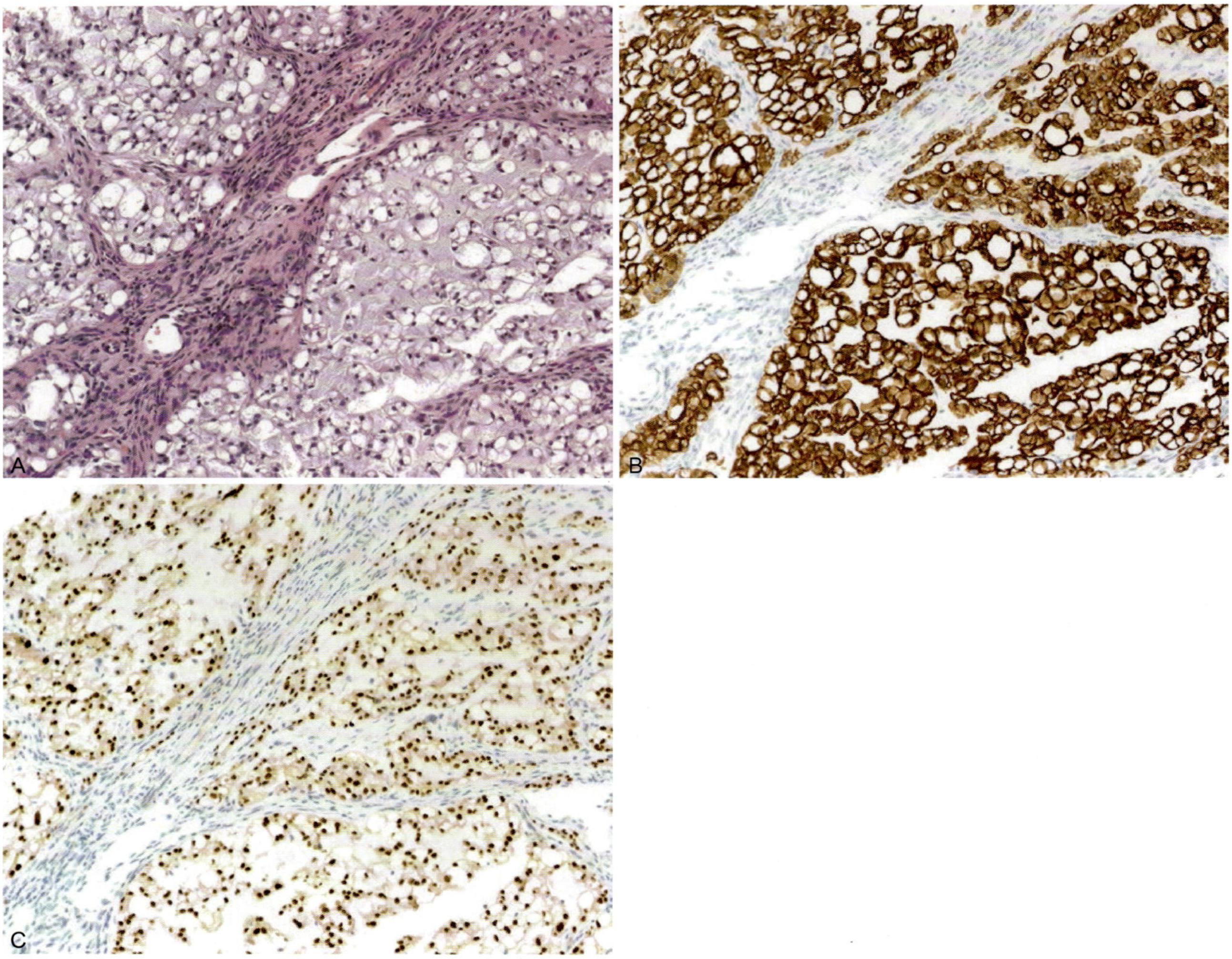

图 42-15　A. 在黏液样蓝色背景下，泡状细胞显示为“植物细胞”样外观；B. 同一区域的肿瘤细胞在免疫组织化学染色中角蛋白（AE1/3）（B）和 brachyury（C）呈阳性

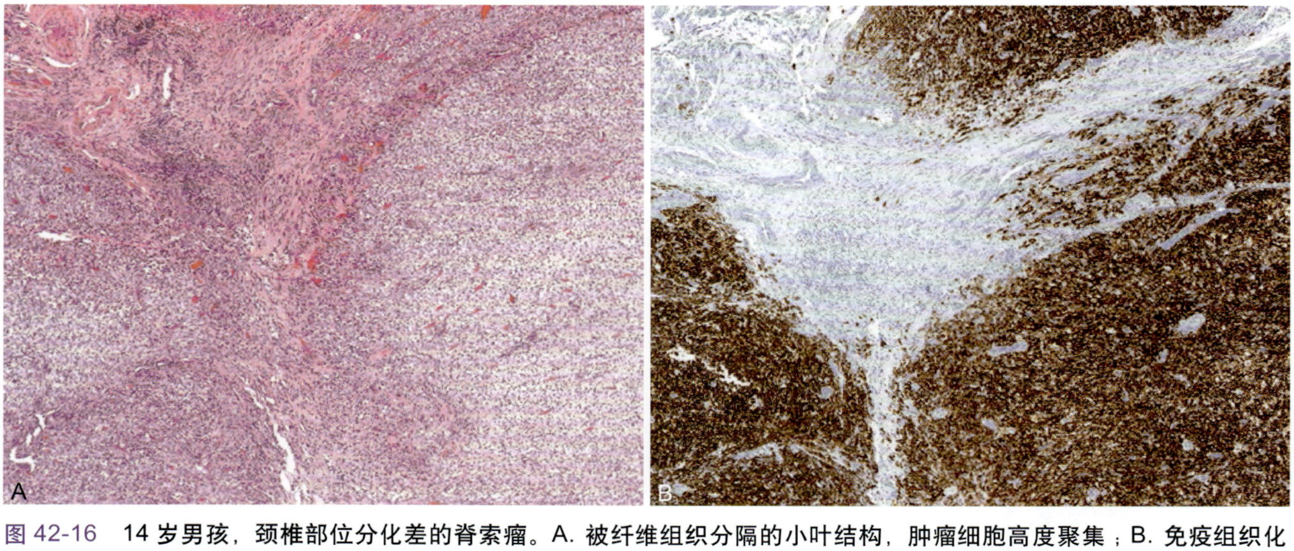

图 42-16　14 岁男孩，颈椎部位分化差的脊索瘤。A. 被纤维组织分隔的小叶结构，肿瘤细胞高度聚集；B. 免疫组织化学染色，角蛋白（CAM5.2）在细胞性小叶中阳性表达

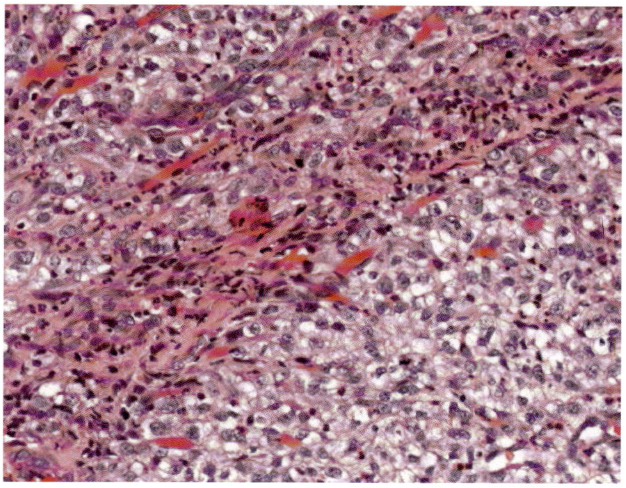

图 42-17 “分化差”的脊索瘤。圆形单核细胞一致性增生，细胞质透明至空泡状

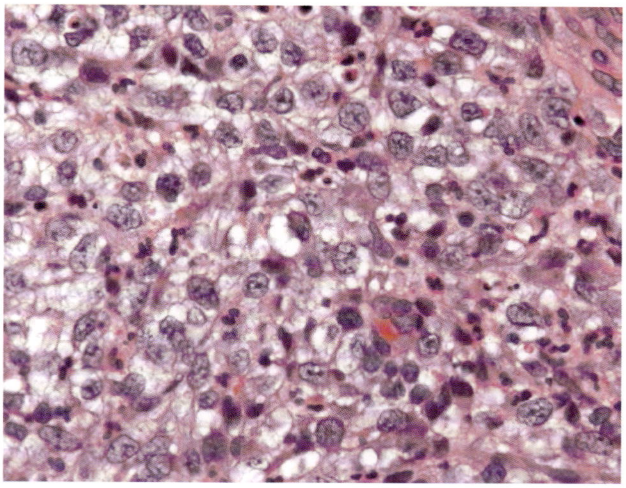

图 42-18 “分化差”的脊索瘤显示细胞核的不典型，核仁易于识别

2. 与涎腺的多形性腺瘤组织像相同，包括导管结构。

3. 低倍显微镜下呈叶状结构，上皮样细胞在小叶的黏液样背景中呈腺样或网状排列，非常类似脊索瘤。

4. 植物细胞样外观不典型。

5. 间质中可能显示软骨样或骨样基质。

6. 免疫组织化学检查，EMA、CK8/18、AE1/3 和 S100 阳性。

7. 由于 t（6；22）（p21；q12）和 t（1；22）（q23；q12），分别造成 *EWSR1*/*POU5F1* 和 *EWSR1*/*PBX1* 基因重排。

8. 在良性肌上皮瘤中，*PLAG1* 基因重排也有报道。

（九）骨肉瘤

1. 通常为高级别的梭形细胞或多形性肉瘤细胞，伴有肿瘤细胞分泌骨样基质。

2. 黏液样间质中缺少“植物样”细胞的上皮性排列。

3. 免疫组织化学 EMA、角蛋白或 brachyury 染色阴性。

4. “去分化”脊索瘤组织像，与纤维母细胞性骨肉瘤中未分化间变的肉瘤成分的鉴别可能较困难。

（十）非典型畸胎瘤 / 横纹肌样瘤（AT/RT）

1. 为预后非常差的高级别恶性肿瘤，主要累及儿童或青少年的中枢神经系统（包括脊髓）；也可见于肾、软组织等。

2. 组织学上由不同类型的间变细胞构成，表现为横纹肌样、小圆形、梭形、上皮样或其他未分化的表现。

3. 由于 *SMARCB1*/*BAF47*/*hSNF5*/*INI1* 基因的突变或缺失，免疫组织化学染色中核 SMARCB1/BAF47/hSNF5/INI1 表达缺失。

4. 由于 SMARCB1/BAF47/hSNF5/INI1 核表达缺失的“分化差”的脊索瘤，也主要影响儿童或青少年，免疫组织化学检查 brachyury 对于鉴别诊断是十分必要的。

（十一）转移癌

1. 癌细胞呈巢状或片状弥漫性浸润。

2. 由纤维分割形成的大的叶状排列相对不常见。

3. 产黏液的腺体样排列在癌中可见，然而脊索瘤中细胞内黏液常为阴性。

4. 植物样细胞的特点在癌中不典型。

5. 免疫组织化学检查，EMA 和 CK-Pan 可能呈阳性，但是 brachyury 阴性。

6. 特异性抗原对于肿瘤原发部位具有提示作用。其中：TTF-1（肺、甲状腺）；Napsin-A（肺）；PSA（前列腺）；CDX-2（大肠）；GCDFP-15（乳腺）；CD10（肾、子宫内膜）；TFE-3（Xp11.2 重排的肾细胞癌）；ER 和 PR（乳腺、子宫内膜）；CK5/6（不同部位的鳞癌）；MITF 和 SOX10（恶性黑色素瘤）；CK7、CK20 阳性的不同组合（不同类型的腺上皮组织）。

十、辅助诊断技术

（一）免疫组织化学检查

见上述组织病理学特征及病理学的鉴别诊断。

（二）遗传学

1. 据报道，70% 的脊索瘤病例 9p21 中 *CDKN2A* 和 *CDKN2B* 位点的纯合或杂合性缺失。

2. *IDH1* 和 *IDH2* 无突变。

3. 在 < 10% 的散发性病例中，位于 6q27 的转录因子 T（brachyury）基因位点扩增。

4. 罕见的家族性脊索瘤的常染色体显性遗传，伴有 brachyury 基因（T 基因）的重复。

5. 伴有结节性硬化症的儿童脊索瘤中 *TSC1* 和 *TSC2* 发生突变。

6. *SMARCB1/BAF47/hSNF5/INI1* 的突变或缺失在一些发生于儿童的“分化差”的脊索瘤中得到证实。

十一、预后

1. 缓慢但侵袭性生长。

2. 外科切除后局部反复复发：复发率 48%（5 年内）；67%（10 年内）。

3. 5 年生存率为 45%～ 77%，10 年生存率为 28%～ 50%。

4. 可发生远处转移，主要转移至肺。

5. 在儿童或青年人，“分化差”（以前为“非典型”）脊索瘤的发病率相对较高，临床病程更具侵袭性。然而，最近的一些研究收录了发生于颅底脊索瘤的年轻患者预后相对较好。

6. 去分化脊索瘤的预后非常差。

十二、治疗

1. 手术是主要的治疗方式。

2. 完全切除通常比较困难。

3. 对化学治疗无反应。

4. 使用质子束的放射治疗可能适用于无法手术的颅底病变。

5. 由于脊索瘤中存在表皮生长因子受体（epidermal growth factor receptor，EGFR）异常，提示 EGFR 拮抗剂可能具有治疗作用。

（屈玉玲 译 李亚平 校）

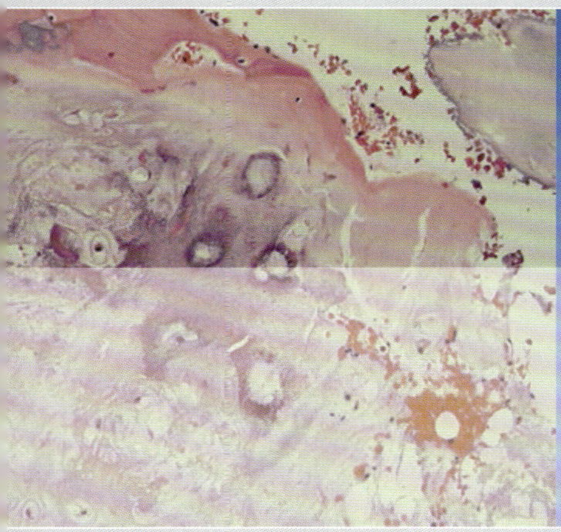

第十一部分

平滑肌肉瘤

第43章　骨平滑肌肉瘤

Ricardo K. Kalil

一、定义

一种罕见的恶性骨内肿瘤，由显示为平滑肌分化的梭形细胞构成并缺少基质形成。

二、病因学

1. 大部分不知具体病因。

2. 据报道，一些病例继发于放射治疗或与EB病毒（EBV）感染有关。

三、流行病学

1. 男性略多于女性。

2. 更常见于成人。

四、发病部位

1. 大多数病例发生于长骨，尤其是股骨远端干骺端和胫骨近端干骺端。

2. 据其他报道，颅骨和脊椎也有发生。

五、临床表现

1. 疼痛常是首发症状。

2. 可发生病理性骨折。

六、影像学特征

（一）X线特征

X线片显示单纯的溶骨性肿块位于骨髓腔中心，边缘不清。骨皮质渗透和骨膜反应提示有侵袭性病变。

（二）CT特征和MRI特征

1.CT和MRI显示，这种肿瘤更倾向于沿长轴生长，而不是向内、外侧扩张。

2. 在T_1加权像，肿瘤的磁共振图像相对于肌肉呈等强度或低强度信号。T_2加权的SE图像显示相对于脂肪呈等强度或低强度区域。

七、影像鉴别诊断

（一）骨的淋巴瘤

可能存在类似的影像学特征。

（二）其他恶性病变

在个别病例中，可能需要考虑到其他溶骨性但无特异性影像的原发或继发性恶性病变。

八、病理检查

（一）大体特征

1. 肿瘤切面呈鱼肉样，灰白或粉白色，伴有部分区域坏死（图43-1）。

2. 肿瘤边缘可清晰或模糊。

（二）组织学特征

1. 呈交织状排列的梭形细胞，胞质嗜酸性并伴有特征性的圆钝形细胞核，肿瘤细胞具有多形性，与软组织的平滑肌肉瘤相似（图43-2和图43-3）。“鱼群样”模式。

2. 无骨样基质存在。

3. 上皮样、黏液样和多形性变异型已有报道。

九、病理鉴别诊断

必须排除其他部位（尤其是子宫和肠道）原发性平滑肌肉瘤的转移。

十、辅助诊断技术

免疫组织化学染色显示平滑肌标志物：结蛋白、h-钙结蛋白和平滑肌肌动蛋白（smooth muscle actin，SMA）呈阳性（图43-4和图43-5）。

遗传学

基因组缺失和磷酸化RB的缺失，类似于软

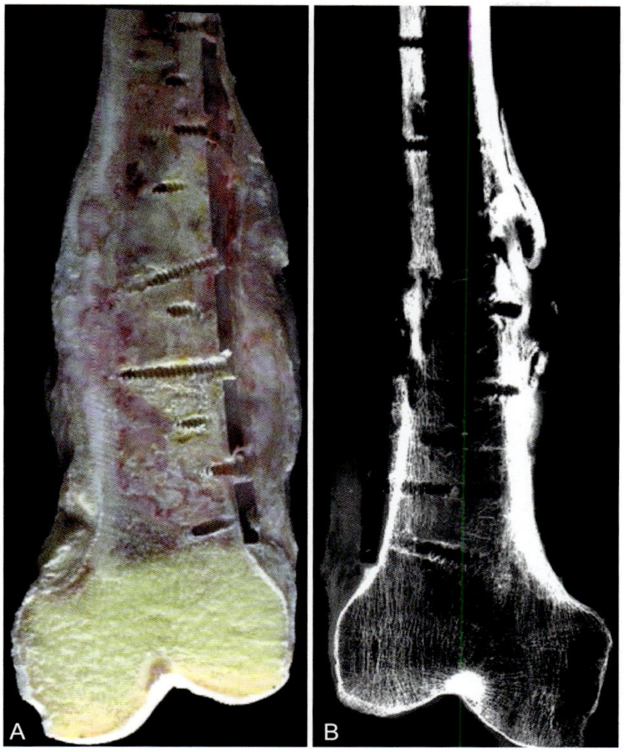

图 43-1　股骨干骺端和骨干的平滑肌肉瘤，大体图片及 X 线片展示。病变累及先前手术的金属置入物。A. 白色 - 粉色，质地坚硬并具有弹性的病变主要以纵向生长方式占据骨髓腔，并渗透至骨皮质及累及邻近软组织；B. 肿瘤组织中缺乏矿物质沉积

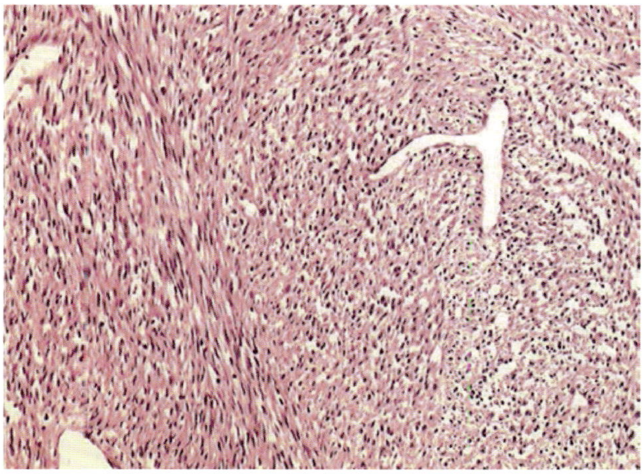

图 43-2　低倍显微镜下观。长梭形的肿瘤细胞束相互交织排列

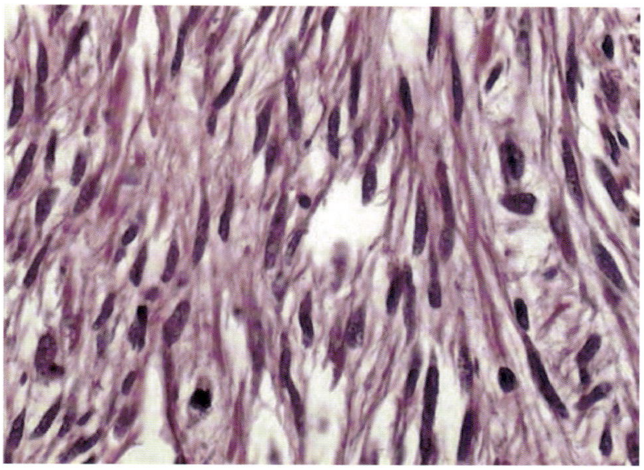

图 43-3　高倍显微镜下观。梭形细胞具有染色质高度凝集的细胞核，有时细胞核表现为圆钝形。不典型的核分裂象常见

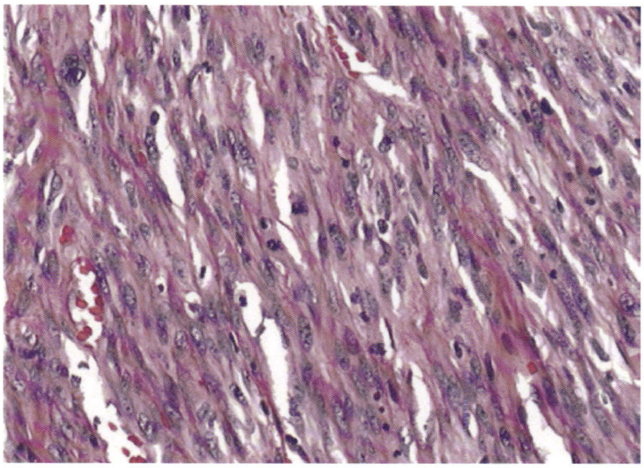

图 43-4　更高级别的平滑肌肉瘤，中倍显微镜下观察。免疫组织化学染色可用于明确此类肿瘤

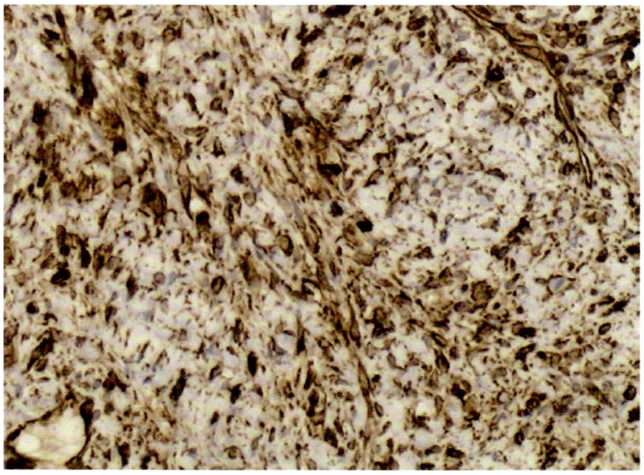

图 43-5　免疫组织化学染色：肿瘤细胞 SMA 染色阳性

组织平滑肌肉瘤。

十一、预后

1. 肿瘤组织学分级与复发率和转移率具有直接相关性。

2. 诊断时已发生转移和未达到切缘干净的广泛切除是不利的预后因素。

3. 在没有肿瘤转移的患者中，统计学显示其预后优于相同级别的其他原发性骨肉瘤。

十二、治疗

广泛性的手术切除合并化学疗法是治疗的选择。

（屈玉玲 译 李亚平 校）

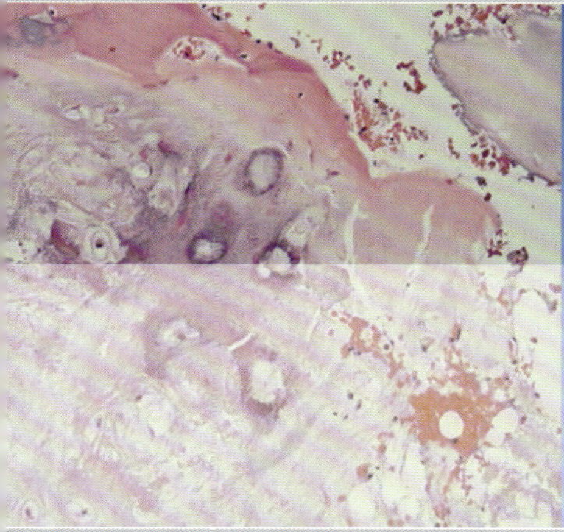

第十二部分

脂肪细胞瘤

第44章　骨脂肪瘤

Ricardo K. Kalil

一、定义

一种由脂肪细胞组成的罕见良性骨内肿瘤，也可发生于骨表面。

二、病因

病因未知。

三、流行病学

1. 占骨原发性肿瘤＜ 0.1%；其中 15% 为骨表面的肿瘤。

2. 可见于任何年龄，但主要发生在 50 ～ 60 岁。

3. 男性略多于女性（4∶3）。

四、发病部位

1. 大部分病例发生于跟骨或长骨的干骺端，尤其是股骨近端（图 44-1 ～图 44-4）。

2. 扁骨偶尔受累。

3. 表面性肿瘤可见于四肢长管状骨的骨干（图 44-5）。

五、临床表现

1. 大部分脂肪瘤无症状，但可能存在局部疼痛和（或）肿块。

2. 病理性骨折很少见。

六、影像学特征

（一）X 线特征（图 44-1 ～图 44-4）

1. X 线片显示透明的、通常边界清晰的髓内病变，伴或不伴有一些骨小梁和薄的边缘硬化症。

2. 骨膨胀轻微且罕见，除非在小或薄的骨骼。

3. 骨旁的病变可能产生实性的骨膜反应。

4. 致密的钙化灶可见于 1/3 的病例，且更常见于跟骨并特征性地位于中央。

（二）CT 特征和 MRI 特征

1. 肿瘤显示与皮下脂肪相似的特征，并可能表现病变内囊肿的存在。

2. MRI 显示 T_1 和 T_2 加权图像高强度信号，在 STIR 或脂肪抑制 T_2 加权序列上呈现低信号。

七、影像鉴别诊断

（一）软骨黏液样纤维瘤

1. 病变可能扩张至软组织，显示出反应性骨的矿化薄壳。

2. MRI 的 T_2 加权图像显示不均匀的、主要为高强度的信号。

（二）骨梗死

具有不同的钙化模式，即所谓的烟囱烟雾模式。

（三）内生软骨瘤

1. 钙化模式也不同，更分散。

2. 在 T_1 加权 MRI 图像上显示低 - 中度信号强度。

（四）骨软骨瘤

1. 在 X 线片上，可能很难与骨旁脂肪瘤相鉴别。

2. 除了病变脂肪性质的证据外，CT 和 MRI 显示缺乏骨皮质和髓质的连续性。

（五）单纯性骨囊肿

如果无钙化灶，它可能在 X 线片上与脂肪瘤表现类似。

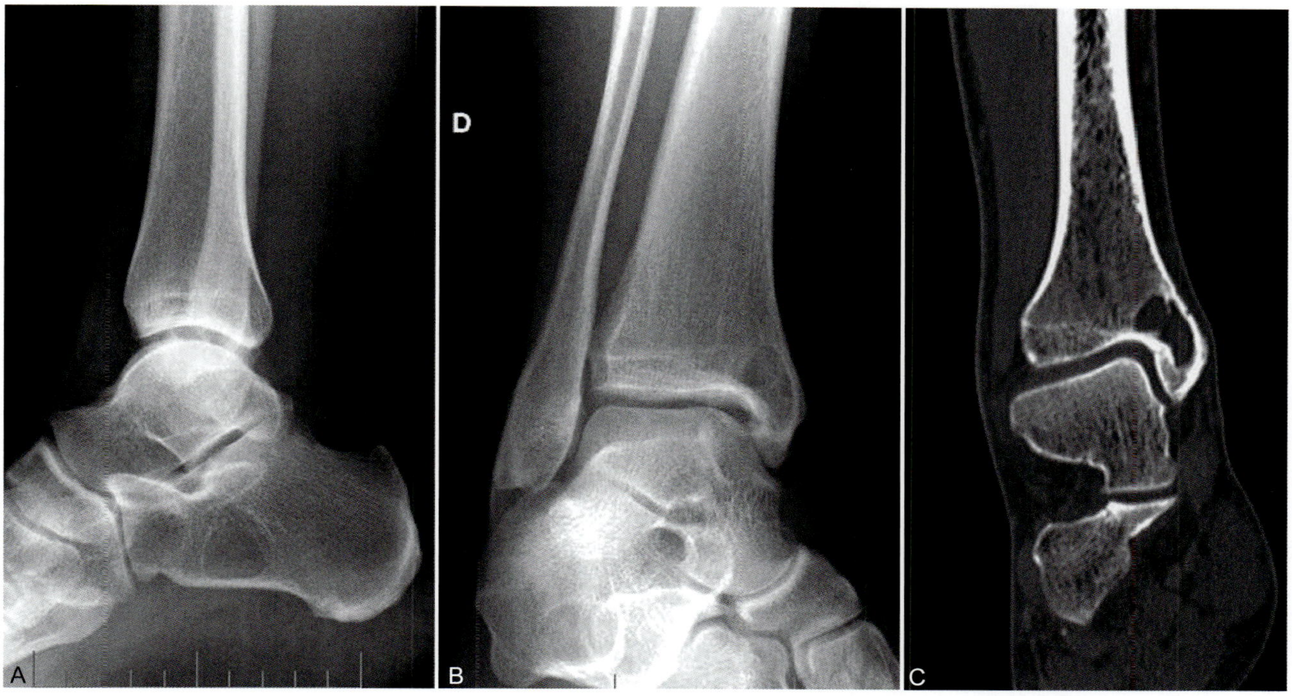

图 44-1　一例多发性脂肪瘤的 X 线片和 CT 表现，肿瘤位于典型的跟骨位置（A 和 B）和胫骨下部（B 和 C）

（六）脂肪硬化性黏液纤维瘤

至少在某些病例中，位于股骨转子间区的骨内脂肪瘤可能参与这一具有争议性病变的发生。

（七）骨质疏松

可能会出现无骨小梁的区域，如果没有明确的界线，就会与脂肪瘤相混淆。

八、病理检查

（一）大体特征（图 44-5）

1. 切面显示界线清楚、黄色的软组织病变伴有边缘硬化。直径常< 5cm。

2. 骨旁肿瘤体积较大，直径可达 10cm。

3. 在肿瘤内部较陈旧性病变中，可发现致密的矿化灶。

（二）组织学特征

1. 脂肪瘤由分化良好的脂肪小叶构成，脂肪细胞可围绕骨小梁。

2. 棕色脂肪区域可能很少见到。

3. 可发生脂肪坏死和（或）囊腔形成，伴有泡沫样组织细胞反应和纤维化。

4. 可存在中心区域的无定形钙化，在跟骨更具特征性（图 44-3）。

5. 骨化性脂肪瘤表现为更多和更弥漫的骨小梁。

6. 骨旁脂肪瘤由附有骨膜覆盖的白色脂肪构成（图 44-4）。在骨皮质的肿瘤边缘，可见伴有软骨内骨化或反应性骨形成的透明软骨。

九、病理鉴别诊断

正常脂肪样骨髓

脂肪瘤显示为推挤性边缘（可能容易被忽视）和极少或无骨小梁。

十、遗传学

软组织脂肪瘤中的 t（3；12）（q28；q14）易位和 *HMGA2-LPP* 融合转录，已证实存在于骨旁脂肪瘤。

十一、预后

1. 预后极好；无转移潜能。
2. 完全切除治疗有效。
3. 极少数刮除或切除不完全可能复发。

十二、治疗

1. 边缘切除或刮除可治愈。
2. 无进展性或退化的肿瘤可无须治疗。

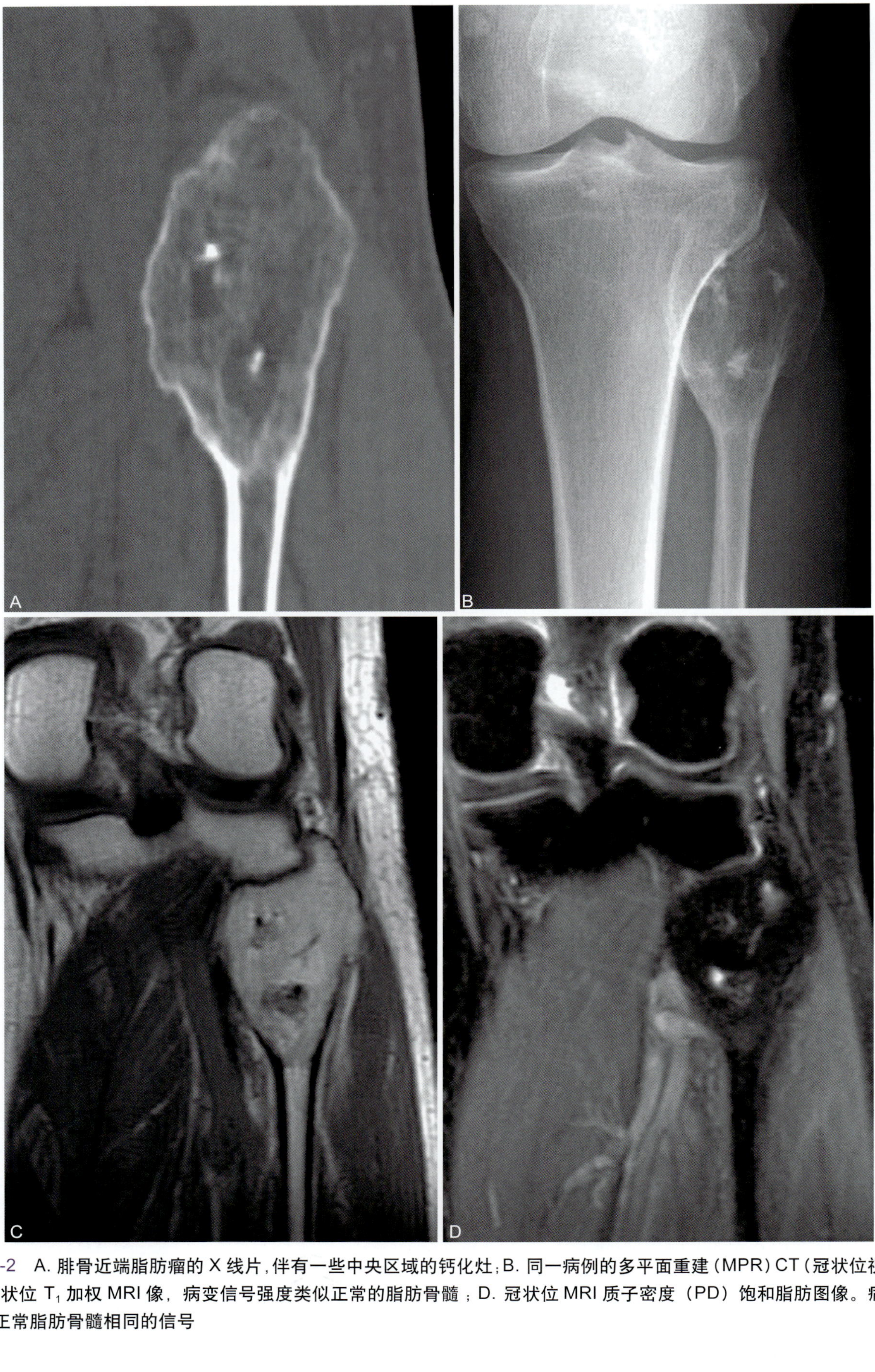

图 44-2 A. 腓骨近端脂肪瘤的 X 线片，伴有一些中央区域的钙化灶；B. 同一病例的多平面重建（MPR）CT（冠状位视图）；C. 冠状位 T_1 加权 MRI 像，病变信号强度类似正常的脂肪骨髓；D. 冠状位 MRI 质子密度（PD）饱和脂肪图像。病变呈现与正常脂肪骨髓相同的信号

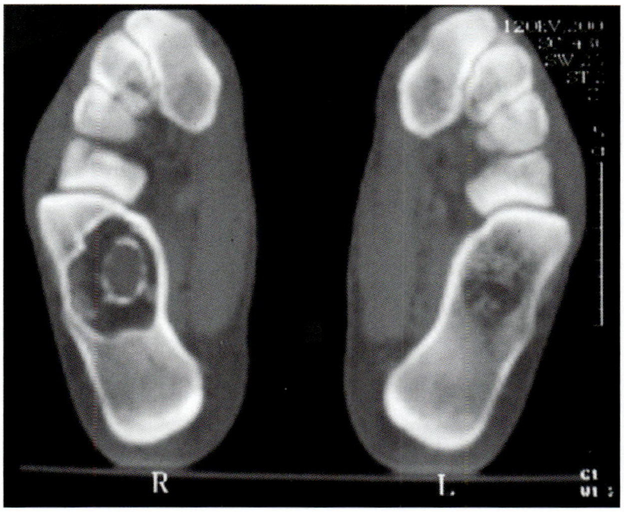

图 44-3　双侧跟骨脂肪瘤常伴有中央钙化灶

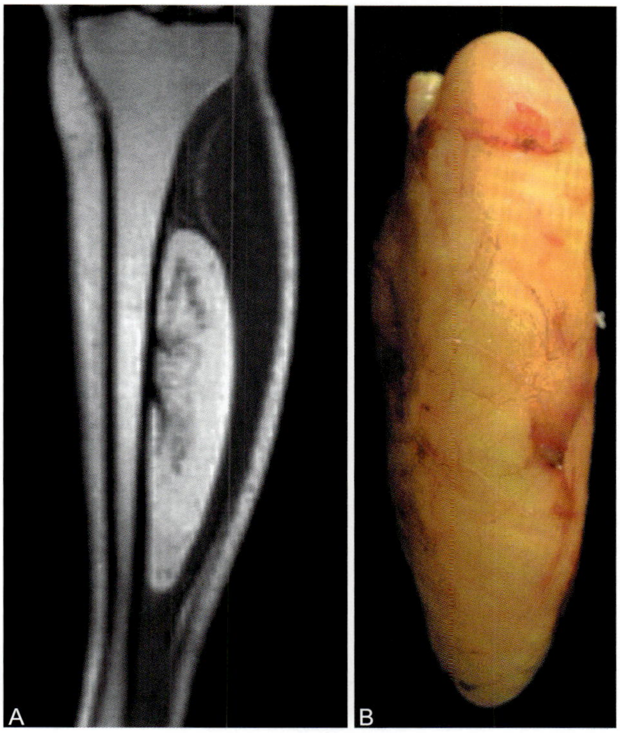

图 44-4　A. 骨旁脂肪瘤 T_1 加权 MRI；B. 大体摄影

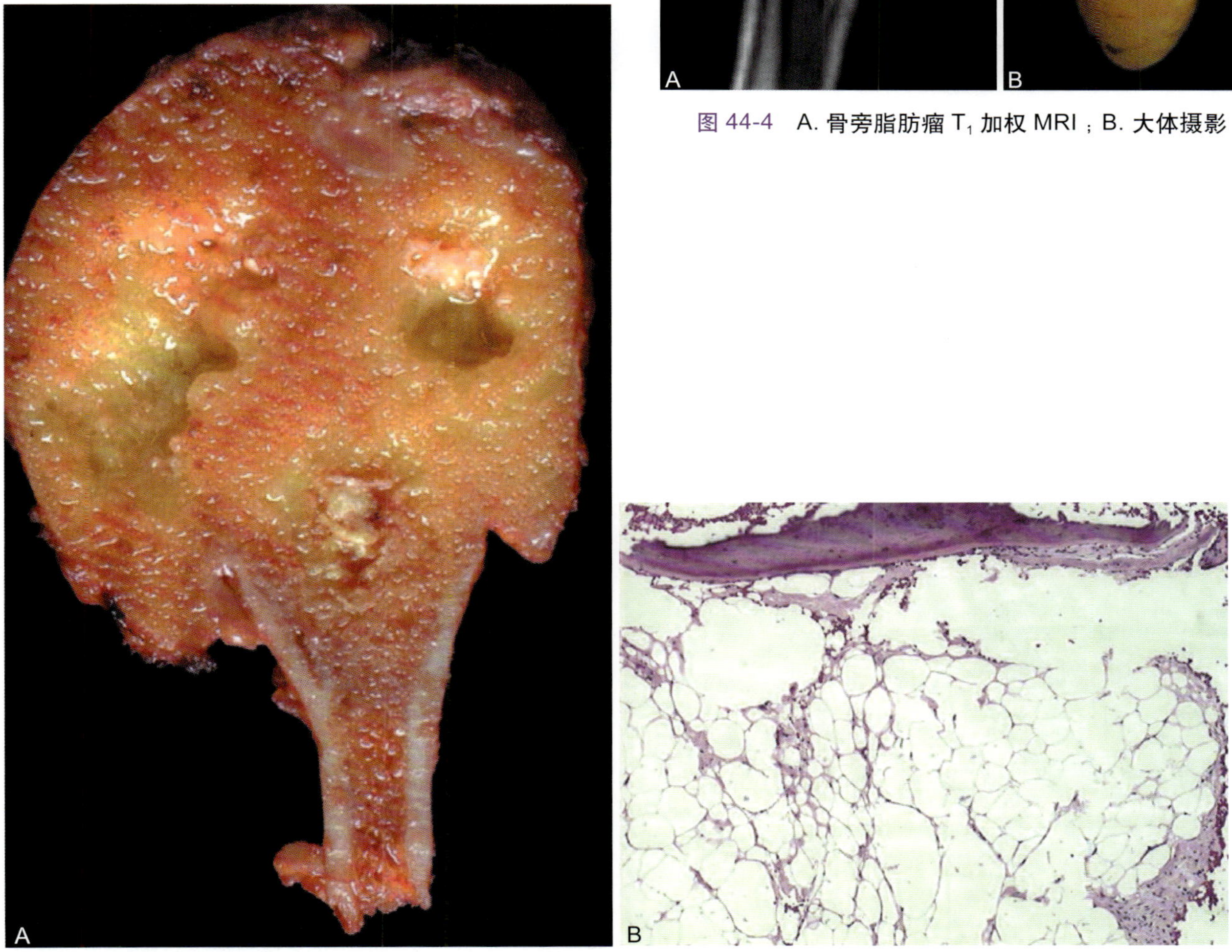

图 44-5　A. 标本切面为特有的黄色；B. 表面脂肪瘤的显微摄影，组织学表现与典型的软组织脂肪瘤相同

（屈玉玲　译　李亚平　校）

第45章　骨内脂肪肉瘤

Ricardo K. Kalil

一、定义

一种极其罕见的恶性骨内肿瘤，由脂肪细胞构成，也可出现在骨表面。

二、病因

1. 病因未明。
2. 可能继发于脂肪瘤。

三、流行病学

1. 骨内脂肪肉瘤是一种非常罕见的肿瘤。
2. 可发生于任意年龄段，但在成人中更常见。
3. 好发于男性。

四、发病部位

几乎所有已报道的病例都发生在长骨，尤其是股骨和胫骨。

五、临床表现

1. 最常见的症状是疼痛和肿块。
2. 可能会发生病理性骨折。

六、影像学特征

1. X线片可见肿瘤呈低密度，其边界可能清楚，也可能不清楚，肿瘤可突破骨皮质(图45-1)。

2. 肿瘤的CT和MRI显示脂肪组织特征(图45-2)。

七、影像鉴别诊断

骨内脂肪肉瘤的影像学无特异性表现。可见于各种其他良性和恶性骨肿瘤。

八、病理检查

（一）大体特征

1. 肿瘤切面呈分叶状，黄白色，肿瘤质地软或硬，边缘清晰或界线不清。
2. 病灶通常比较大。
3. 部分病变可表现为黏液样特征。

（二）组织学特征

骨内脂肪肉瘤的组织学特征类似于软组织脂肪肉瘤。

1. 非典型性脂肪瘤／高分化脂肪肉瘤

（1）肿瘤组织与正常脂肪非常相似。

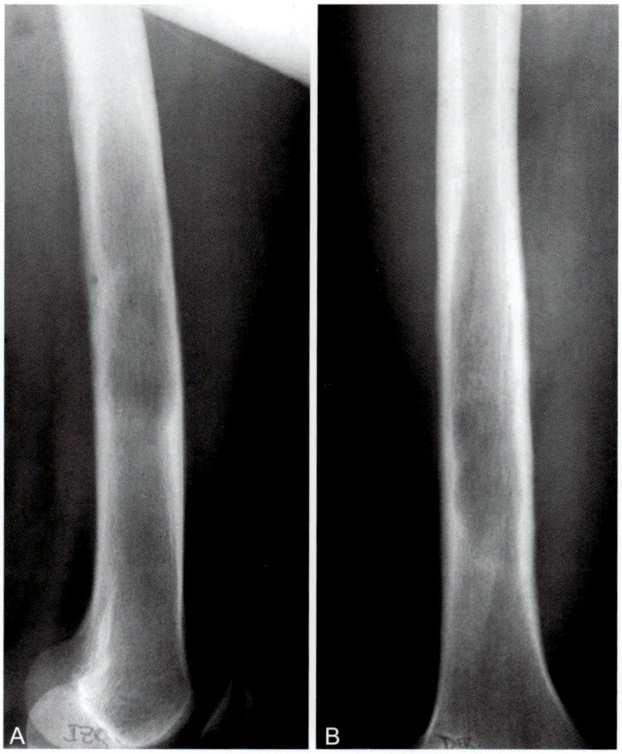

图45-1　股骨骨内脂肪肉瘤X线片。髓腔内可见不典型的透亮肿块，在髓腔内呈扇形分布，界线不清

（2）可见非典型细胞核，多在梭形细胞间隔内或附近（图 45-3 ～图 45-6）。

（3）还可见一些正常脂肪细胞。

2. 去分化脂肪肉瘤

（1）在分化良好的脂肪肉瘤中，可以发现从低级别脂肪生成区到高级别非脂肪生成区会出现形态学突变。

（2）可能有异源元素。

3. 黏液样脂肪肉瘤

（1）可能由两种肿瘤组织类型构成：丰富的树枝状、血管化黏液样模式和圆形细胞模式。

（2）在特定的肿瘤中，以上两种模式可能会单独出现或混合出现。

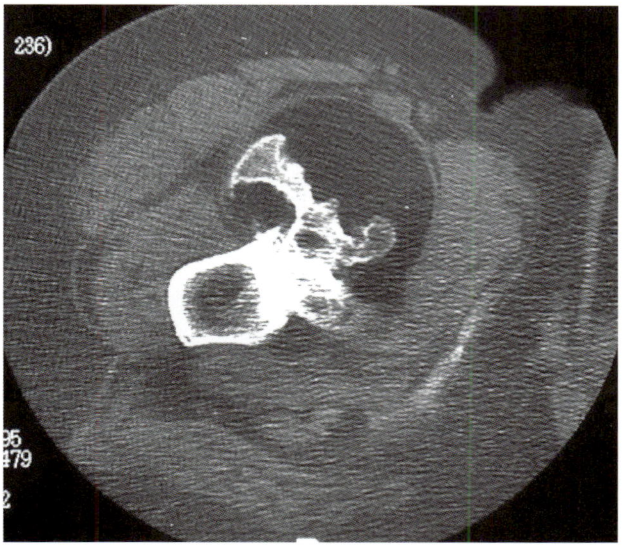

图 45-2　股骨近端骨内脂肪肉瘤的 CT 扫描。边界清楚的肿瘤病灶破坏股骨骨质，使股骨扭曲变形

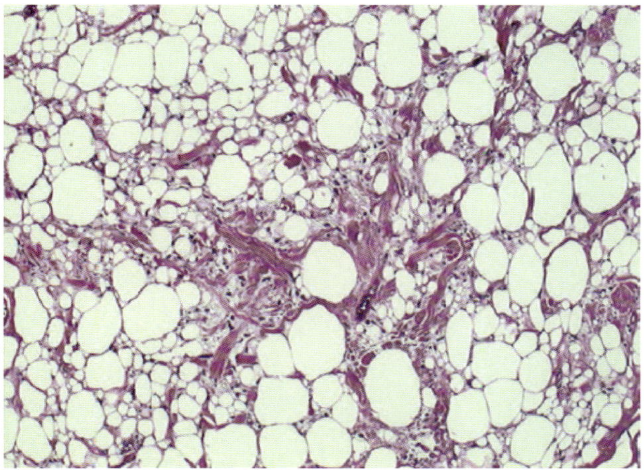

图 45-3　低倍显微镜视野下的高分化脂肪肉瘤切片

4. 多形性脂肪肉瘤　特征是出现高度变性的脂肪细胞（图 45-7）。

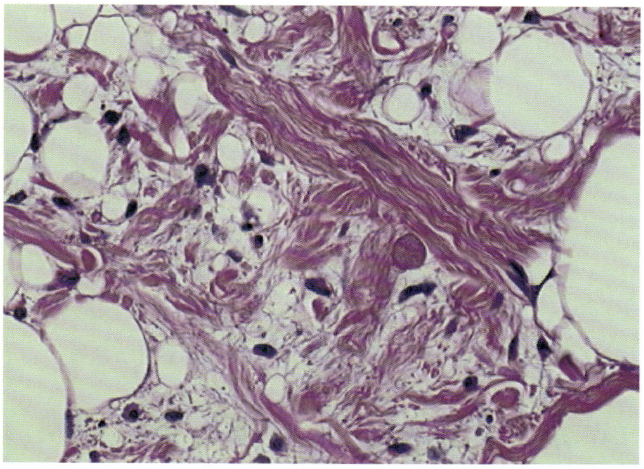

图 45-4　中倍显微镜视野下分化良好的脂肪肉瘤。非典型细胞多见于病灶的梭形细胞间隔中

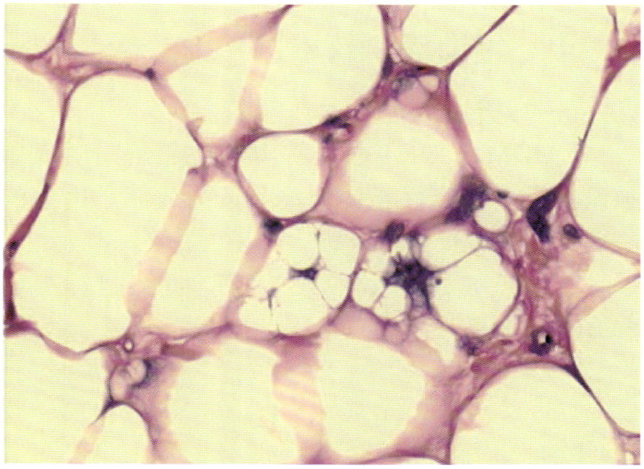

图 45-5　高倍显微镜视野下的高分化脂肪肉瘤。仅可见少量非典型细胞核。还可见多液泡脂肪细胞和成脂细胞

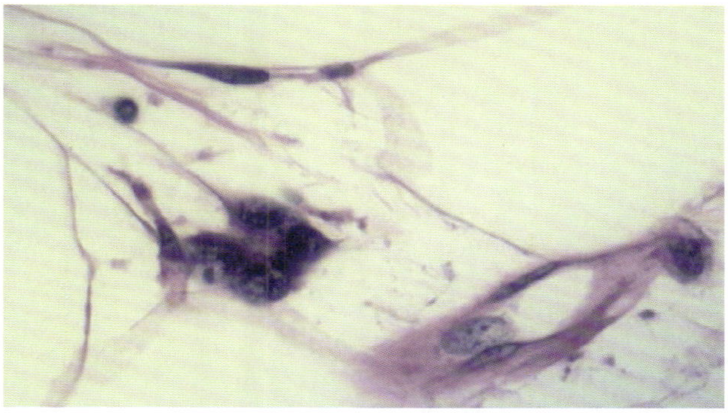

图 45-6　高倍显微镜视野下的高分化脂肪肉瘤。可见其中有多个非典型细胞核

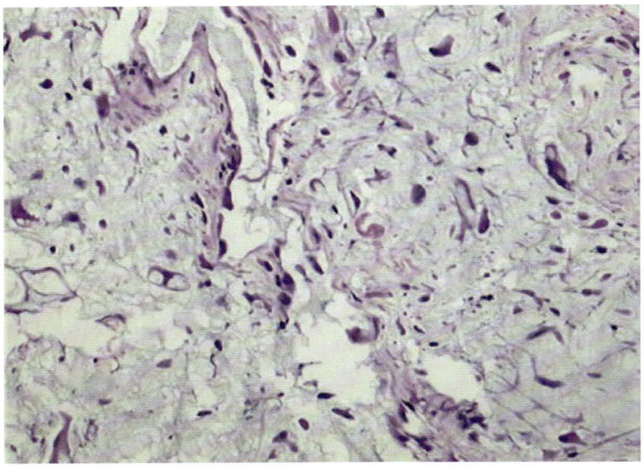

图 45-7 中倍显微镜视野下的多形性脂肪肉瘤

九、病理鉴别诊断

脂肪瘤

因病例数量较少，很难与分化良好的脂肪肉瘤鉴别。

十、辅助诊断技术

（一）概述

1.MDM2/CDK4 在脂肪肉瘤中通常同时或单独呈阳性。多形性脂肪肉瘤与去分化脂肪肉瘤的区别是，后者仅有一个标志物阳性。

2. 最近发现的一种敏感的脂肪细胞标志物 FABP4/aP2 呈强阳性。

（二）遗传学

1. 在高分化脂肪肉瘤中发现了巨量的癌旁环和长标记染色体。

2. 黏液样 / 圆形脂肪肉瘤中常见 t（12；16）易位，以及 *DDIT3*（*CHOP*）和 *FUS*（*TLS*）基因的融合。t（21；22）易位罕见。

3.12q14.2-21.2 扩增包括 *HMGA2* 和 *MDM2* 基因区域。

4. 在脂肪瘤中可见 12q13-15 各种各样的畸变。

5. 多形性脂肪肉瘤具有复杂的核型。

6. 在骨旁脂肪肉瘤中可见 1q21.2–31.2 的扩增。

7. 发现 *AKT* 基因异常与肿瘤的临床病理特征相关。

十一、预后

骨内脂肪肉瘤最常见的两种类型为高分化型和黏液型，其预后较其他类型更好。

十二、治疗

1. 扩大切除或截肢。

2. 任何类型的脂肪肉瘤，包括高分化脂肪肉瘤，都可以转移。有必要进行长期随访和筛查。

（屈玉玲 译 李亚平 校）

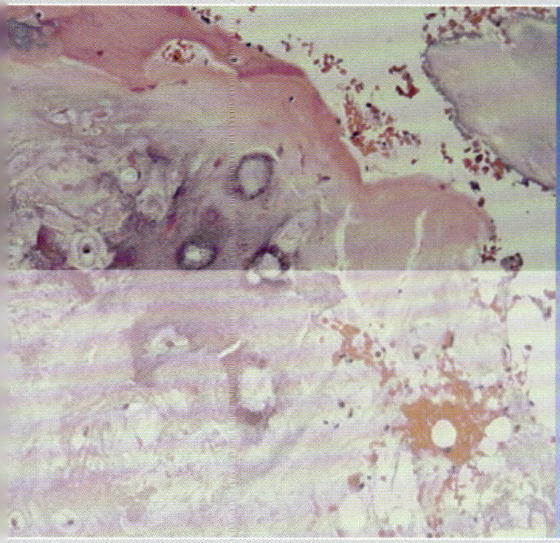

第十三部分

神经源性肿瘤

第46章　骨内神经鞘瘤

Ricardo K. Kalil

一、定义

一种罕见的良性骨内肿瘤，起源于神经纤维的施万（Schwann）细胞。

二、别名（同义词）

1. 神经性瘤。
2. 神经瘤。
3. 传统神经鞘瘤。
4. 偶发性神经鞘瘤。

三、病因

1. 病因未知。
2. 通常起源于敏感神经。
3. 可能与卡尼（Carney）综合征或神经纤维瘤病相关。

四、流行病学

1. 发病率＜ 1% 的原发性良性骨肿瘤。
2. 好发于 10 岁以上所有年龄人群。
3. 男性、女性发病率无明显区别。

五、发病部位

1. 大多数病例发生在下颌骨（图 46-1）。
2. 其次好发于头部和骶骨。
3. 也会偶发于长骨、椎骨、肋骨、腓骨和扁状骨。

六、临床表现

1. 神经鞘瘤通常无症状。
2. 过度生长可能导致局部疼痛和（或）肿块的存在。

七、影像学特征

1. X 线片表现为透亮的、通常界线清晰的髓内病变，伴有或不伴有骨小梁增生和边缘硬化(图 46-1 ～图 46-3)。
2. 骨组织可能会有轻度的膨胀性生长，并且很少发生。但小且薄的骨组织除外。

八、影像鉴别诊断

1. 由于骨内神经鞘瘤非常罕见，通常不考虑作为骨肿瘤的鉴别诊断。
2. 如肿瘤与已知神经束相关，可提示该诊断。

九、病理检查

（一）大体特征

1. 肿瘤为实心小叶状，边界清晰。
2. 切面黄白色、光滑、实心，常可见黏液样区域，有时有小的囊腔。

（二）组织学特征

1. 肿瘤边界清晰，由具有波状细胞核的梭形

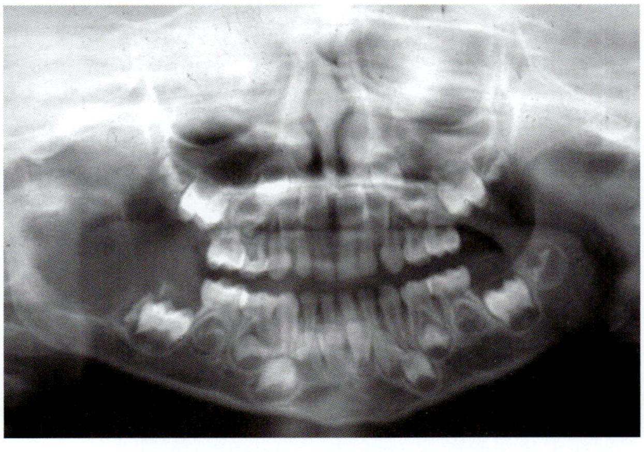

图 46-1　下颌骨神经鞘瘤。X 线片显示在左侧下颌骨可见一处较大的溶骨性病灶

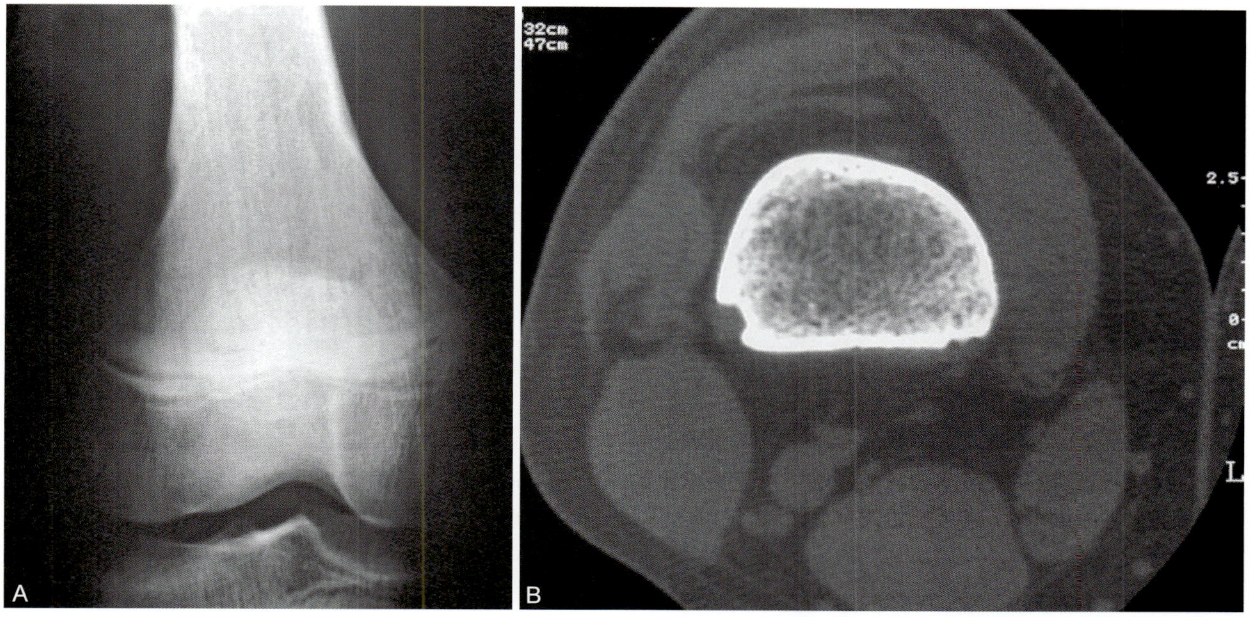

图 46-2　股骨骨膜的神经鞘瘤。A. X 线片显示左股骨外侧骨皮质干骺端有半透明的压痕；B. CT 扫描显示透亮的骨膜结节在骨皮质下产生明显的凹陷

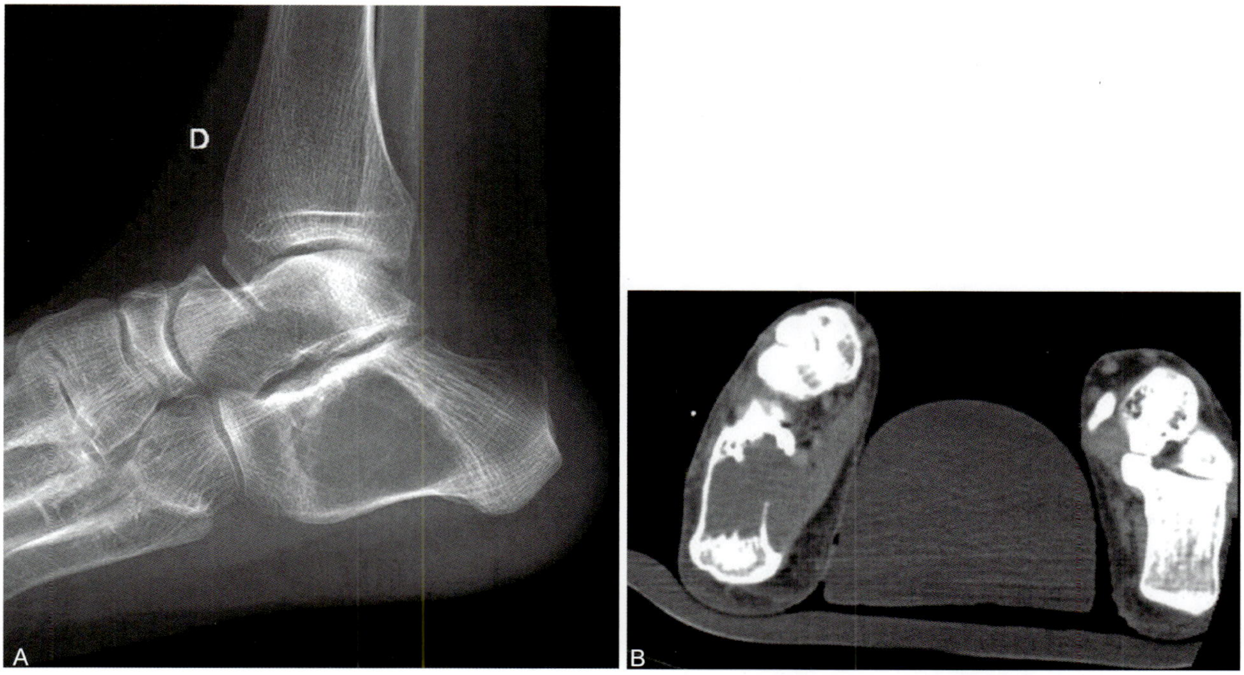

图 46-3　跟骨神经鞘瘤。X 线片（A）和 CT 扫描（B）显示跟骨有一个巨大的溶骨性病灶

细胞构成；当细胞核呈栅栏样排列（Verocay 体）时可提示诊断（图 46-4 ～图 46-8）。相比于软组织神经鞘瘤，骨神经鞘瘤中的 Verocay 体形成较差。

2. 可以看到低密度（Antoni B）和（或）高密度区域（Antoni A）。

3. 病灶中至少会有一些血管，且有较厚的玻璃样血管壁。

十、病理鉴别诊断

（一）神经纤维瘤

只能通过临床症状和影像学表现鉴别。

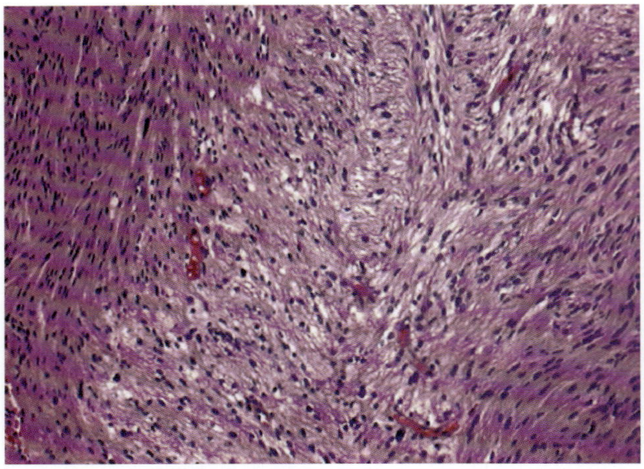

图 46-4 中倍显微镜视野下的神经鞘瘤，可见更密集的梭形细胞区（Antoni A）和较宽松的中心区域（Antoni B）

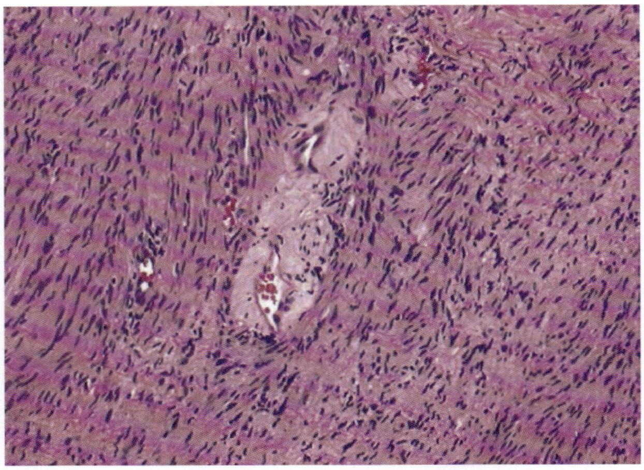

图 46-6 中倍显微镜视野显示梭形细胞密集增生，细胞核呈细长、波状。可见血管壁呈较厚的玻璃样改变

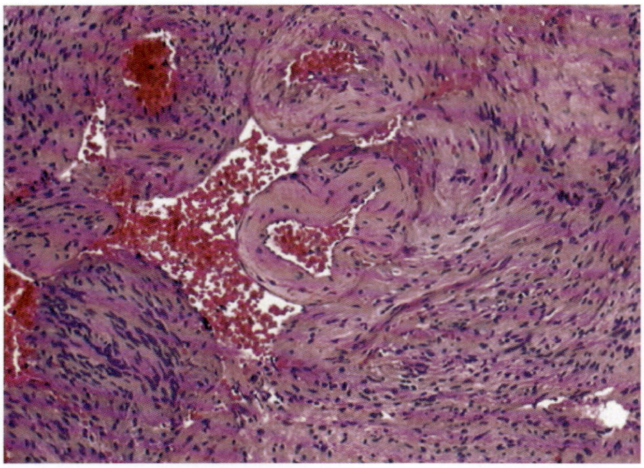

图 46-5 中倍显微镜视野下可见左侧梭形细胞的细胞核呈栅栏状排列，以及较大的充血性血管，有较厚的玻璃样血管壁

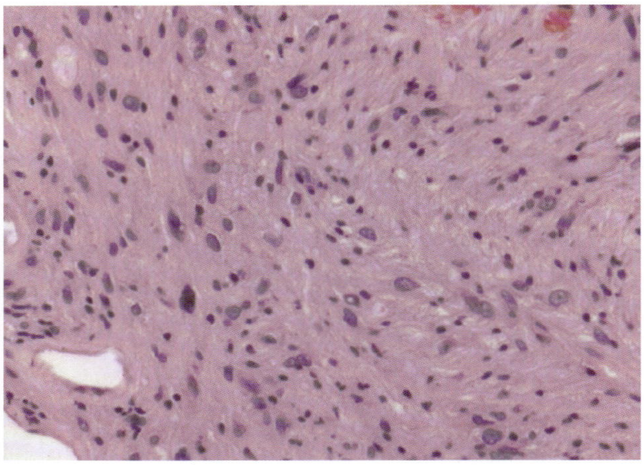

图 46-7 高倍显微镜视野下的退行性神经鞘瘤。细胞核大而多形，空泡化，偶有深染

（二）恶性肿瘤

异型性细胞核在退行性或“陈旧性”神经鞘瘤中很常见，可能提示恶性肿瘤。但肿瘤内一般不会出现核分裂，且肿瘤界线清晰。

十一、辅助诊断技术

免疫组织化学检查显示 S100 蛋白细胞核和细胞质阳性（图 46-8）。

遗传学

软组织神经鞘瘤通常表现为 22 号染色体的部分或全部缺失，这一特征尚未在骨病变中报道。

十二、预后

1. 如果肿瘤与神经纤维瘤病无关，则预后很好。

2. 肿瘤无转移潜能。

十三、治疗

肿瘤边缘切除或病灶刮除可治愈。

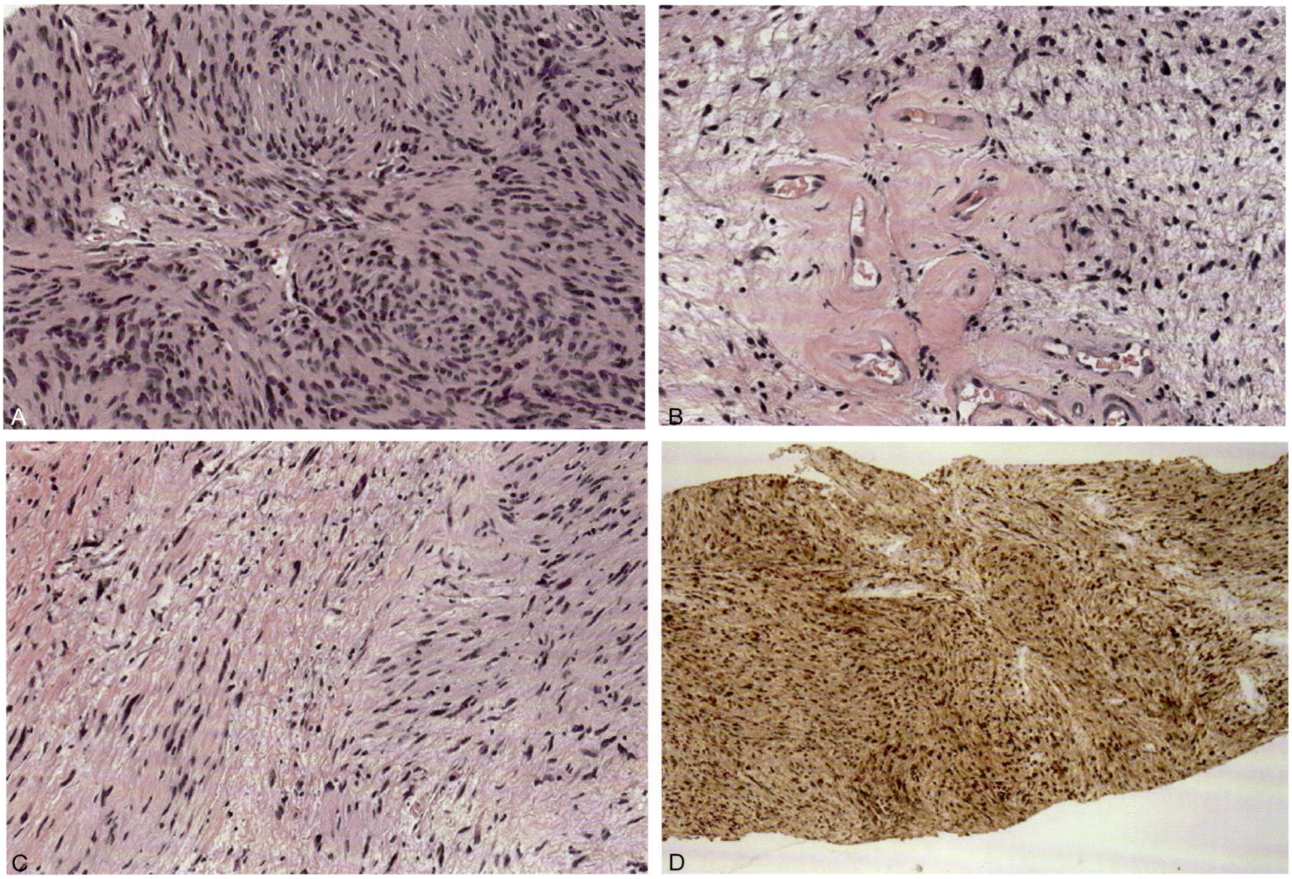

图 46-8　图 46-3 中肿瘤的病理切片。A. 中倍显微镜视野下可见具有一些 Verocay 体的蜂窝状区域；B. 血管壁呈玻璃样改变，这是所有神经鞘瘤的共同特征；C. 另一个细胞核呈栅栏样排列的区域，以及可能退化的“陈旧性”区域中出现异型性细胞核；D. 免疫组织化学检查，S100 呈弥漫性、强阳性

（屈玉玲　译　李亚平　校）

第47章　骨神经纤维瘤

Ricardo K. Kalil

一、定义

神经纤维瘤是一种起源于神经纤维的良性纤维肿瘤，极少数情况下可侵犯骨，由施万细胞、成纤维细胞、肥大细胞、轴突及多种胶原蛋白基质构成。

二、病因

1. *NF1* 基因失活。

2. 骨神经纤维瘤起源于骨膜、骨皮质或骨髓的周围神经。在上颌骨，可能起源于下牙槽神经。

三、流行病学

非常罕见，一项 2010 年的回顾性研究报道了 40 例散发的起源于骨的神经纤维瘤，并排除了神经纤维瘤病。

四、发病部位

1. 大部分病例发生于头颈部，特别是上颌骨。

2. 也有报道发生于胫骨、股骨、脊柱、锁骨及颅骨。

五、临床表现

局部酸痛，伴或不伴肿块。

六、影像学特征

1. 影像学上骨神经纤维瘤可表现为边界清晰的透光性低密度病变（图 47-1）。

2. 影像学上病变与知名神经束的累及关系可能提示神经源性病变。

七、影像鉴别诊断

因其非常罕见，单发的神经纤维瘤通常不纳入骨骼疾病的常规鉴别诊断。

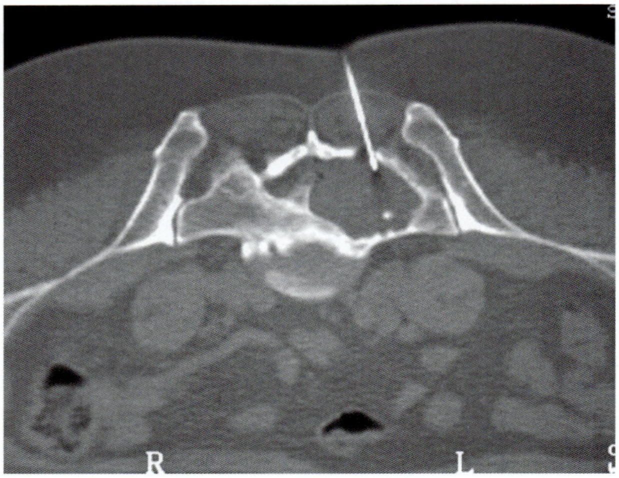

图 47-1　CT 扫描图像。骨神经纤维瘤的穿刺活检。位于骶骨的溶骨性、膨胀性、边界清楚的肿块

八、病理检查

（一）大体特征

1. 病变质硬，无包膜。

2. 切面可能呈束状，质硬，呈灰 - 粉红 - 白色。

（二）组织学特征

1. 显微镜下，肿瘤边界不清，由短梭形细胞构成，内含椭圆形或波浪形的细胞核，伴胶原蛋白基质或黏液样基质（图 47-2）。

2. 可能伴有丰富、排列紧密的胶原纤维。

九、病理鉴别诊断

神经纤维瘤必须结合临床与影像学资料予以排除。

（一）神经鞘瘤

1. 神经鞘瘤也起源于神经，但通常边界清楚，

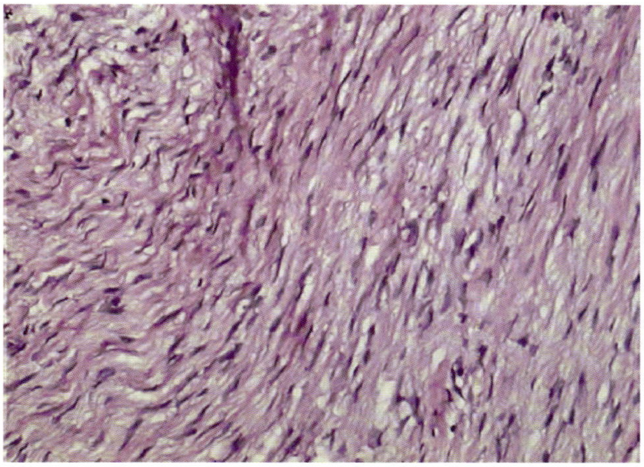

图 47-2　中倍显微镜视野下的神经纤维瘤。内含长波浪形细胞核的短梭形细胞，伴胶原蛋白基质

而神经纤维瘤亦起源于神经，但通常边界不清。

2. 显微镜下，维罗凯体（Verocay 体）是神经鞘瘤的特征，同时可能存在血管壁玻璃样变，缺乏胶原蛋白。

（二）恶性周围神经鞘瘤

1. 非典型的神经纤维瘤伴核深染、多形性、细胞核模糊不清，以及有丝分裂活动，提示恶性肿瘤的可能。

2. 恶性肿瘤存在细胞核均匀深染的细胞聚集区域，且细胞核至少比良性神经纤维瘤大 3 倍。

十、辅助诊断技术

免疫组织化学检查，局部细胞核、细胞质 S100 蛋白阳性。

遗传学

施万细胞 17q 的 *NF1* 基因区域的等位基因缺失。

十一、预后

1. 存在复发的可能。

2. 孤立性神经纤维瘤有恶变可能，但相对神经纤维瘤病 5%～10% 的恶变率低。

十二、治疗

建议广泛切除以避免复发。

（吴　龙　译　李亚平　校）

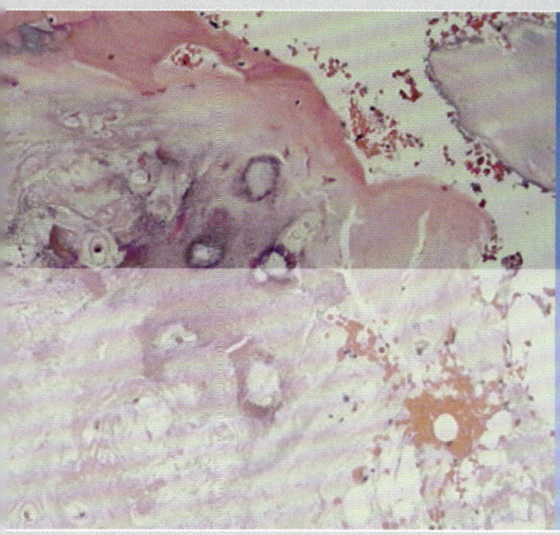

第十四部分

磷酸盐尿性间叶肿瘤

第48章　磷酸盐尿性间叶肿瘤

Kiyong Na, Yong-Koo Park, Ricardo K. Kalil

一、定义

1. 磷酸盐尿性间叶肿瘤（phosphaturic mesenchymal tumor，PMT）是一种非常罕见的肿瘤，可消耗患者体内的磷酸盐而导致肿瘤诱导的骨软化，即肿瘤性骨软化症（oncogenic osteomalacia，OO）。

2. 肿瘤性骨软化症是一类罕见的、特殊的由这类肿瘤引起的骨代谢疾病。

二、病因

1. 这类肿瘤目前病因不明。

2.PMT 可分泌一种血液循环内高磷酸盐尿因子——“调磷因子”，被证实为成纤维细胞生长因子 -23（fibroblast growth factor-23，FGF23）。

3. FGF23 可通过抑制肾近曲小管及肠道对磷酸盐的吸收而发挥调节磷酸盐代谢的作用，同时是一种维生素 D 拮抗剂，这也解释了这类患者合并维生素 D 抵抗。

4. PHEX、DMP1 及 FGF23，近期发现这些物质可由骨组织分泌，似乎通过作用于肾多个部位调节磷酸盐吸收来调节矿化及全身磷酸盐稳态。体内内环境的稳定是靠这些激素的负反馈机制协同作用。因此，PHEX（一种膜结合的肽链内切酶）可降解 FGF23 使其稳定在正常水平。在性染色体相关性低血磷佝偻病患者中 PHEX 异常，且已证实引起肿瘤性骨软化症的间叶肿瘤可产生大量 FGF23 以抑制活化的 PHEX 水平。

5. 随着近期对纤维蛋白连接素（*FN1*）-*FGFR1* 及 *FN1-FGF1* 融合基因的研究，融合蛋白在 PMT 发病机制中的作用已被证实。FN1-FGFR1 蛋白可能采用自体组装及纤维蛋白结合的方式进行融合。这类 FGF（FGF1 及 FGF23）由肿瘤细胞分泌，与 FGFR1 的配合结合域连接以完成该融合蛋白的聚合和活化。FN1-FGF1 蛋白可能被分泌并结合膜上的 FGFR1。α-Klotho 是 FGF23-FGFR1 的结合蛋白的共受体，当骨细胞或 FGF23 分泌前体过量表达 α-Klotho，可调节 FGF23 以活化 FGFR1。这些通过在 FGFR1 信号通路的活化中共同作用，可能上调 FGF23 的表达。

三、流行病学

1.PMT 是一类非常罕见的肿瘤。

2. 目前报道的病例最小患者 3 岁，最大患者 73 岁，但大多数是中年人。

3. 发病率无明显性别差异。

四、发病部位

1. 可发生于任何部位的软组织或骨组织。几乎 50%的患者发生于肢端。

2. 发生于骨组织者，可见于股骨、骶骨、趾（指）骨、掌骨、髂骨、椎骨、上颌骨、胫骨、肱骨、髋臼及颅骨。

3. 一些发生于颅面窦及脊柱。

4. 胸壁也是发病部位。

5. 罕见的多灶性 PMT 也有报道。

6. 肿瘤性骨软化症也可作为伴随其他肿瘤，如前列腺癌、皮肤痣，出现副肿瘤表现，但较罕见。

五、临床表现

1. 肿瘤可在出现骨软化症之前或之后很久才被发现。

2. 经常伴随较长的骨软化症病史。

3. 患者可因骨软化症频繁出现骨骼疼痛、骨折。

4. 可出现多发骨折畸形（尤其是胸椎），严重者可出现呼吸困难。

5. 广泛的肌肉无力。

6. 肾磷酸盐丢失。

7. 低磷酸盐血症。

8. 血钙正常或轻度下降。

9. 血清碱性磷酸酶不同程度地升高。

10. 血清 1，25-（OH）$_2$D$_3$ 水平下降。

11. 50%的患者甲状旁腺激素浓度升高。

12. 血清 FGF23 水平升高。

13. 对维生素 D 补充存在抵抗。

六、影像学特征

（一）X 线特征

1. 骨量减少：通常有较长的骨软化症病史。即使从出现症状开始就怀疑肿瘤可能性，并使用现代化影像学检查进行排查，肿瘤仍不易被发现或多年之后才发现。

2. 广泛的骨皮质透光区。

3. 肿瘤本身表现形式不同（主要为溶骨性），伴或不伴矿化区。

4. 罕见的恶性 PMT 病例为溶骨性，边界不清，伴骨皮质破坏。

5. 当病变累及软组织时，初始影像学可无特殊表现，随后，可能出现矿化区，有时表现与“骨化性肌炎”类似。

（二）MRI 特征

MRI 显示 T_1WI 病变区域由于高度血管化而呈高信号（图 48-1 ～图 48-4）。

（三）骨扫描特征

骨扫描显示 X 线透光区摄入增加。

七、影像鉴别诊断

（一）骨软化症 / 佝偻病相关鉴别诊断

1. 如未发现肿瘤，神经肌病或遗传病可能是初步的假设诊断。可能包括不常见的遗传性代谢病，如常染色体显性遗传的低磷酸血症佝偻病及 X 连锁低磷酸血症佝偻病（见辅助检查）。

2. 其他不常见疾病导致的骨软化症也应进行鉴别诊断，如肾疾病、原发性甲状旁腺功能亢进及化学治疗后不良反应。

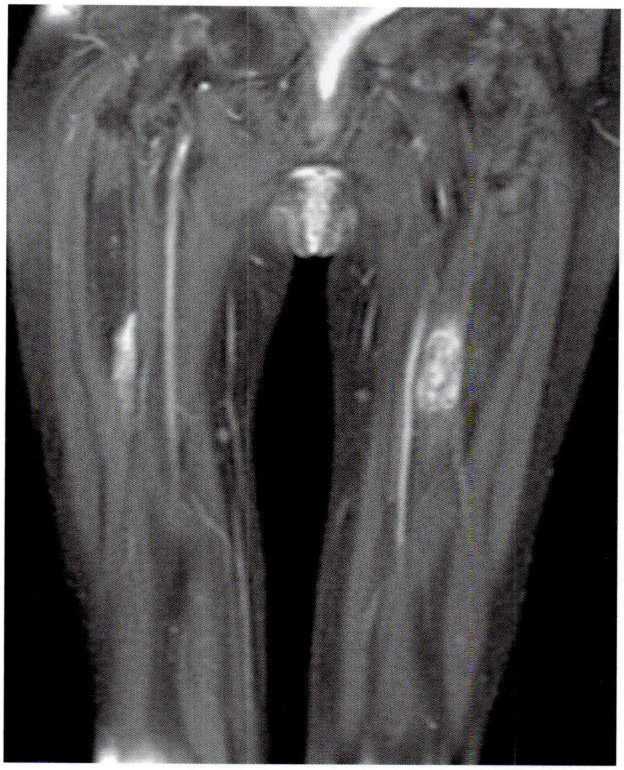

图 48-1　良性 PMT。MRI（冠状位）显示左侧股骨骨皮质内一高信号混杂信号肿物

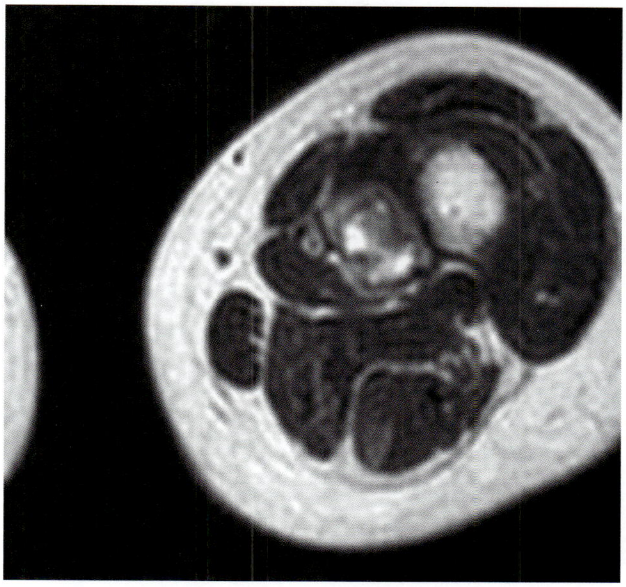

图 48-2　MRI（轴位）表现，与图 48-1 为同一患者

（二）肿瘤相关鉴别诊断

1. 应与各种原发性良、恶性骨肿瘤相鉴别。

2. 累及软组织时应与骨化性肌炎进行鉴别。

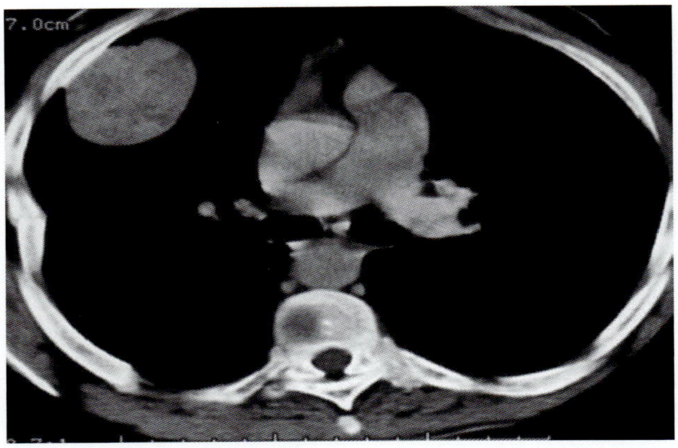

图 48-3 良性 PMT。CT 显示附着于肋骨内壁的一卵圆形病灶，无矿化区

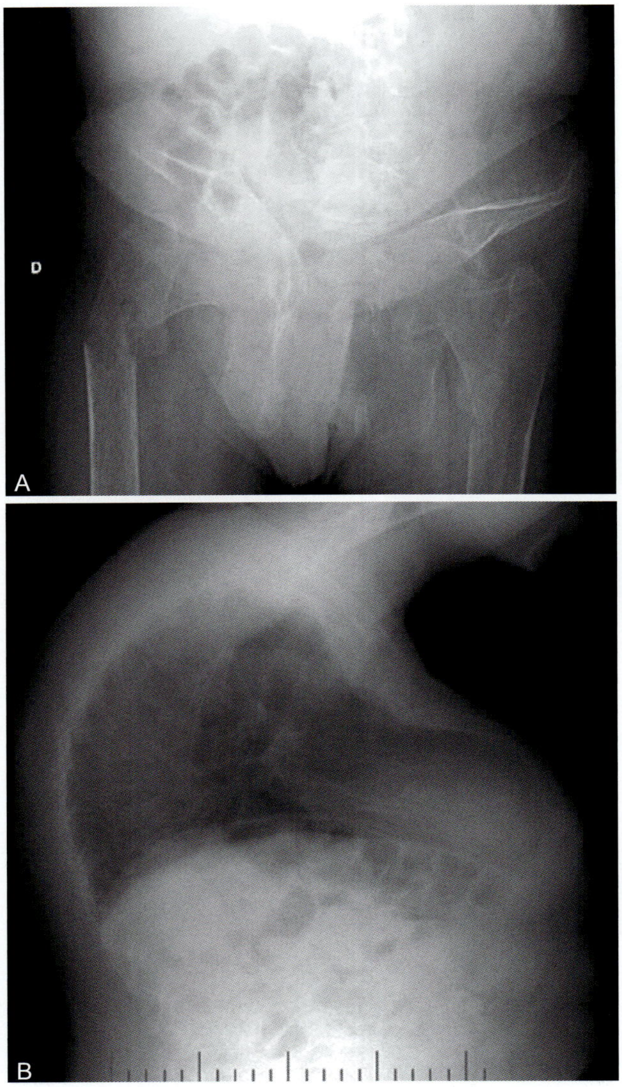

图 48-4 与图 48-1 为同一患者。X 线片显示弥漫性、严重的骨质疏松、骨盆畸形、双侧股骨不全骨折（A）、脊柱及肋骨的多发严重畸形（B）。完全切除肿瘤后，骨密度逐渐恢复正常，骨折逐渐愈合

八、病理检查

（一）大体特征

1. 非特异性软组织肿块，外观表现多样。

2. 棕 - 白 - 淡黄色。

3. 可能存在矿化区，有时周围有囊变。当累及软组织时与骨化性肌炎类似（图 48-5 和图 48-6）。

（二）组织学特征

1. 根据病变特点，可分为以下组织学表现类型。

（1）“骨母细胞瘤”型。

（2）“非骨化性纤维瘤”型。

（3）“混合型结缔组织”型（PMTMCT），最常见。

2. PMTMCT 的组织学诊断基于以下主要特征（图 48-7 ～图 48-13）。

（1）典型的矿化区域：“模糊不清”的基质，絮状分布的矿化，有时与原始软骨或类软骨类似。

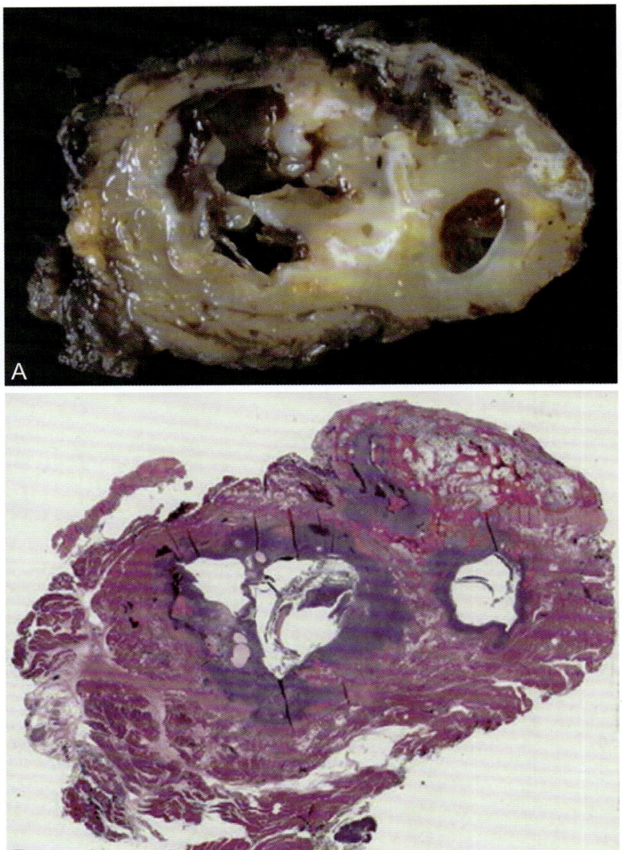

图 48-5 与图 48-1 为同一患者。A. 病变标本可见伴症状软组织矿化的囊变；B. 标本切片与组织学表现，囊变周围可见蜂窝样外周矿化区域

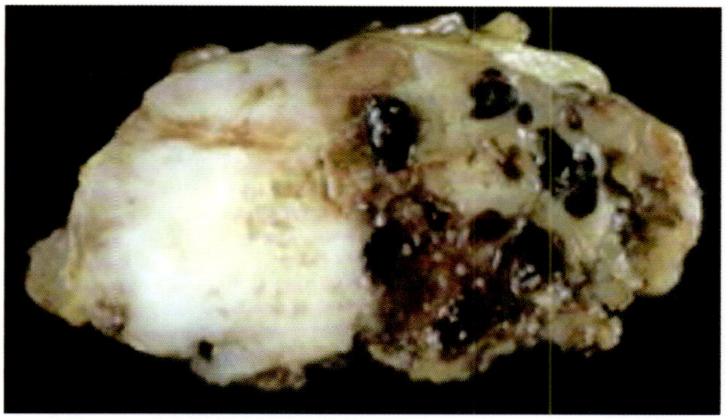

图 48-6　与图 48-2 为同一患者的标本。白色新鲜鱼肉状病变，其内可见出血灶

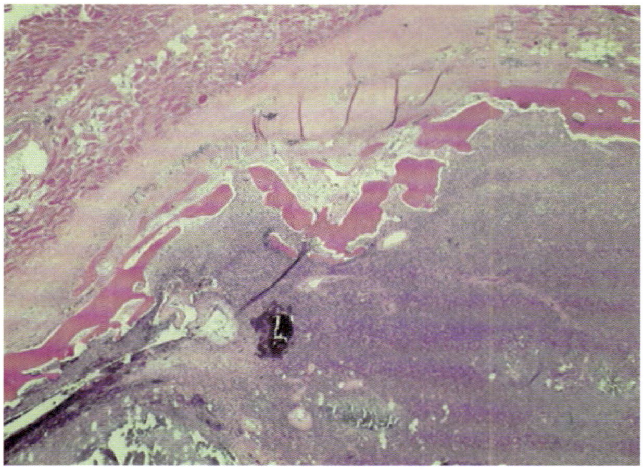

图 48-7　混合结缔组织型 PMT（PMT mixed connective tissue variant，PMTMCT）：可见肿瘤细胞与纤维包膜之间存在矿化区

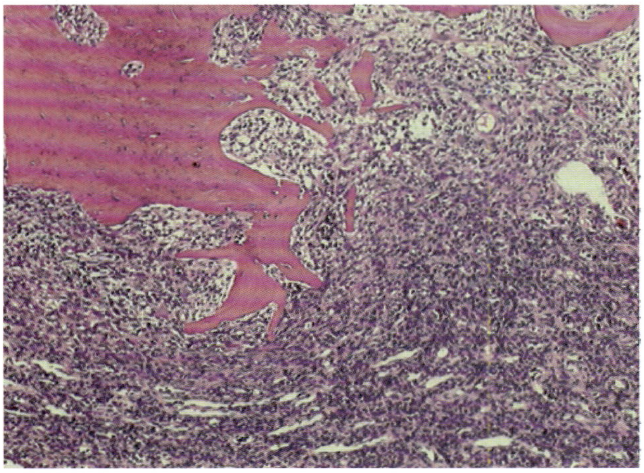

图 48-8　PMTMCT：血管丰富的毛细血管组织，“血管外皮细胞瘤”型

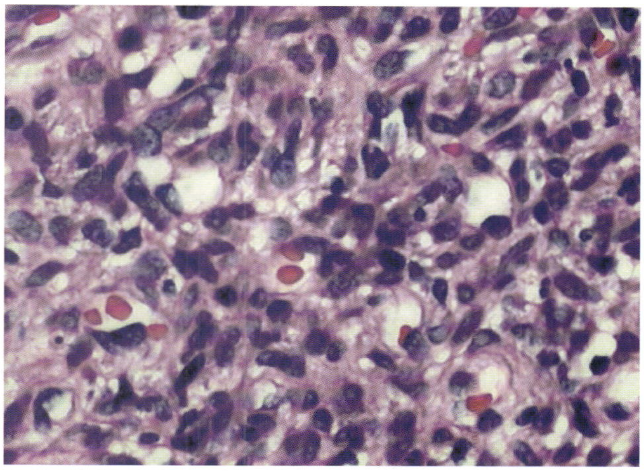

图 48-9　PMTMCT：在广泛纺锤形、星形细胞中可见大量毛细血管增生

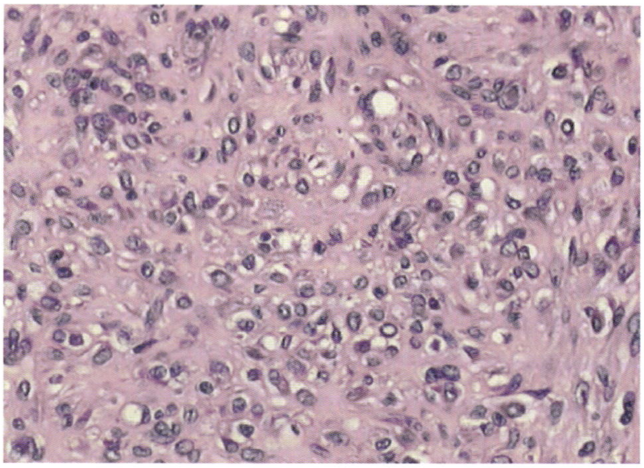

图 48-10　PMTMCT：类似类软骨基质样区域

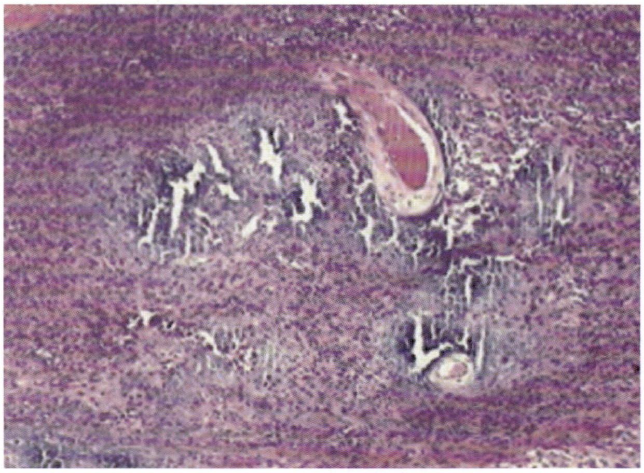

图 48-11　PMTMCT：低倍显微镜视野下见独特的矿化区域，不常见的“模糊不清”基质，絮状分布的矿化区

(2) 这种特征性基质由高度血管增生区域构成，内含纺锤形、星形的肿瘤细胞。

(3) “血管外皮细胞瘤”型：PMTMCT 血管丰富，在大量纺锤形、星形细胞中可见大量树枝状毛细血管增生。

(4) 可能出现纤维组织细胞反应区。

(5) 可能出现动脉瘤样骨囊肿样区域。

(6) 在软组织肿瘤中，可能存在周围包绕以未成熟骨的中央囊变区，与骨化性肌炎表现类似。

(7) 钙化区周围可见成骨。

3. 一例罕见的软骨黏液样纤维瘤型被报道。

4. 罕见的恶性肿瘤病例组织学上常表现为高度肉瘤特征（图 48-14 ～图 48-19）。

九、病理鉴别诊断

（一）概述

1. 鉴别诊断包含成血管细胞瘤样组织区域的

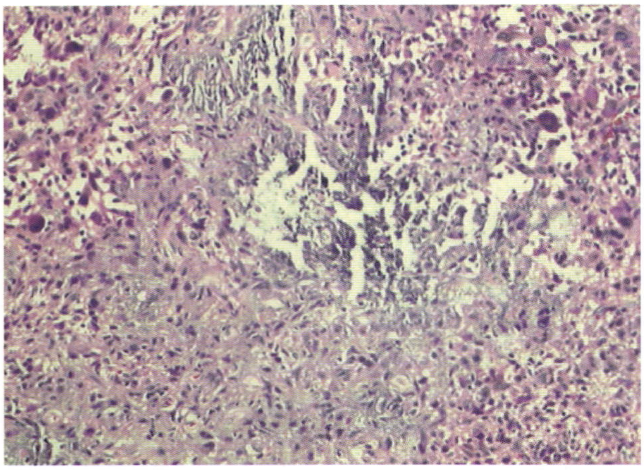

图 48-12 PMTMCT：高倍显微镜视野下的絮状矿化区

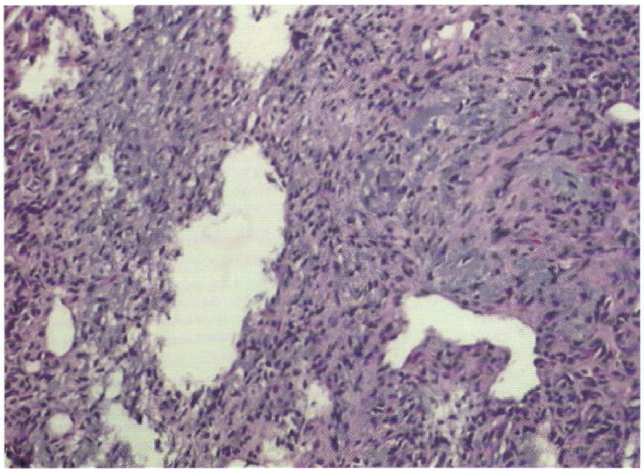

图 48-13 PMTMCT：“模糊不清”的基质

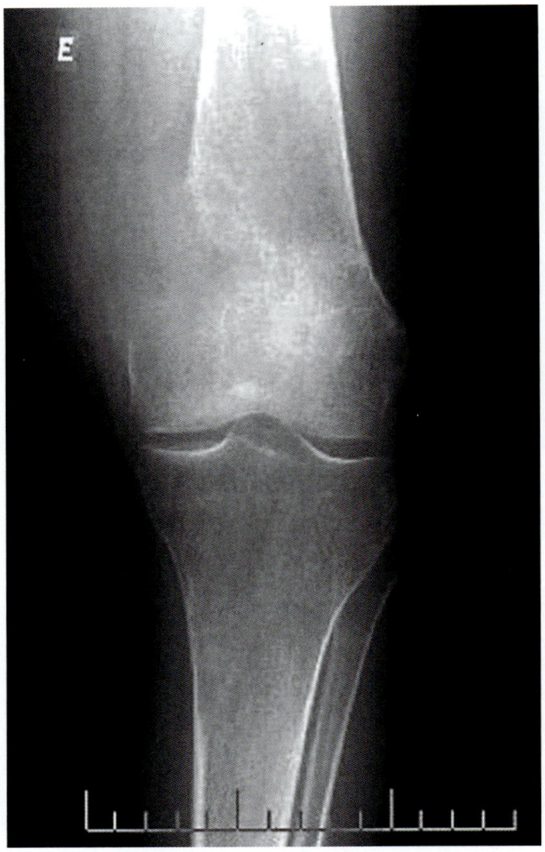

图 48-14 恶性 PMT。X 线片显示股骨远端干骺端一溶骨性透光区，边界不清，骨皮质被破坏，累及周围软组织

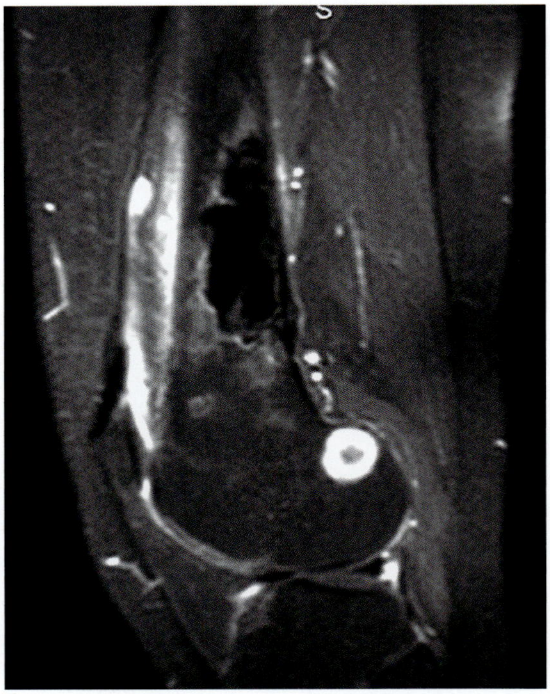

图 48-15 与图 48-14 为同一患者，MRI 表现显示一个病灶于最初治疗 3 年后复发。骨量减少及相关症状也再次出现（初次切除肿瘤后消失）

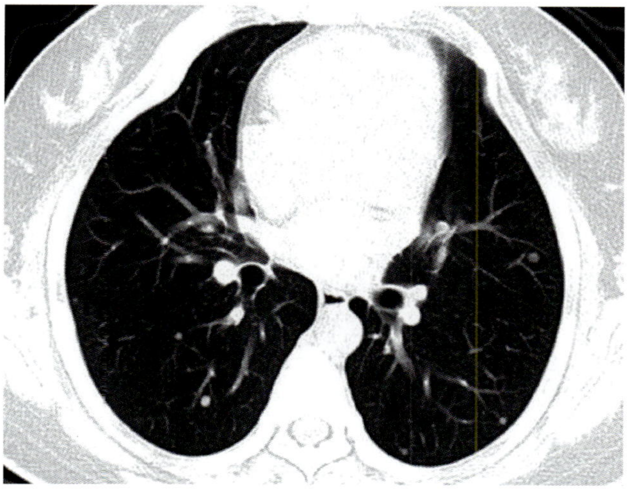

图 48-16 胸部 CT 显示肺部转移结节

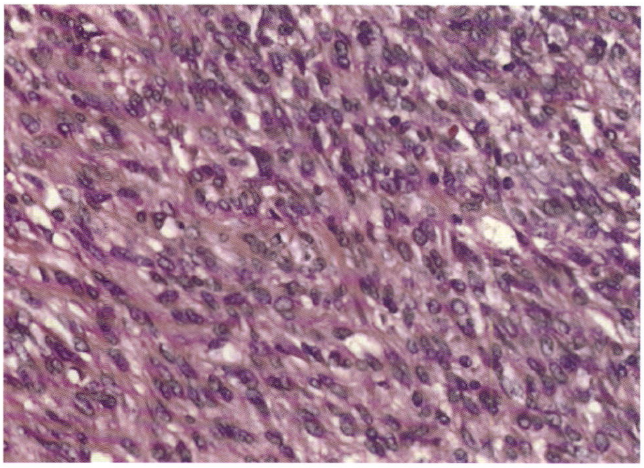

图 48-17 恶性 PMT 肿瘤复发：组织切片显示大量梭形细胞、中度异型性细胞增殖。有丝分裂少见

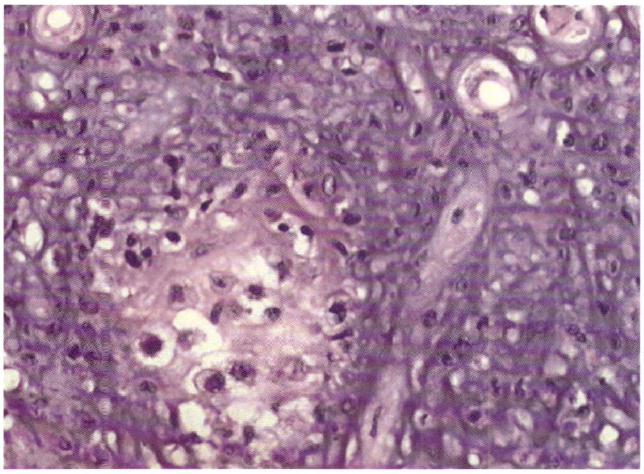

图 48-18 恶性 PMT（与图 48-17 为同一患者）：组织切片显示类软骨样区域及钙化基质

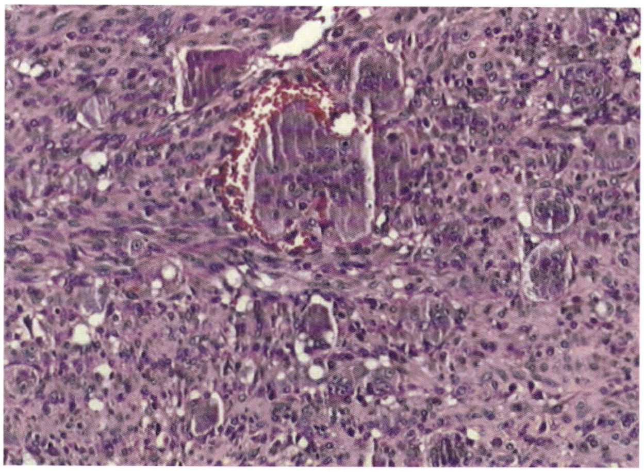

图 48-19 恶性 PMT：原始肿瘤细胞形态平淡，但存在大量多核巨细胞

病变、骨巨细胞瘤、软骨瘤及骨化性肌炎。

2. 活检标本显微镜下表现，这些疾病不易进行鉴别诊断，但均没有 PMTMCT 的典型表现。

（二）原发性恶性骨肉瘤

1. 恶性病例与间叶软骨肉瘤因均含血管细胞瘤样的梭形细胞区域及类软骨样基质，故不易鉴别。

2. 骨肉瘤及常见的软骨肉瘤因其含骨样或软骨样区域，也应进行鉴别诊断。

3. 仔细寻找病变典型的病理特征可进行鉴别。

十、辅助诊断技术

（一）概述

1. 在 PMT 细胞中，RT-PCT 及免疫组织化学均显示 FGF23 阳性，进一步证实了它在肿瘤诱导性骨软化症中的作用（图 48-20）。然而，FGF23 不是 PMT 的特异性指标，因为它在其他骨肿瘤的一些病例中也有表达，如动脉瘤样骨囊肿及纤维黏液样软骨瘤。

2. PMTMCT 中的肿瘤细胞对以下细胞因子免疫组织化学呈阳性：FGF23（9/12，75%）、FGFR1（11/11，100%）、CD56（85% ～ 100%）、SATB2（90%）、SSTR2A（79%）及 ERG（40% ～ 90%），而 DOG1、β - 连环蛋白、S100 蛋白、STAT6 阴性。

3. 恶性 PMT 肿瘤中可见弥漫性 p53 表达，表明 *TP53* 突变与肿瘤恶变相关。

4. 血清 FGF23 浓度升高。

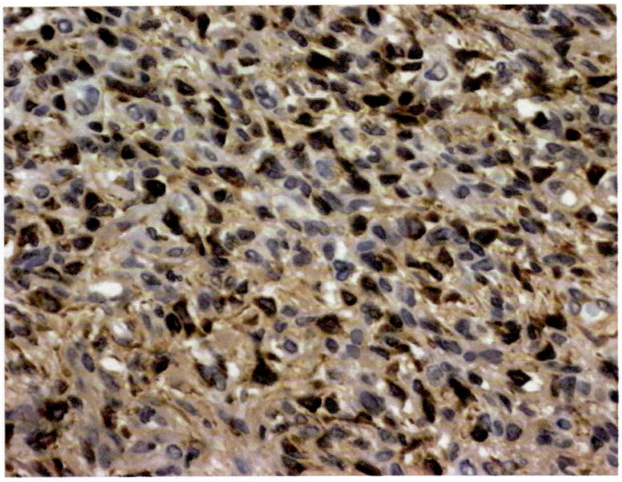

图 48-20 PMTMCT：肿瘤细胞显示强的 FGF23 免疫组织化学亲和力

5. 如果没有发现肿瘤，检测出外周血淋巴细胞中的 FGF23 DNA 序列突变可诊断低磷血症性佝偻病并排除 PMT。

6. 电子显微镜可见一些病例的肿瘤细胞内含发育良好的粗面内质网，变异的线粒体，致密、膜结合、神经分泌物样的颗粒，也可见细胞内黏蛋白及黏液样基质。

（二）遗传学

1. 两例 PMTMCT 病例检测到异常、不同的核型。

2. *FN1-FGFR1* 融合基因在 1 例 PMTMCT 的基因畸形突变患者中有报道，在 15 例病例中检测出 9 例（60%）。*FN1-FGF1* 融合基因在 3 例 PMTMCT 病例中有报道；这些病例 *FN1-FGFR1* 融合阴性。

十一、预后

1. 在发现肿瘤之前，患者可能经历频繁骨折，以及由于骨量减低造成的严重、永久性骨畸形，甚至死亡（图 48-21 ～图 48-27）。

2. 一旦完整切除肿瘤，肿瘤性骨软化症可被治愈，尽管畸形仍然存在，但骨折会逐渐愈合，骨量逐渐恢复正常。

3. 肿瘤切除后，血清 FGF23 及磷酸盐、尿磷酸盐水平将恢复正常；它们可用于监测肿瘤是否完全切除并作为肿瘤复发的早期监测指标。

4. 极少数恶性 PMT 可能表现为侵袭性，切除后会复发、转移，严重者导致死亡，而大多数病

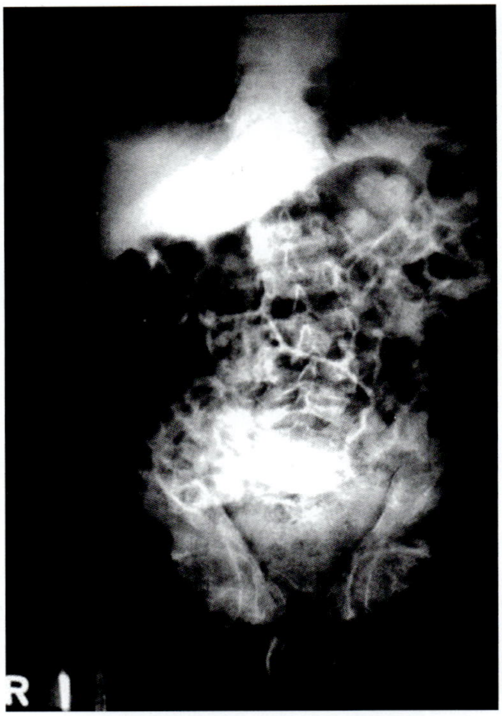

图 48-21 31 岁女性患者口腔内 PMT，X 线片显示严重的骨软化

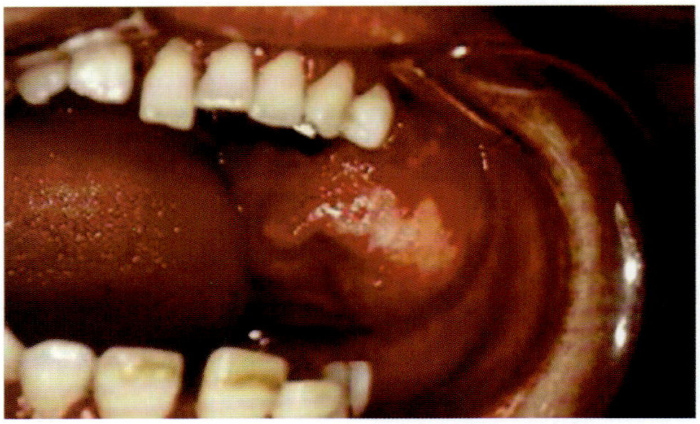

图 48-22 与图 48-21 为同一患者，可见口腔内膨胀生长的肿块

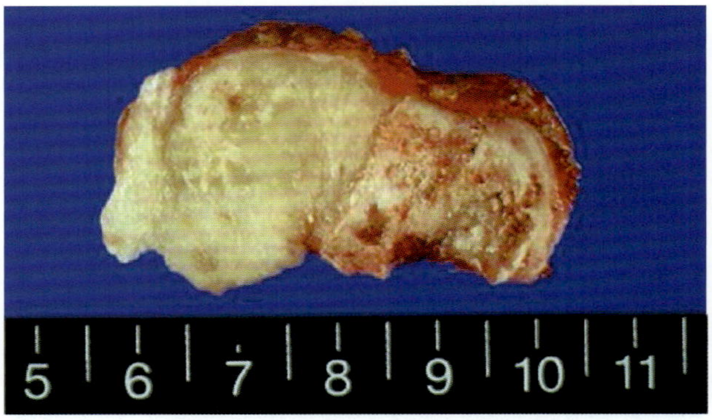

图 48-23 图 48-22 肿块切面显示灰 - 黄色，呈粗沙粒般质感，伴局灶性骨形成

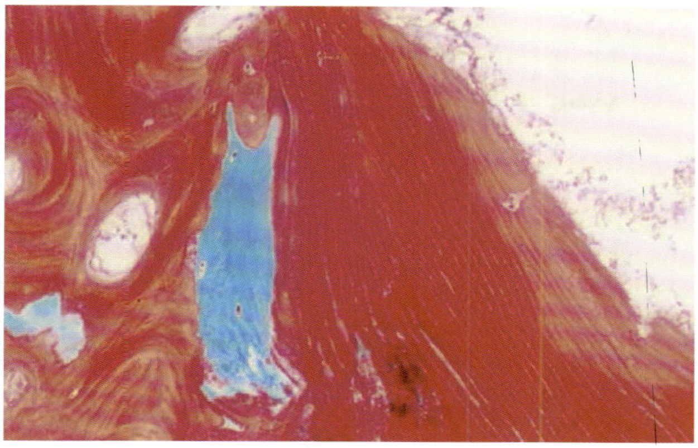

图 48-24　图 48-22 肿块不脱钙切片染色。改良 Goldner 染色显示钙化骨（绿色）及未矿化类骨质（红色）。可见骨软化症中典型的广泛类骨质特征

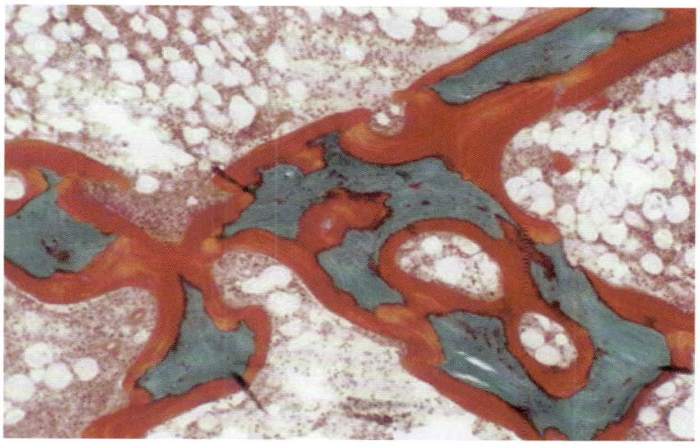

图 48-26　与图 48-25 为同一患者的未脱钙骨切片。改良 Goldner 染色显示广泛未矿化类骨质（红色），这是骨软化症的特征表现

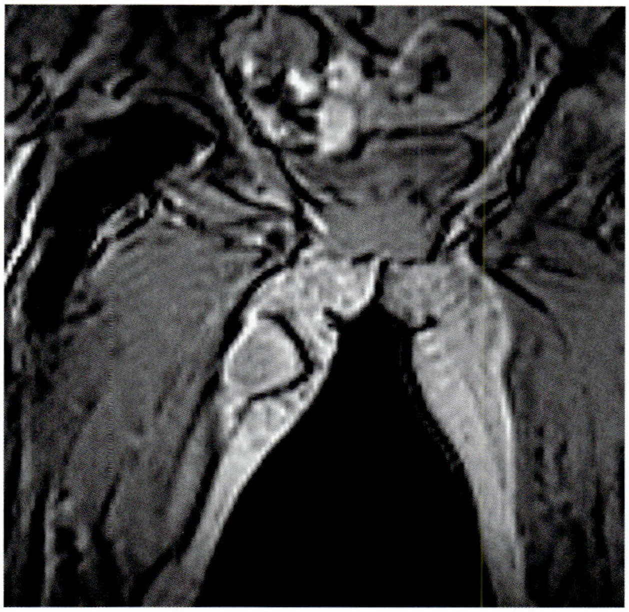

图 48-25　MRI 显示一名伴有全身广泛骨痛的 68 岁女性患者右大腿内侧软组织肿块

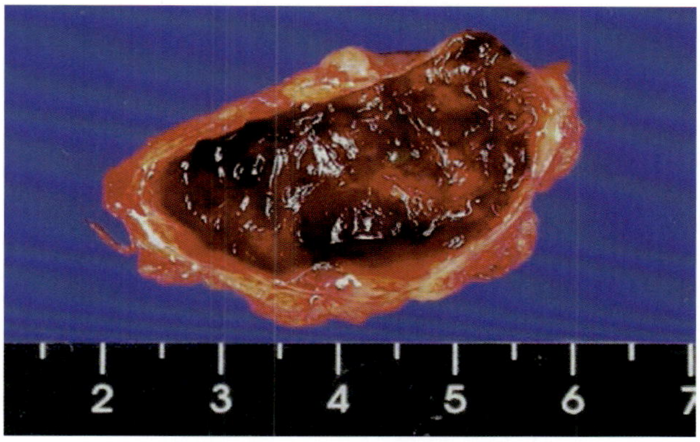

图 48-27　与图 48-25 为同一患者的大腿肿块切面显示囊性病变，伴部分矿化区及其内出血

例是良性的。

十二、治疗

1. 手术切除是首选的治疗方法。

2. 在发现肿瘤并确诊 PMT 之前，患者可能已接受长时间的磷酸盐及维生素 D 治疗。

3. 除手术切除，无恶性 PMT 的相关治疗数据。

（吴　龙　译　李亚平　校）

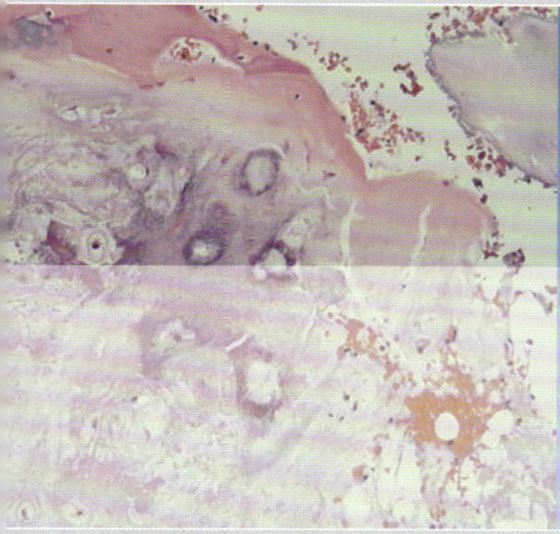

第十五部分

累及骨的转移性癌

第49章　骨 转 移 癌

Patrizia Bacchini，Franco Bertoni

一、定义

1. 骨转移癌是指其他部位的原发性肿瘤转移至骨骼的肿瘤。

2. 骨转移癌是骨外的原发恶性肿瘤的最常见结局之一，偶尔也来源于骨肉瘤。

3. 如果患者没有癌症病史，仅有单发的骨骼病变，常需要仔细诊断。

二、病因

目前病因不明。

三、流行病学

1. 骨转移癌是侵犯骨组织的肿瘤中最常见的类型，比原发性骨肿瘤更常见（25 ： 1）。

2. 最常见的骨转移癌的原发灶是肺、乳腺、前列腺、肾、甲状腺、胰腺和肝。

3. 其次是淋巴瘤、黑色素瘤、神经内分泌瘤及肉瘤。

4. 肺、肝及骨骼是肿瘤最常见的转移部位。

5. 骨转移癌最常见于中、老年人，极少发生在儿童阶段。

四、发病部位

1. 骨转移最常发生的部位是颅骨、脊柱、肋骨、骨盆、肱骨及股骨（偏好于富含红骨髓的部位）。

2. 转移到膝关节和肘关节以远的部位不常见，手和足的短管状骨很少出现转移。肢端骨转移最常继发于肺癌，偶尔继发于其他癌。

3. 长骨的干骺端是好发部位。

4. 原发性骨肿瘤也可出现长骨的骨转移。

五、临床表现

1. 疼痛是骨转移癌最常见症状，伴或不伴肿胀。

2. 突发、重度疼痛常与病理性骨折相关，或病变部位负重时。

3. 有或没有伴随的全身症状。

六、影像学特征

1. 影像学检查可以发现单发或多发病变。骨破坏可表现为溶骨性、成骨性和混合性 3 种（图 49-1 ～图 49-4）。

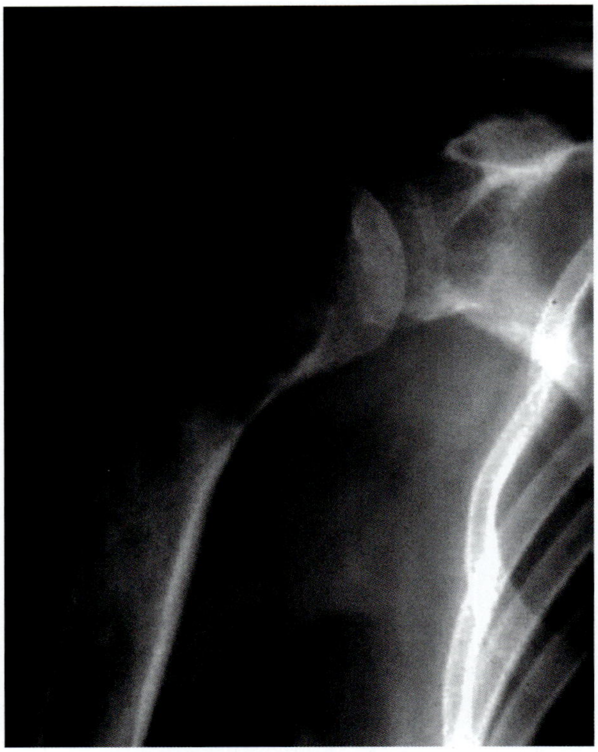

图 49-1　肱骨近端 X 线片显示单纯溶骨性骨破坏。该图显示一例女性甲状腺滤泡癌患者的完全性溶骨性骨转移癌

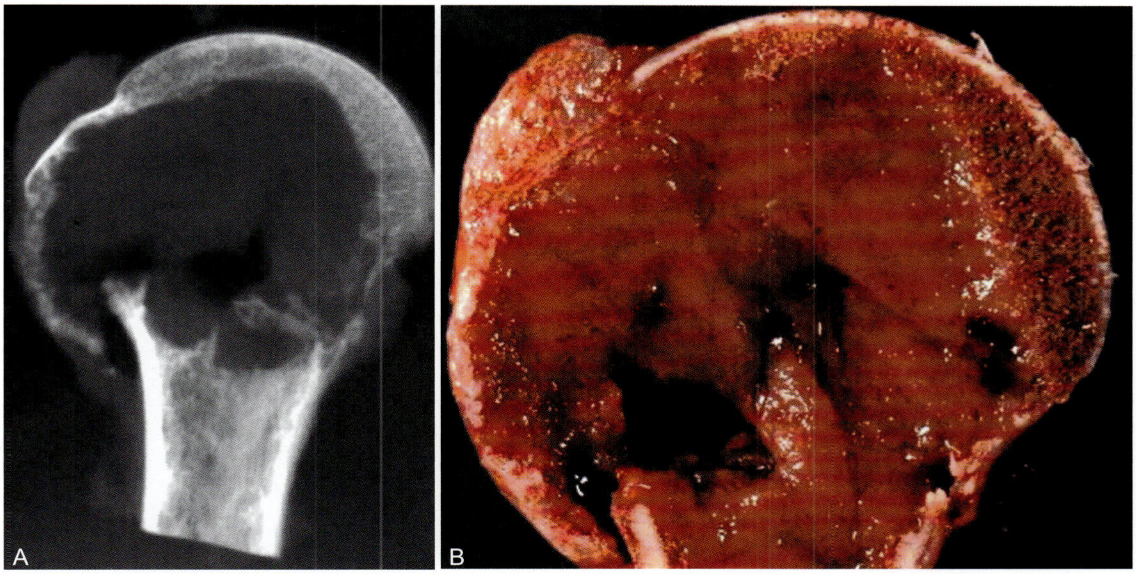

图 49-2 A. 手术标本的 X 线片。病灶呈完全溶骨性，合并病理性骨折；B. 大体标本显示薄壁的实心均质棕色病变，同时合并病灶内出血

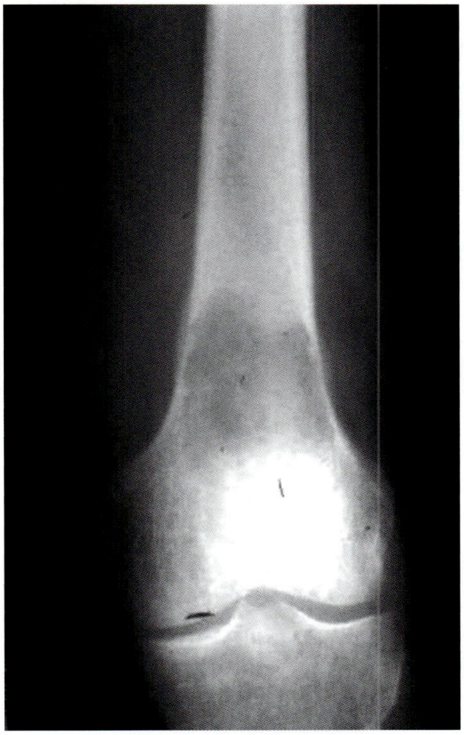

图 49-3 X 线片显示股骨远端干骺端一巨大透光病灶

2. 典型的溶骨性骨转移癌来源于肾癌、肺癌及甲状腺癌。肺癌转移有一些特征性的 X 线表现。

(1) 多为孤立性骨转移。

(2) 可能有不常见的影像学表现（骨皮质内或骨膜下）(图 49-5)。

(3) 转移部位不常见（肢端转移）。

(4) 在不常发生转移的部位出现双侧对称性转移（髌骨）。

3. 最典型的成骨性骨破坏来源于前列腺癌、乳腺癌及神经内分泌癌（图 49-6 ～图 49-8)。

4. 骨扫描检查很敏感（较普通 X 线片更为敏感)。

5. 骨扫描对成骨性转移有非常好的显像，可以发现 X 线片不易发现的多发微小转移。

6. PET-CT 扫描诊断骨转移癌有很高的敏感度，包括隐蔽的原发性骨肿瘤，可以清晰显示骨皮质的破坏。

7. MRI 检查对于评估骨转移癌周围软组织的侵犯情况有很高价值。

七、病理检查

(一) 大体特征

1. 没有特征性的大体表现。

2. 病灶大体标本质地各异，可呈致密的纤维结缔组织或呈疏松的坏死组织。

3. 外观颜色各异，可呈红棕色、浅棕灰色、红色（肾癌的特征性表现)、墨黑色（黑色素瘤的特征性表现)。

(二) 组织学特征

1. 已有原发性肿瘤病史时，细针穿刺活检可确诊病变性质。

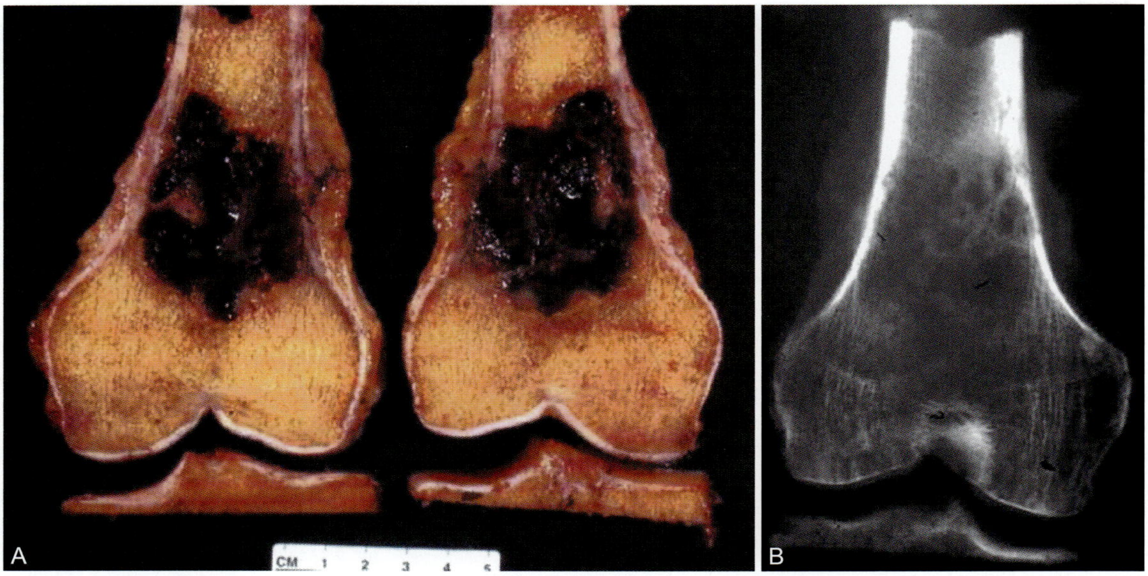

图 49-4 A. 大体标本显示一溶骨性骨破坏，膨胀性红色肿瘤破坏骨松质并侵犯骨皮质；B. 手术标本的 X 线片

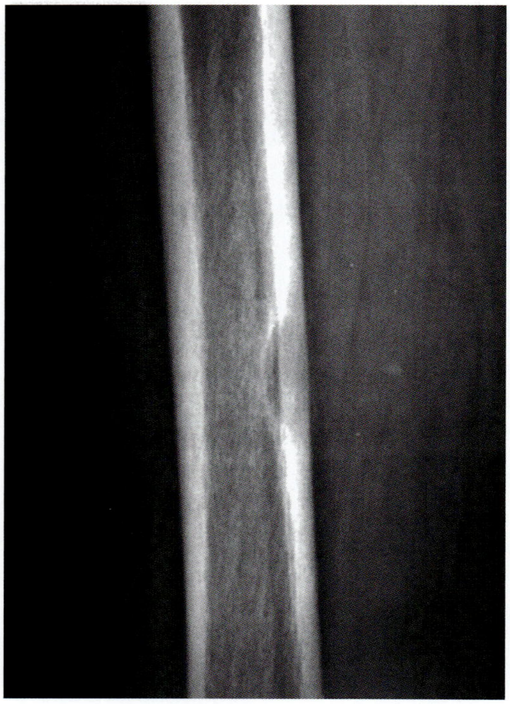

图 49-5 60 岁男性肺癌患者 X 线片示股骨骨干边界不清的骨皮质透亮区

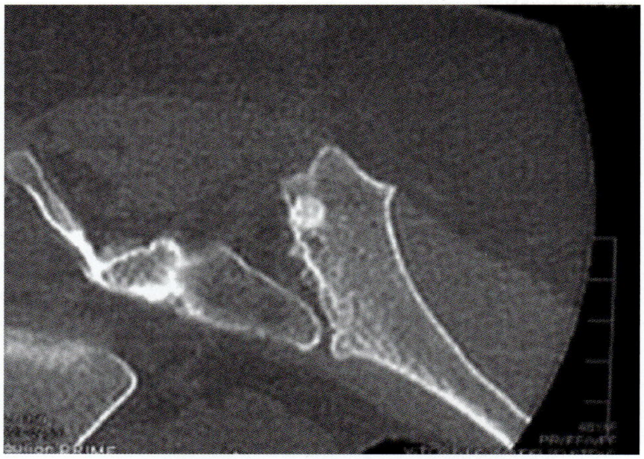

图 49-6 轴位 CT 显示位于髂后棘突的一小的成骨性转移灶，原发灶在乳腺

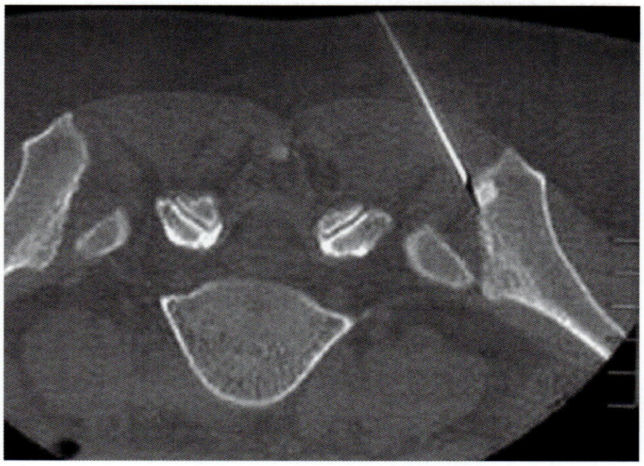

图 49-7 CT 引导下的细针穿刺

2. 当骨破坏病灶是唯一临床表现时，应积极寻找原发肿瘤（图 49-9 ～图 49-12）。大多数骨转移癌来源于肾、肺、乳腺、胰腺、甲状腺和结肠，但恶性上皮瘤、恶性黑色素瘤、淋巴瘤或肉瘤患者，均可能出现单发的骨转移病灶。

3. 绝大多数转移性腺癌或鳞状细胞癌，均可

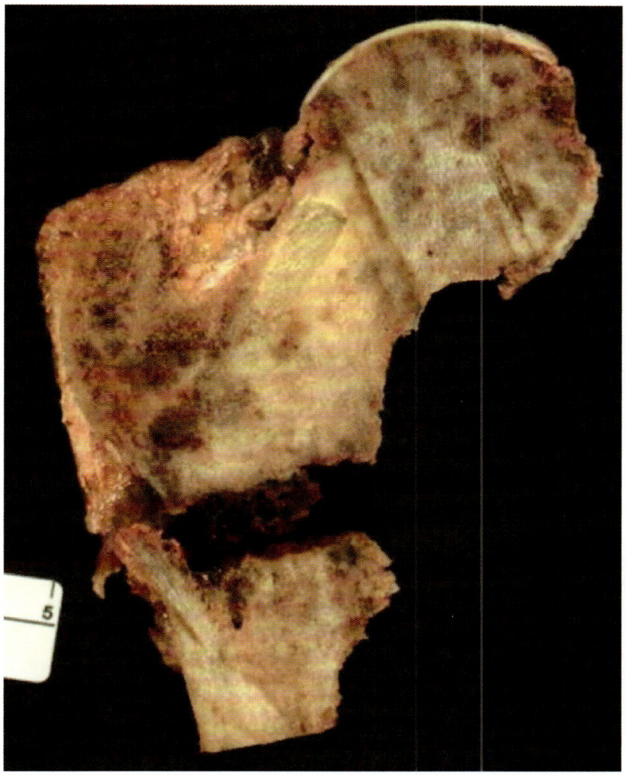

图 49-8　股骨近端手术切除标本的大体表现，显示前列腺癌患者的成骨性转移灶

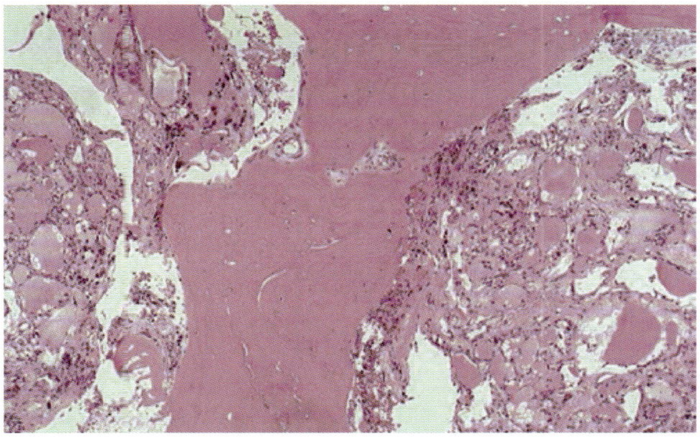

图 49-9　甲状腺滤泡癌转移破坏骨松质，可见含粉红色嗜酸性胶体的滤泡结构

通过其组织学特征进行诊断，转移部位的病变通常在组织学上与原发灶一致。

4. 最常见的转移癌来源于腺癌及鳞状细胞癌，到肉瘤样肾细胞癌的组织学特征与原发性骨肉瘤一致。

5. 成骨性转移瘤有大量反应性编织骨，由饱满的成骨细胞排列而成。与骨肉瘤的鉴别诊断是病灶的肿瘤细胞在编织骨中并列排列。

6. 其他病理改变包括出血、纤维化及成骨细胞样巨细胞反应。有时周围基质非常显著，仅可通过其中少量细胞角蛋白免疫标志阳性的瘤细胞进行识别诊断（图 49-13 和图 49-14）。

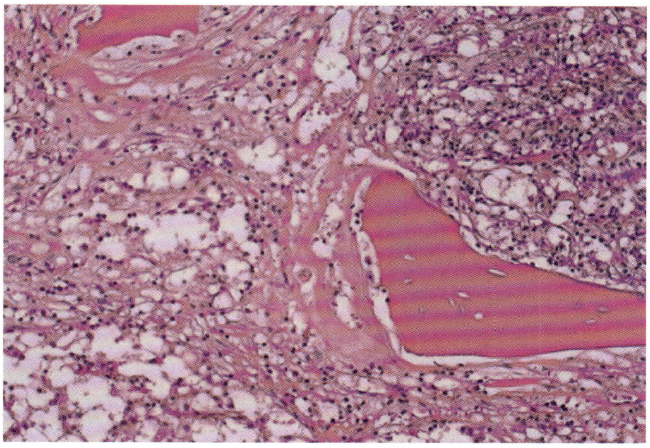

图 49-10　组织学检查提示透明细胞型肾癌骨转移，骨松质中含大量透明细胞恶性细胞及局部嗜酸性恶性细胞浸润

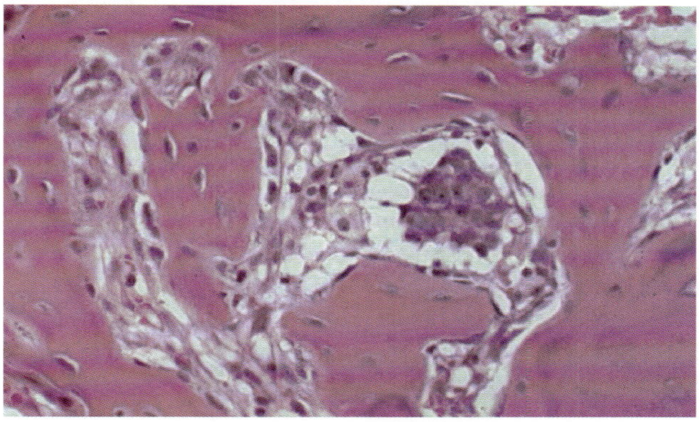

图 49-11　腺癌细胞中可见残存的骨松质小梁，可明确诊断（与图 49-8 为同一患者）

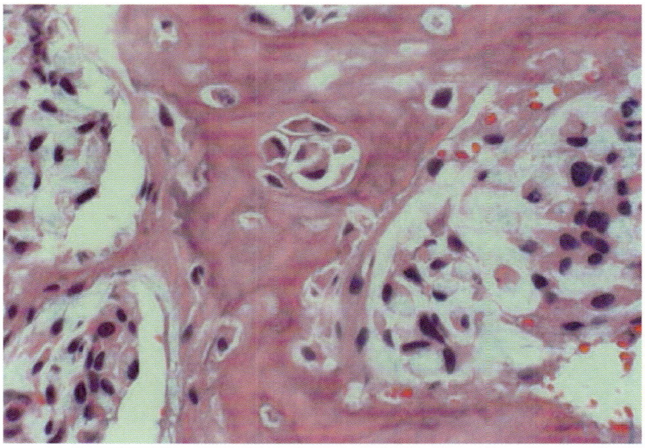

图 49-12　细针活检可明确骨组织被腺癌细胞浸润（与图 49-5 为同一患者）

7. 小儿最常见的转移瘤来源于神经母细胞瘤、

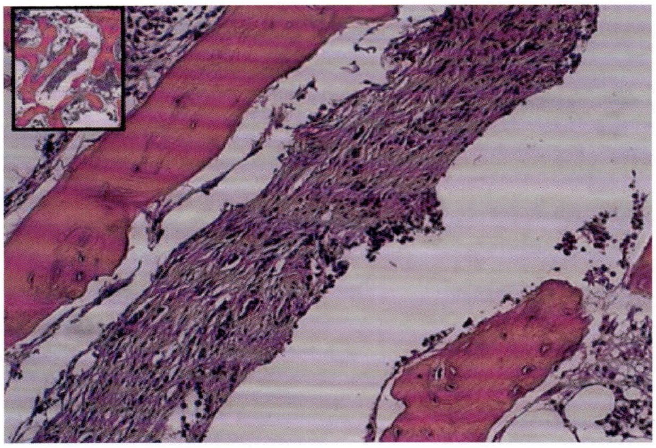

图 49-13 低倍显微镜视野下，肿瘤细胞不易被发现，周围包绕大量结缔组织基质及反应骨

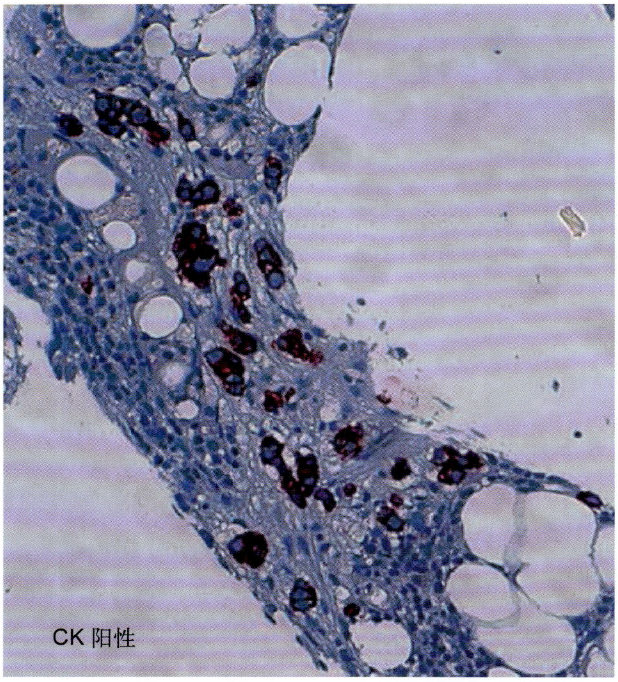

图 49-14 免疫组织化学显示细胞角蛋白阳性（与图 49-13 为同一患者）

横纹肌肉瘤及肾透明细胞肉瘤。原发性骨肉瘤及尤因肉瘤可能扩散至其他骨性部位。

8. 来源于甲状腺癌及肝细胞癌的转移瘤，通常可通过其独特的组织学特征明确原发灶。

9. 对于未分化的腺癌或鳞状细胞癌，可通过免疫过氧化物酶染色进行鉴别，同样应用于类似原发性骨肉瘤的转移性肉瘤样癌。

（三）病理鉴别诊断

1. 骨肉瘤：应与成骨样转移瘤相鉴别，例如，前列腺癌。骨肉瘤可表现为角蛋白、上皮细胞膜抗原（EMA）阳性，前列腺特异抗原（PSA）、前列腺酸性磷酸酶（PSAP）阴性。

2. 所有的血管肿瘤均对内皮细胞标志物阳性：CD31、CD34、Ⅷ因子、FLi-1 和 ERG。然而，上皮样血管肿瘤、上皮样血管瘤、血管内皮瘤及血管肉瘤也表现为角蛋白阳性。

3. 许多肉瘤样癌与上皮样瘤无明显区别，在某些病例，肉瘤可能表现为细胞角蛋白阳性。因此，对成人骨转移癌做出最终诊断治疗之前，必须排除肉瘤样癌。

（四）辅助诊断技术

1. 概述

（1）肾癌：低分子量角蛋白通常阳性，肾细胞癌标志物及 CD10 阳性，CK7 及 CK20 通常阴性，Pax2 及 Pax8 通常阳性。

（2）肺腺癌：绝大多数角蛋白 7 阳性，角蛋白 20 阴性，TTF1 及天冬氨酸蛋白酶阳性。绝大多数肺鳞癌 p63 及 CK5 阳性。小细胞肺癌 TTF1、突触素阳性。

（3）甲状腺肿瘤：通常甲状腺球蛋白、TTF1 阳性。

（4）前列腺肿瘤：大多数角蛋白 7、角蛋白 20 阴性，PSA、PSAP 阳性。

（5）乳腺肿瘤：雌激素、黄体酮受体可能阳性（图 49-15）。

（6）上皮样血管肿瘤、骨肉瘤、造釉细胞瘤均 CK 阳性。

（7）当成人 X 线片显示骨的侵袭性病变，然而既往无原发肿瘤病史，免疫组织化学包括 CK7、

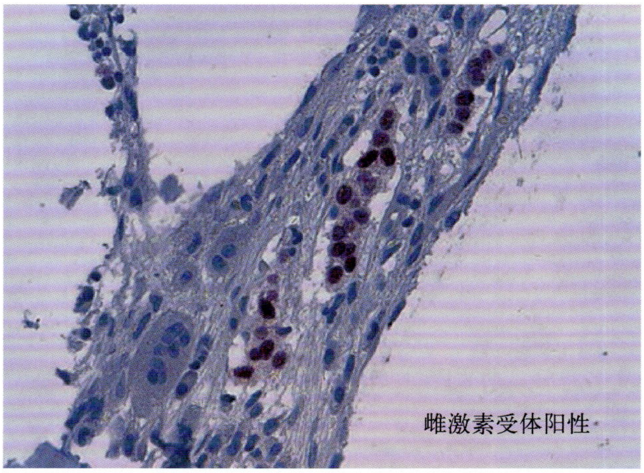

图 49-15 雌激素受体阳性（与图 49-14 为同一患者）

CK20对原发灶的诊断可能有帮助。多种肿瘤标志物的表现可协助诊断。

2. 遗传学

（1）实时PCR可用于定位原发病灶。

（2）脱钙后的DNA、RNA降解可能在分子检测方面带来困难。

八、预后

1. 许多乳腺转移癌预后与治疗方式有关。

2. 正确诊断前列腺癌在激素治疗的选择中很重要。

3. 对于来源于肺或肾的转移癌，预后往往很差，尤其是出现骨转移癌症状。

九、治疗

1. 药物治疗及手术治疗均被用于转移性前列腺癌或乳腺癌。

2. 放射性碘可用于治疗甲状腺转移癌。

3. 手术治疗、放射治疗和（或）其他疗法可综合应用于骨转移癌。

（吴　龙　译　李亚平　校）

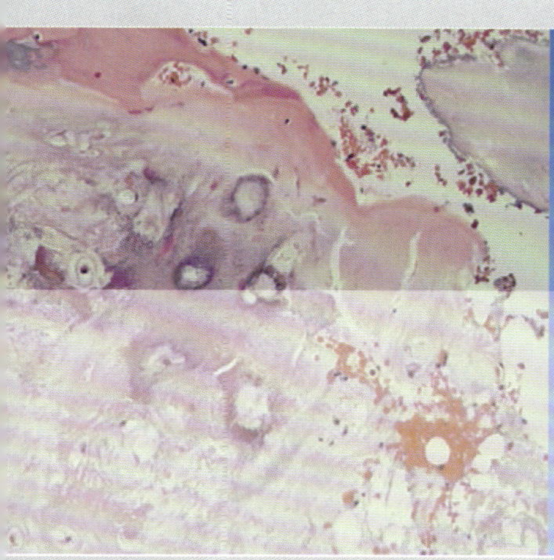

第十六部分

肿瘤样病变与其他类似原发性骨肿瘤的病变

第50章　单纯性骨囊肿

Liliana G.Olvi，Gustavo M.Lembo，Osvaldo Velan，
lsabela W.da Cunha，Eduardo Santini-Araujo，Ricardo K. Kalil

一、定义

一种髓内的、通常呈单房的囊性病变，囊内充满浆液性或血清样液体，内衬厚薄不一的囊壁。

二、别名（同义词）

1. 孤立性骨囊肿。

2. 单房性骨囊肿。

三、病因

1. 发病机制仍不清楚

2. 被广泛接受的理论是骺板的生长过程受阻，导致局部压力增高，血液循环受阻。

四、流行病学

1. 男、女发病率比例为（2 ～ 3）：1。

2. 80% 病例发生于 20 岁以下（骺板未闭合）。

五、发病部位

1. 好发于股骨近端（50%）、肱骨近端（20%）及胫骨近端（图 50-1 和图 50-2）。

2. 成年人常发生于髂骨、跟骨及距骨（图 50-3 ～图 50-5）。

六、临床表现

1. 绝大多数患者无症状。

2. 通常合并病理性骨折就诊发现，偶尔因体检 X 线检查发现。

3. 有些患者可能出现轻度疼痛或关节活动受限。

4. 肿胀不常见。

5. 有些患者的病变可自发愈合。

七、影像学特征

（一）X 线特征

1. X 线片显示病变多表现为干骺端边界清楚的透亮影，多呈中心、对称性分布。病变可膨胀性生长，骨皮质变薄，呈贝壳样（图 50-6）。

2. 病变横径不大于骺板（图 50-7，图 50-8）。

3. 病变邻近骺板，不会跨越骺板，一般不累

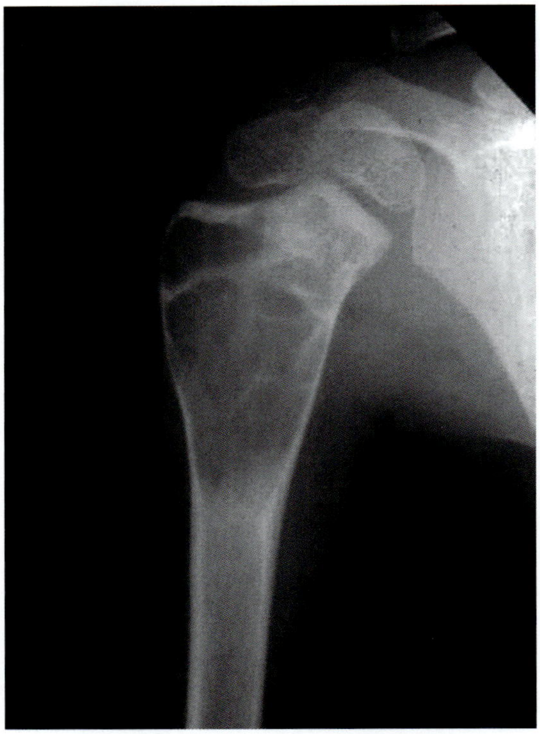

图 50-1　单纯性骨囊肿最常见的部位。边界清楚，中心性的干骺端 X 线透光区，骨皮质膨胀变薄，病变不超过骺板。邻近骺板的囊肿为“活动性囊肿”

及骨骺（图 50-9，图 50-10）。

4. 病变起源于干骺端，随骨生长逐渐移向骨干（图 50-11，图 50-12）。

5. 病变近骺板处横径最大，圆锥形尖部朝向骨干，边缘有明显的骨小梁（图 50-13）。

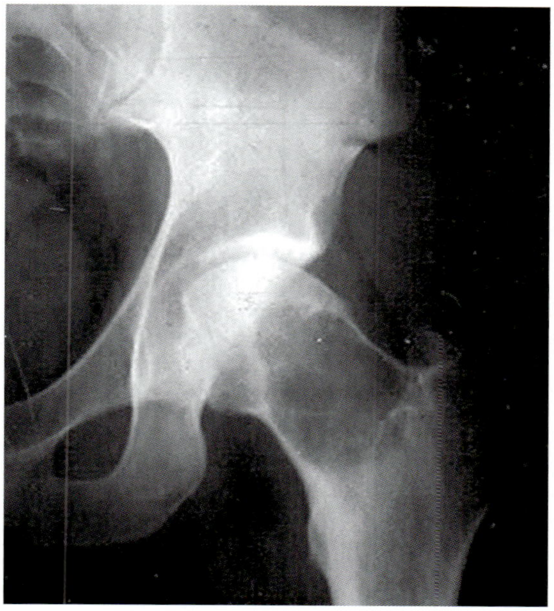

图 50-2　单纯性骨囊肿次常见部位——股骨近端末端，位于股骨颈内

6. 在长骨，病变自骺板向骨干中央逐渐生长（图 50-14）。位于骺板旁的囊肿为“活动性”骨囊肿（图 50-15），而远离骺板的囊肿为“静止性”或“潜伏性”骨囊肿（图 50-16）。

7. 病变内骨皮质壁上明显突入髓腔的骨嵴使病变呈多房性（图 50-17，图 50-18）。

8. 当病变合并病理性骨折，常可观察到较薄的骨皮质碎片落入囊内（“碎片陷落征”），并随体位变化而移动（图 50-19 ～图 50-24）。

9. 除非出现骨折，否则无骨膜反应发生。

（二）CT 特征

1. 边界清楚。

2. 病变内一般无分隔（图 50-25C，图 50-26）。

（三）MRI 特征

MRI 常可确定病变的囊性性质，均匀一致的液态信号是其特点。合并骨折时提示血性液体（图 50-25B，图 50-27）。

（四）骨扫描特征

外周摄取增加或正常。

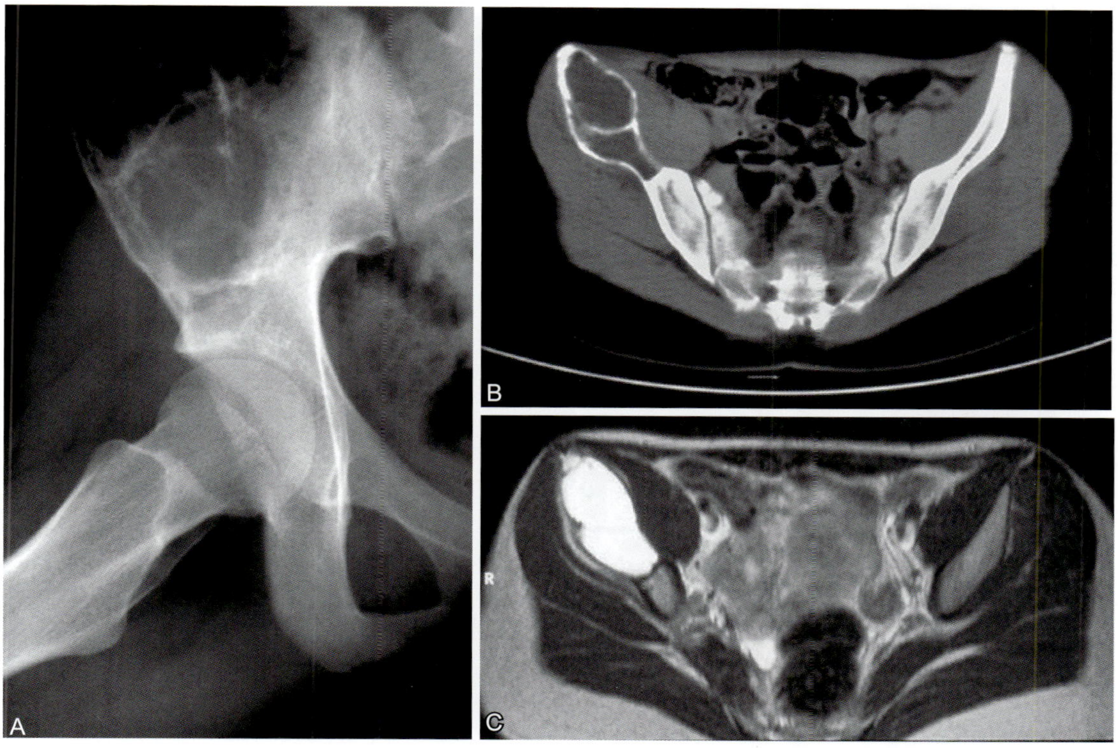

图 50-3　A. 髂骨骨囊肿，该部位的骨囊肿最常见于成年人；B. 轴位 CT 显示一溶骨性病变；C. MRI 显示内含囊液的单发性囊性病变

八、影像鉴别诊断

（一）动脉瘤样骨囊肿（ABC）

1. 单纯性骨囊肿（simple bone cyst，SBC）的横径不大于骨骺。

2. ABC 是溶骨性病变，比单纯性骨囊肿更具侵袭性。CT、MRI 上可看到典型的液平面。

3. ABC 在长管状骨干骺端的髓腔内呈偏心性生长。

4. 大多数 ABC 呈单纯溶骨性，但一些病例有

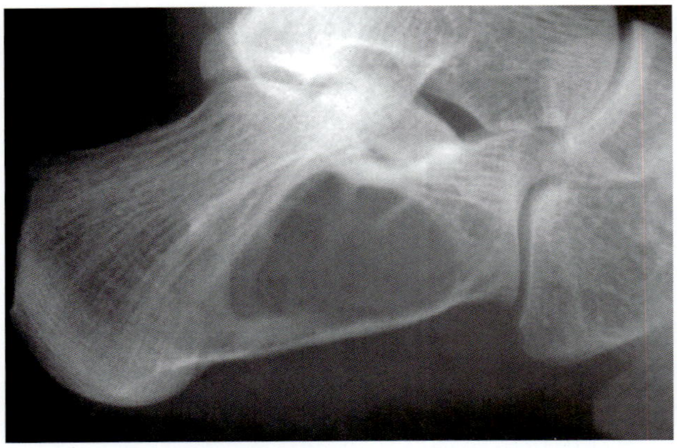

图 50-4 发生于跟骨的典型单纯性骨囊肿。该部位骨内脂肪瘤是最常见的鉴别诊断疾病

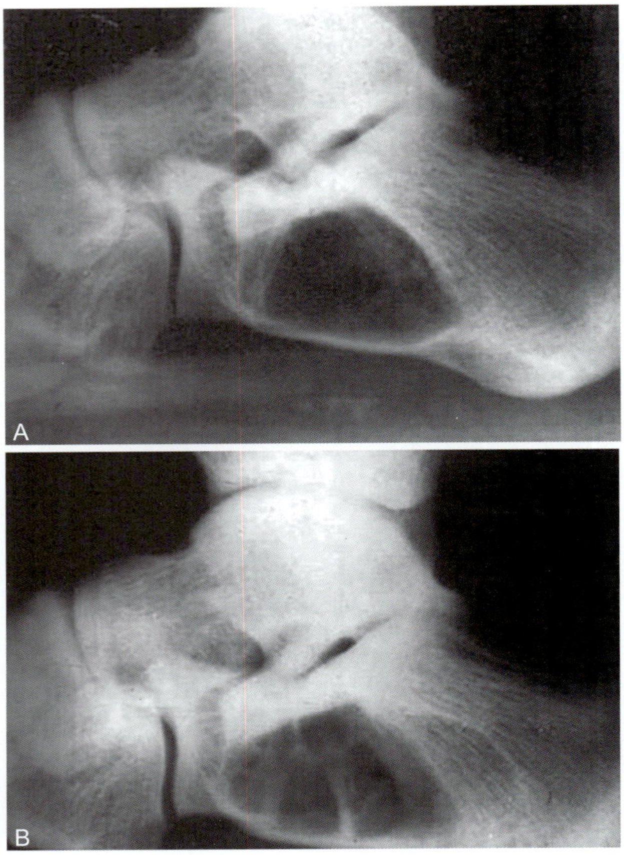

图 50-5 双侧跟骨的罕见多部位单纯性骨囊肿

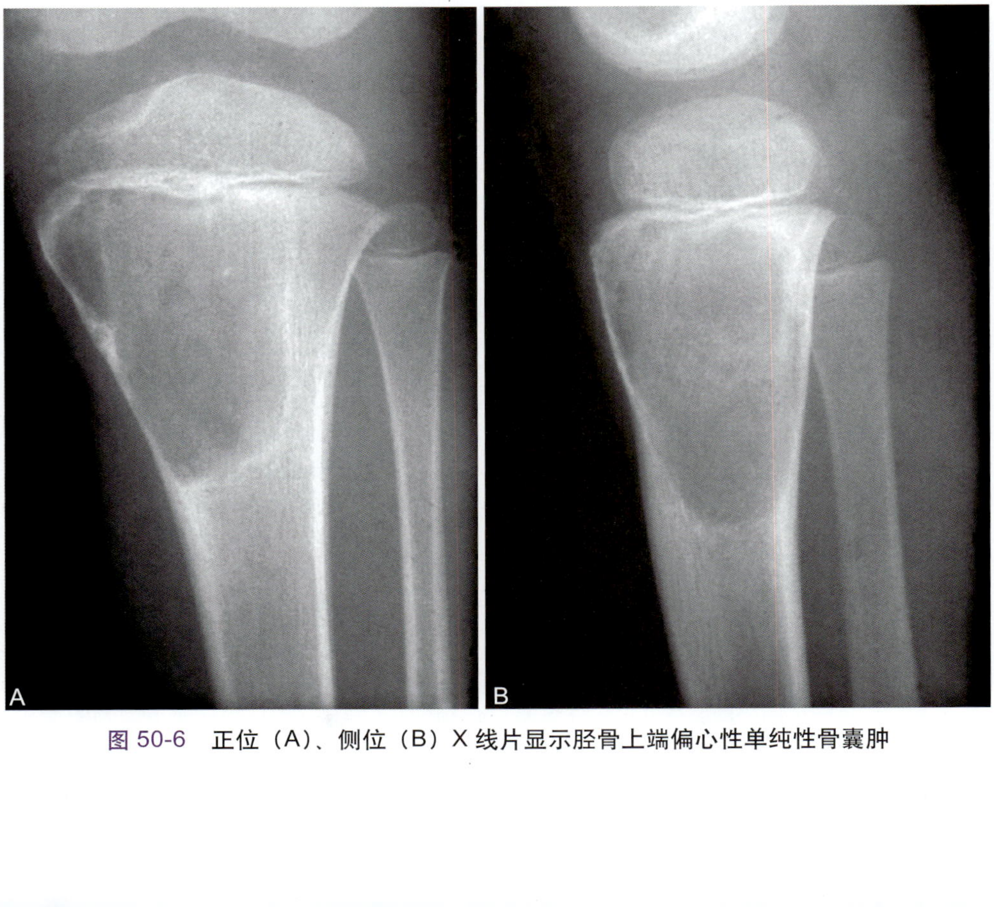

图 50-6 正位（A）、侧位（B）X 线片显示胫骨上端偏心性单纯性骨囊肿

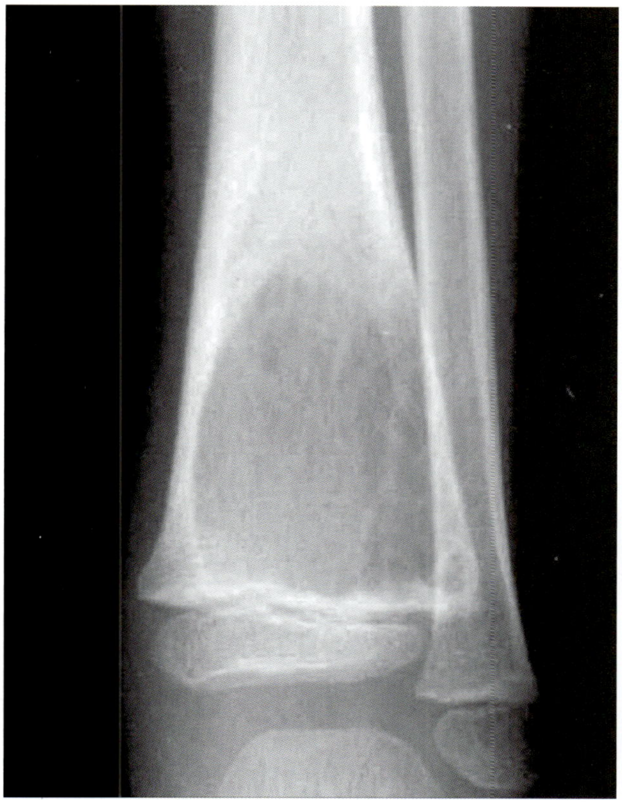

图 50-7　邻近骺板的胫骨远端干骺端单纯性骨囊肿

矿化痕迹。

5. ABC 多呈多房性。

6. 骨皮质“气球样膨胀”或“动脉瘤样”囊性膨胀是其特点。表面为一薄层硬化骨壳。

7. ABC 中骨皮质呈偏心性膨胀，与 SBC 不同。

8. ABC 可突破关节并累及邻近骨。

（二）骨纤维发育不良

1. 长骨干骺端或骨干部位髓内的中心性、长轴与骨干方向一致的细长病变。

2. 边界清楚、边缘硬化，骨皮质变薄。

3. 上缘或下缘边缘常呈三角形锐利边缘。

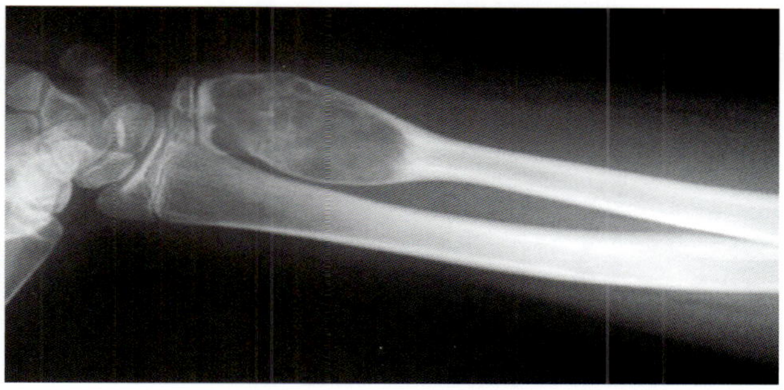

图 50-8　少见的尺骨远端单纯性骨囊肿

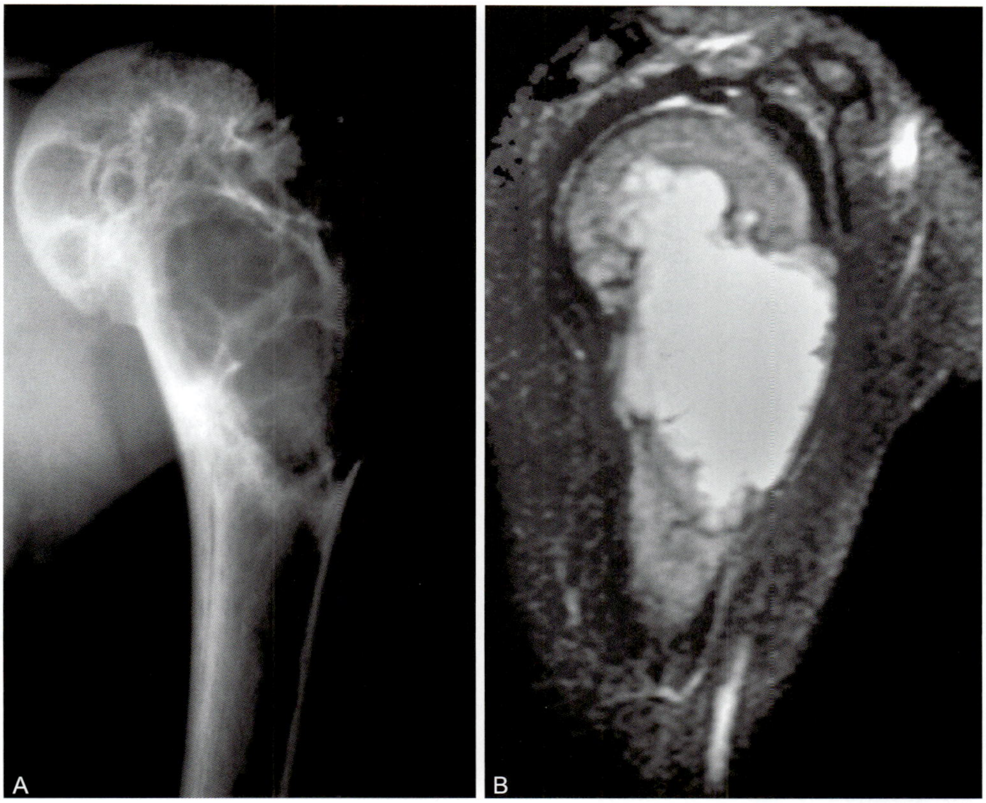

图 50-9　X 线片（A）及 MRI（B）显示罕见的累及骨骺的单纯性骨囊肿

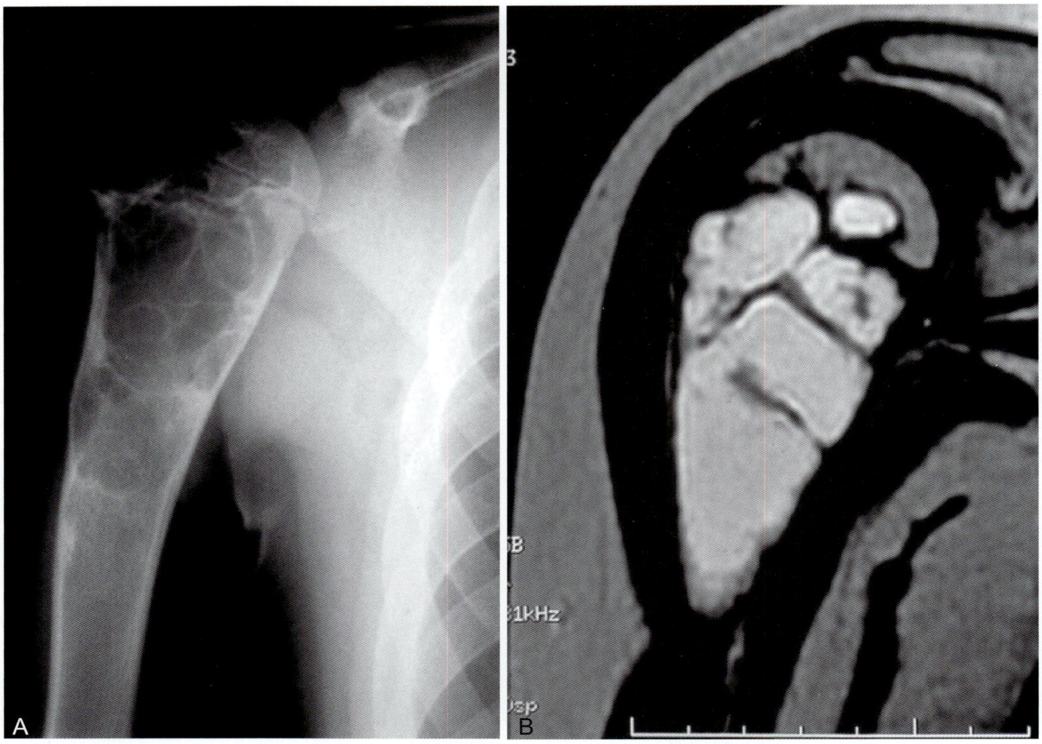

图 50-10　X 线片（A）及 MRI（B）显示骨骺受累的其他罕见病例

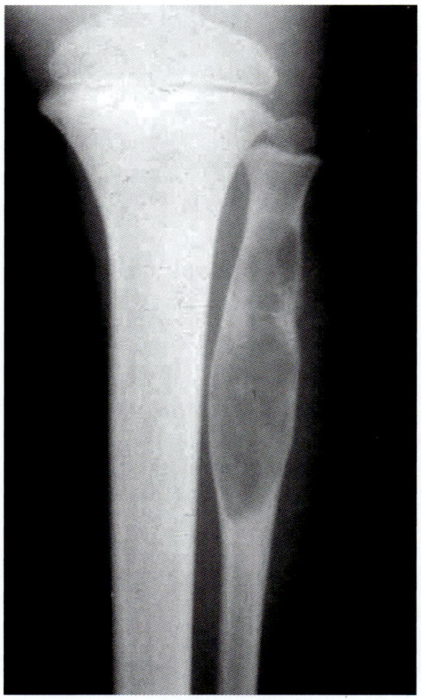

图 50-11　位于腓骨近端的单纯性骨囊肿

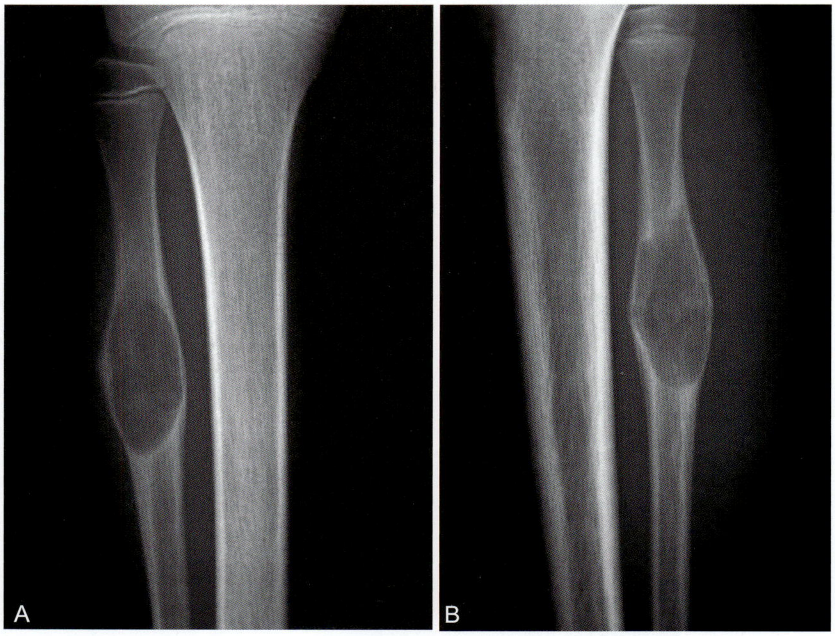

图 50-12　正位（A）、侧位（B）X 线片显示骨干部位的单纯性骨囊肿。在较小直径骨干的长骨中病变往往膨胀性生长，骨皮质变薄

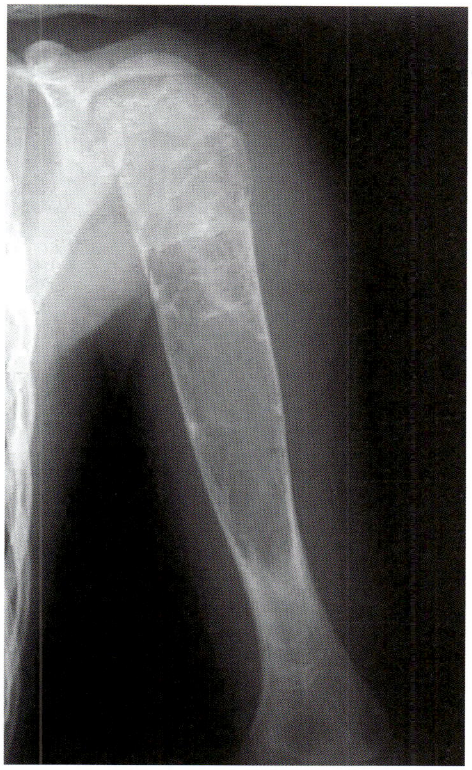

图 50-13 干骺端的单纯性骨囊肿明显向骨干延伸

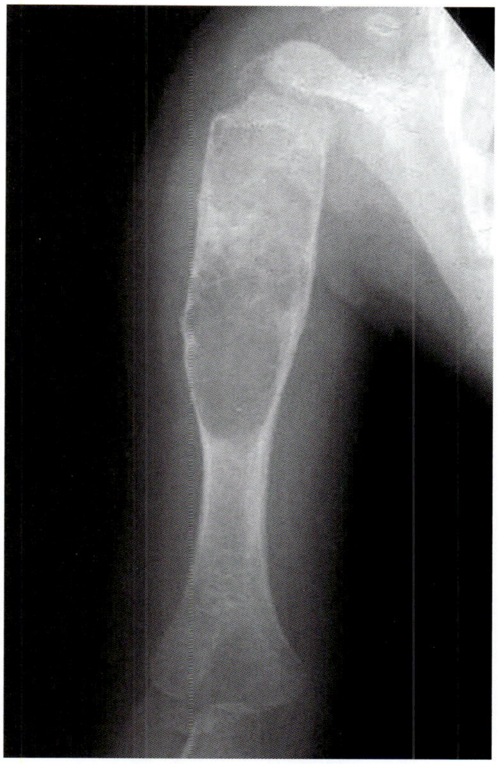

图 50-15 “活动性”SBC 向骨干进展。囊肿圆锥形尖端朝向骨干，边缘锐利

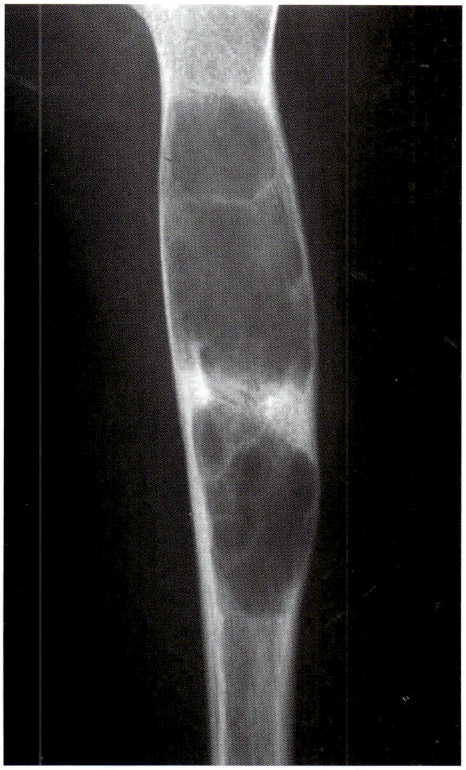

图 50-14 肱骨骨干的单纯性骨囊肿，中间硬化区域可能是先前骨折愈合痕迹

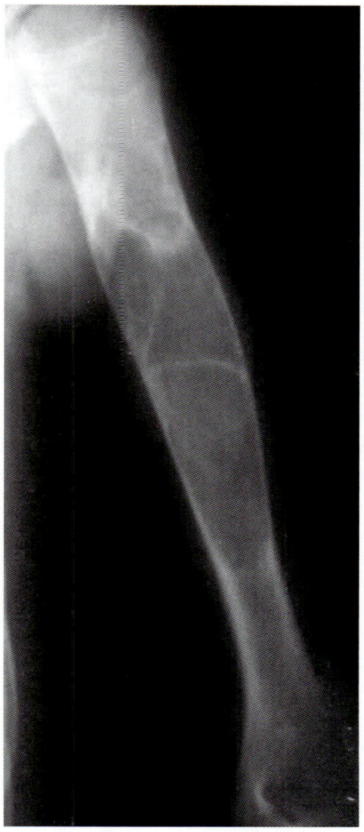

图 50-16 肱骨中段骨干的 SBC。在长骨，向远离骺板方向生长延伸至骨干，这种类型称为“静止性”骨囊肿

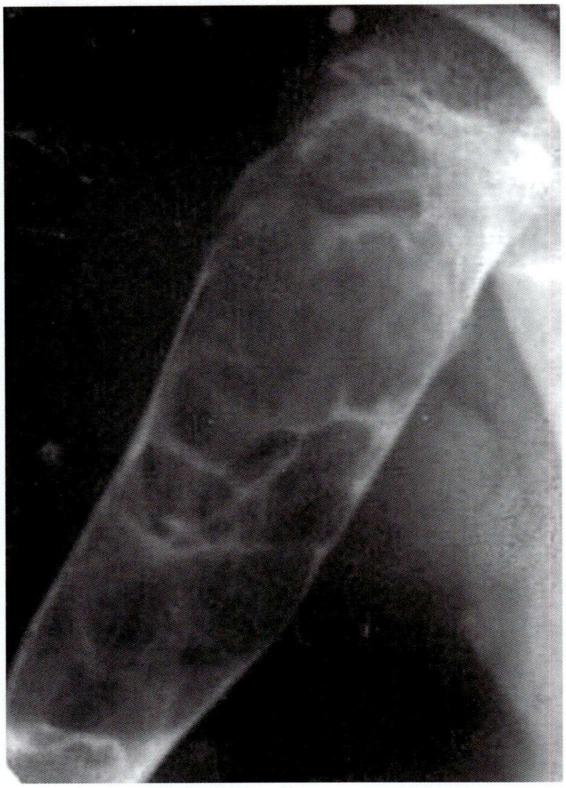

图 50-17 SBC 因骨皮质内壁骨嵴突入髓腔而呈多房性表现

4. 在 X 线片上，病变呈磨砂玻璃样改变，正常骨小梁结构消失。

5. 病变可呈膨胀性生长，周围出现硬化带。

6. 负重长骨易出现骨畸形，例如股骨（“牧羊拐畸形”）和胫骨。

九、病理检查

（一）大体特征

1. 边界清楚，单发性，内含透明黄色浆液或淡血性液体。

2. 合并骨折病例内含血液。

3. 病变内层见高低不同的骨嵴向囊腔突出，内壁衬以薄层、光滑的灰白色或略红棕色纤维膜。

4. 骨皮质扩张。

（二）组织学特征

1. 囊肿内壁由结缔组织构成，含未成熟骨小梁（图 50-28 和图 50-29）。

2. 合并骨折出血病例可见囊内纤维蛋白沉积，部分可见类似牙骨质的矿化（图 50-30）。

3. 一些病例中，类似牙骨质的矿化表面可见活跃的成骨活动。

4. 髓腔可见大量扩张、充血的毛细血管

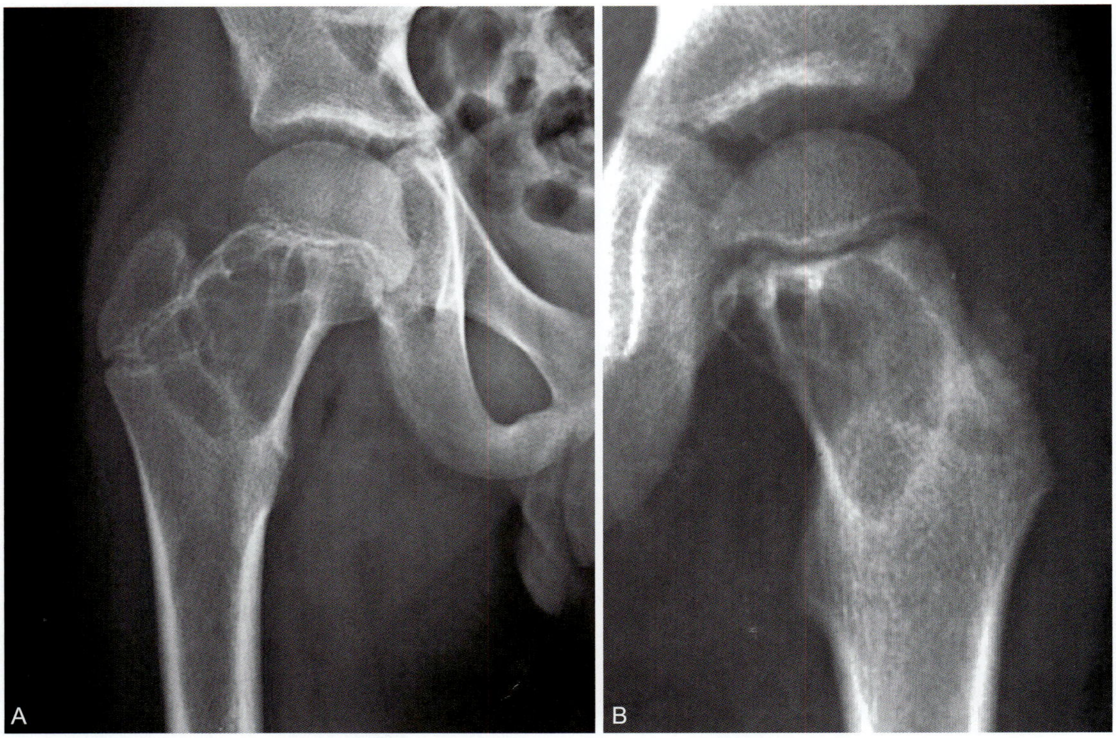

图 50-18 两例股骨近端 SBC，两例病例囊肿均边界清楚、中心性生长，无骨皮质膨胀

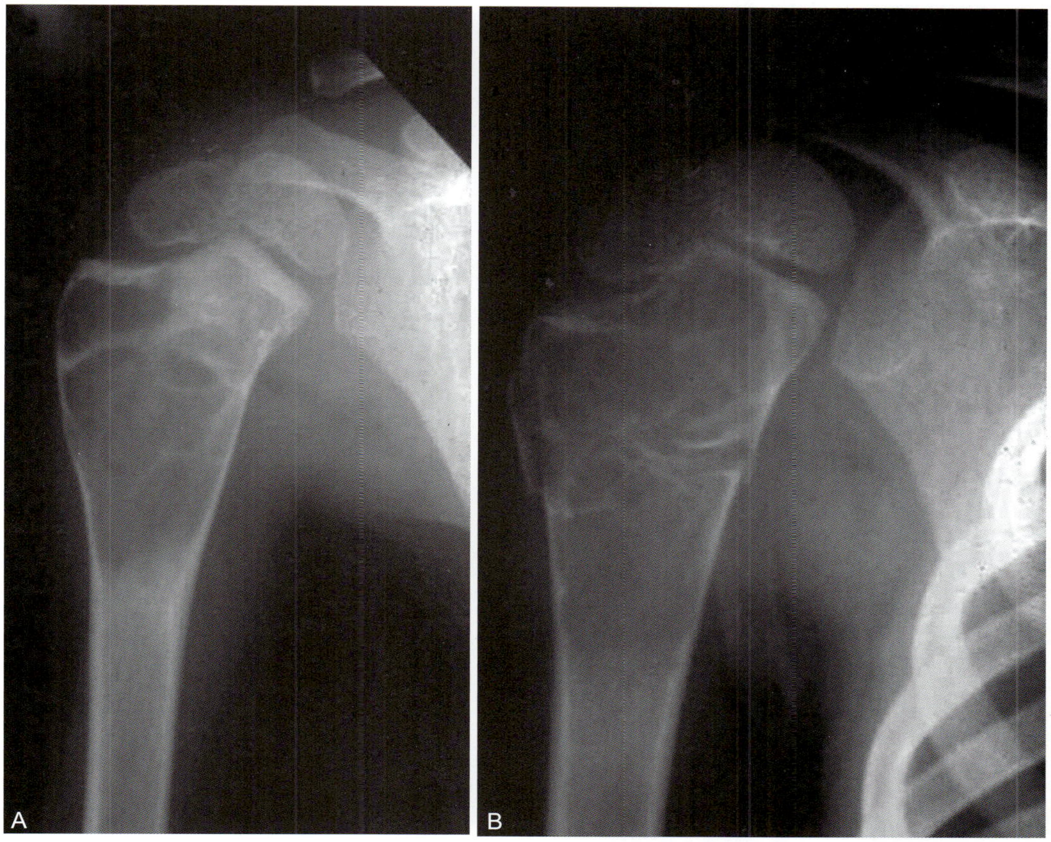

图 50-19 A. 肱骨近端干骺端 SBC 的典型 X 线片；B. X 线片显示图 50-18 患者 6 个月后的囊肿合并病理性骨折

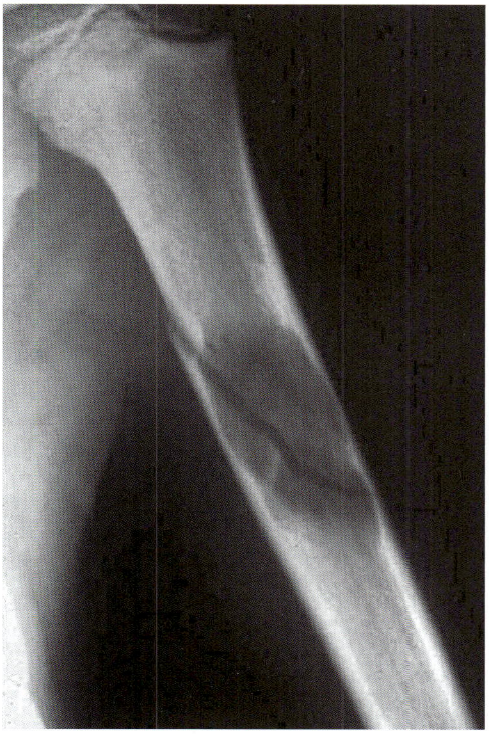

图 50-20 肱骨干“静止性”骨囊肿合并病理性骨折

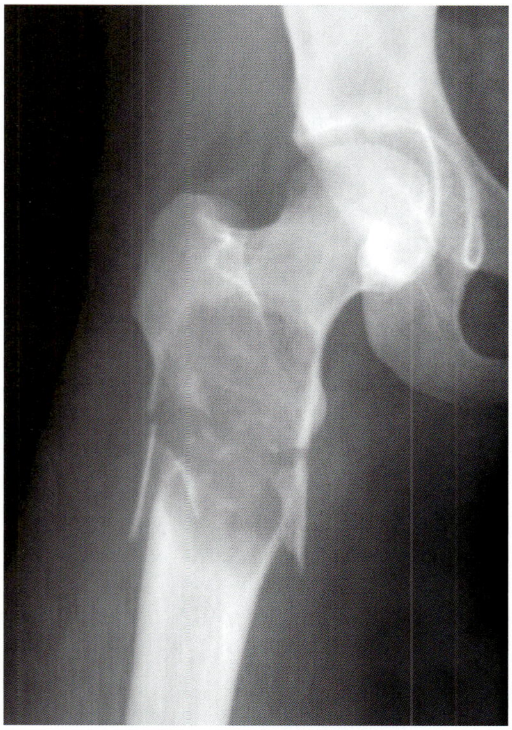

图 50-21 肱骨近端 SBC 合并病理性骨折。可观察到骨皮质碎片漂浮在囊液中——“碎片陷落征”

（图 50-31）。

5. 可见散在的巨细胞、含铁血黄素、胆固醇结晶、泡沫状组织细胞（图 50-32，图 50-33）。

6. 部分病例可见明显的骨折后骨痂形成的组织学特征。

十、病理鉴别诊断

（一）动脉瘤样骨囊肿（ABC）

1. 单纯性骨囊肿（SBC）通常为单房性，可见内壁骨嵴突入髓腔，除非病理性骨折修复，一般无真正的间隔。

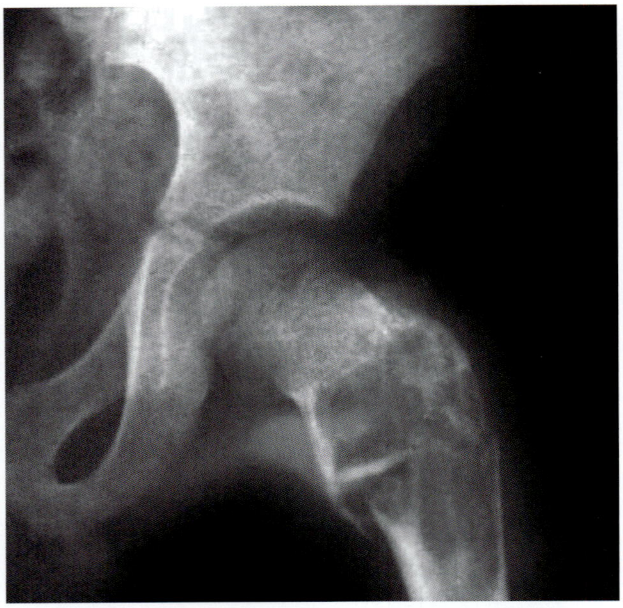

图 50-22　SBC 合并病理性骨折显示骨干骨折碎片漂浮

2. 合并病理性骨折病例可形成较厚的成纤维细胞膜，内含成骨细胞样巨细胞及反应性未成熟骨小梁，类似 ABC。

3. ABC 无牙骨质样矿化。

（二）骨纤维发育不良

1. 活检显示，部分 SBC 可存在类似骨纤维发育不良的矿化。

2. 不规则、未成熟的骨小梁散在梭形细胞构成的纤维组织基质中。

3. 圆形牙基质样小体。

4. 可见泡沫细胞、多核细胞、黏液基质或继发性 ABC。

5. 软骨样结构在单骨病变中少见，而在多骨病变中常见。

6. 一些病例中可见大量黏液状改变。

十一、辅助诊断技术

遗传学

1. SBC 缺乏固定的基因变异。唯一报道的基因移位是基因重排 t（16；20）（p11.2；q13）。

2. 复发病例显示 *tp53* 基因突变。

3. 另外，有报道呈低磷血症性佝偻病患者肱骨远端 SBC 存在基因重排 t（7；12）（q21；q24.3）。

十二、预后

1. 10% ～ 20% 的患者出现复发，尤其是年轻患者。

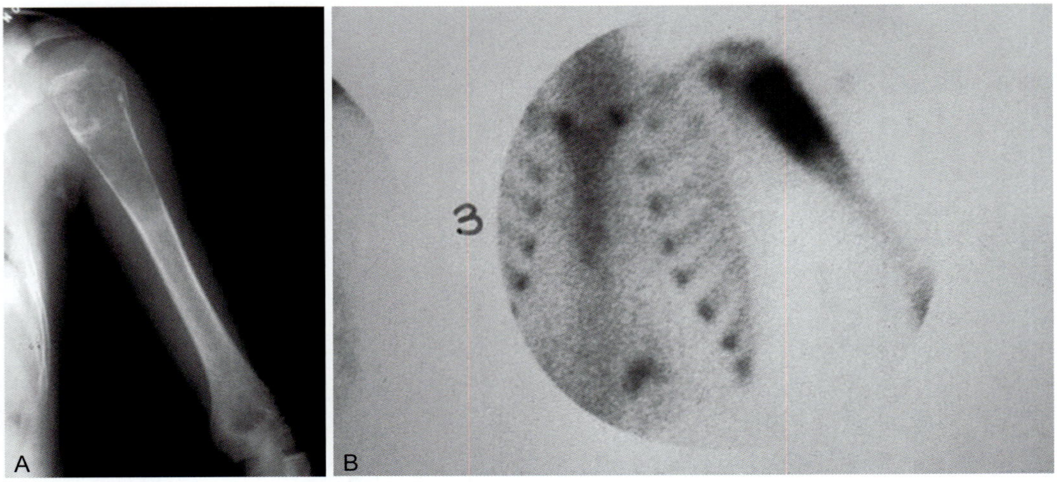

图 50-23　A. 肱骨上端 SBC 合并病理性骨折；B. 骨扫描提示骨折相关热信号

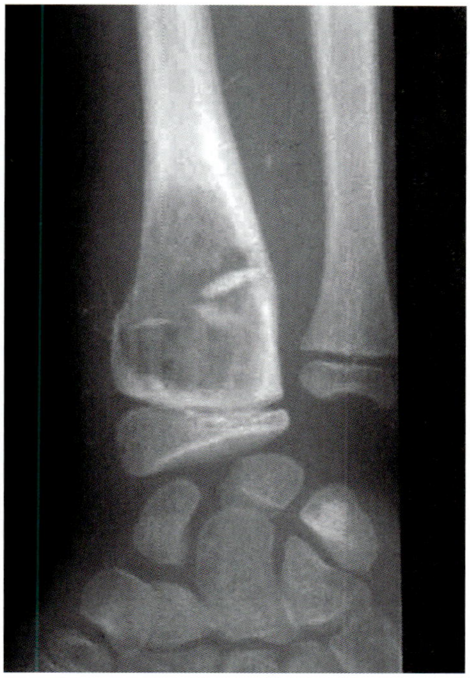

图 50-24　桡骨远端干骺端 SBC 合并病理性骨折，X 线片显示典型“碎片陷落征”

2. 骨折可引起囊肿自发愈合。

十三、治疗

1. 囊肿内穿刺抽吸囊液，同时囊腔内注射类固醇激素是一种有效的治疗方式（图 50-34）。

2. 囊肿内穿刺抽吸囊液，同时经皮自体骨髓移植。

3. 骨结构完整性破坏，骨折风险较大的病变应考虑刮除植骨。

4. 较少情况下行病变切除。

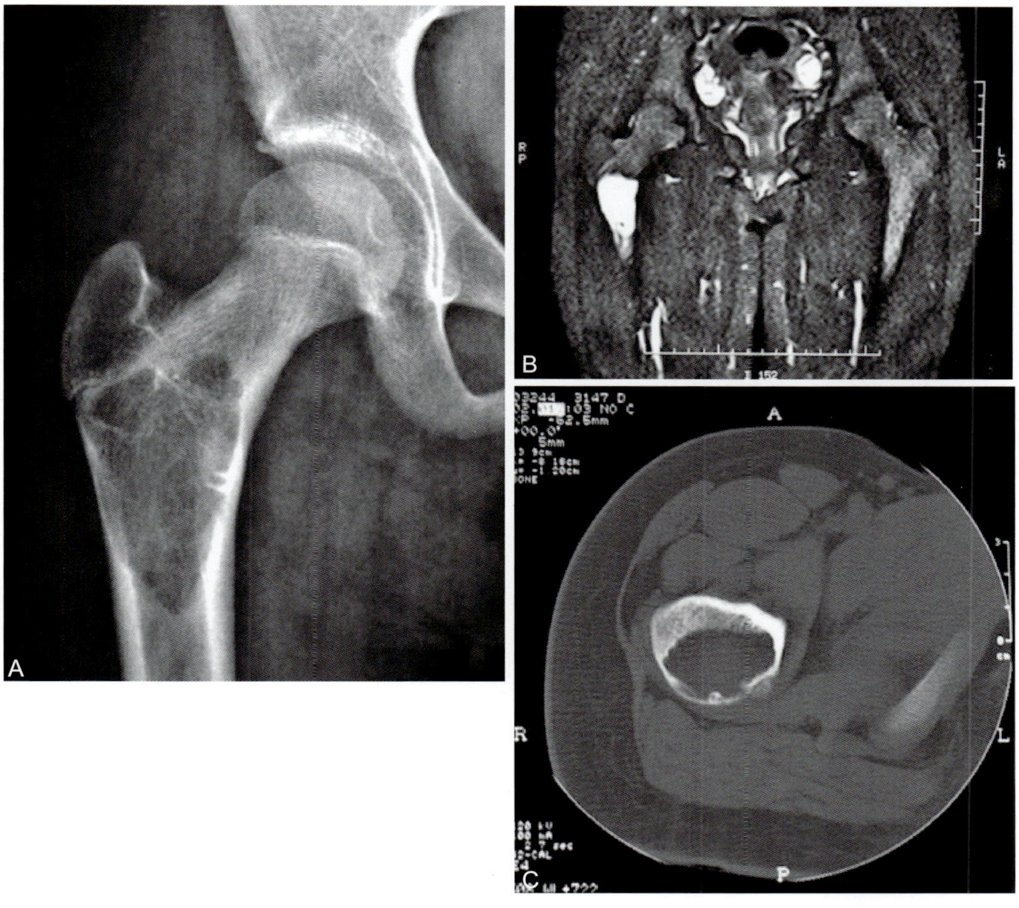

图 50-25　A. 股骨粗隆间区域的 SBC，除合并病理性骨折，SBC 通常无骨膜反应；B. MRI 可显示囊性特征；C. CT 扫描显示病变边界清楚，骨皮质扩张。除非病理性骨折，无真正间隔

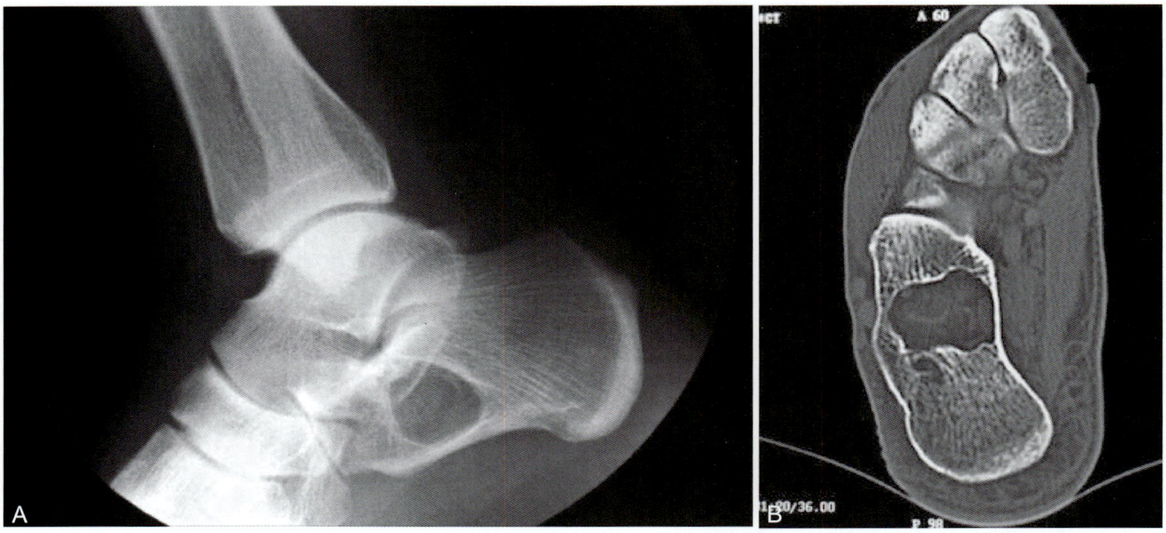

图 50-26　跟骨 SBC 的典型 X 线片（A）及 CT（B）表现

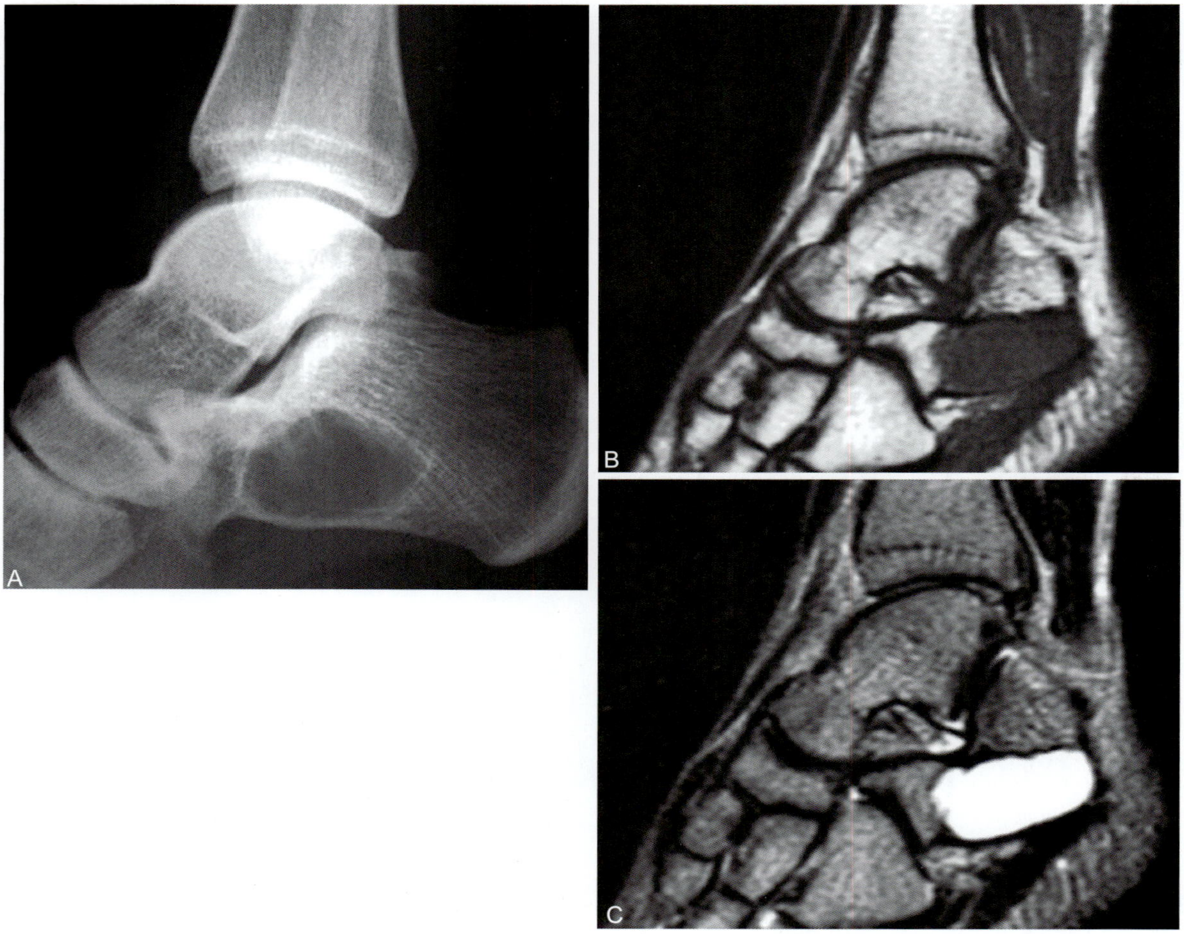

图 50-27　跟骨 SBC 在 T_1 和 T_2 加权像中具有典型的 MRI 表现

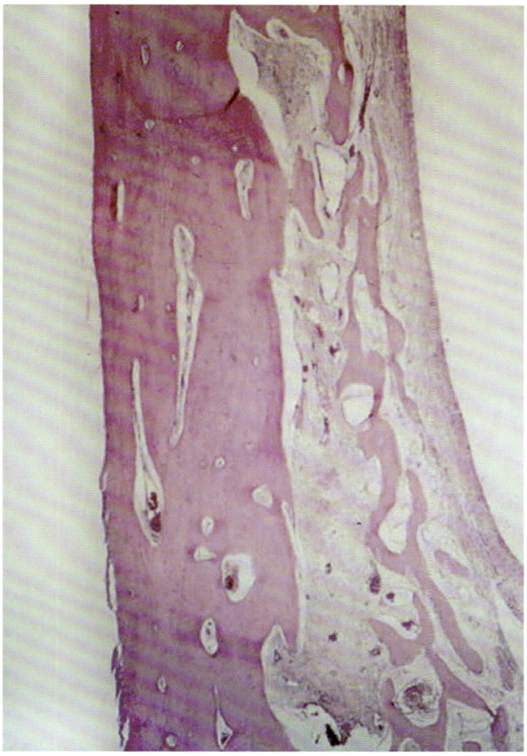

图 50-28 低倍显微镜视野可见囊肿内壁内含未成熟骨小梁，纤维组织中可见扩张充血的毛细血管

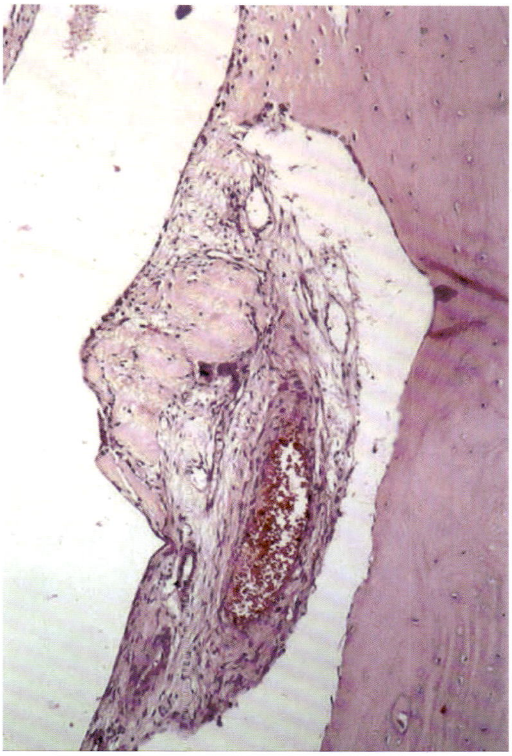

图 50-30 SBC 中可见纤维蛋白沉积

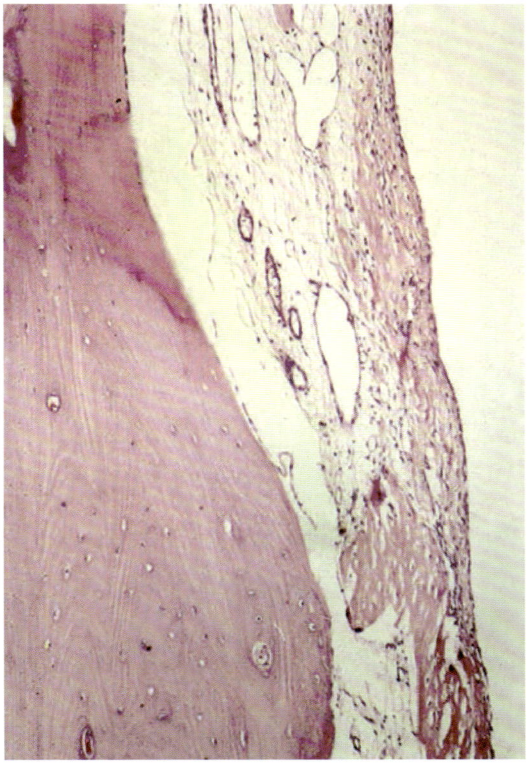

图 50-29 高倍显微镜视野可见囊肿内壁菲薄，血管丰富

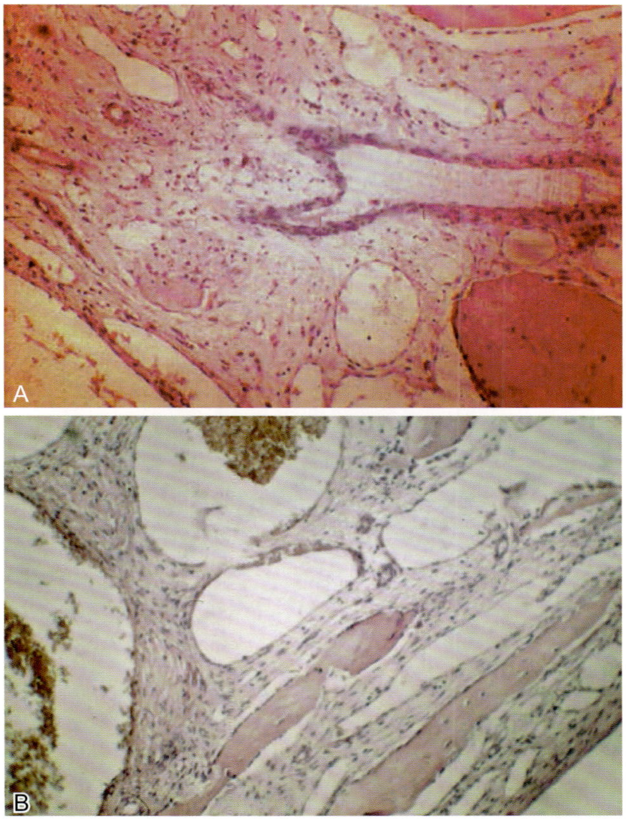

图 50-31 髓腔周边可见大量增生的结缔组织

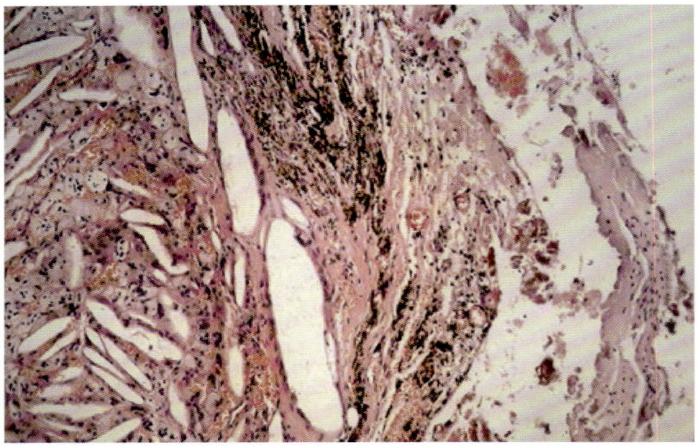

图 50-32 因先前出血可见含铁血黄素沉积

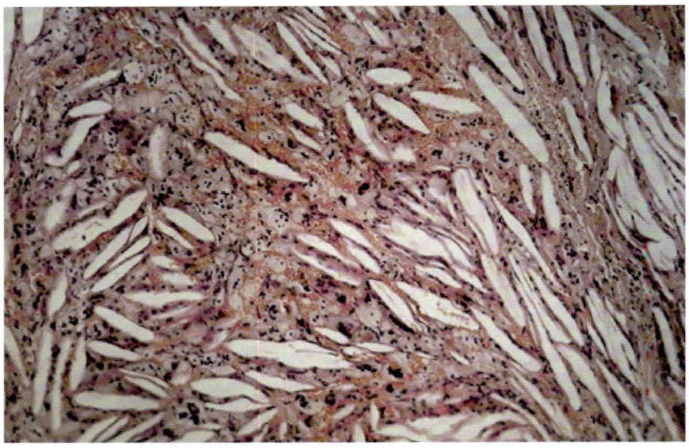

图 50-33 纤维膜中可见泡沫细胞、胆固醇结晶及外来巨细胞

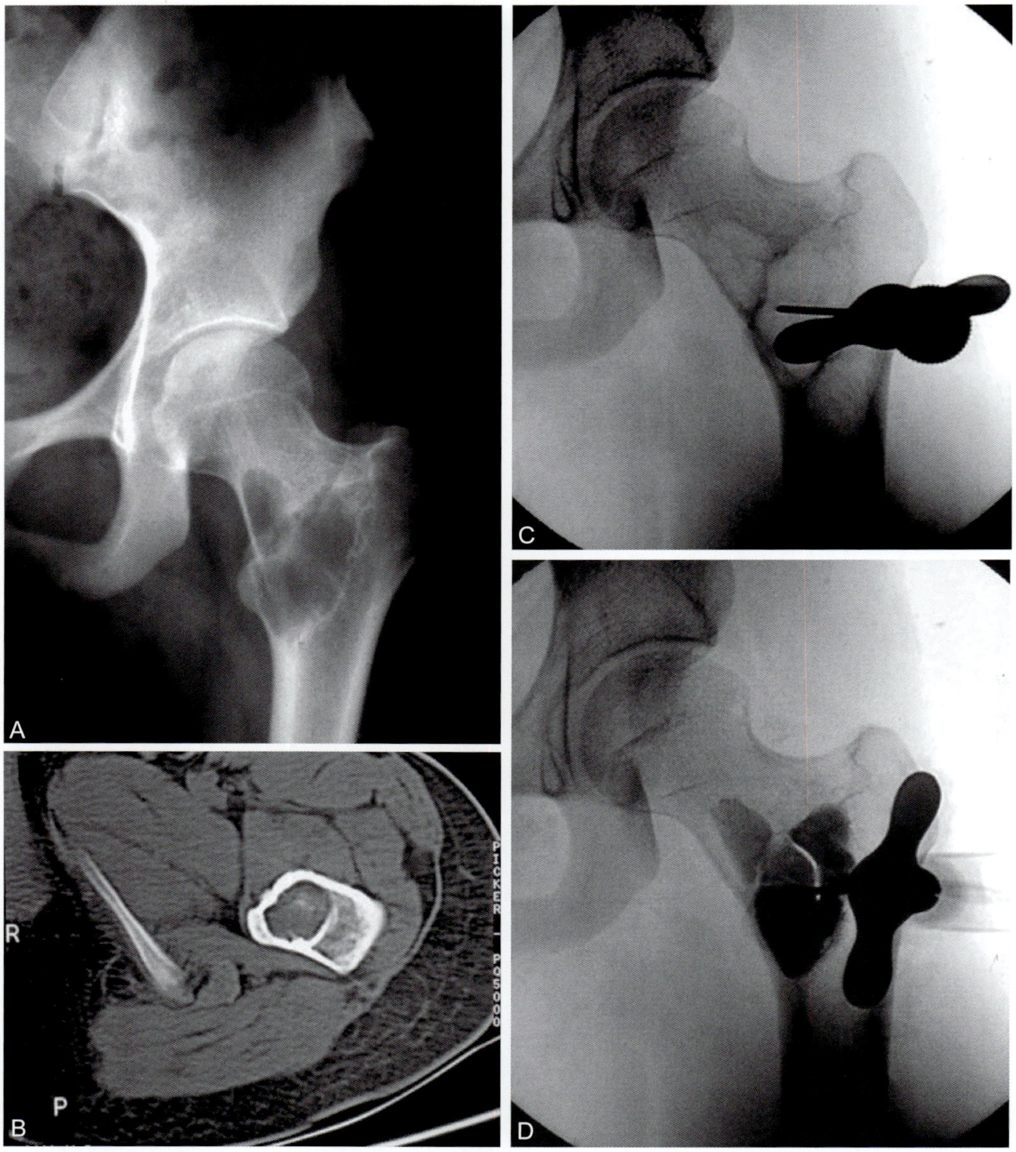

图 50-34 囊肿内穿刺抽吸囊液，同时囊腔内注射类固醇激素

（吴 龙 译 李亚平 校）

第51章　动脉瘤样骨囊肿

Liliana G.Olvi，Gustavo M.Lembo，Osvaldo Velan，
Isabela W.da Cunha，Eduardo Santini-Araujo，Ricardo K.Kalil

一、定义

动脉瘤样骨囊肿（aneurysmal bone cyst，ABC）是一种发生于髓内偏心性生长的干骺端的膨胀性良性溶骨性病变，内含血液的多房性囊腔，内有粗细不规则的骨性间隔。各分隔由梭形细胞、类骨质样骨小梁、破骨细胞样巨细胞构成。

分型

1. 原发性 ABC　病因不明，局部骨“重建”（占70%）。在这些病例，没有既往骨病变。原发性 ABC 有时是部分实性（某些特殊病例完全实性）。

2. 继发性 ABC　伴随各种其他良性或恶性骨病变出现（约 30%）。继发性 ABC 有时可能占原发病灶的一小部分，但某些病例中 ABC 比原发灶更大（图 51-3 ～图 51-7）。

3. 骨外 ABC　一部分罕见病例可见于四肢软组织，组织学特征可能与骨化性肌炎相似(图 51-44、图 51-55、图 51-56)。

二、别名（同义词）

多腔出血性骨囊肿。

三、病因

1. 病因不明。

2. 基于近期关于克隆改变的细胞分子遗传学研究证实 ABC 病变有肿瘤特征。

四、流行病学

1. 男、女发病率一致。

2. 大多数患者的年龄在 20 岁以下，约占80%。5 岁以下的儿童发病率较低。

3. 可以发生在任何年龄阶段。

五、发病部位

1. 长骨干骺端。好发于股骨远端、胫骨近端、股骨近端及肱骨近端。

2. 脊柱也是好发部位，通常累及后侧结构。

3. 较少发生于手、足、颅面部、肩胛骨及骨盆。

4. ABC 很少发生于骨骺及骨干，少见于骨皮质及骨膜区域。

六、临床表现

1. 疼痛、肿胀。

2. 一些病例快速生长，提示恶性肿瘤的可能性，但恶性病变通常不会进展如此迅速（图 51-1 和图 51-2）。

3. 当脊柱病变出现脊髓、神经根压迫时，可能出现如肢端感觉异常、麻木等神经系统体征。

七、影像学特征

（一）X 线特征

1. X 线片表现为长骨干骺端髓腔内偏心性生长的膨胀性骨破坏。

2. 大多数 ABC 是完全溶骨性的，但一些含有矿化痕迹。

3. 病变外部轮廓可见骨皮质变薄。

4. 通常为多房性（图 51-8，图 51-10）。

5. 少数病例呈中心性生长（图 51-9）。

6. 受累骨的“爆裂性”“气球性”或“动脉瘤样”囊性扩张是其特征。病变累及骨皮质，膨胀生长凸向周围软组织，骨皮质变薄，边界清楚并有狭窄的硬化骨嵴。

7. ABC 可以跨越关节并累及邻近骨。

8. 在脊柱，经常累及一节以上的椎骨（图 51-24 和

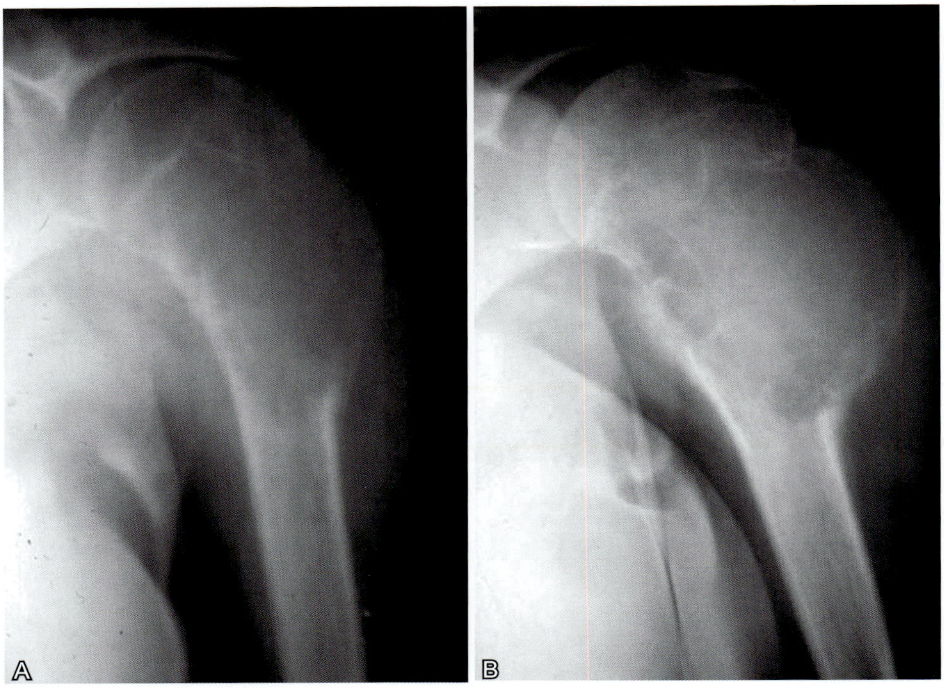

图 51-1 肱骨上段干骺端 ABC，溶骨性、快速生长病变

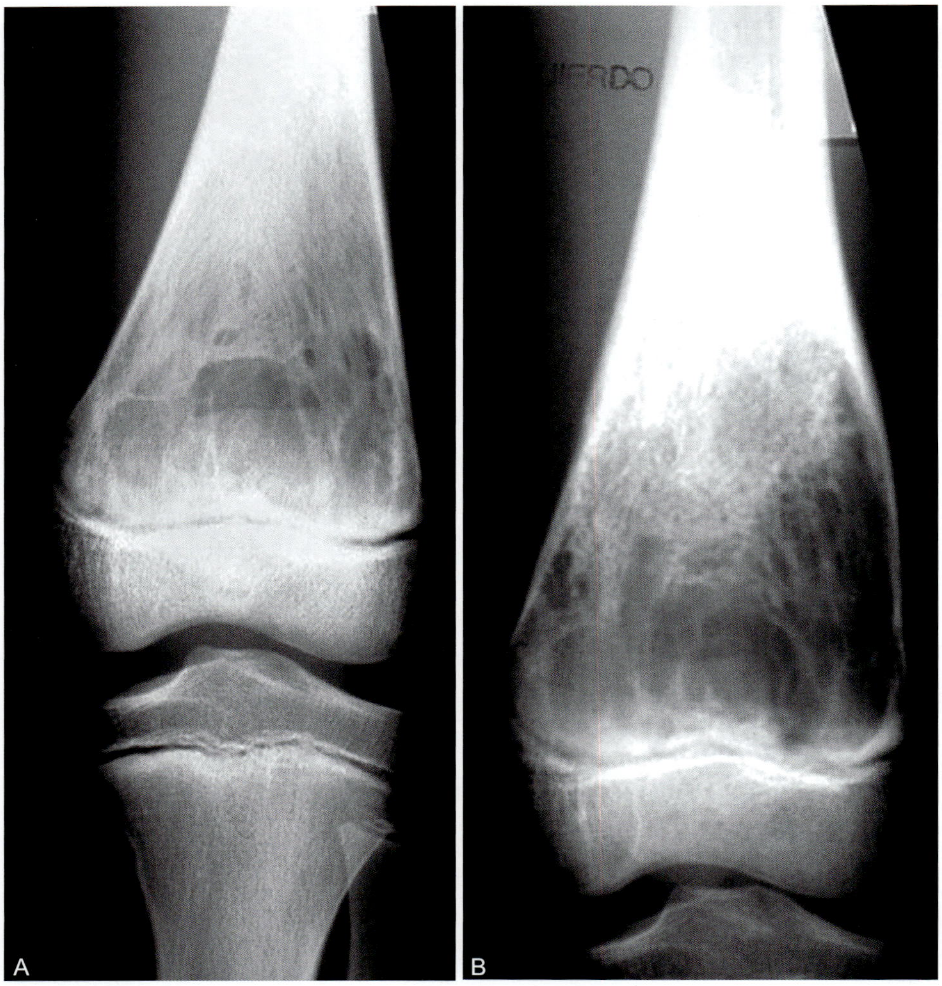

图 51-2 2 个月随访显示肱骨下段干骺端 ABC 快速生长

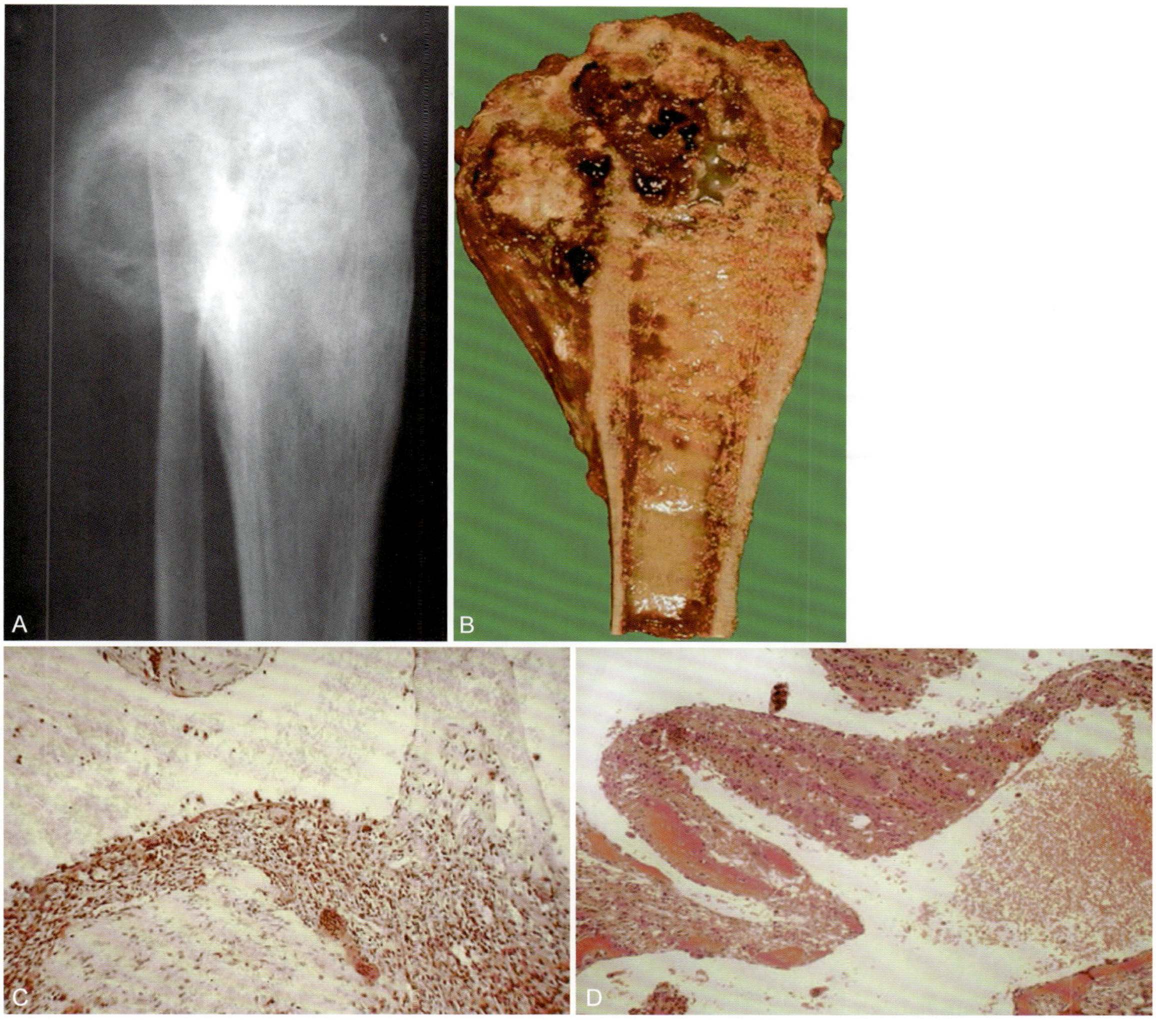

图 51-3　继发性 ABC 可能与其他骨破坏同时存在。该病例（A ～ D）显示软骨母细胞瘤慢性累及软组织，并继发小范围 ABC

图 51-25）。

9. 一些以惊人速度增长的 ABC 病变可能提示恶性病变（图 51-1 和图 51-2）。

（二）CT 特征

1. 囊性、透光性。

2. CT 扫描可清晰显示边缘钙化。

3. CT 可显示内部骨性间隔，多发液 - 液平面，即上方为水样低密度，下方为密度较高的血液，CT 增强时更为明显。为了使这种现象更加明显，患者必须保持同一位置 10min 以上以使血液沉淀。

（三）MRI 特征

1. MRI 显示病变由囊腔组成，围以骨性间隔，可见特征性“液 - 液平面”征象。

2. CT 及 MRI 均有助于发现潜在病变。

（四）骨扫描特征

骨扫描显示核素摄入增加。

八、影像鉴别诊断

（一）单纯性骨囊肿

1. 单纯性骨囊肿（simple bone cyst，SBC）为单房性、中心性生长。

2. 病理性骨折修复时，SBC 可见骨性间隔。

3. SBC 中无骨支质异常扩张。

4. CT 及 MRI 扫描，SBC 无“液 - 液平面”征象。在合并病理性骨折患者，因其内出血可能出现“液 - 液平面”征象。

（二）骨巨细胞瘤

当 ABC 累及骨骺时（图 51-52），需仔细鉴别，尤其当骨巨细胞瘤（giant cell tumor，GCT）继发

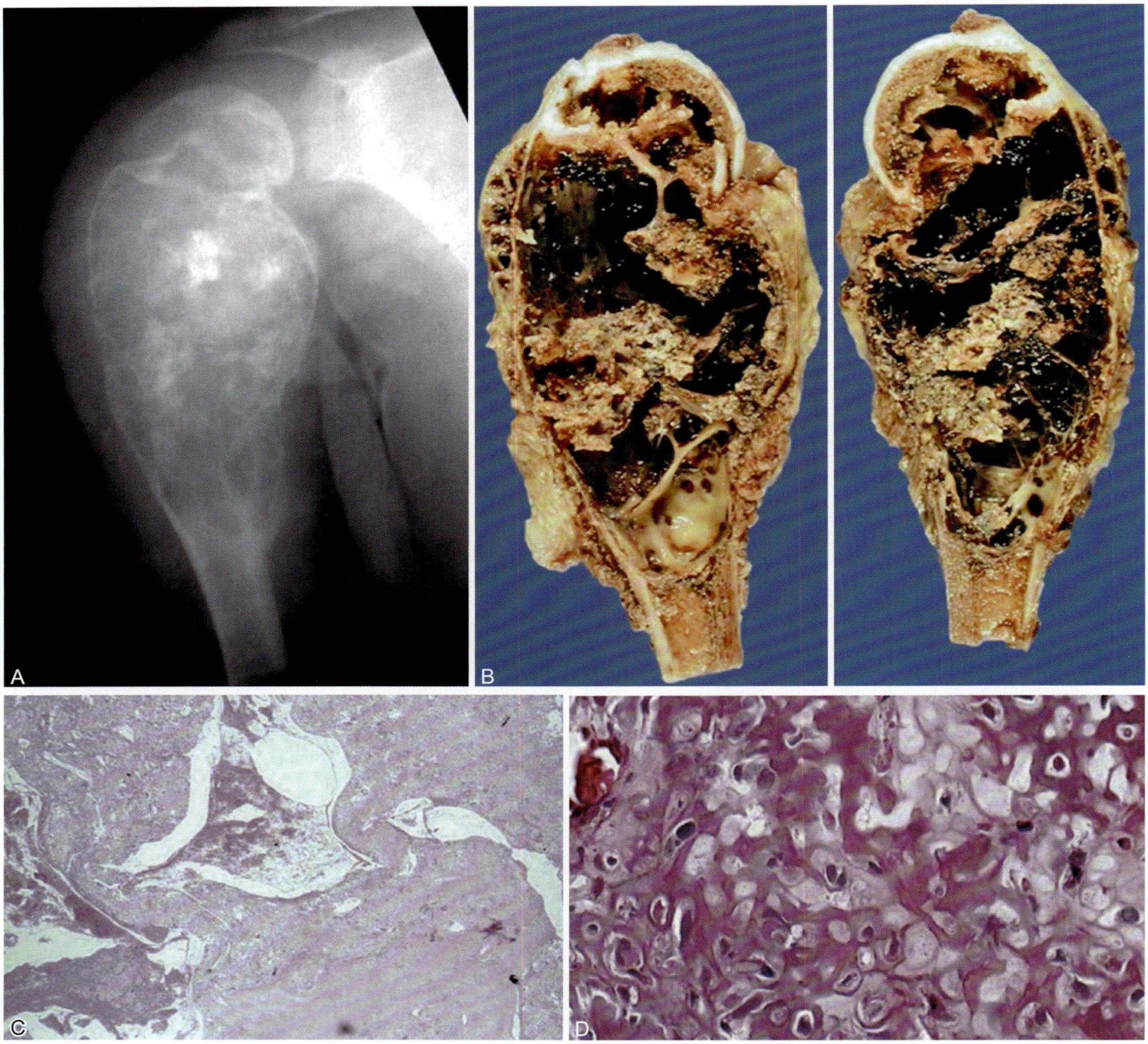

图 51-4 A ~ D. ABC 继发于肱骨上段干骺端常见的中央型骨肉瘤

骨囊肿。

（三）毛细血管扩张型骨肉瘤

1. 影像学表现为膨胀性溶骨性骨破坏，与ABC 鉴别困难。

2. 毛细血管扩张型骨肉瘤（telangiectatic osteosarcoma，TOS）在 X 线片表现为单纯溶骨性病变；影像学存在成骨硬化即可排除 TOS。

（四）骨母细胞瘤

1. 发生于脊柱时需加以鉴别。

2. 骨母细胞瘤往往是成骨矿化性病变。

（五）骨棘球蚴囊肿

1. X 线片显示溶骨性囊肿病变。

2. CT、MRI 显示多腔囊性病变。

九、病理检查

（一）大体特征

1. 大体标本上 ABC 为腔隙性病变，病变内有粗细不规则的骨性间隔，血液充满各个间隔区，骨皮质变薄（图 51-12，图 51-19，图 51-22，图 51-34 及图 51-46）。

2. 腔内如有实性病变提示潜在的原发性病变（图 51-31，图 51-43）。

3. 刮除的病变呈颗粒状柔韧组织。一个显著的特征是 X 线片上病变的大小和接受检查的组织

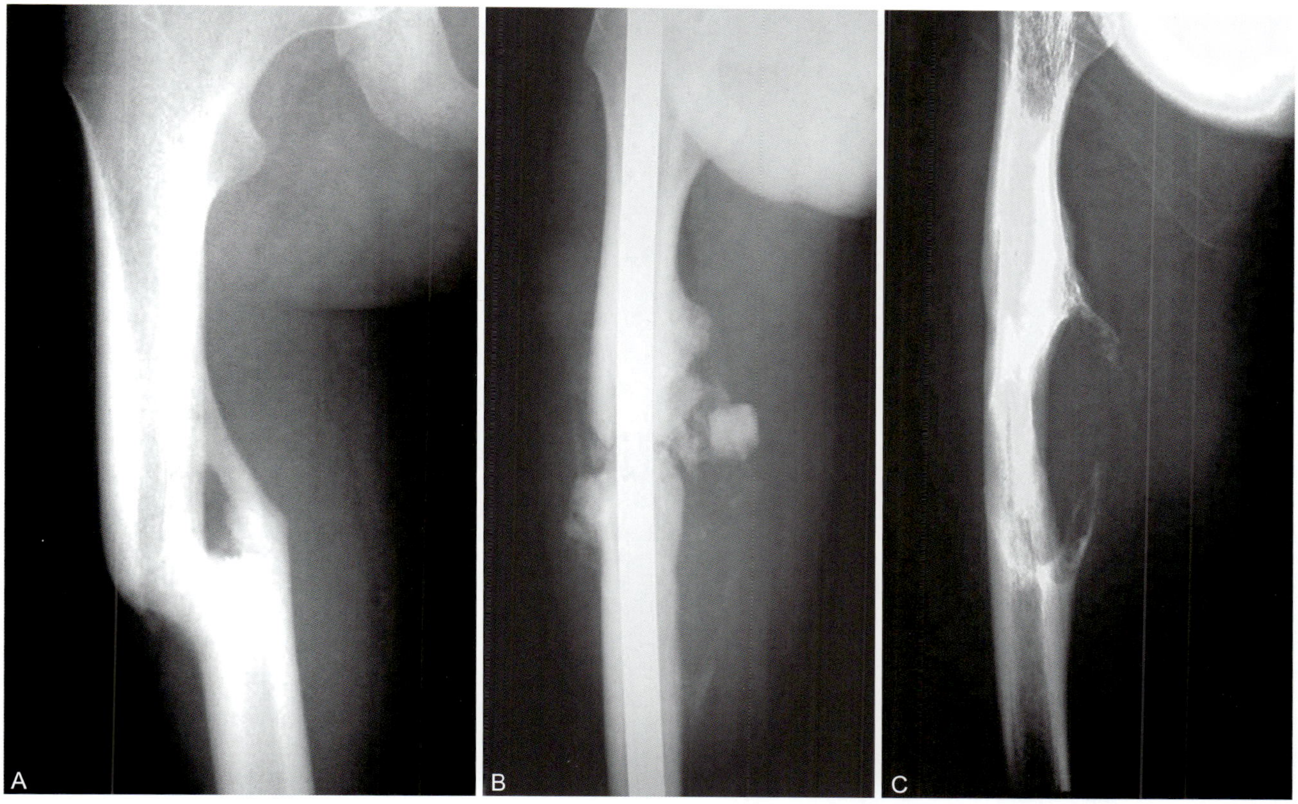

图 51-5　ABC 继发于肱骨干骨折的手术治疗

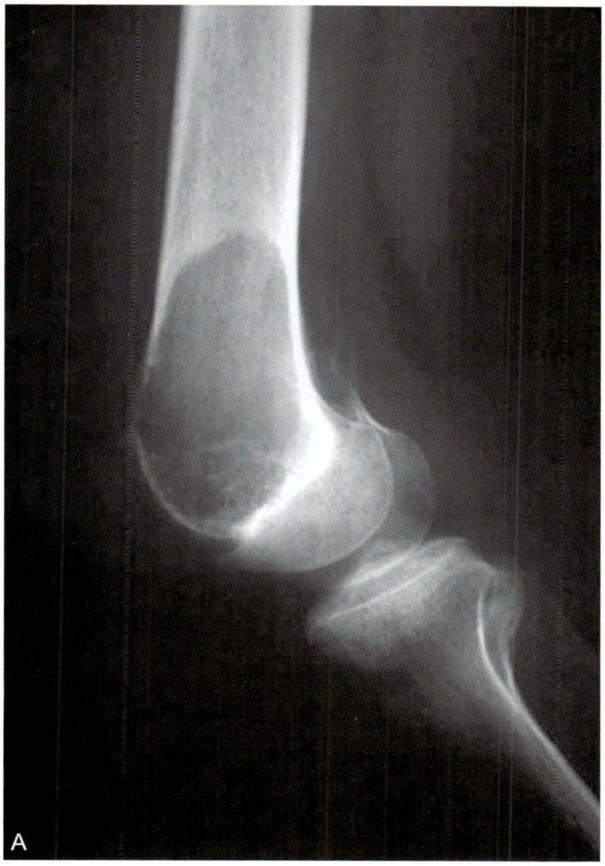

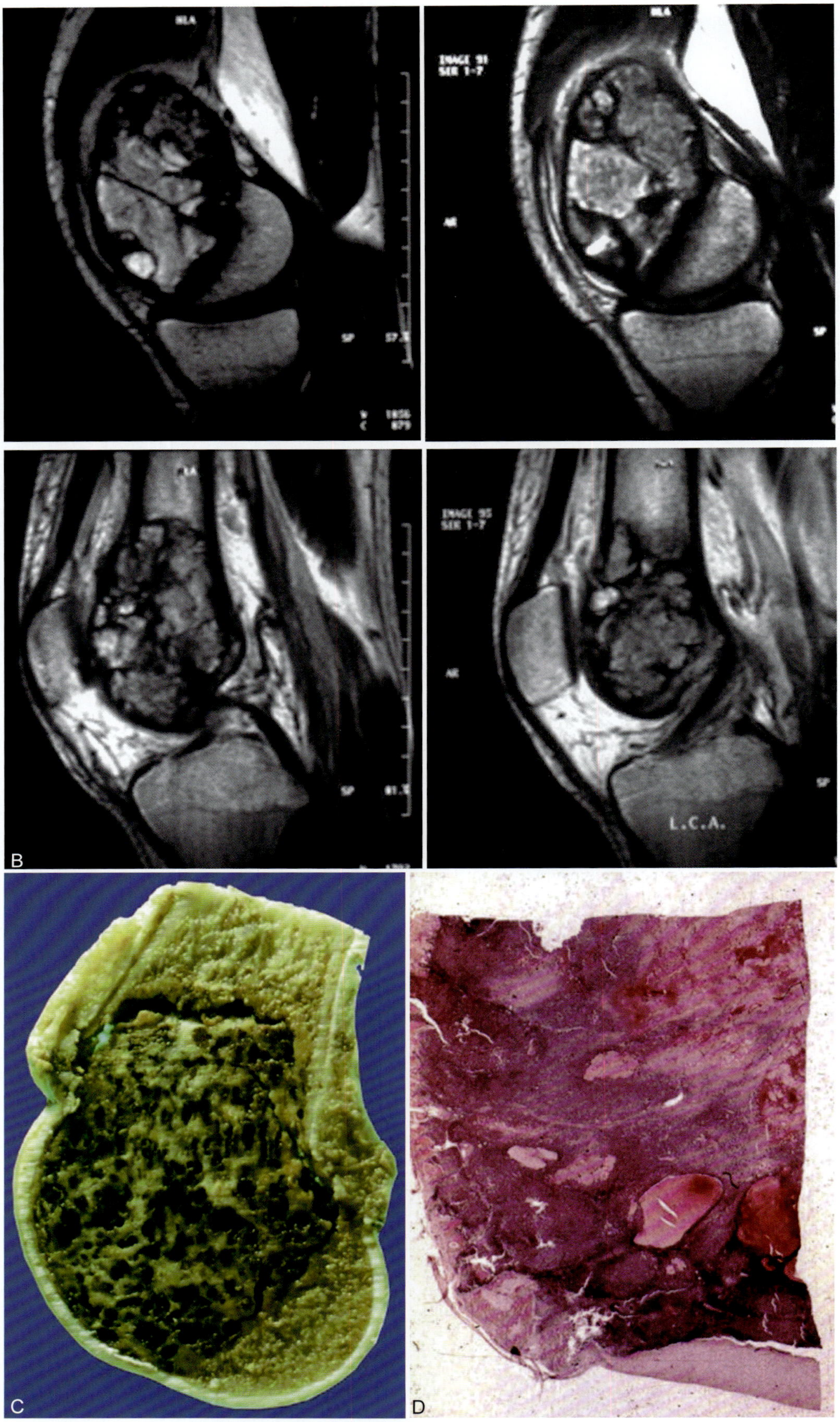

图 51-6 ABC 继发于之前存在的骨巨细胞瘤，可见股骨远端骨骺部一较小囊性变

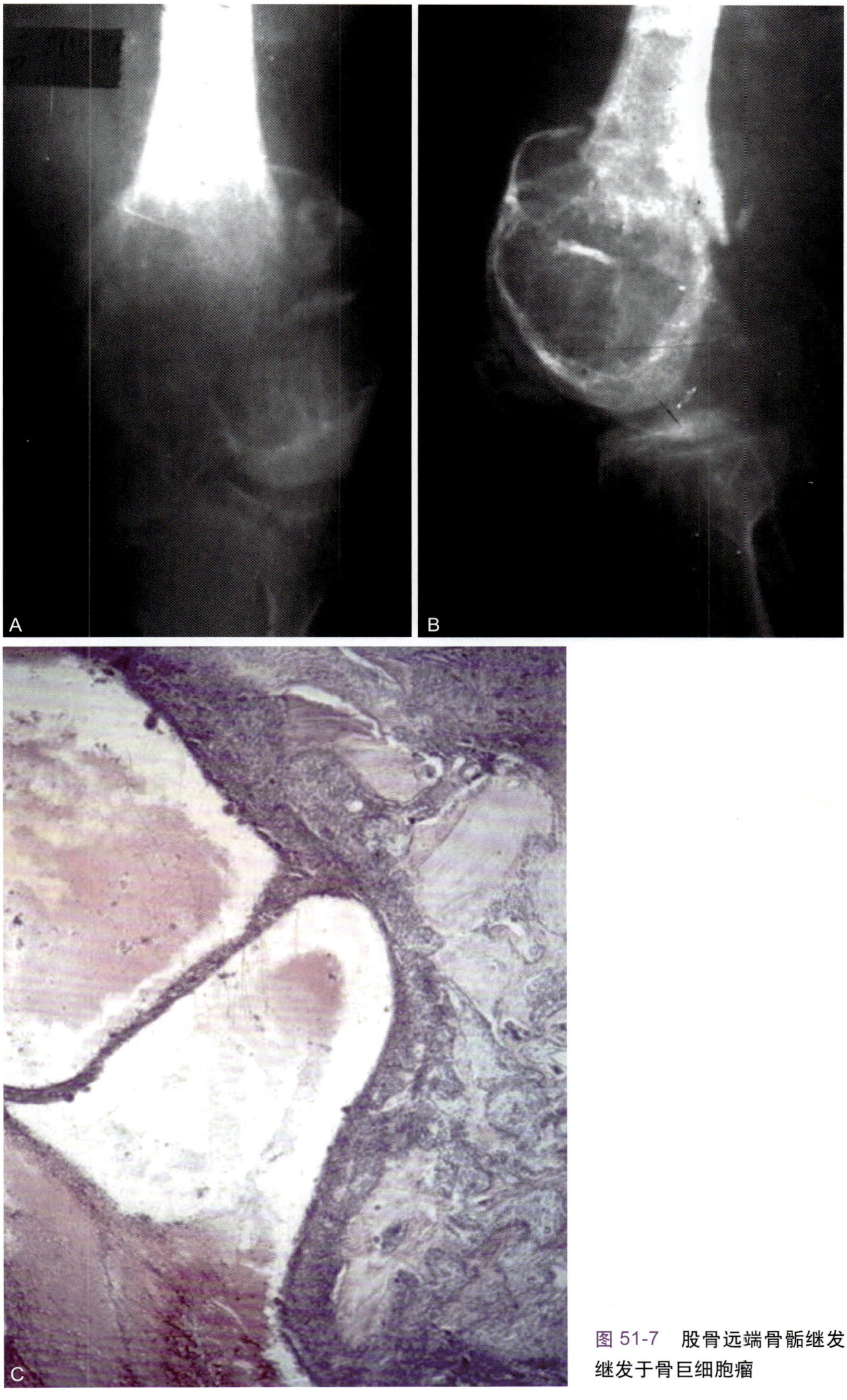

图 51-7　股骨远端骨骺继发性 ABC。以囊性为主，继发于骨巨细胞瘤

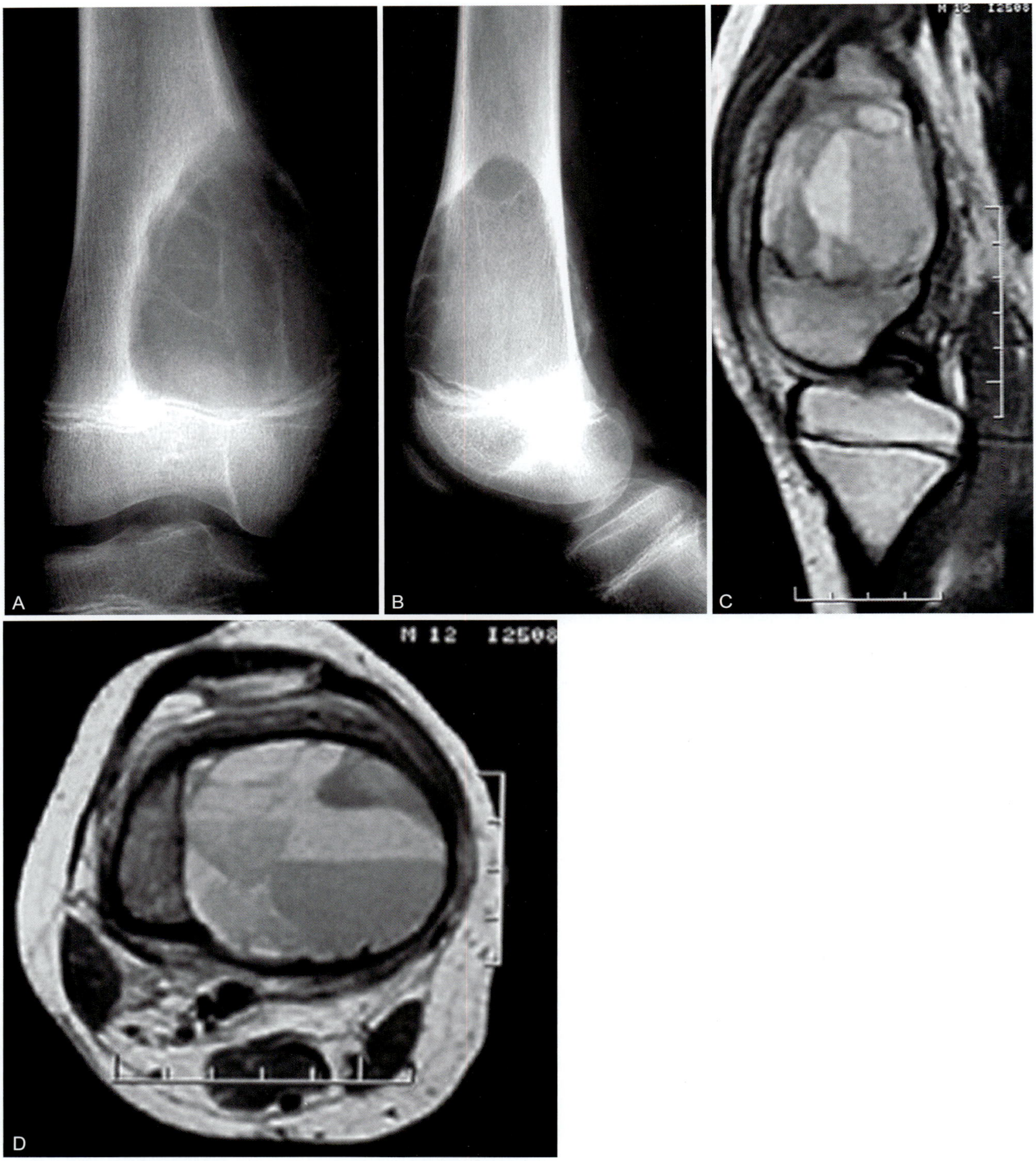

图 51-8 正位（A）和侧位（B）X 线片显示股骨下段干骺端 ABC 溶骨性表现。大多数 ABC 是溶骨性的，但一些含有矿化痕迹。MRI（C 和 D）显示病变内部隔膜及多发液 - 液平面

数量之间的差异（图 51-20，图 51-35）。

（二）组织学特征

1. 由许多充满血液的空腔和实性区域交替组成。

2. 囊肿周围由扩张的骨皮质及骨膜下新生骨构成，一般不侵犯周围软组织。

3. 当彻底切除 ABC 时，可清晰显示囊腔病变，刮除病变时，内部结构破坏。

4. 病变各分隔的内膜无内皮细胞或其他血管特征（图 51-38）。

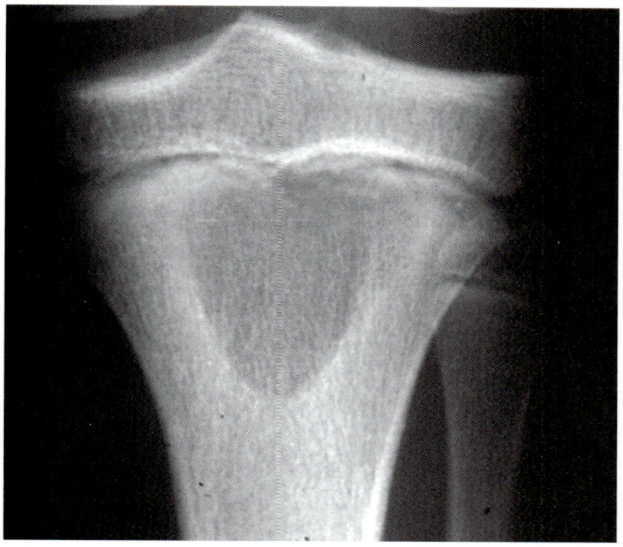

图 51-9　少数 ABC 病变呈中心性生长

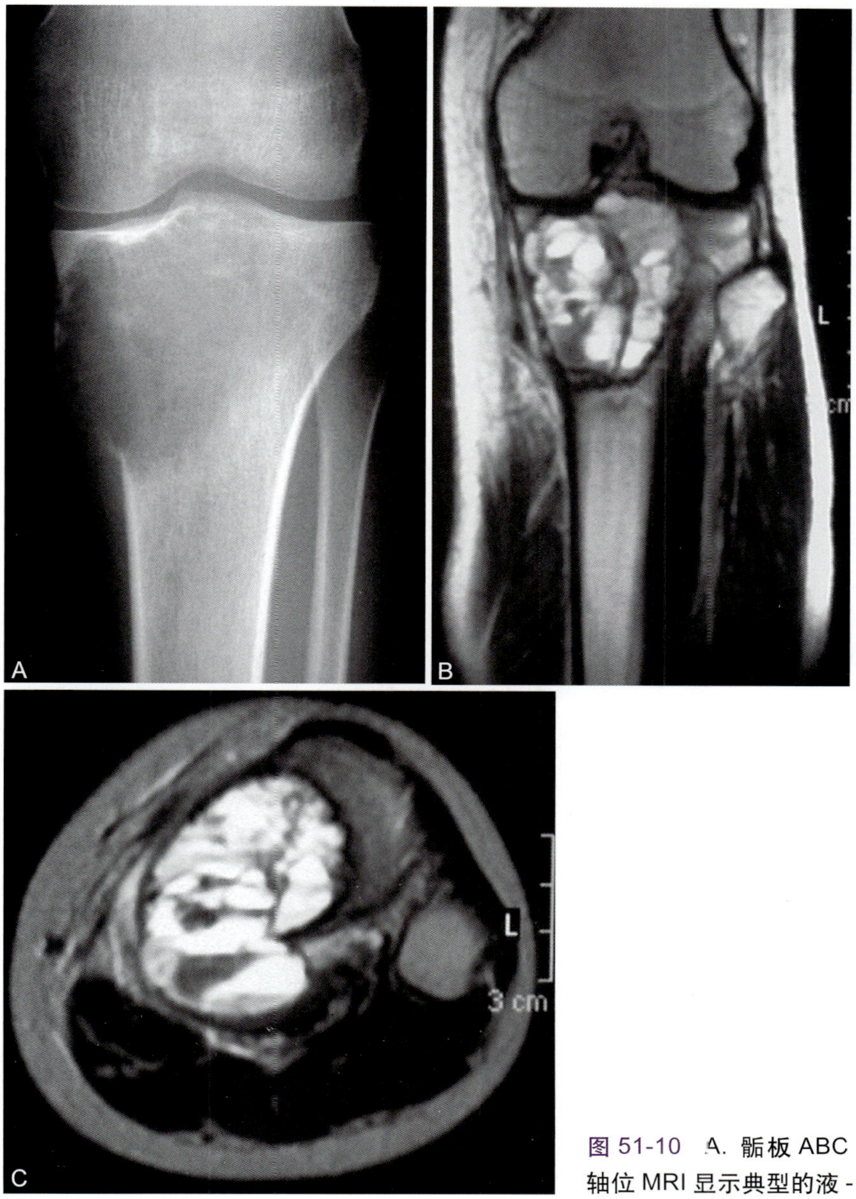

图 51-10　A. 骺板 ABC；B 和 C. 冠状位及轴位 MRI 显示典型的液 - 液平面

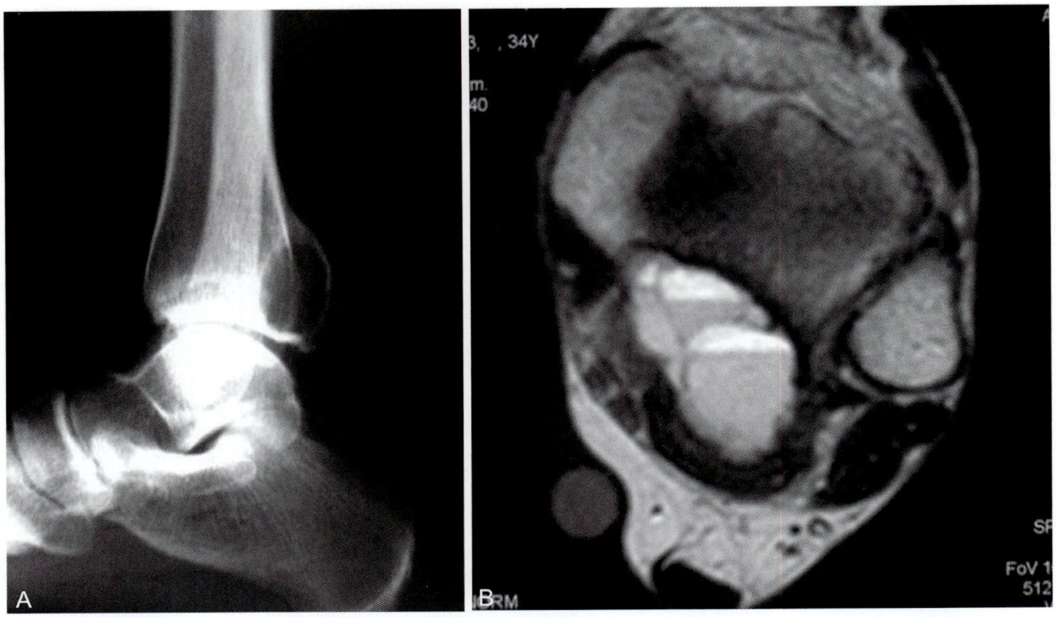

图 51-11 A. X 线片显示胫骨下段骺部有一个与 ABC 相对应的膨胀性生长病变；B. 轴位 MRI 显示病变呈多腔性及液 - 液平面

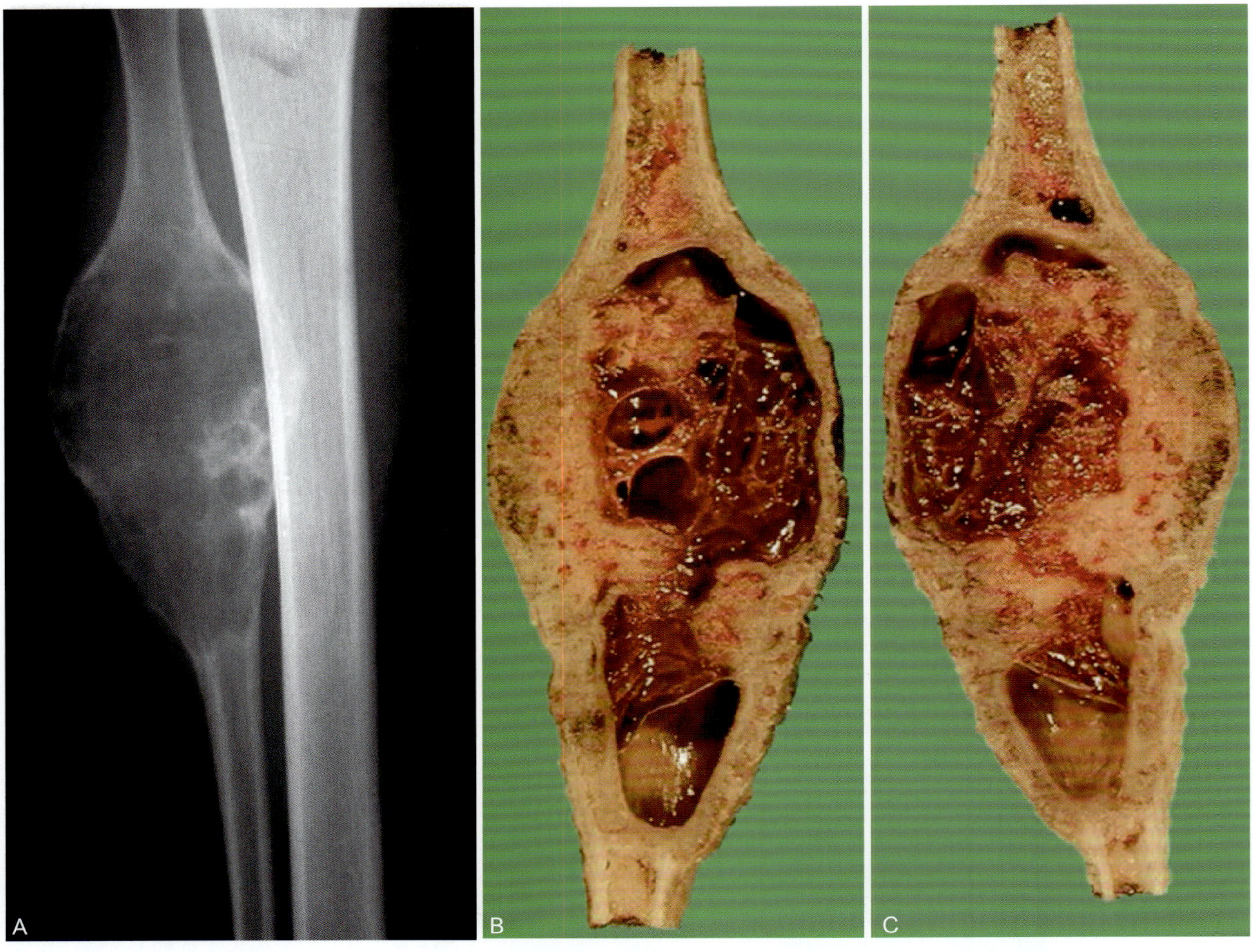

图 51-12 A. 腓骨骨干的 ABC；B. 手术标本切面显示多腔隙内充满不凝血，腔隙由粗细不同的隔板分离

5. 病变内的间隔内可见因毛细血管增生、水肿而松散排列的核饱满的梭形细胞。

6. 这些梭形细胞核饱满、无深染。

7. 这些梭形细胞可见活跃的有丝分裂活动，但无非典型有丝分裂或细胞异型性。

8. 病变内可见未成熟骨小梁，伴显著成骨活动。有时可见大量钙化基质，不常出现，但必须考虑是ABC的一种特殊类型（图51-36）。

9. 病变间隔内含多核巨细胞，体积小，呈簇状、成群分布（图51-41）。

10. 除合并病理性骨折，很少出现坏死。

11. 典型病变间隔由花边状钙化区、特殊软骨样区域、平行排列的纤维状类骨质构成（图51-42）。

12. ABC也可存在一些实性区域而无囊性区域及间隔，"实性ABC"在某些病例已有报道（图51-43）。

13. 某些ABC可发生于四肢软组织（图51-44，图51-55和图51-56），与骨化性肌炎类似，被称为"骨外ABC"。

14. 继发性ABC合并各种良、恶性病变。

（1）骨巨细胞瘤。

（2）软骨母细胞瘤。

（3）骨母细胞瘤。

（4）骨纤维发育不良。

（5）干骺端纤维缺损。

（6）软骨黏液性纤维瘤。

（7）良性纤维组织细胞瘤。

（8）骨肉瘤。

十、病理鉴别诊断

（一）单纯性骨囊肿

1. 总的来说，SBC为单房性囊性病变，内壁有骨嵴突入囊腔。除非病理性骨折，无真正的间隔（图51-50）。

2. 周围骨皮质变薄，囊腔内壁附以一薄层纤维瘤，富含扩张的梭形细胞及新生未成熟骨小梁。

3. 如先前有出血，可见大量纤维蛋白聚集。某些病例可见部分矿化及继发骨化。

4. 既往存在病理性骨折病例可见一厚的纤维膜，由纤维组织母细胞、破骨细胞样巨细胞、反应性未成熟骨小梁构成，与ABC类似。

（二）骨棘球蚴囊肿

1. 囊壁分内层的有核细胞层及外层。

2. 囊壁外层有明显特异性，有大量PAS阳性区域（图51-51）。

3. 见棘球蚴头节，显微镜下见棘球蚴钩。

（三）骨巨细胞瘤

1. GCT常可见小的囊性病灶改变，是最常见的合并继发性ABC的骨肿瘤（图51-52）。

2. 少量病例ABC样区域显著。

3. 这些病例中，必须考虑病变位置、X线表现、病变肉眼表现及患者临床资料。

4. 在GCT中，单核细胞的胞核形态与ABC中巨细胞胞核相似，但无相应纤维基质。

5. GCT中G34W抗体阳性，原发性ABC可有*USP6*基因重排。

（四）毛细血管扩张型骨肉瘤

1. 大体上TOS表现为充满血液的骨囊肿病变。

2. ABC和TOS在低倍镜下表现相似，鉴别诊断十分困难（图51-53，图51-54）。

3. 在TOS，可见以下两种微观模式。

（1）大部分可见充满血液的囊肿及纤维间隔，与ABC相似。然而，构成间隔的细胞在形态学上呈恶性。

（2）少部分在充满血细胞的背景中可见少量多核性细胞。

4. 可见矿化，而无类骨质形成。

（五）巨细胞修复性肉芽肿

一些病例可与实性原发性ABC相似（图51-21）。

十一、辅助诊断技术

遗传学

1. 绝大多数ABC患者存在*USP6*基因重排。t（16；17）基因移位（控制*CDH11-USP6*基因融合转录）是最常见的基因变异，但*USP6*基因重排，以及其他部分基因改变，如*ZNF9*、*COL1A1*、*TRAP150*、*OMD*、*PAFAH1B1*及*RUNX2*也有报道。

2. 一些骨化性肌炎及大部分手足巨细胞肉芽肿患者也可存在*USP6*基因重排，提示这些病例中一部分可能合并ABC，然而下颌部的巨细胞肉

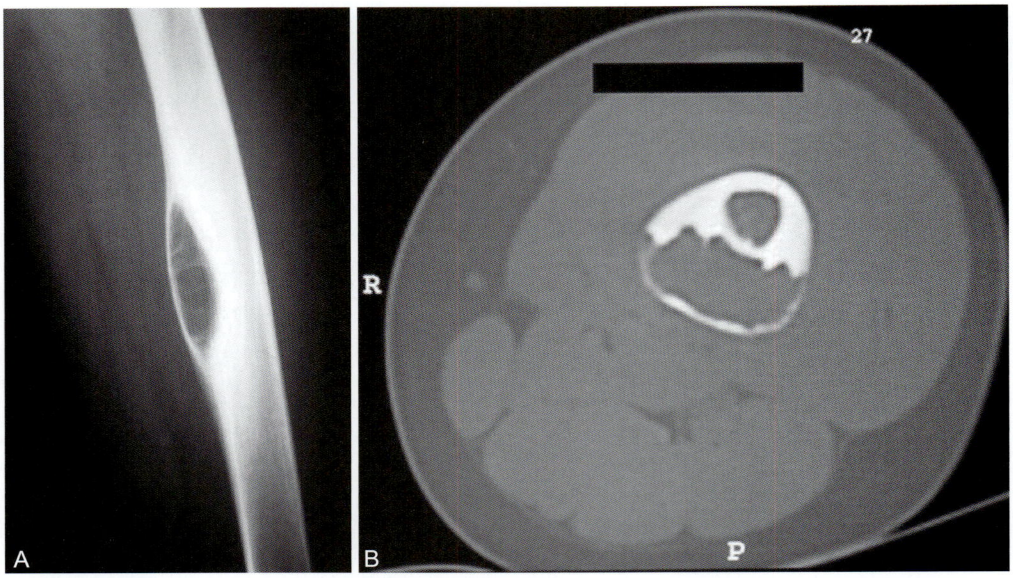

图 51-13 A. 股骨骨干骨皮质内 ABC。X 线片显示骨皮质内透光区，外部骨皮质膨胀呈蛋壳样。B. 轴位 CT 平扫显示股骨骨干部位囊性，X 线透光病变

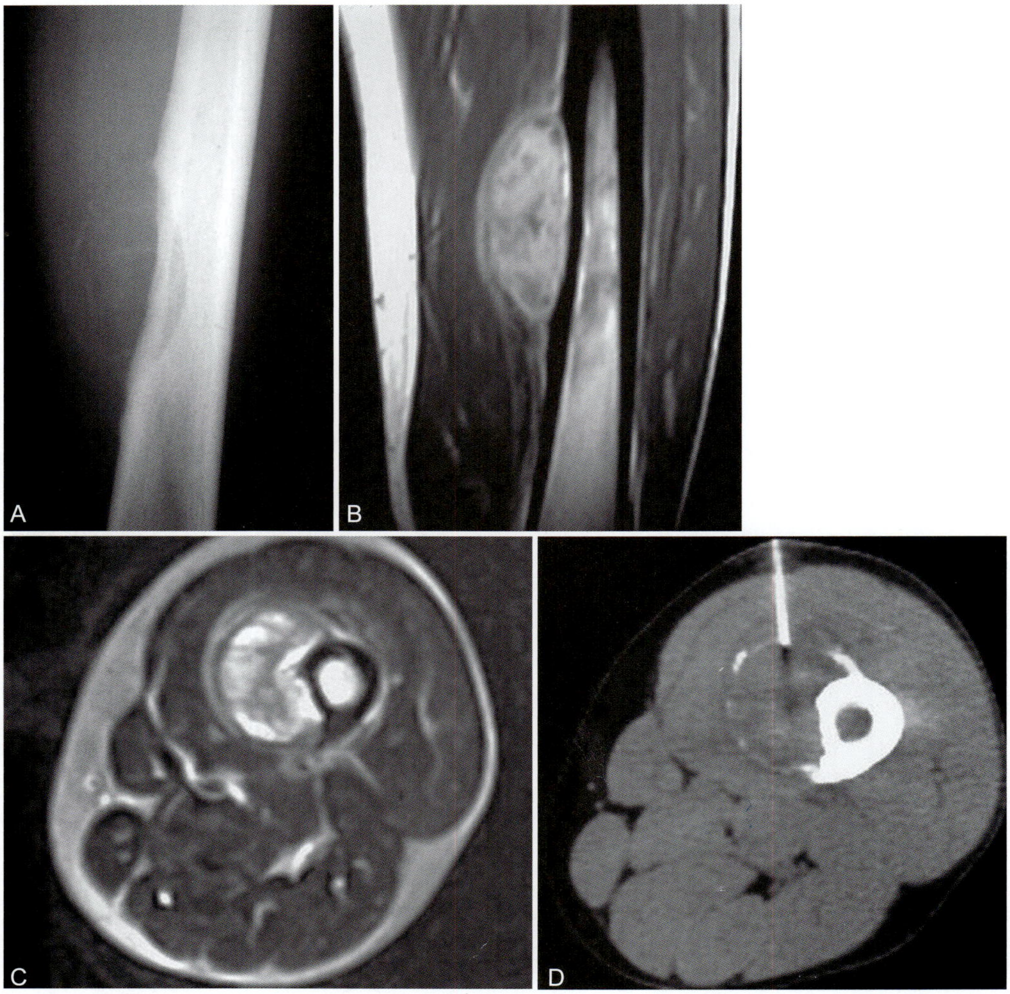

图 51-14 A. 股骨干骨膜下 ABC；B 和 C. 冠状位及轴位 MRI 可显示病变的精确位置及典型的液 - 液平面；D. CT 引导下粗针穿刺活检

芽肿无此改变。

十二、预后

1. 原发性 ABC 预后良好。
2. 很少复发。
3. 复发与病变切除不彻底有关。
4. 恶性病例罕见。这些病例可能是原发性骨肉瘤继发 ABC。

十三、治疗

1. 切除或刮除植骨。
2. 手术时采用化学药物烧灼可减少复发率。
3. 病变范围较大时可进行术前血管栓塞。
4. 对于非承重骨，如腓骨或肋骨，可采用广泛切除。
5. 因其潜在致癌性，不推荐行放射治疗（图 51-1 ～图 51-56）。

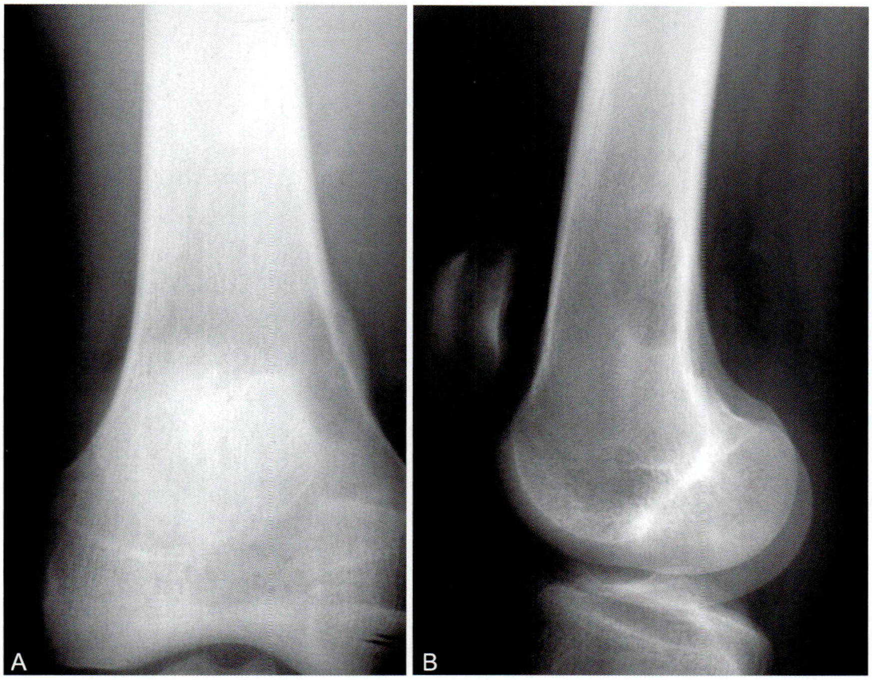

图 51-15 正位 X 线片显示股骨下段干骺端早期 ABC 在髓腔内呈中心性生长

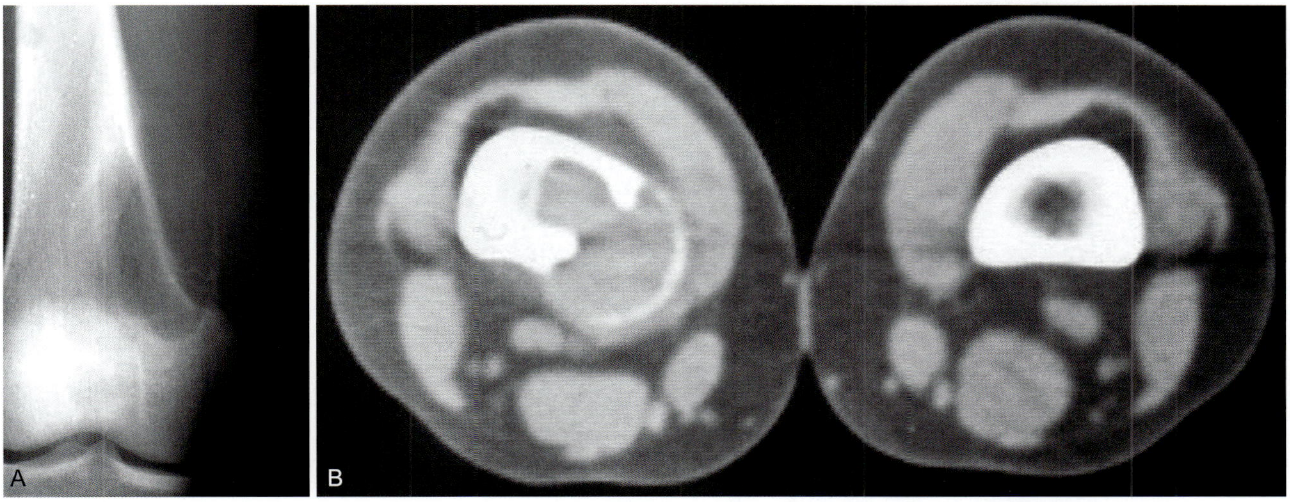

图 51-16 A. 后期出现受累骨皮质气球样膨胀破坏。病变逐渐累及骨皮质并可完全破坏膨胀，凸入周围软组织，形成一薄层钙化边缘及骨膜下新生骨。B. CT 扫描可清楚显示钙化边缘

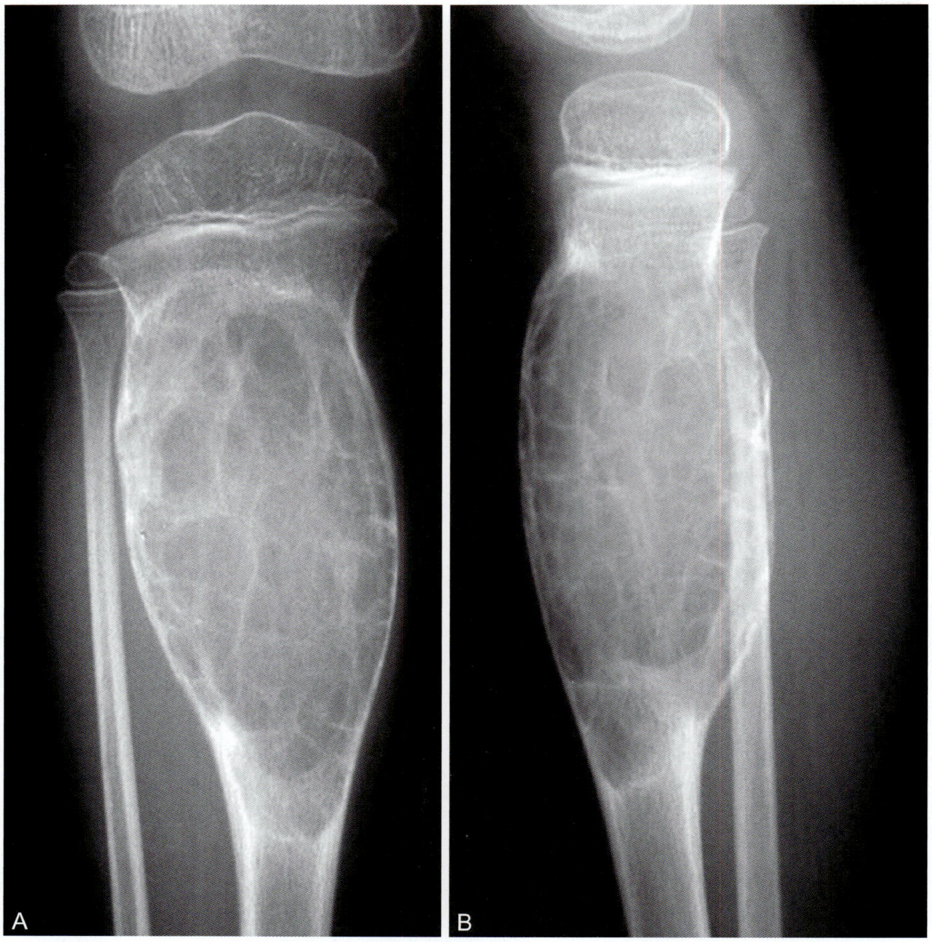

图 51-17　正位 X 线片显示胫骨干骺端病变，呈多腔性

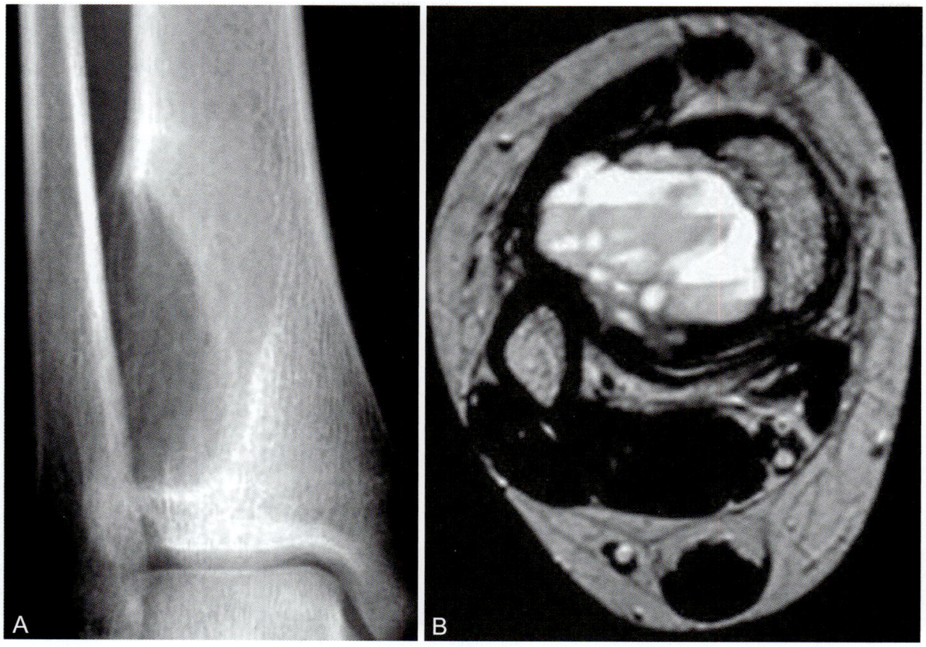

图 51-18　A. X 线片显示胫骨下段干骺端 ABC；B. MRI 显示所谓出血效应

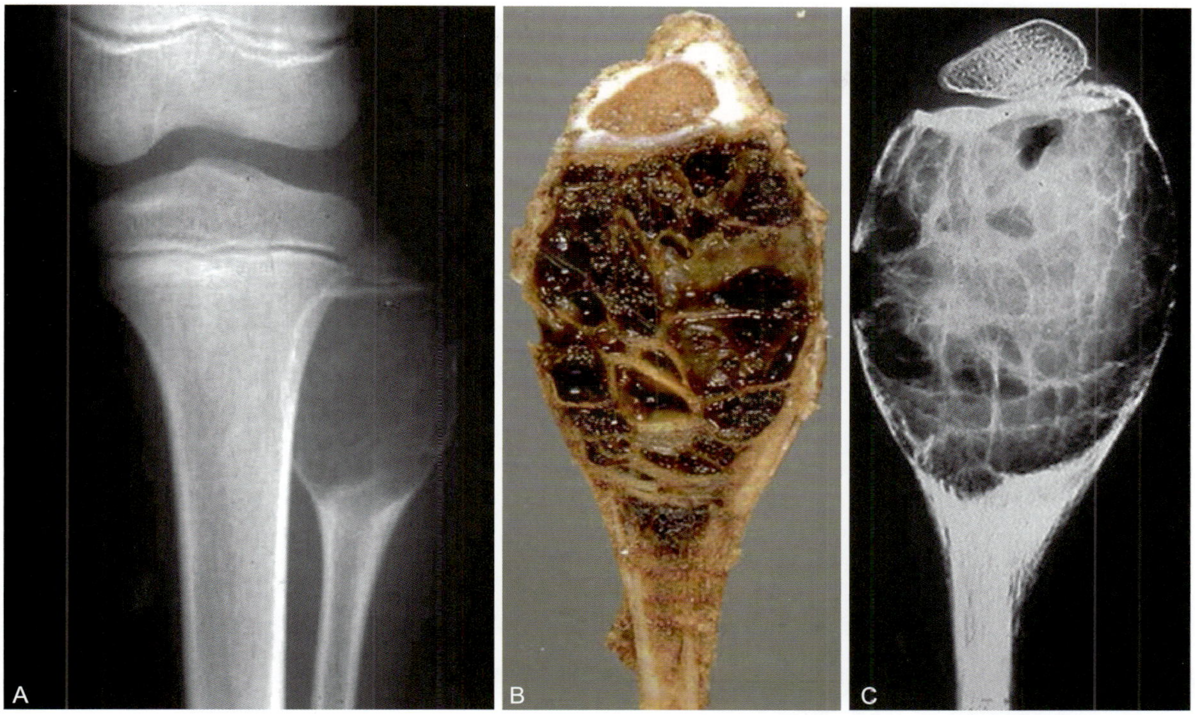

图 51-19　A. 腓骨上段干骺端 ABC；B. 典型大体标本显示内部充满血液的多腔性囊变；C. 大体标本的 X 线表现

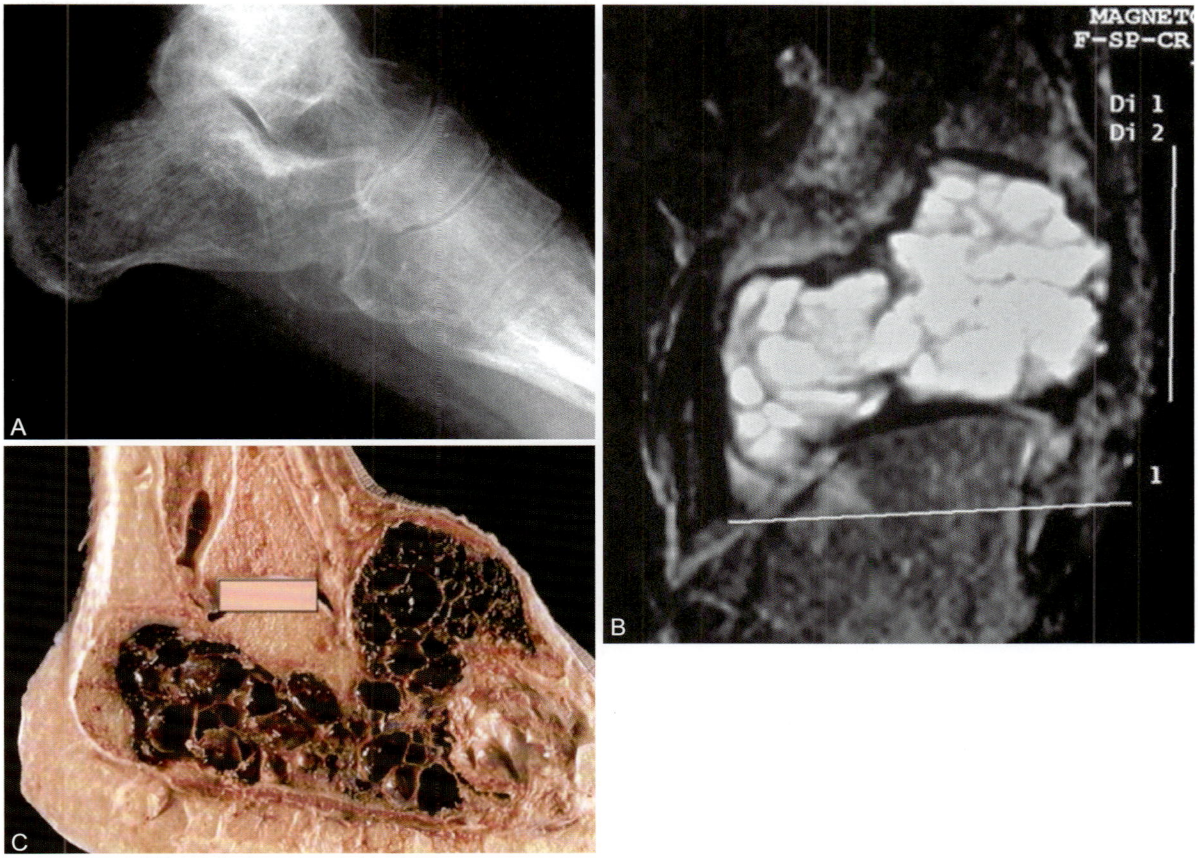

图 51-20　A. 跗骨 ABC；B. MRI 显示典型多腔囊性变；C. 手术切除大体标本显示充满血液的多腔室囊变，内壁由粗细不同的间隔分离

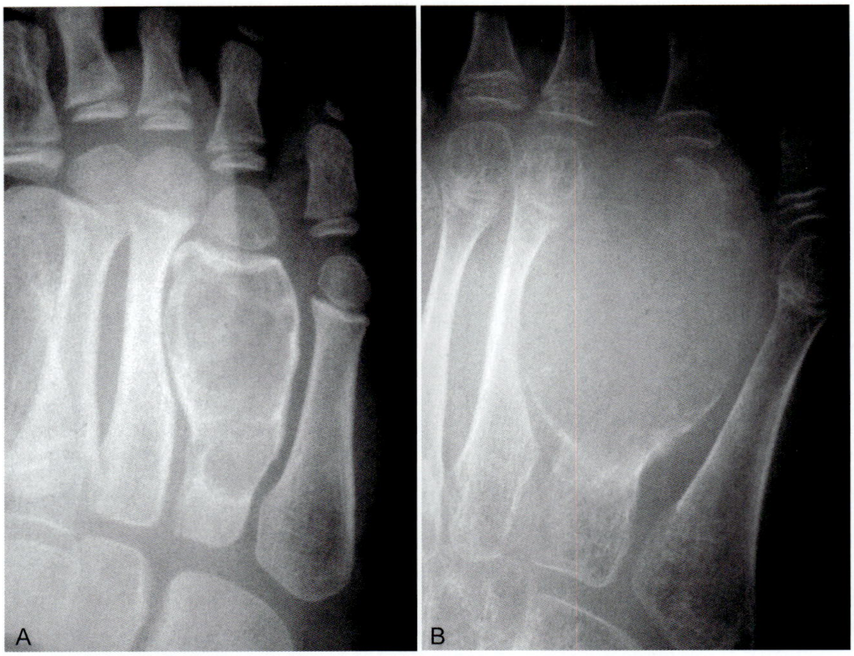

图 51-21 A. 第 4 趾骨 ABC；B. 4 个月后随访进展

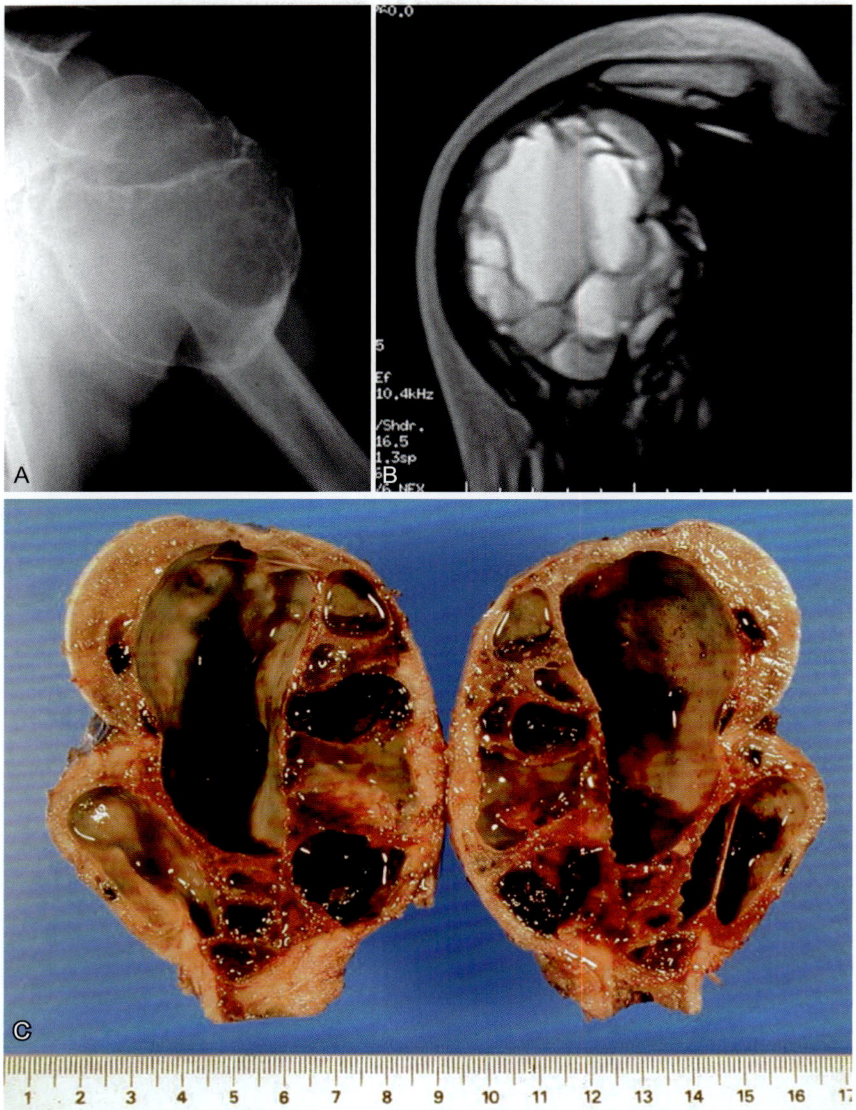

图 51-22 A. 肱骨近端 ABC，伴骨皮质明显膨胀；B. MRI 显示典型多腔室病变；C. 大体标本显示充满血液的多腔囊变，由粗细不同的间隔完全分离

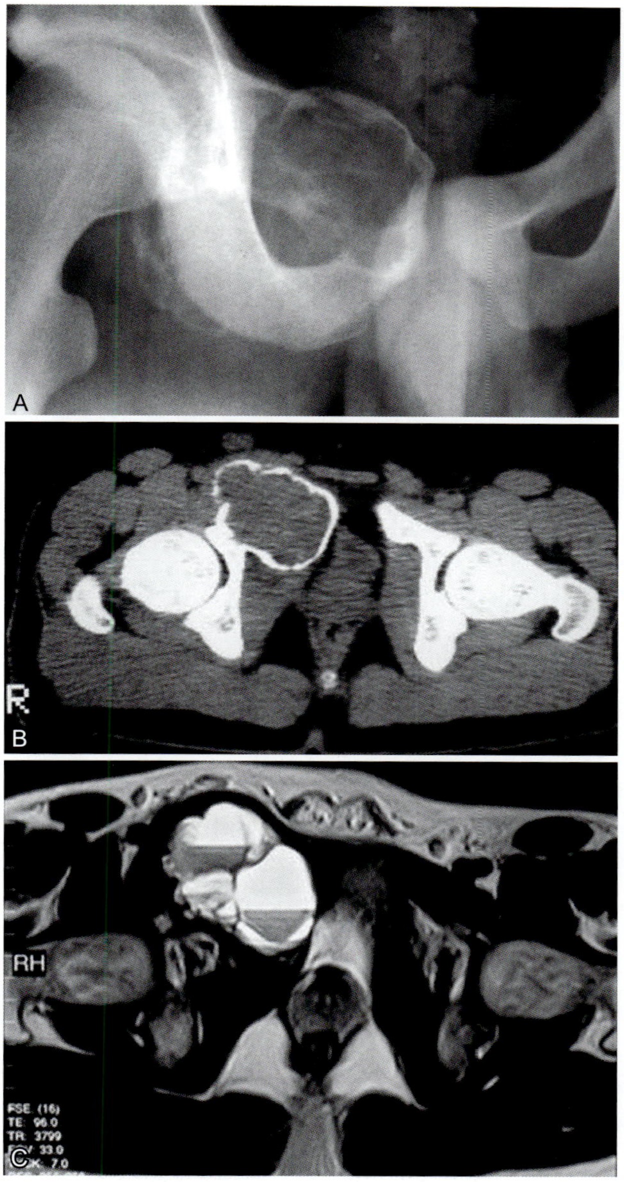

图 51-23　A. 右侧髂耻区域骨皮质气球样膨胀；B. CT 显示病变边界清楚，周围围绕一薄层骨壳；C. MRI 显示液 - 液平面

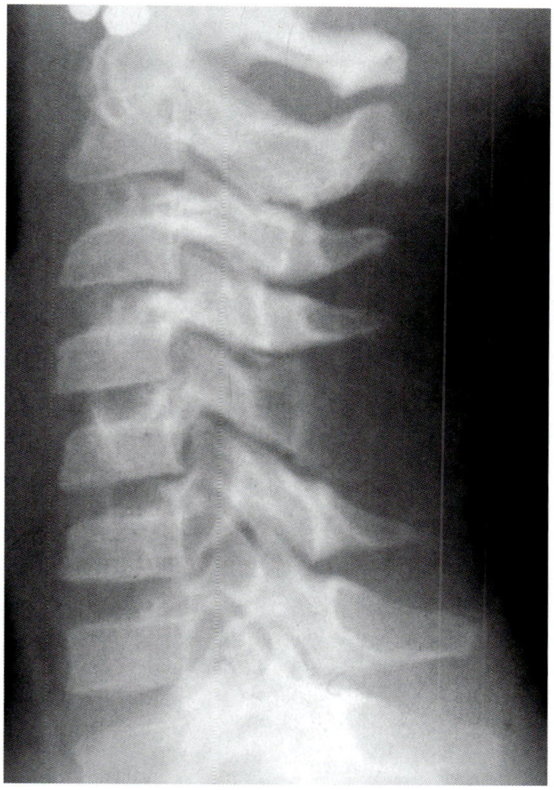

图 51-24　颈椎侧位线片显示后侧结构一溶骨性病变

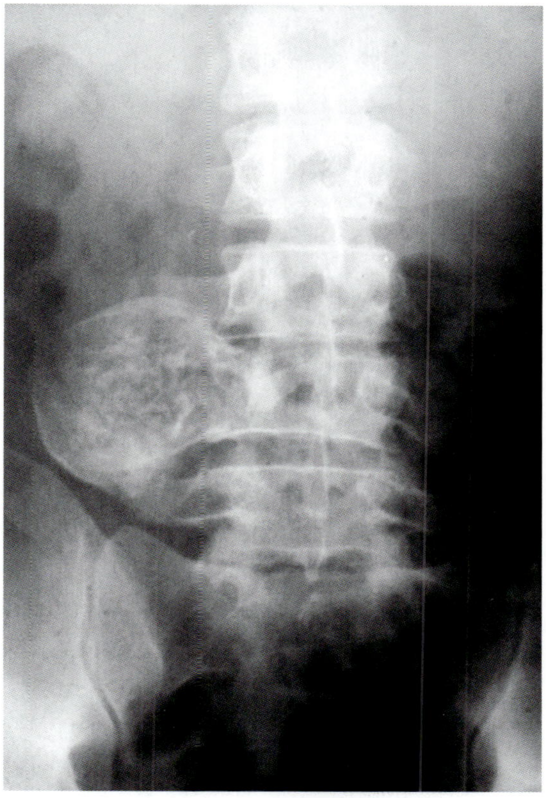

图 51-25　在脊柱，ABC 通常累及 1 个以上的节段（与骨母细胞瘤类似）

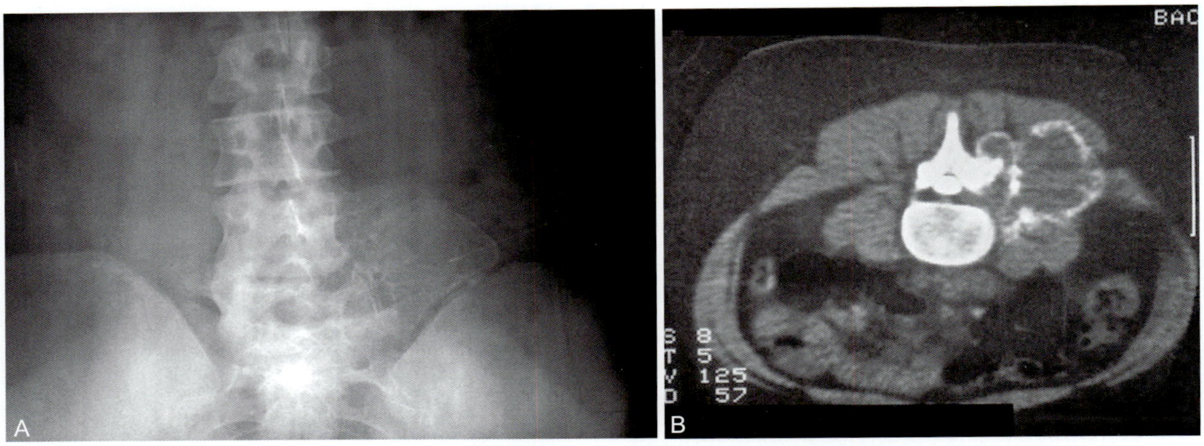

图 51-26 X 线片（A）与 CT 扫描（B）显示另一个 ABC 病例，累及超过 1 个椎体

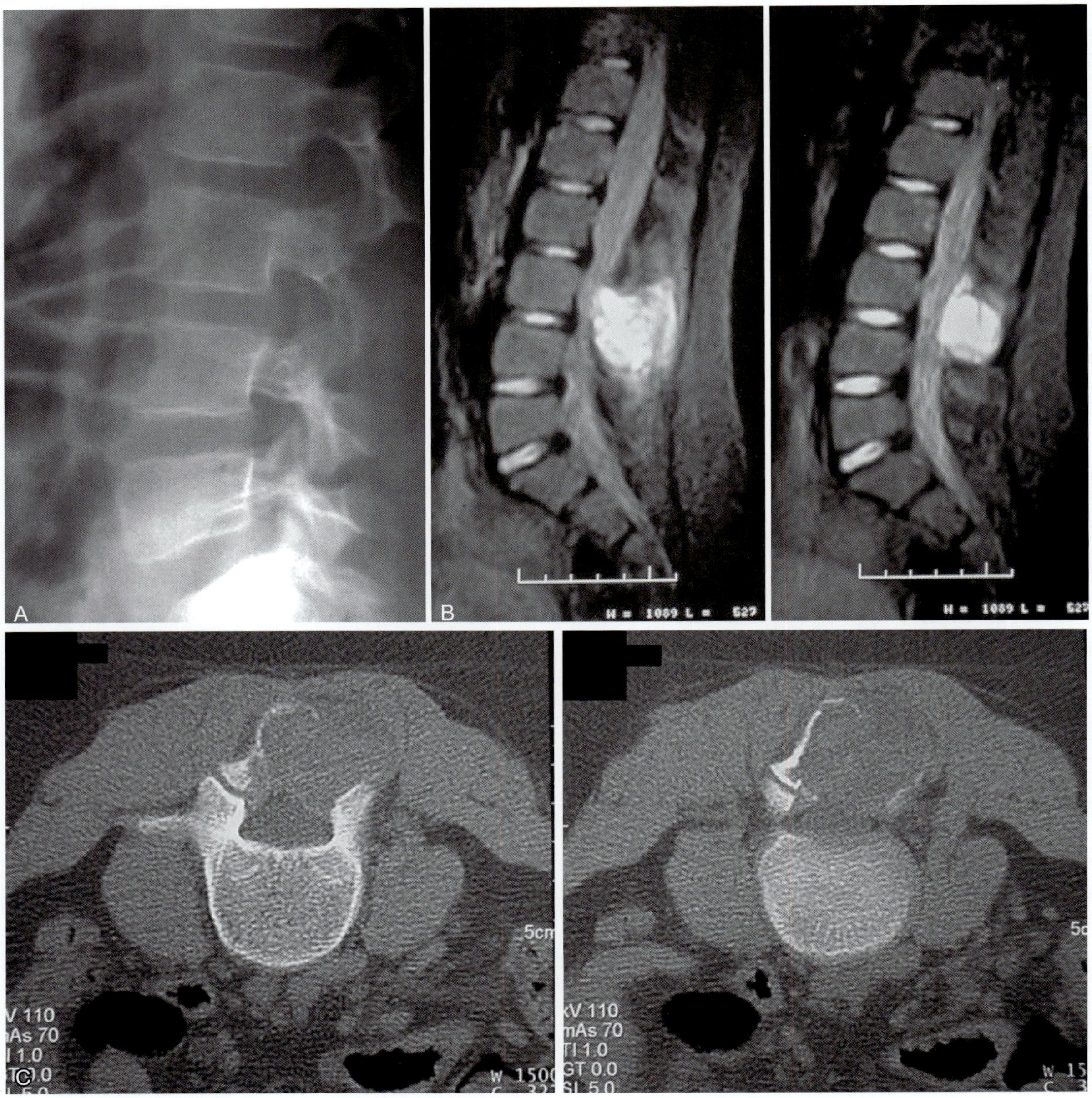

图 51-27 X 线片及 MRI 显示脊柱 ABC 最常累及椎骨后侧结构

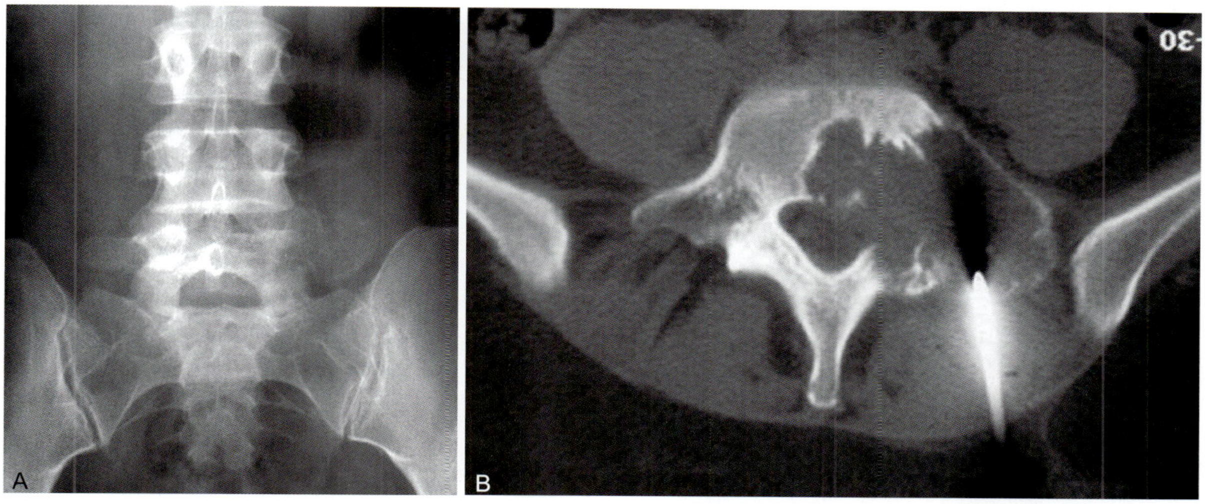

图 51-28　前后位 X 线片（A）及 CT（B）扫描显示 ABC 累及 L_5 椎体。用粗针穿刺活检明确诊断

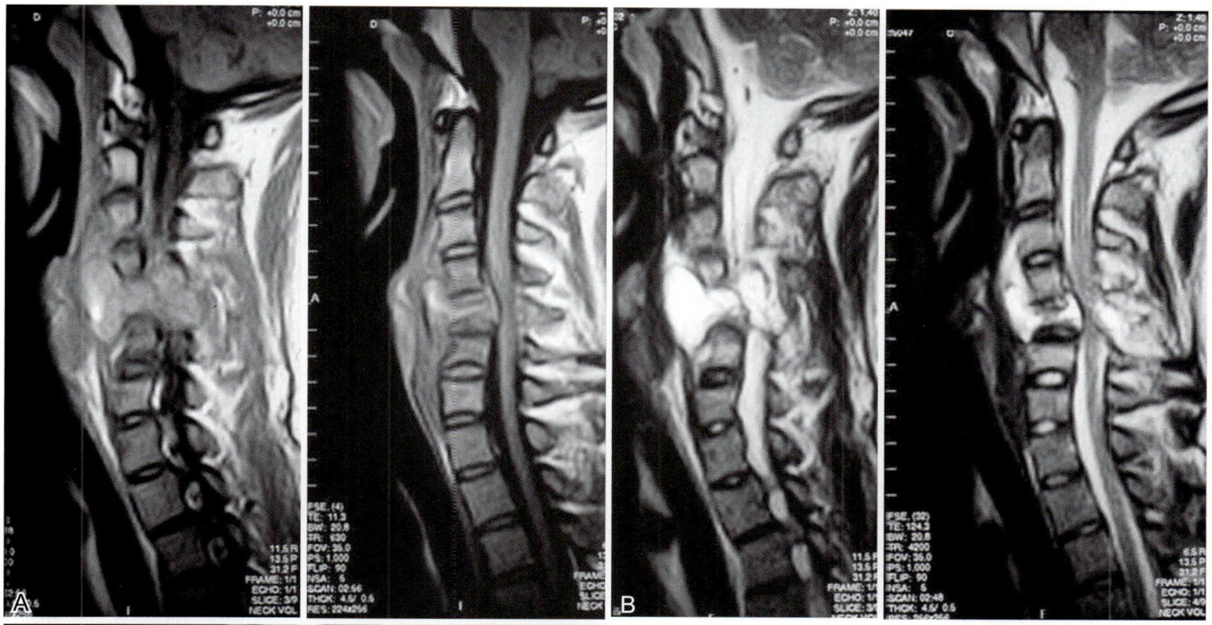

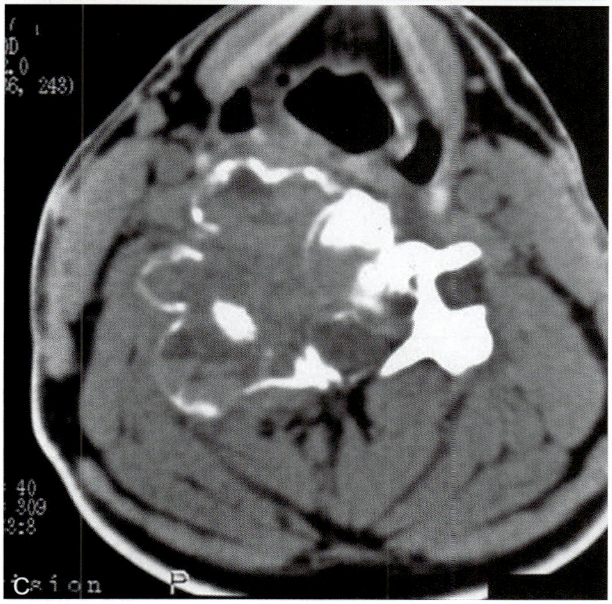

图 51-29　A 和 B. 矢状位 MRI T_1、T_2 加权像显示罕见的 ABC 广泛累及椎体并压迫脊髓；C. 轴位 CT 显示病变广泛累及颈椎椎体及后侧结构

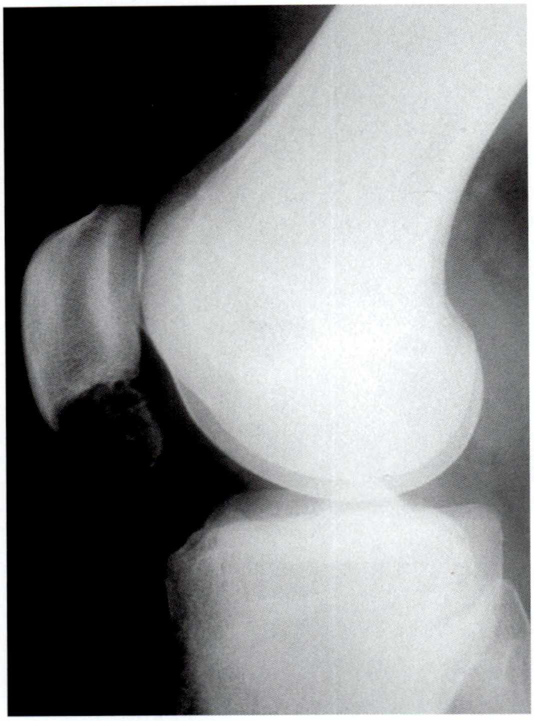

图 51-30　罕见的髌骨 ABC

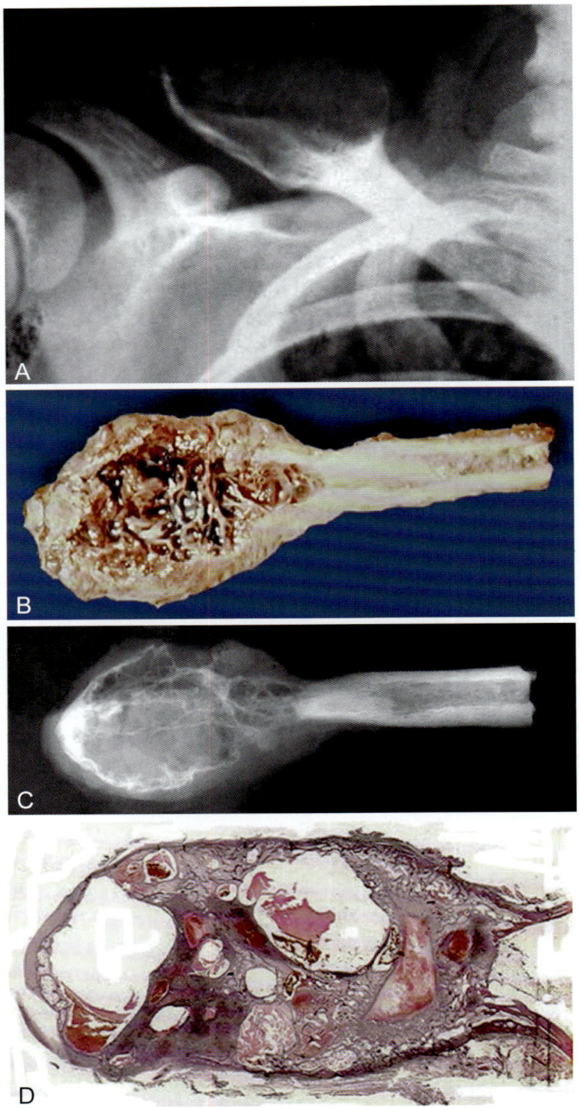

图 51-31　锁骨远端 ABC，X 线片（A）、大体标本（B）、大体标本 X 线片（C）及低倍显微镜视野下的组织学切片图像（D）

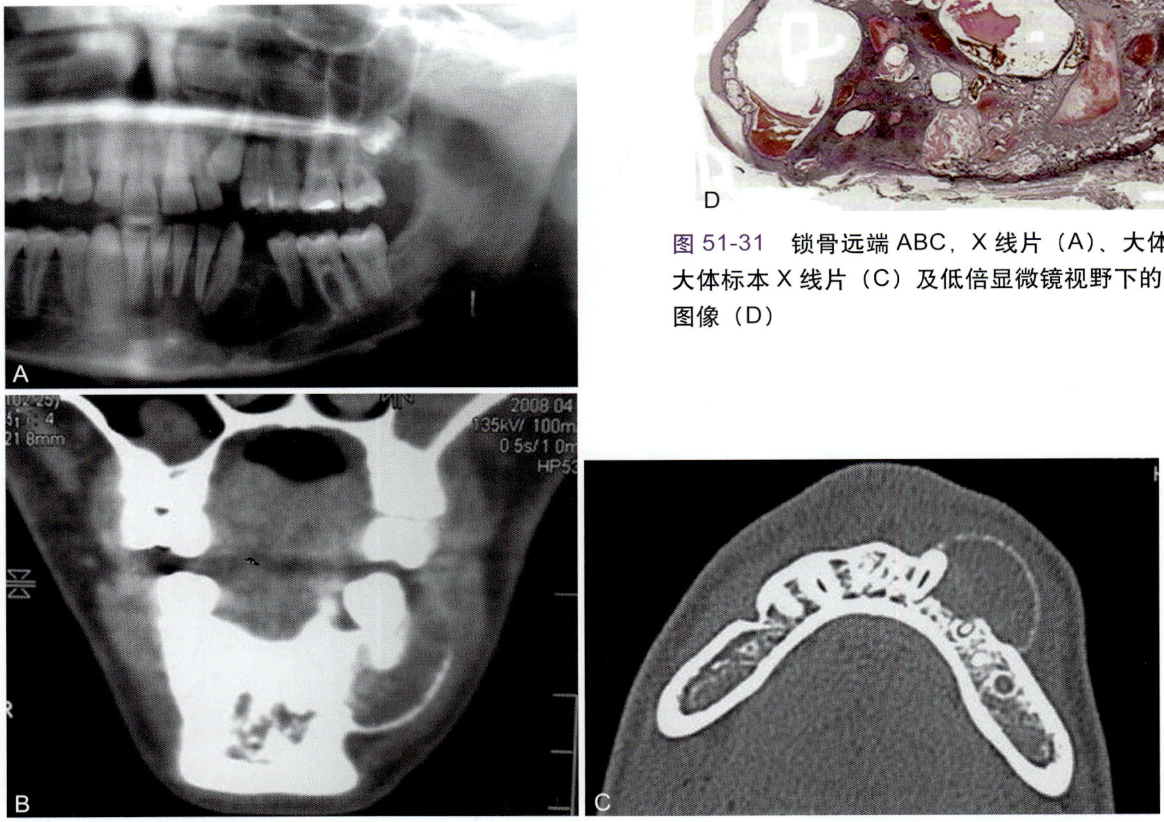

图 51-32　A. 下颌 ABC，非特异性溶骨性病变；B 和 C. 冠状位及轴位 CT 显示膨胀性溶骨性病变，凸入周围软组织，伴一薄层钙化新生骨

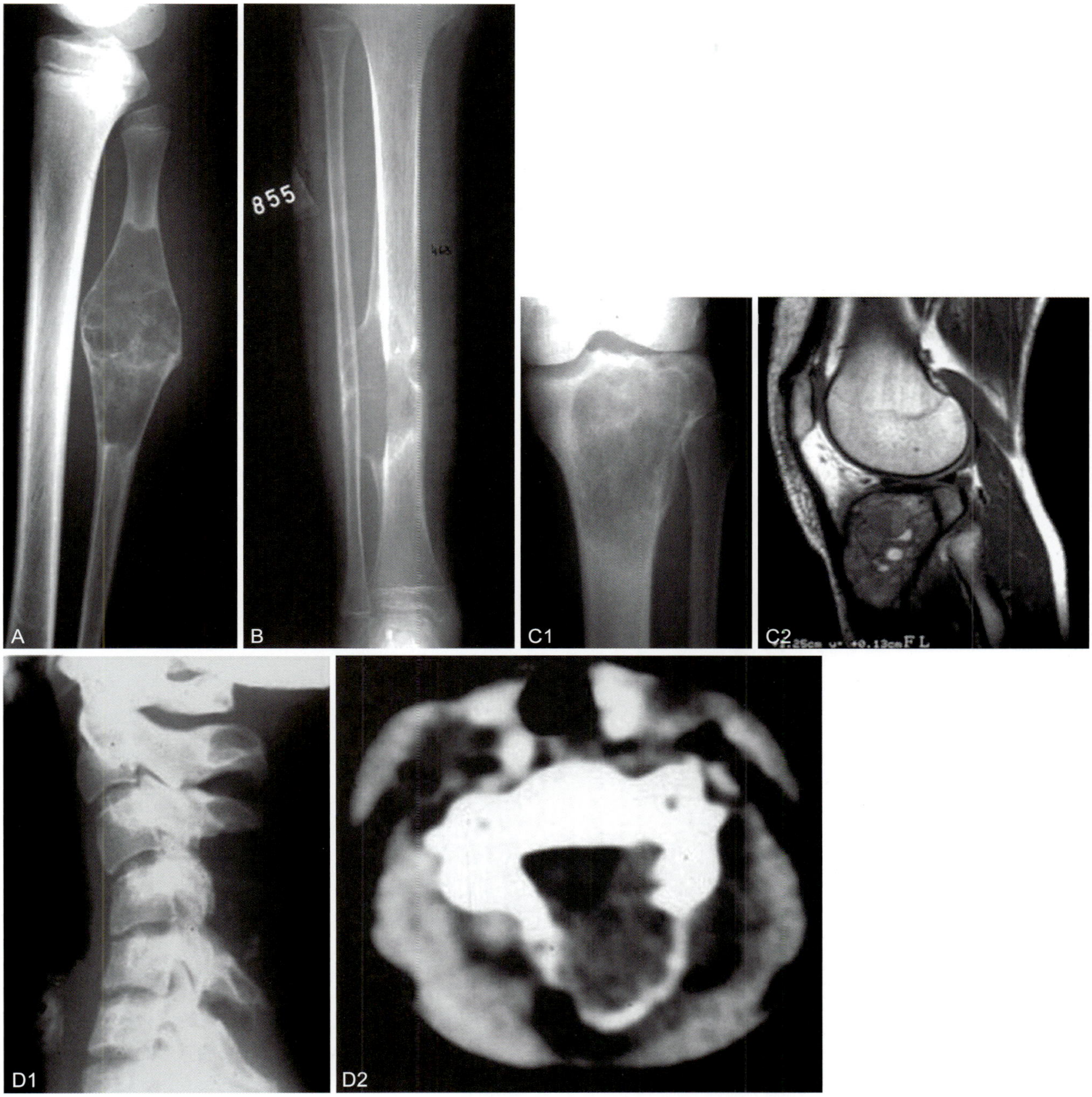

图 51-33　A. 影像学鉴别诊断：SBC；B. 毛细血管扩张型骨肉瘤；C1 和 C2. 骨巨细胞瘤；D1 和 D2. 细胞瘤（椎体内）

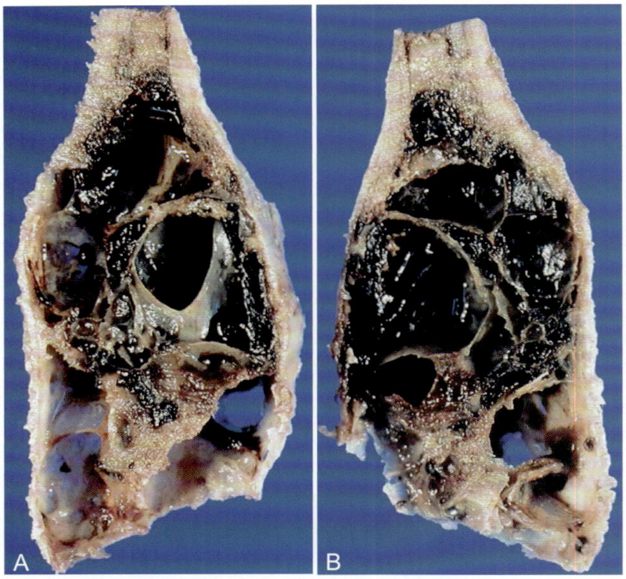

图 51-34　大体标本显示充满血液的多腔室囊变，内部由粗细不同的间隔分离

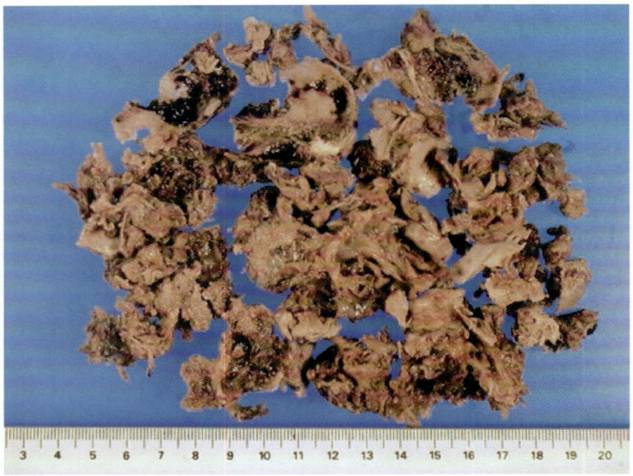

图 51-35　手术刮除 ABC 标本，红棕色碎片

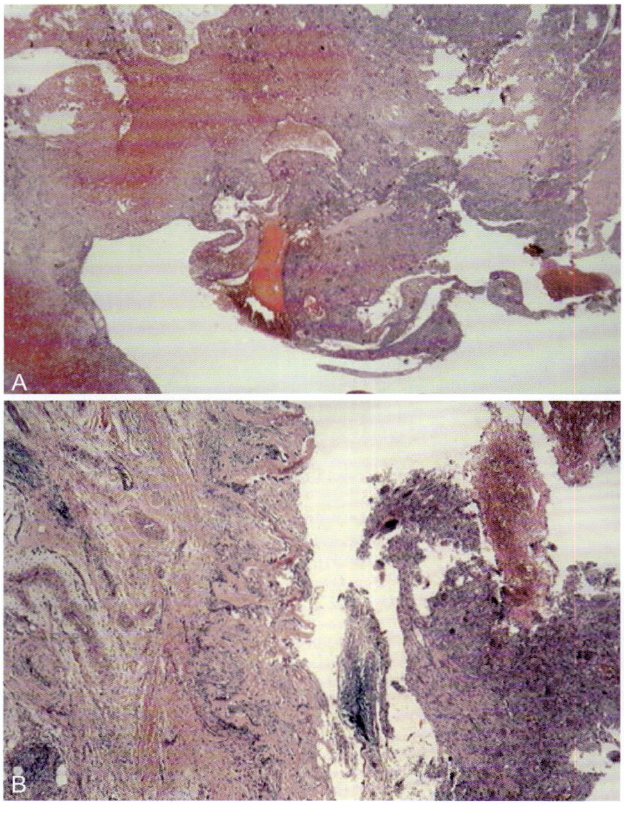

图 51-36　A. 组织学特征上，最常见的特征是充满血液的海绵状血管瘤样多腔室囊变。低倍显微镜视野下，囊变由间隔分裂，腔室内充满血液或呈空腔。B. 左侧可见骨膜反应，中部可见粉状钙化灶。ABC 间隔壁的典型表现

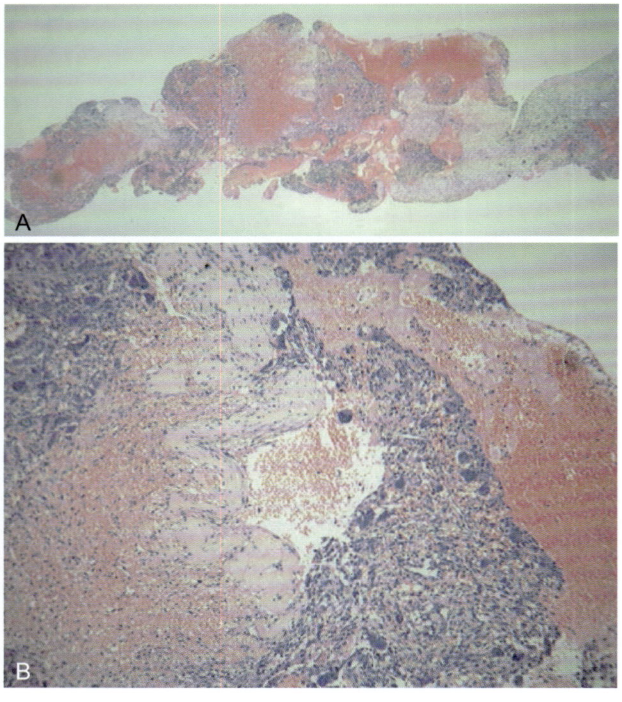

图 51-37　A. 低倍显微镜视野下的 ABC 粗针穿刺活检显示标本的显著特征；B. 高倍显微镜视野下见充满血液的腔室，间隔由纤维血管组织及破骨细胞样多核巨细胞构成，可见纤维性类骨质

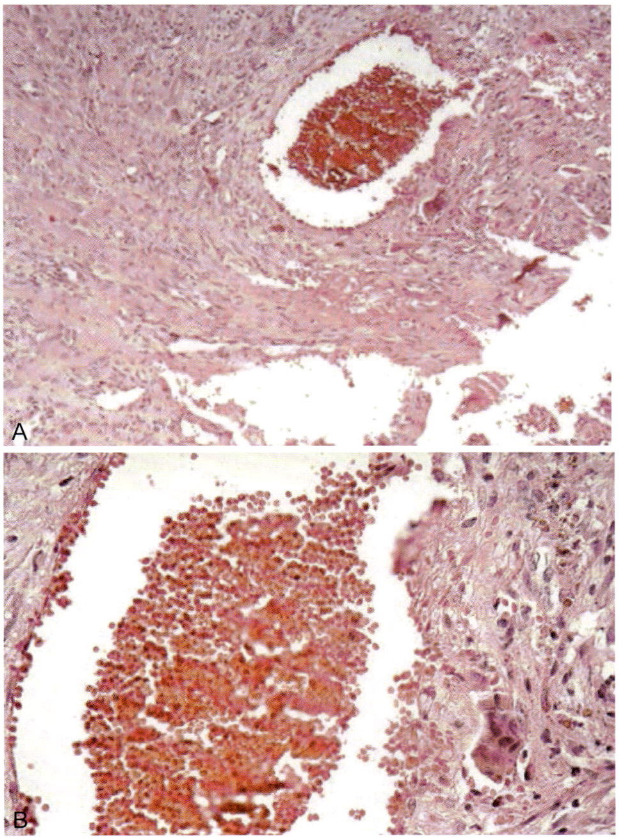

图 51-38　囊肿内壁缺乏血管特征及内皮细胞

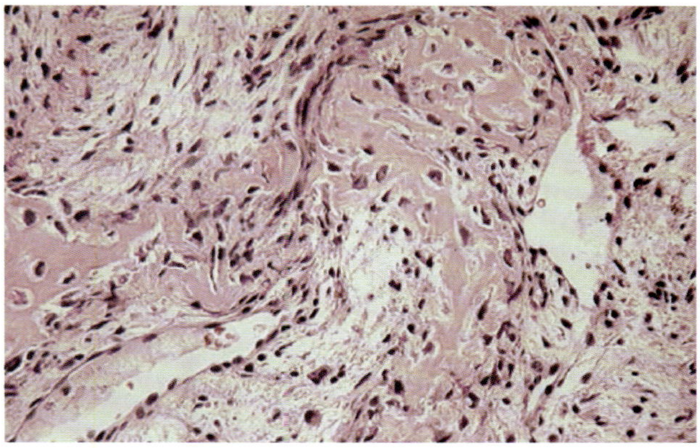

图 51-40　病变梭形细胞基质内可见未成熟骨小梁

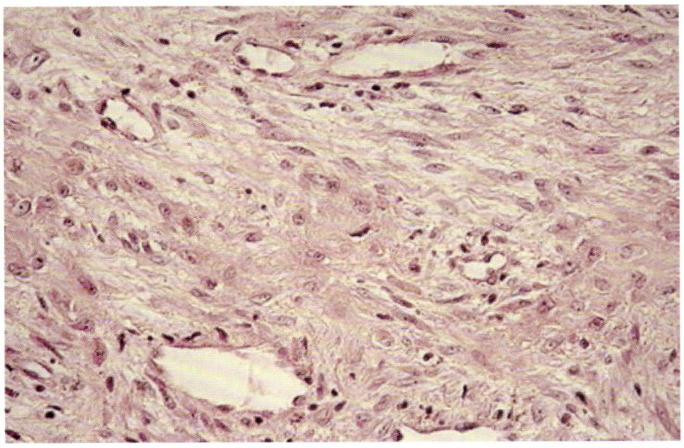

图 51-39　病变内的间隔内可见松散排列的梭形细胞

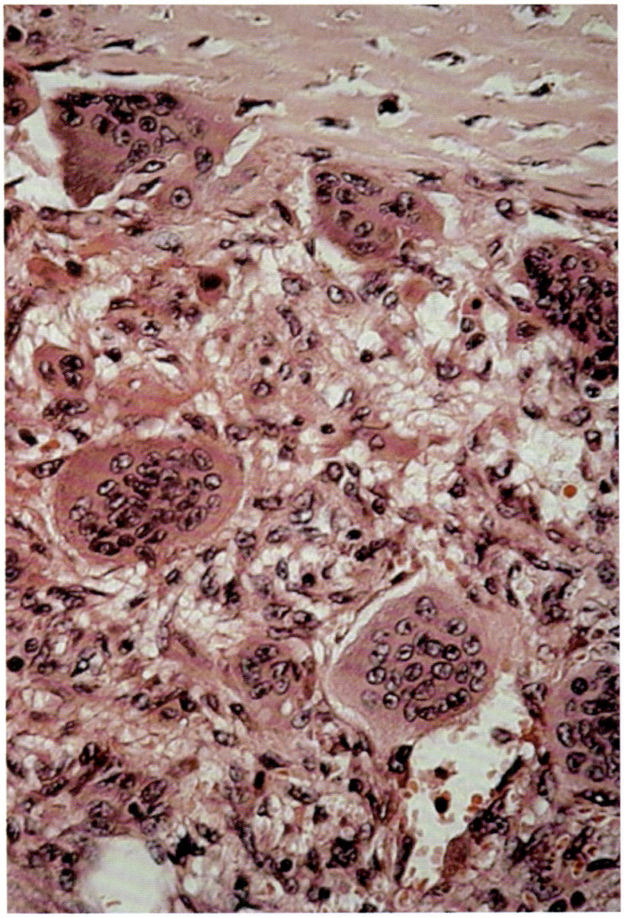

图 51-41　ABC 间隔内常见多核巨细胞，在纤维血管组织基质中成群分布

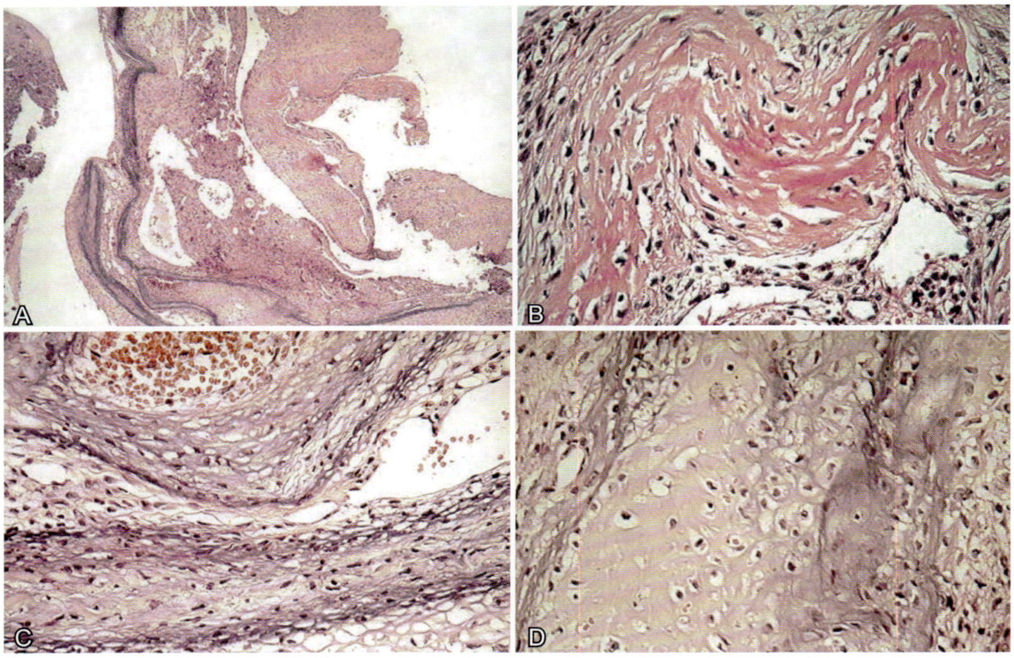

图 51-42　A. 低倍显微镜视野下 ABC，病变隔板由类软骨样基质、纤维性类骨质构成。这些特征相对特异。B. 高倍显微镜视野下的纤维类骨质。C. “蓝骨区域”。D. 软骨区域

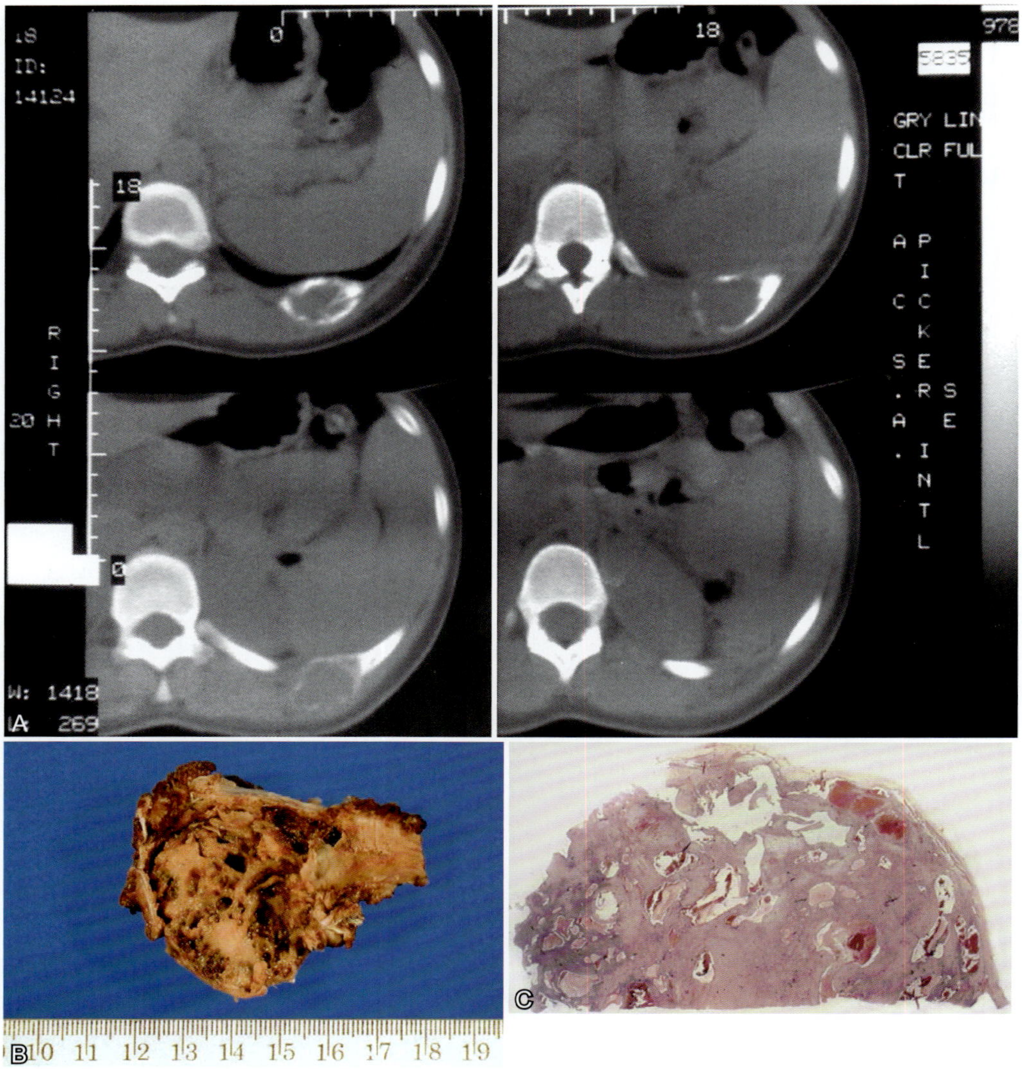

图 51-43　A. 实性 ABC。肋骨的溶骨性、膨胀性病变。B. 大体标本显示少量血液填充的腔隙。C. 低倍显微镜视野下的病变

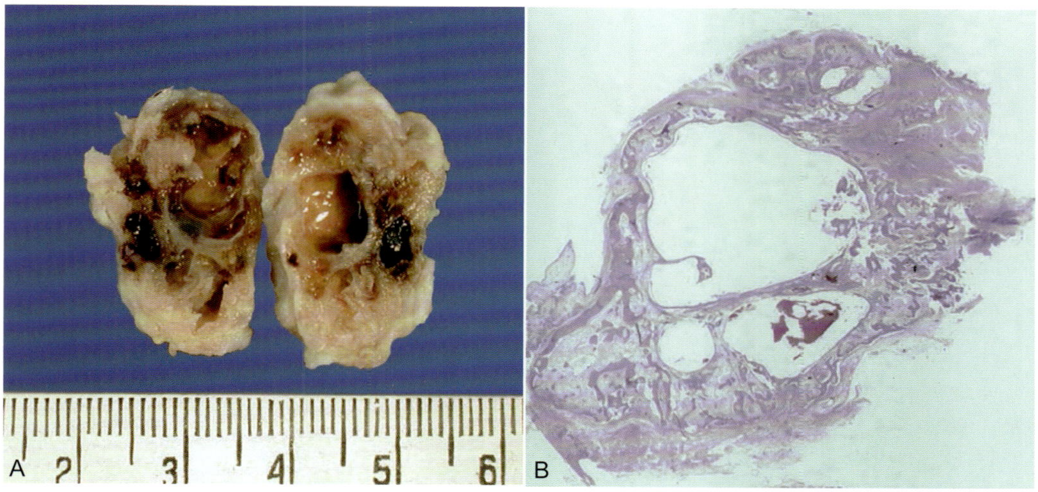

图 51-44 A. ABC 累及软组织，大体标本；B. 低倍显微镜下表现

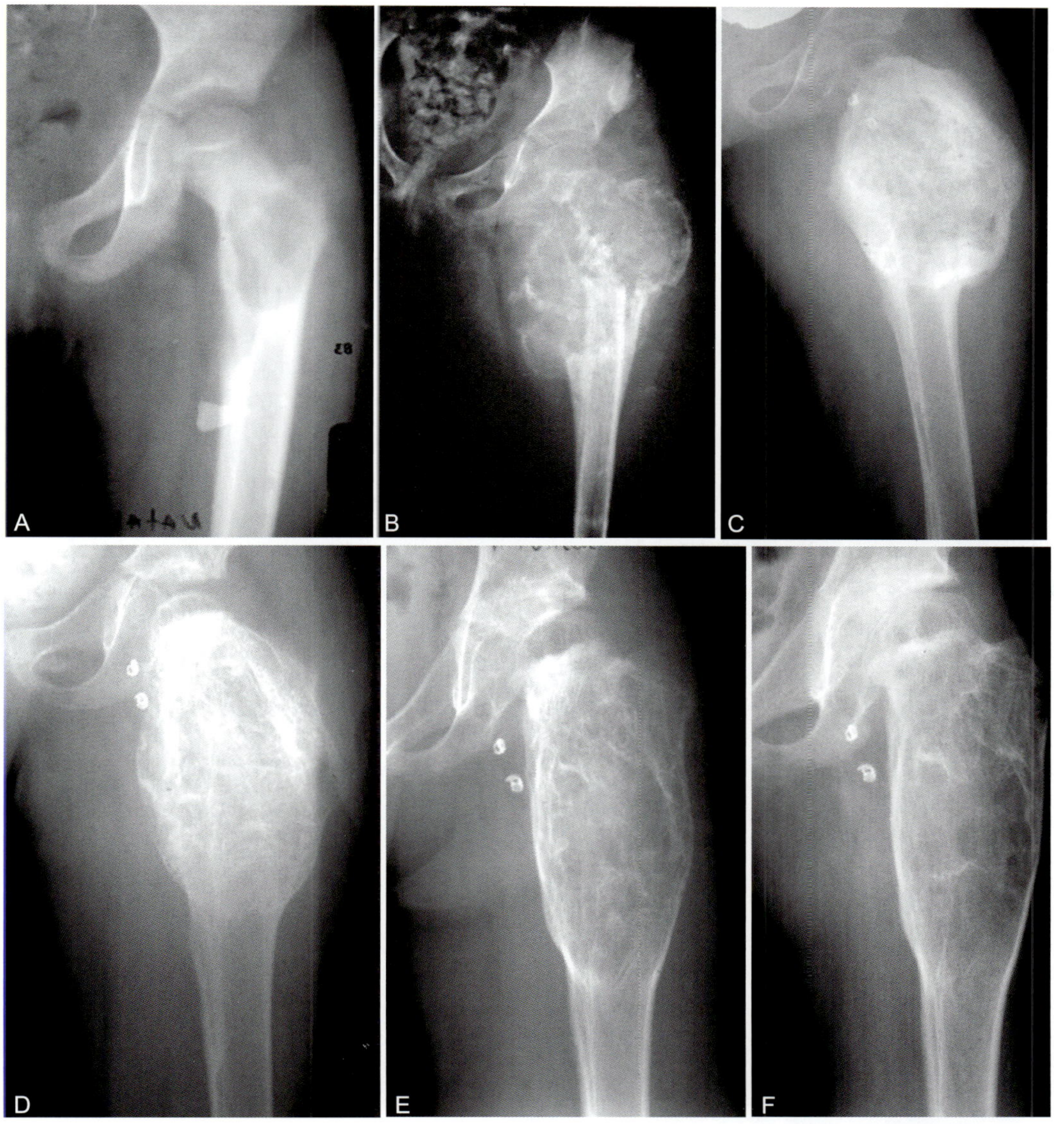

图 51-45 某些 ABC 可以惊人速度发展，X 线表现提示恶性病变。A. 一名 9 岁女孩干骺端溶骨性病变需与 SBC 或骨纤维发育不良进行鉴别。通过细针穿刺活检确诊 SBC。B. 6 个月后（1990 年），患者病变迅速发展并凸入周围软组织，骨膜反应（Codman 三角），粗针穿刺活检确诊 ABC。C. 患者进行栓塞治疗。D ～ F. 1991—1996 年治疗后随访

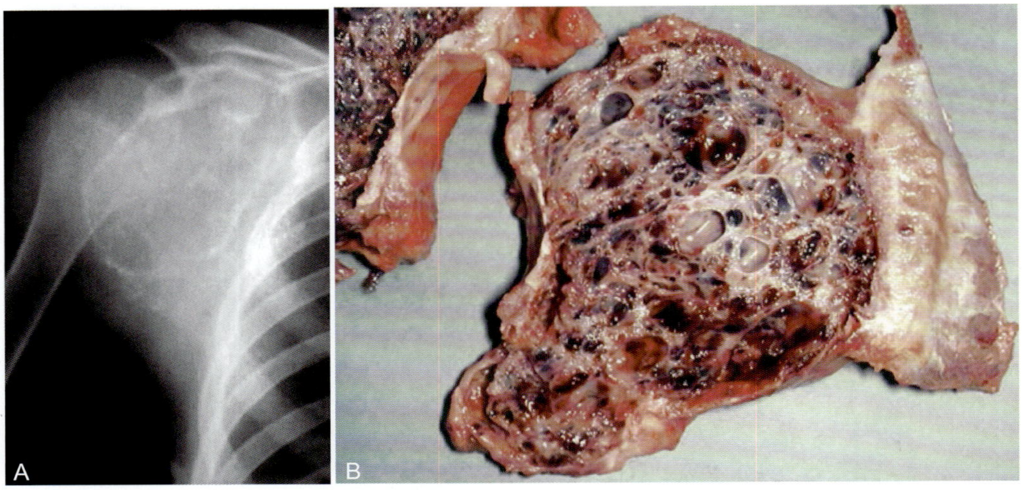

图 51-46　A. 肩胛骨 ABC。X 线片显示肩胛骨一巨大 X 线透光区。B. 大体标本显示 ABC 多发腔隙

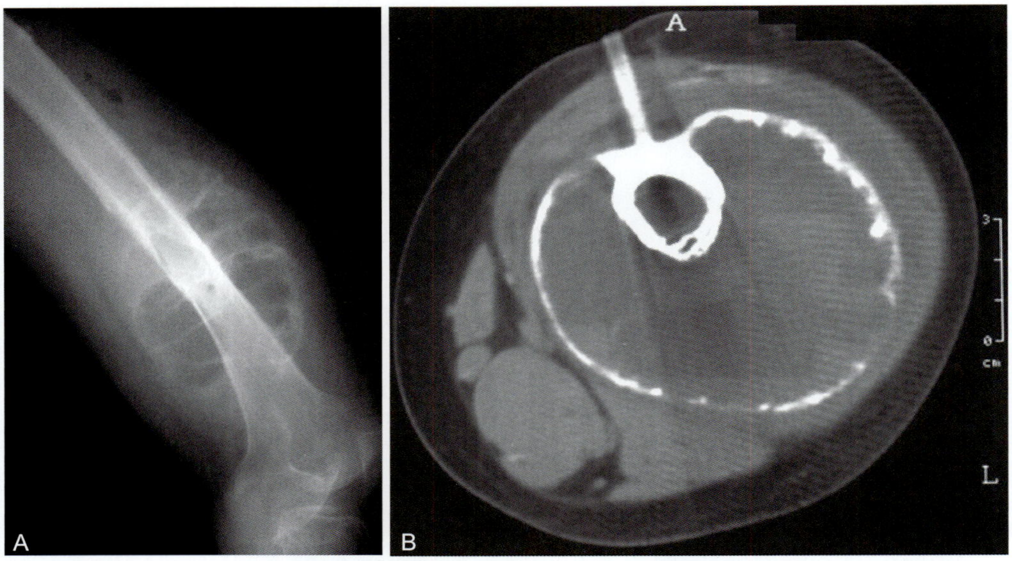

图 51-47　A. X 线片显示股骨干一广泛膨胀性病变；B. CT 显示骨膜病变，通过粗针穿刺活检诊断为 ABC

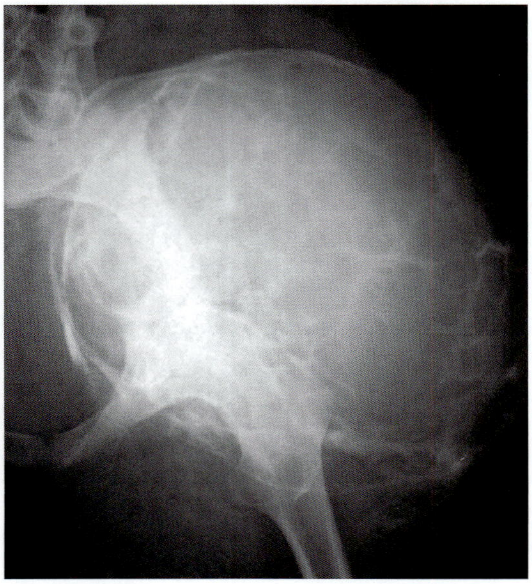

图 51-48　X 线片显示整个髂骨区一巨大 X 线透光性病变，诊断为原发性 ABC

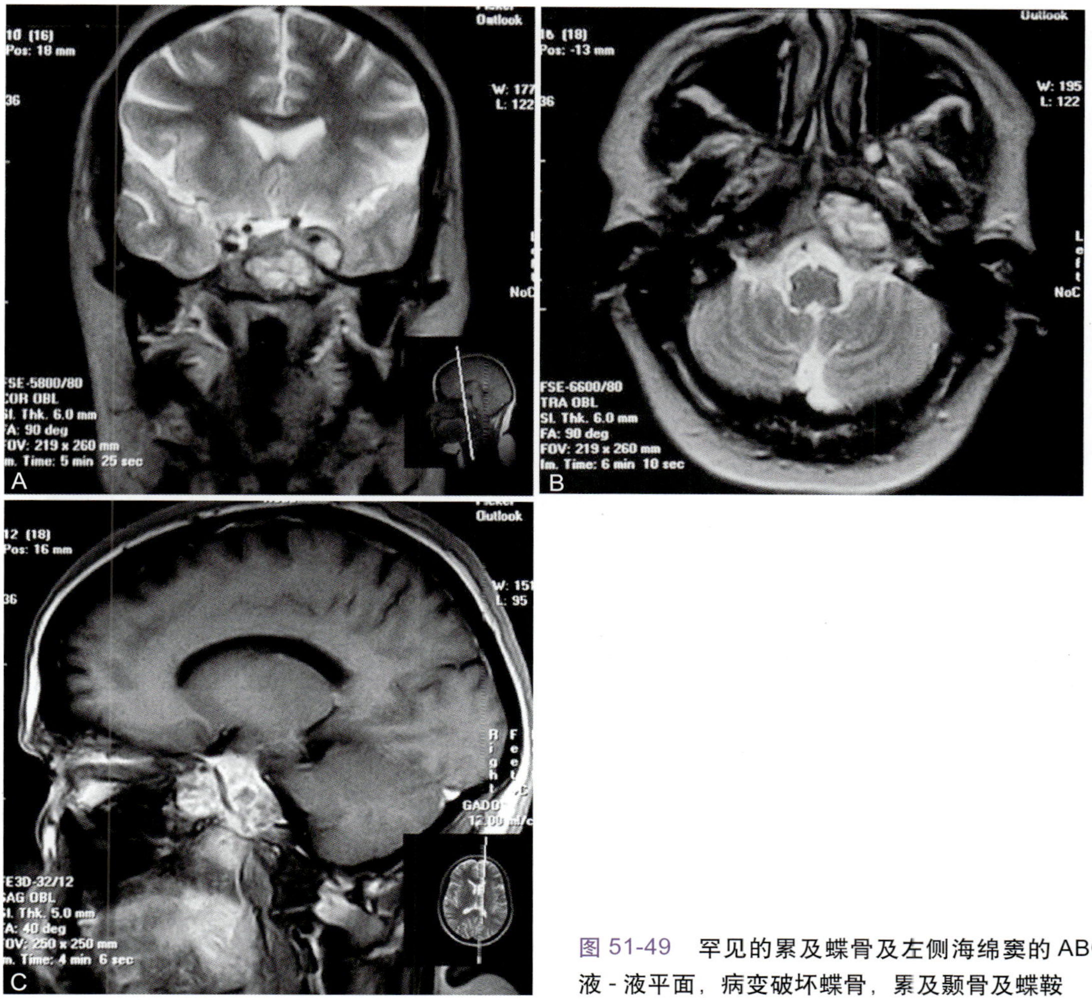

图 51-49 罕见的累及蝶骨及左侧海绵窦的 ABC，可见病变内的液 - 液平面，病变破坏蝶骨，累及颞骨及蝶鞍

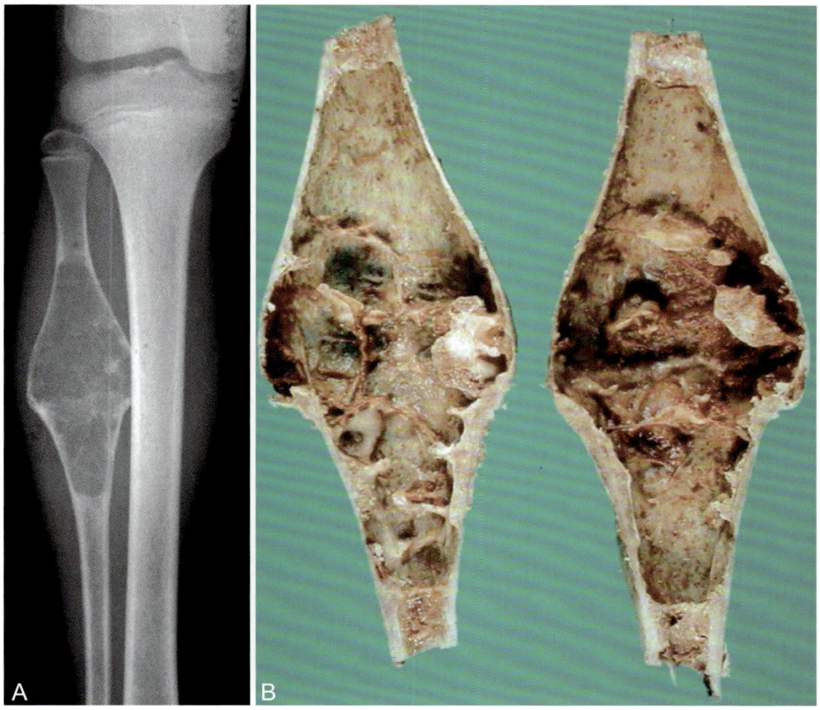

图 51-50 A. SBC 是最常见的组织学鉴别诊断。X 线片显示腓骨干一气球样膨胀性、溶骨性病变。B. 病变通过细针穿刺活检及切除病理诊断为良性囊性病变，病变内壁可见骨嵴凸入髓腔

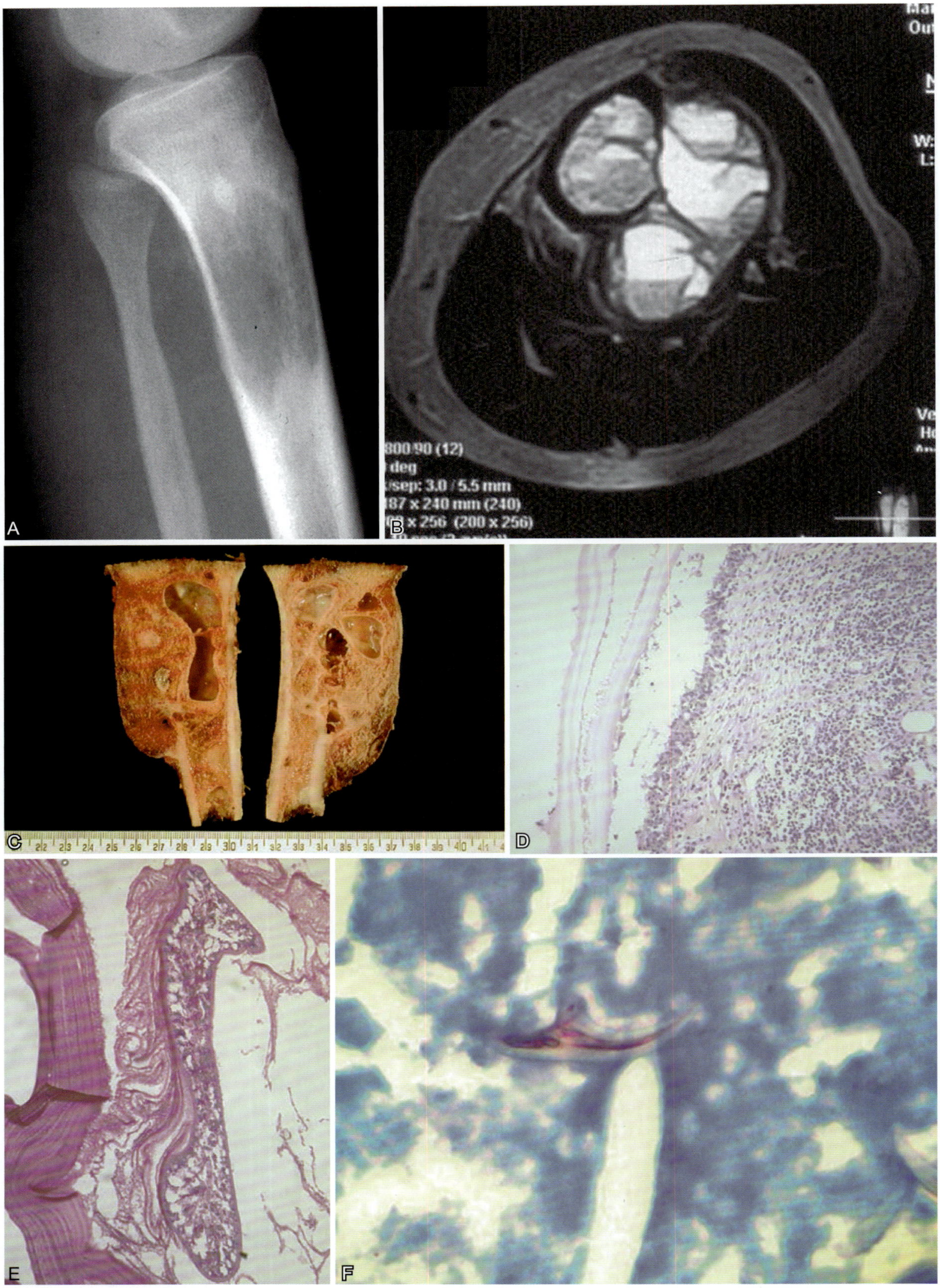

图 51-51 骨棘球蚴囊肿。A. 胫骨近端干骺端溶骨性病变；B. MRI 显示骨内病变及周围软组织受累，同时显示液 - 液平面；C. 病变向髓内进展，切面截面可见许多囊腔；D. 组织学检查见含有核细胞的内层及无核细胞的外层；E. 囊壁外层有明显特异性，由大量 PAS 阳性区域；F. 棘球蚴头节可确诊骨棘球幼囊肿

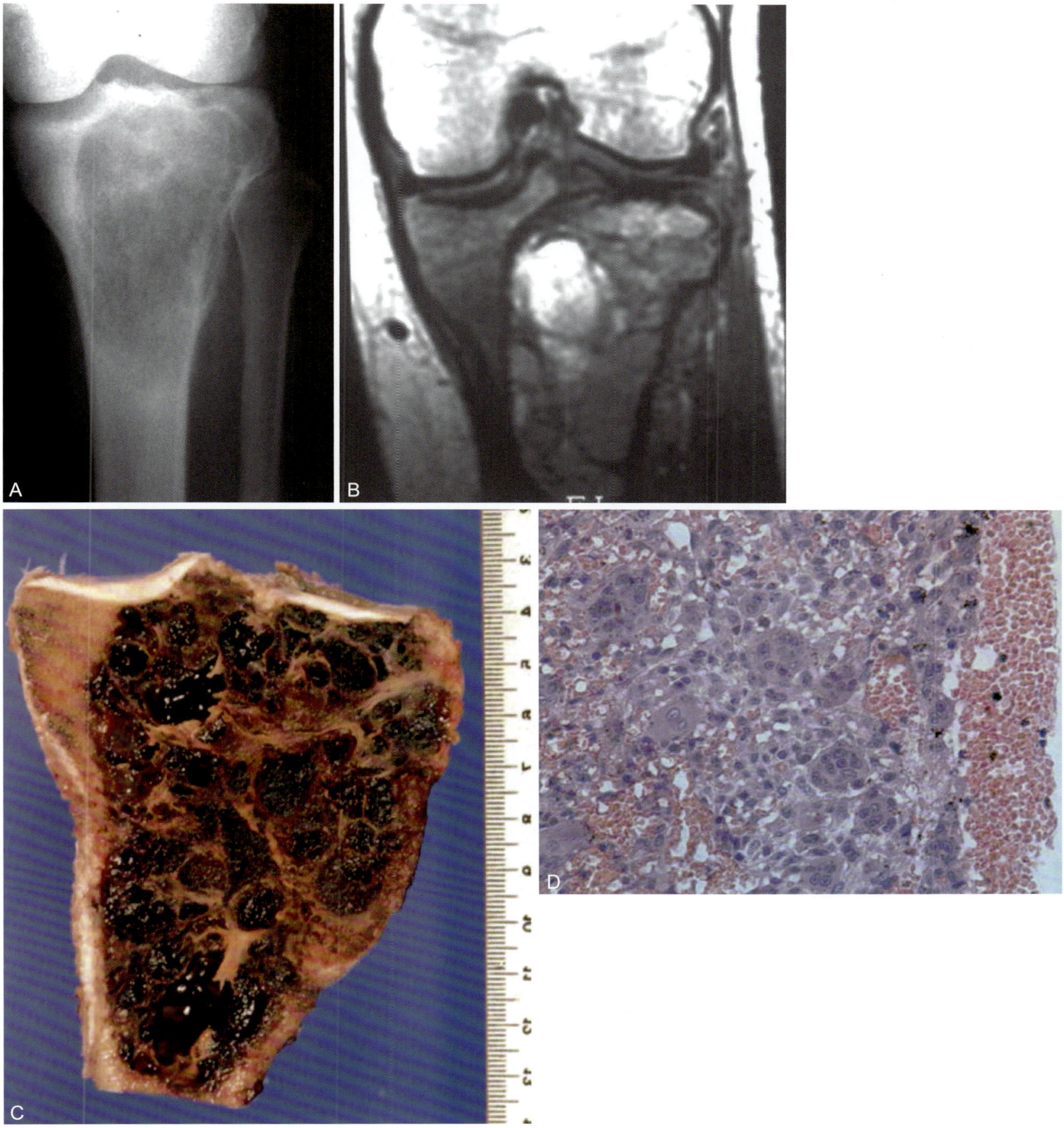

图 51-52　骨巨细胞瘤继发 ABC。A. X 线片显示骨骺区溶骨性病变向干骺端进展；B. MRI 显示大量囊腔；C. 切除标本可见许多充满血液的囊腔；D. 组织学检查显示骨巨细胞瘤的典型标本。骨巨细胞瘤可能是最常见的合并继发性 ABC 的骨肿瘤

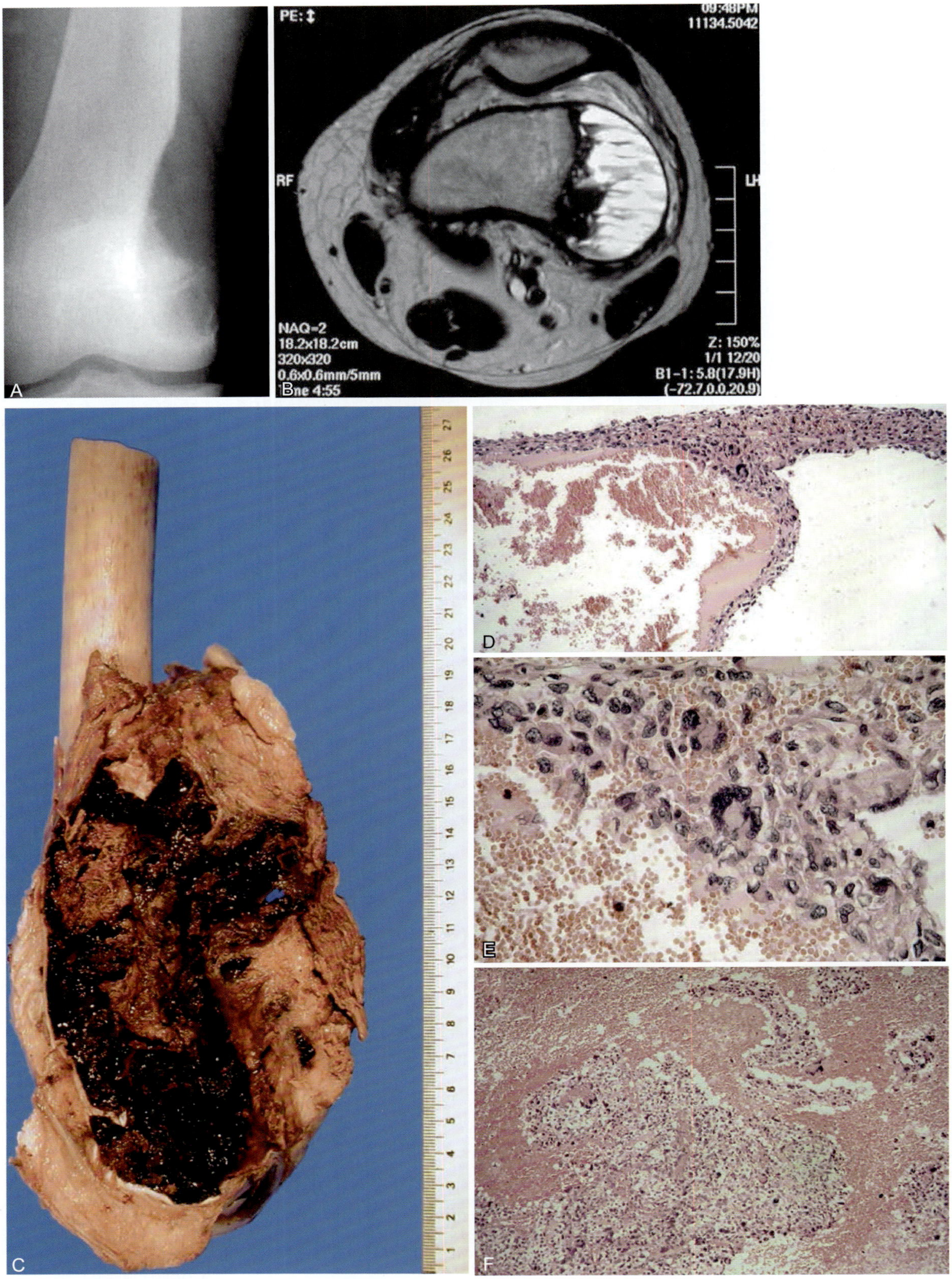

图 51-53 毛细血管扩张型骨肉瘤。A. 股骨远端干骺端偏心性溶骨性病变。B. MRI 显示多腔溶骨性病变，可见典型的液 - 液平面。C. 大体标本表现为充满血液的囊性病损。D. 低倍显微镜下，病变可见纤维间隔，与 ABC 类似。E. 高倍显微镜下，构成间隔的细胞在形态学上呈恶性，可诊断毛细血管扩张型骨肉瘤。少部分病例在充满血细胞的背景中可见少量多形性细胞。F. 可见矿化，而无类骨质形成

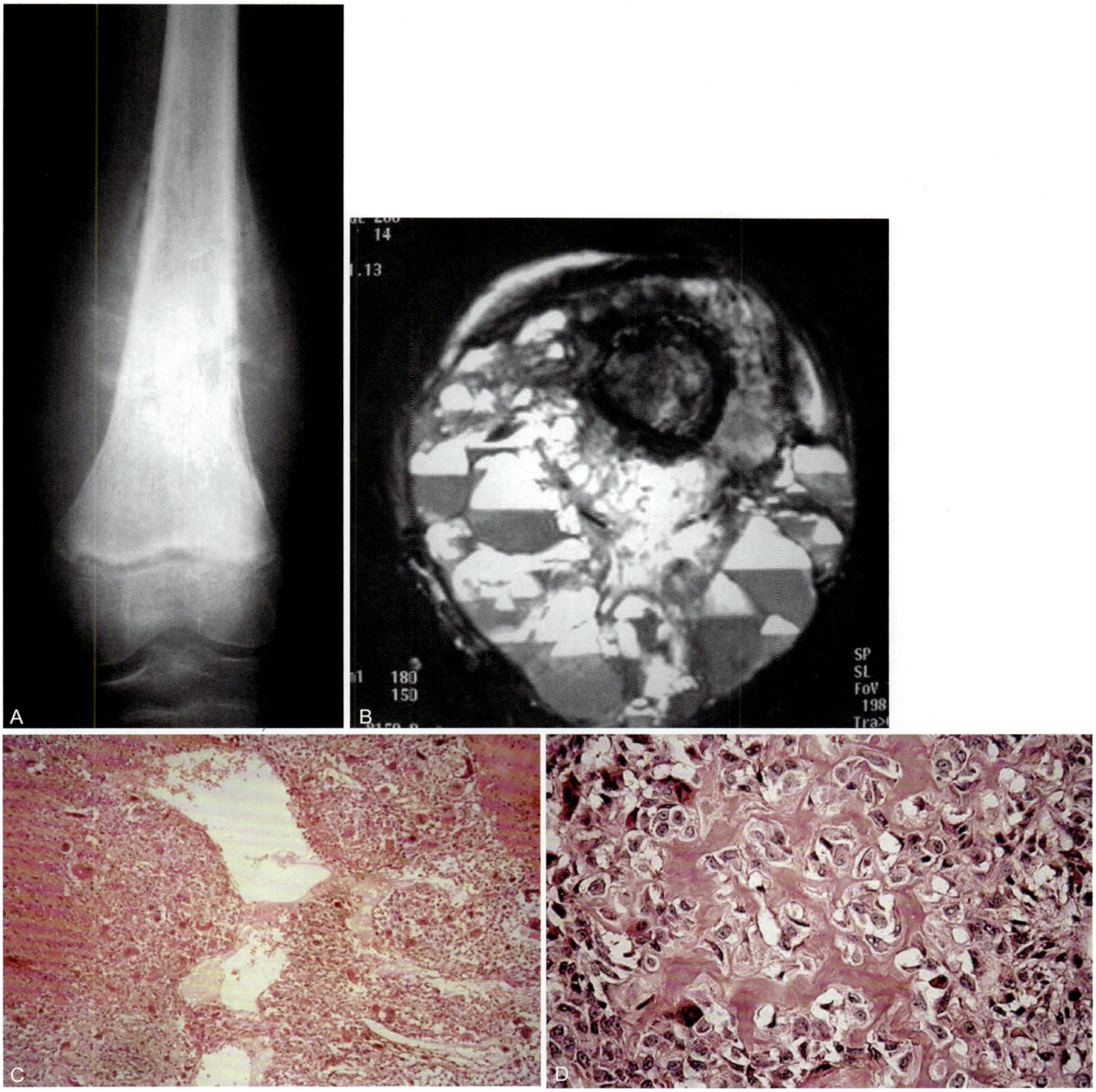

图 51-54　股骨下段骨肉瘤。A. 干骺端病变累及周围软组织，可见特征性“Codman 三角”及“日光照射影”；B. MRI 显示病变周围软组织受累，多发含液 - 液平面的囊肿；C. 低倍显微镜下表现与 ABC 类似；D. 高倍显微镜下可见典型的骨肉瘤区域

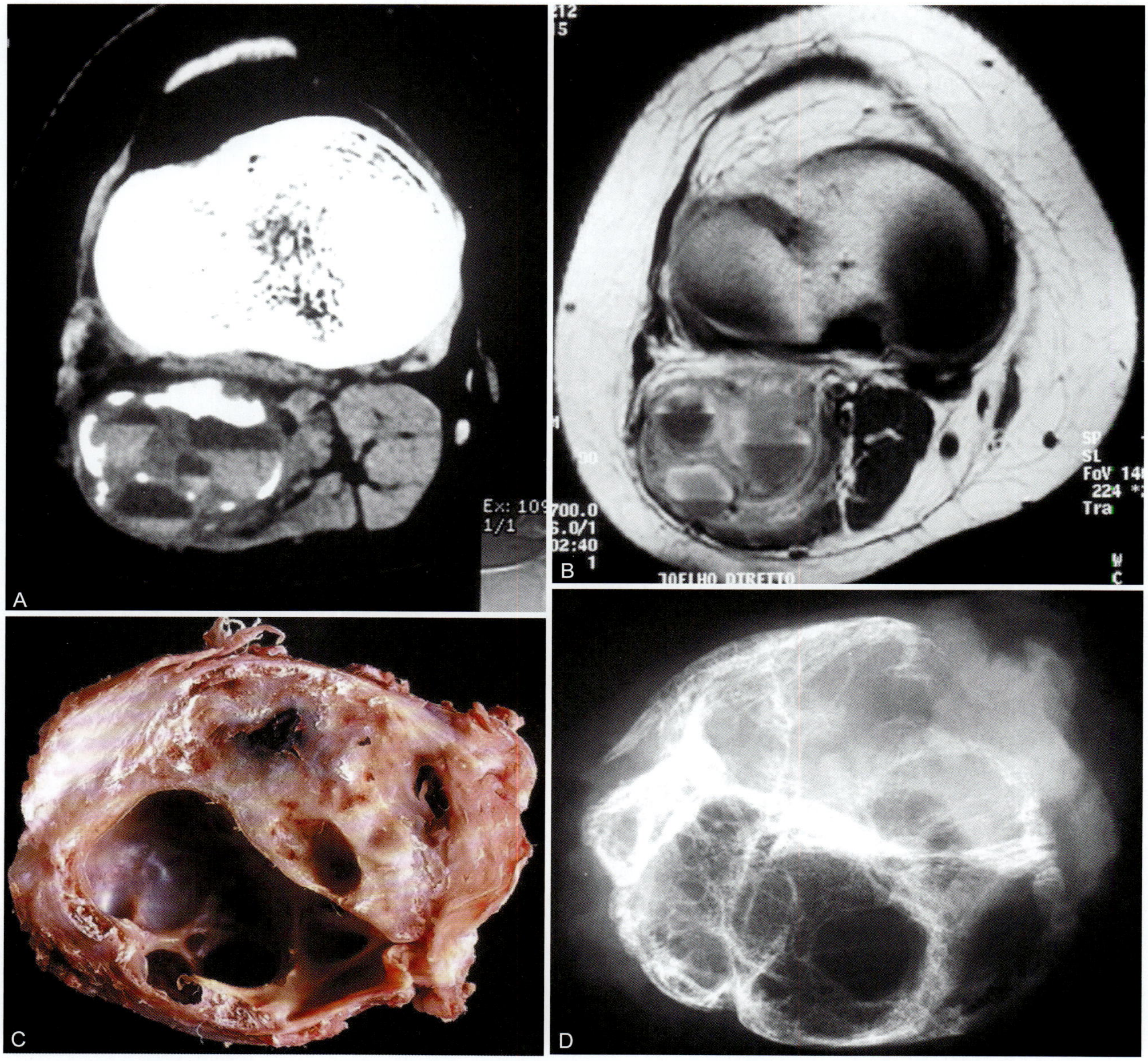

图 51-55 骨外 ABC。右膝的 CT 扫描（A）及 MRI（B）显示软组织内病变，包绕以薄层骨壳及含液 - 液平面的多发囊性变。标本切面（C）及其 X 线片（D），显示其矿化及多发腔隙

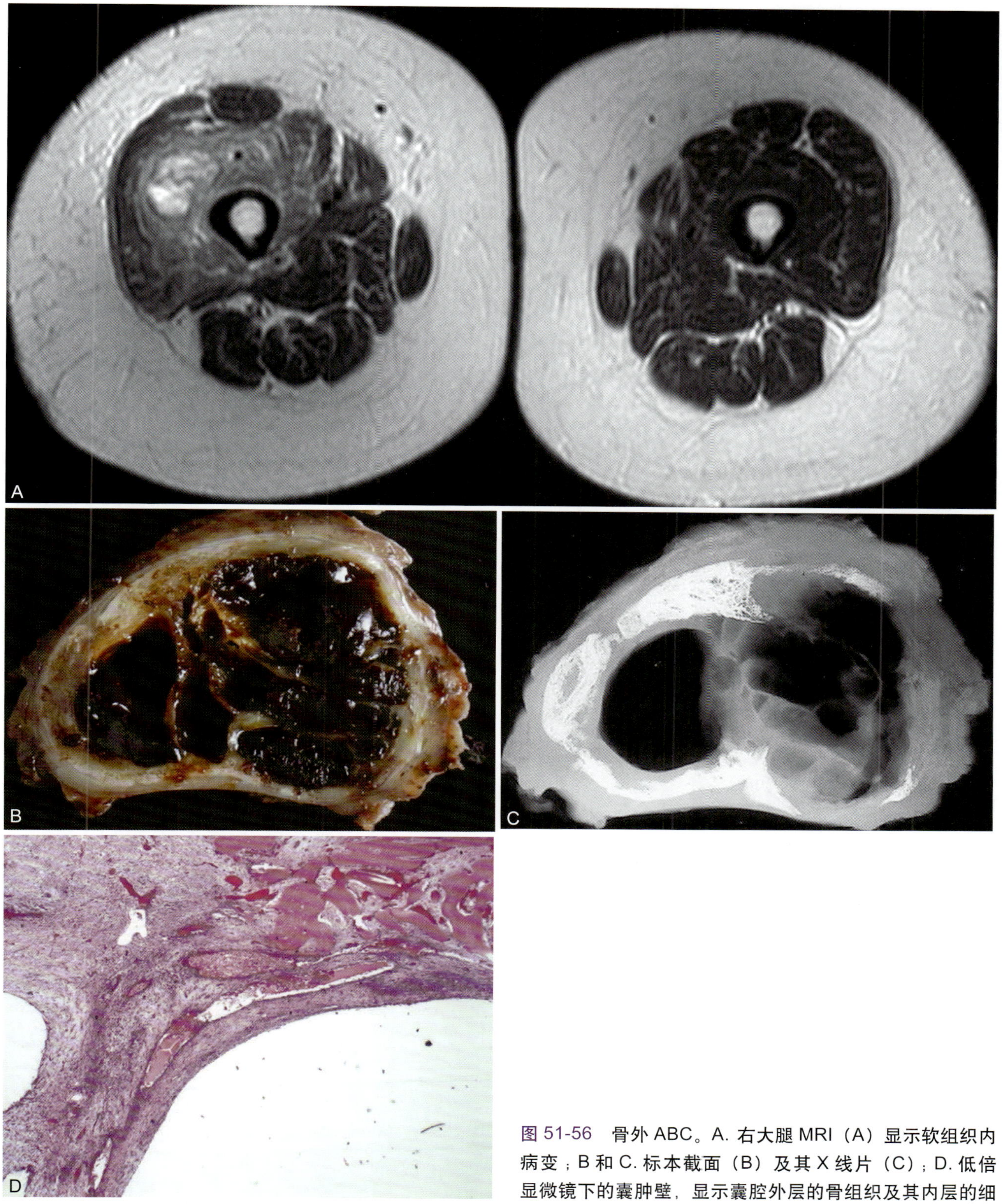

图 51-56　骨外 ABC。A. 右大腿 MRI（A）显示软组织内病变；B 和 C. 标本截面（B）及其 X 线片（C）；D. 低倍显微镜下的囊肿壁，显示囊腔外层的骨组织及其内层的细胞层

（吴　龙　译　李亚平　校）

第52章 关节旁骨囊肿

Liliana G.Olvi，Gustavo M.Lembo，Osvaldo Velan，
Isabela W.da Cunha，Eduardo Santini-Araujo，Ricardo K.Kalil

一、定义

1. 关节旁骨囊肿是一种与关节病理无关的骨内、非肿瘤、软骨下囊性病变（尤其是骨关节炎）。病变内含有黏液，纤维组织，伴黏液样改变。

2. 如果关节表现为骨关节炎，病变被定义为退行性软骨下假性囊肿。

二、别名（同义词）

1. 骨内神经节。

2. 骨内黏液囊肿。

三、病因

1. 骨内关节旁骨囊肿可能与软组织神经节有共同的发病机制：结缔组织黏液样变性。

2. 在许多病例中，囊肿主要位于骨内，位于软骨下区域。另一些则是由软组织神经节穿透皮下皮层而产生的。

四、流行病学

1. 男性多发。

2. 常见于成年人，80% 发生 30 ～ 60 岁。

五、发病部位

好发于髋关节、膝关节、踝关节、腕关节和肩关节附近的骨骼。

六、临床表现

1. 疼痛（约 60% 的患者）涉及关节，通常随着运动和锻炼而加重。

2. 通常无症状，是由于其他原因行放射检查中发现。

七、影像学特征（图 52-1 ～图 52-19）

（一）X 线特征

1. 显示为边缘清晰的椭圆形或圆形、溶骨性、透亮病变，常位于偏心部位，毗邻长管状骨骨骺软骨下层。

2. 有些囊肿可能会扩大至骨皮质层。

3. 病变边缘硬化。

4. 囊肿可能是单房的；较大的囊肿可能是多房的。

5. 在病变后期，X 线片可能观察到骨内囊肿与邻近关节相通。

6. 病变通常在 1 ～ 2cm，很少直径达到 5cm。

7. 邻近关节无明显退行性变化。

（二）CT 特征

边缘硬化的溶骨性病变。在某些病例中，CT 可显示骨内囊肿通至邻近关节。

（三）MRI 特征

1. MRI 可观察到病变内含液体，T_1 加权图像

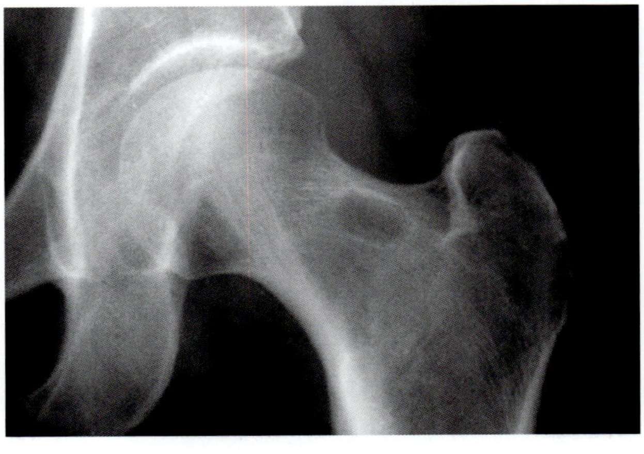

图 52-1 股骨颈关节旁骨囊肿（juxta-articular bone cyst，JBC）。X 线片显示一个界线清晰的椭圆形、溶骨性、透亮病变，并伴有硬化边缘

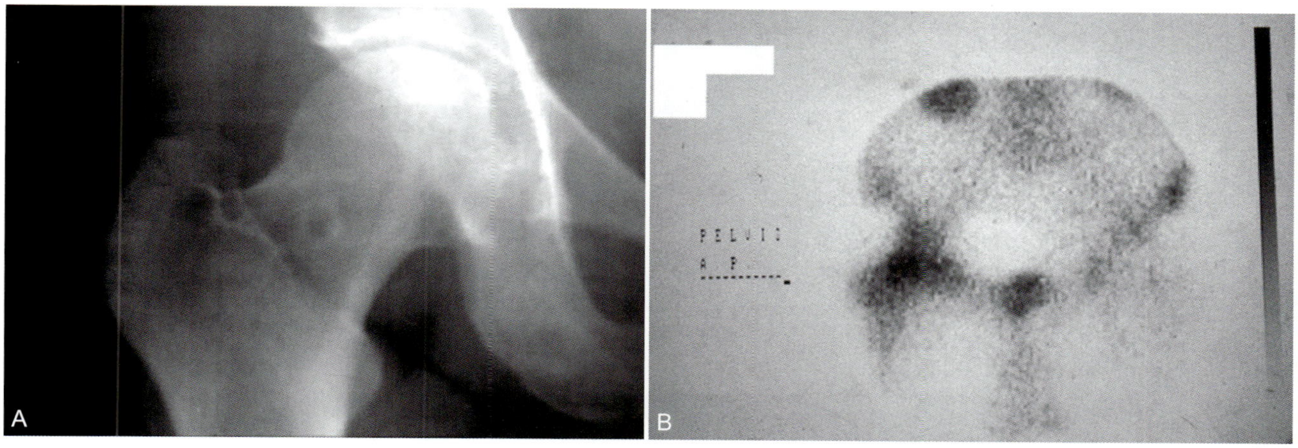

图 52-2 A. 股骨颈处 JBC；B. 骨扫描显示局部放射性核素浓聚

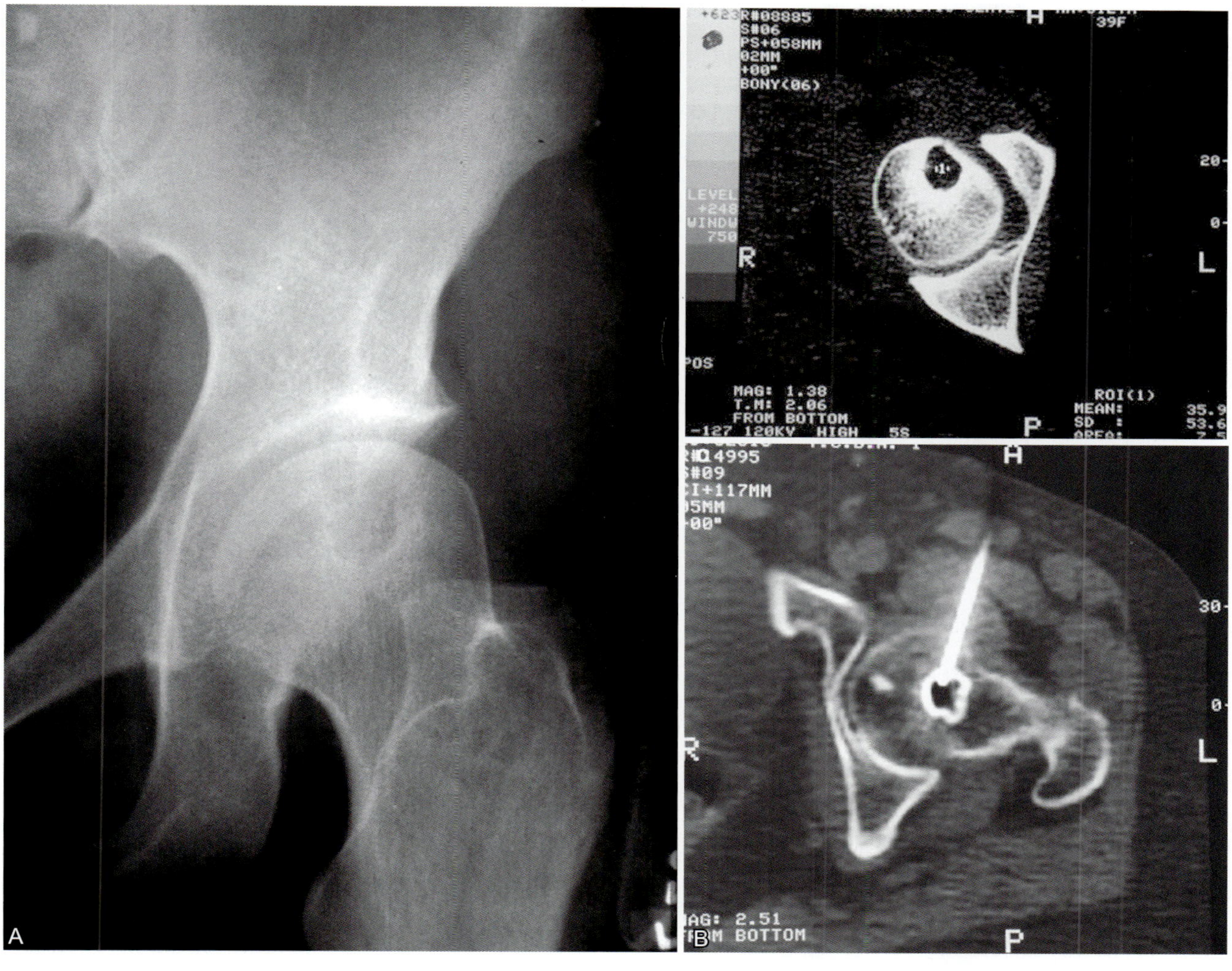

图 52-3 A. 股骨头部位 JBC；B. CT 扫描显示有硬化边缘的溶骨性病变；C. 采用穿刺活检进行确诊

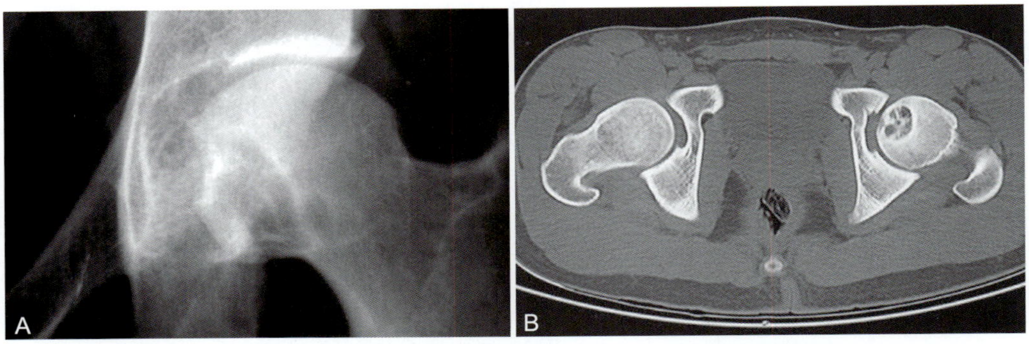

图 52-4 X 线片（A）和 CT 扫描（B）显示股骨头内 JBC 病变

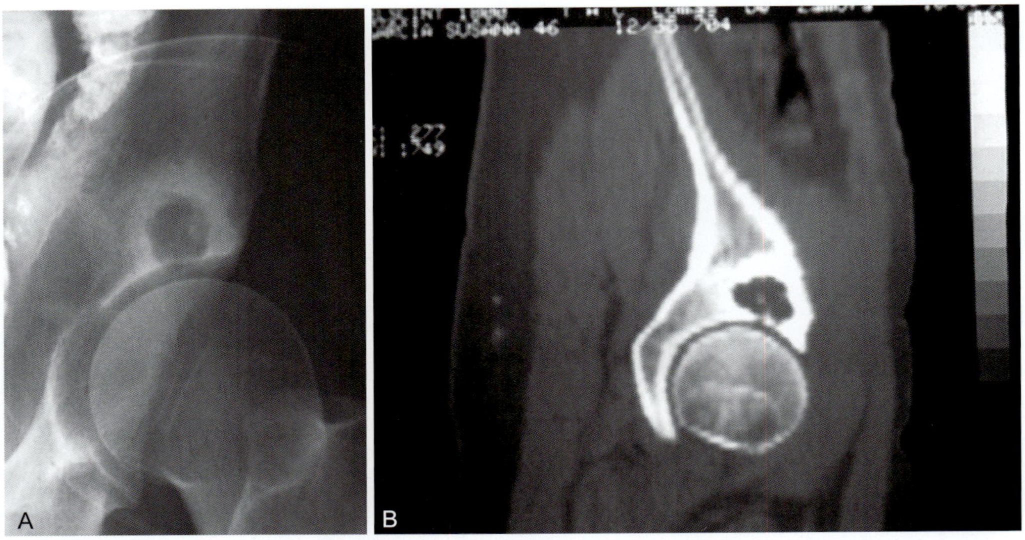

图 52-5 X 线片（A）和 CT 扫描（B）显示髋臼中的 JBC，与骨性关节炎病理表现不同

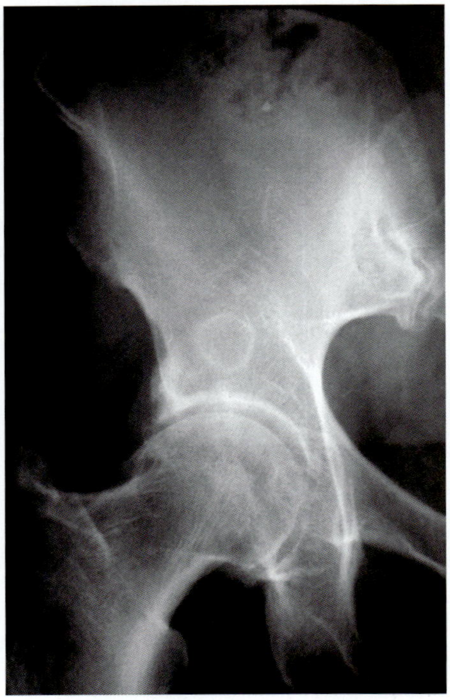

图 52-6 位于髋臼的典型 JBC

为低信号，T_2 加权图像为高信号。

2. 硬化边缘为低信号。

3. 病变周围骨髓水肿。

（四）骨扫描特征

偶尔显示为局部放射性核素浓聚区。

八、影像鉴别诊断

（一）软骨母细胞瘤

1. 好发部位类似。

2. 骨皮质层扩张和变薄更为明显。

3. 病灶内斑点状钙化。

（二）软骨瘤

1. 缺少硬化边缘。

2. 通常呈现环状和斑点状的钙化，可沿边缘连续钙化。

（三）动脉瘤样骨囊肿

1. 很少出现在骨骺中。

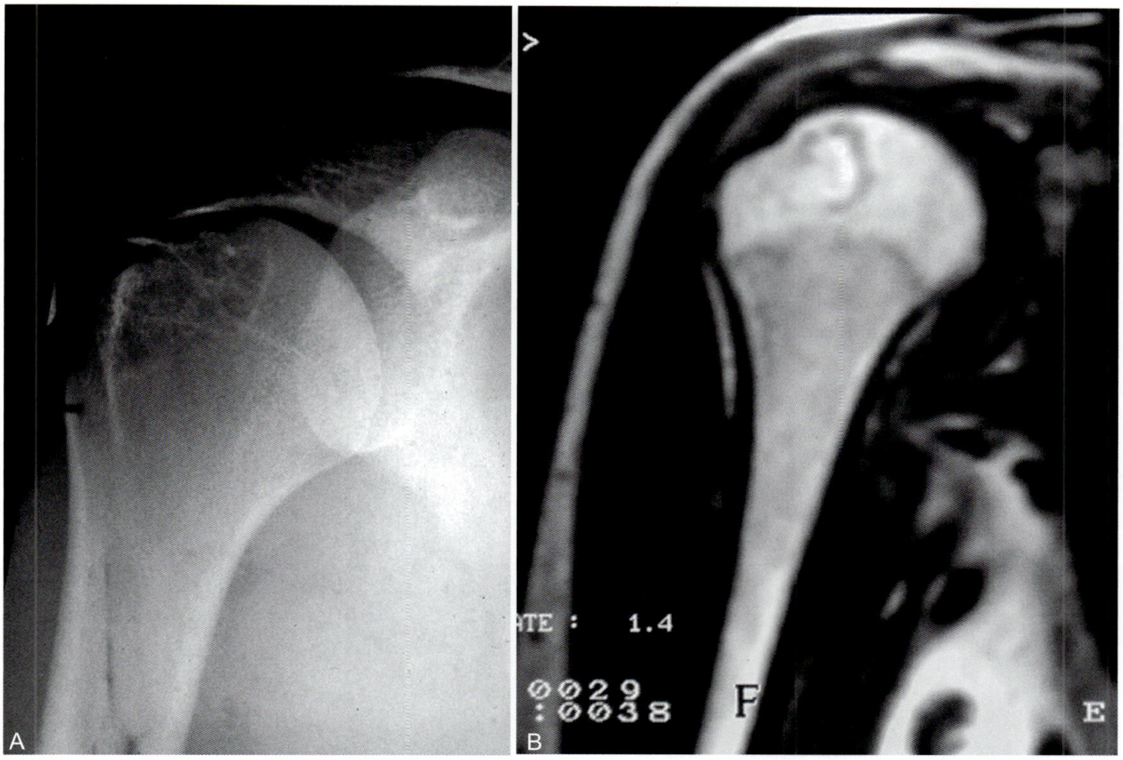

图 52-7　A. 在肱骨骨骺的 JBC；B. MRI 显示病灶内含液体，周围硬化边缘呈低信号，病变周围骨髓水肿

2. 无周围硬化边缘。

3. CT 和 MRI 可显示液平面，可通过增强对比来显示。

（四）骨关节炎

1. 关节间隙狭窄。

2. 负重区存在几个较小的假性囊肿。

3. 由于关节软骨丢失可表现为骨磨骨。

（五）色素沉着绒毛结节性滑膜炎

1. 病变可向骨内侵蚀。

2. 病变通常位于受累关节的两个骨端。

九、病理检查

骨囊肿和常见于关节旁结缔组织的经典软组织囊肿的大体特征和组织学特征相似（图 52-20 ～图 52-23）。

（一）大体特征

1. 单房性或多房性囊肿。

2. 由不同厚度的纤维膜覆盖。

3. 充满白色或黄色的黏性、胶状物质。

4. 在少数病例中，骨囊肿附近的结缔组织中也可发现相同的囊肿，有时可见明显穿透中断的骨皮质。

（二）组织学特征

1. 囊肿被结缔组织膜包裹，膜上有少量的成纤维细胞和平行排列的胶原纤维束。

2. 无滑膜层。

3. 结缔组织膜中存在黏液样转化灶；这些病灶代表新的囊肿形成。

4. 存在星状细胞和丰富的黏液物质。

5. 有大量空泡的圆形细胞，含 PAS 阳性物质的黏液样细胞质（黏蛋白噬菌体）。

6. 在囊腔中存在类似的细胞。

7. 可见少量炎症细胞和组织细胞。

8. 外周骨松质可见起源于硬化边缘的新骨形成。可见骨皮质破骨细胞吸收区。

十、病理鉴别诊断

（一）骨关节炎软骨下假性囊肿

近关节旁骨囊肿无坏死骨、软骨碎屑和软骨化生病灶，但这是骨关节炎假性囊肿的常见特征。

（二）软骨黏液样纤维瘤（CMF）

在典型的 CMF 病灶内可见黏液样组织，包括

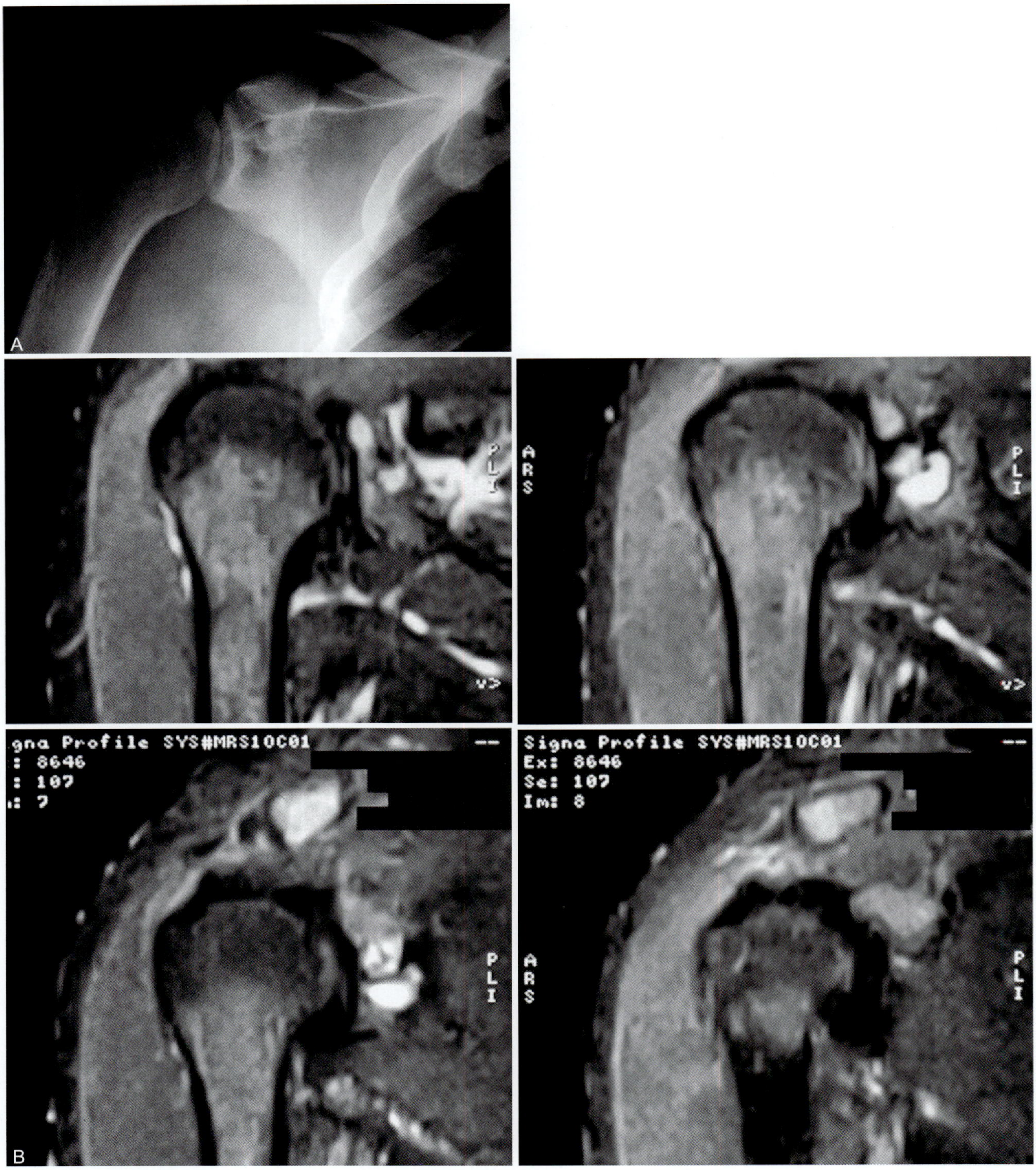

图 52-8 X 线片（A）和 MRI（B）显示肩胛骨肩胛盂处 JBC

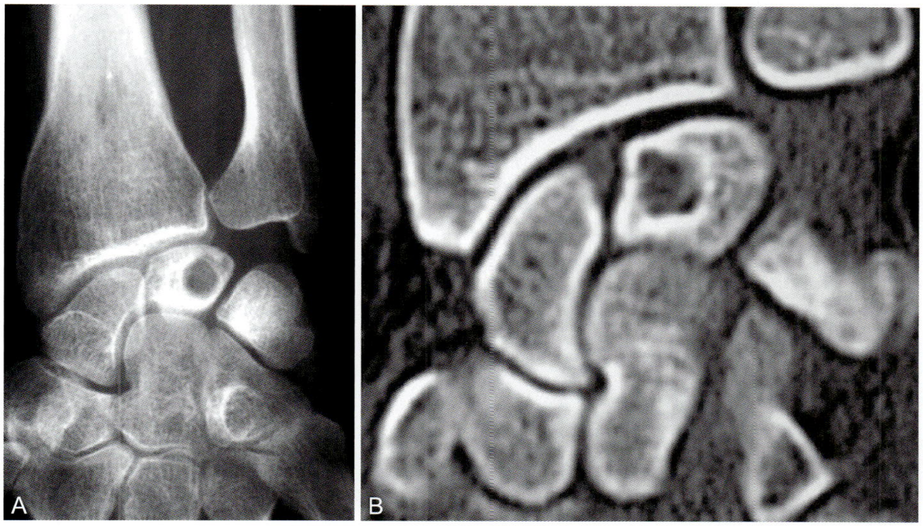

图 52-9 X 线片（A）和 CT 扫描（B）显示典型月骨 JBC

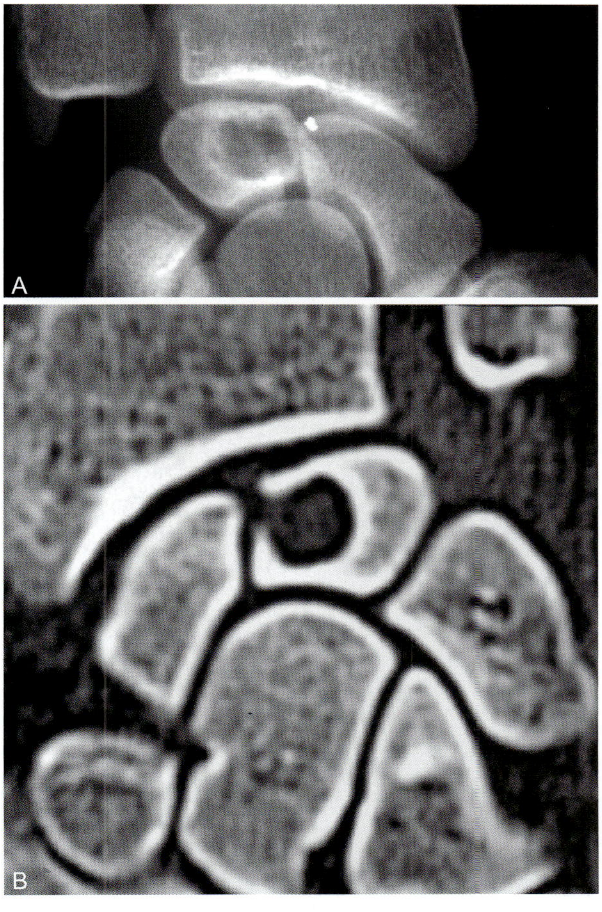

图 52-10 A. 月骨 JBC 的 X 线片；B. CT 显示骨囊肿与关节相通

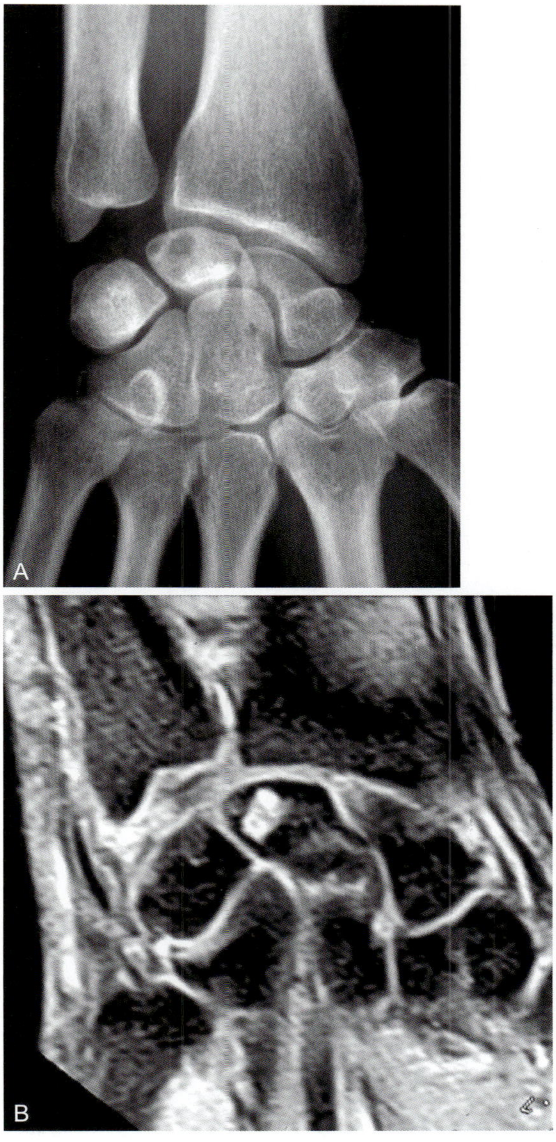

图 52-11 X 线片（A）和 MRI（B）显示月骨骨内黏液样骨囊肿的特征性表现

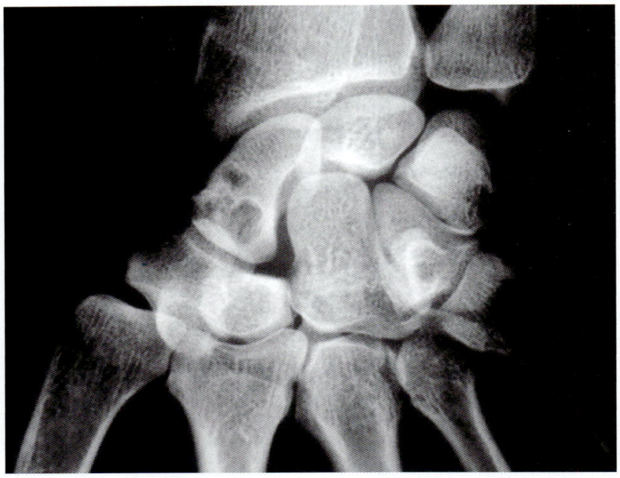

图 52-12 X 线片显示手舟骨内多囊性 JBC

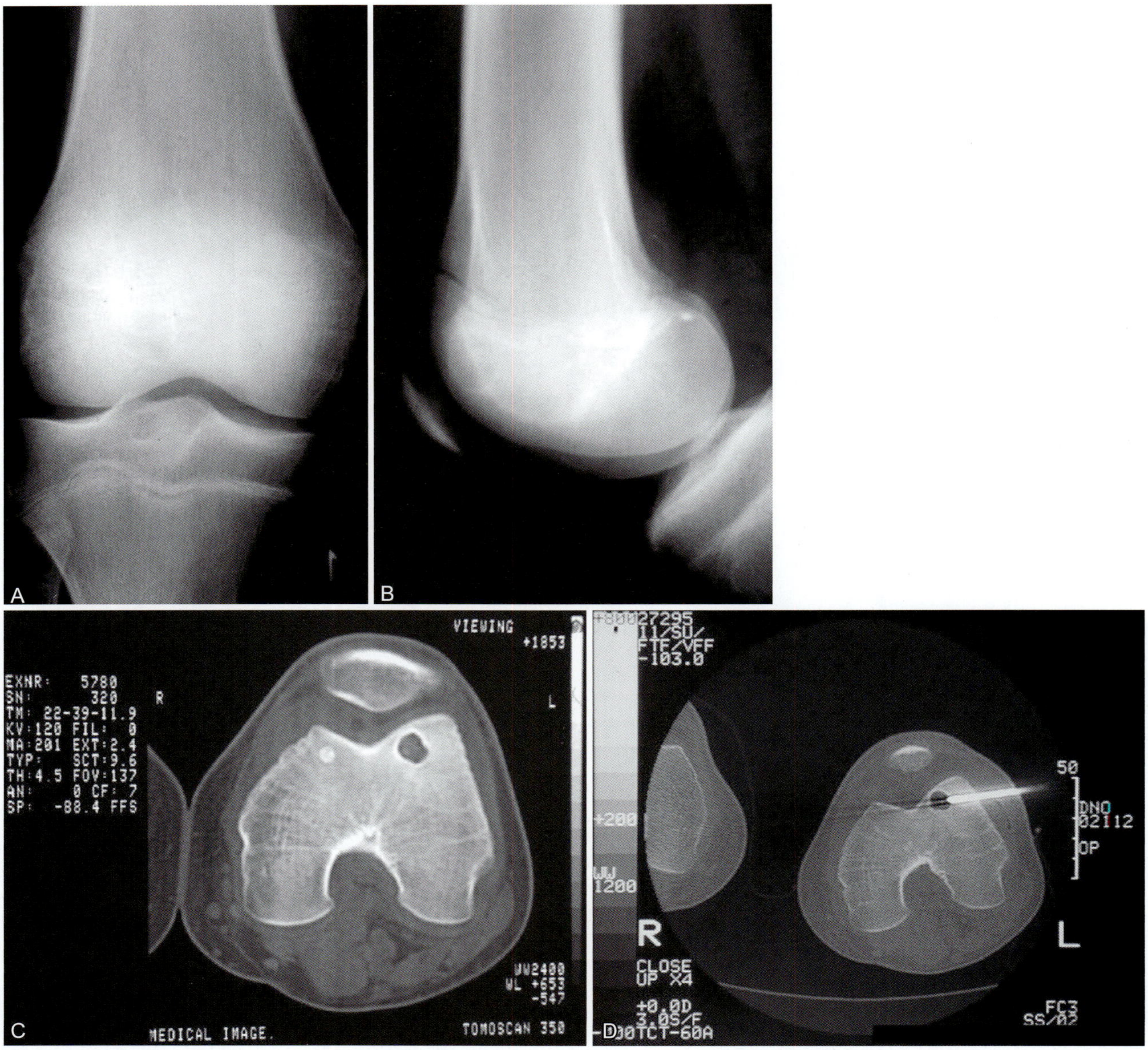

图 52-13 A 和 B. 正、侧位 X 线片显示位于股骨骨骺部位的 JBC；C. CT 扫描显示典型的骨病变表现；D. 囊肿行穿刺活检

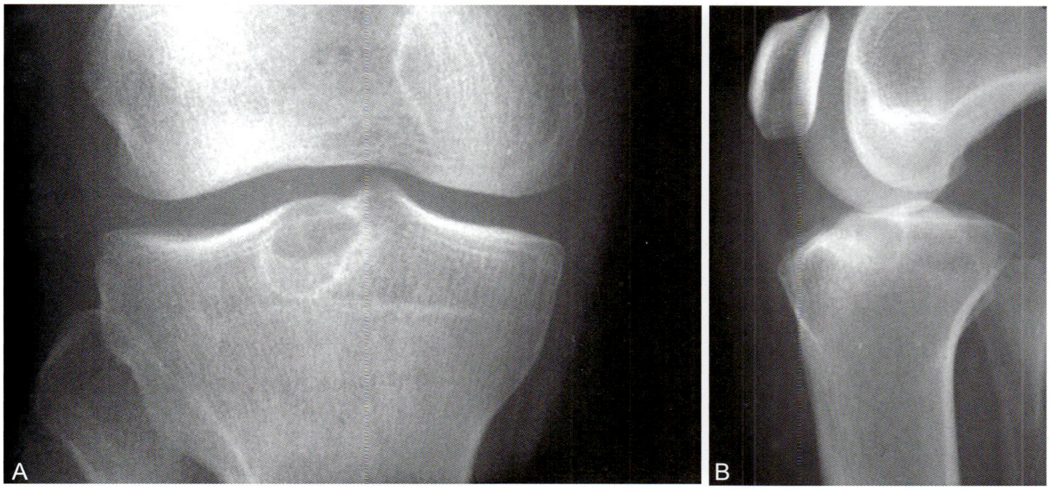

图 52-14　JBC 位于胫骨骨骺中央

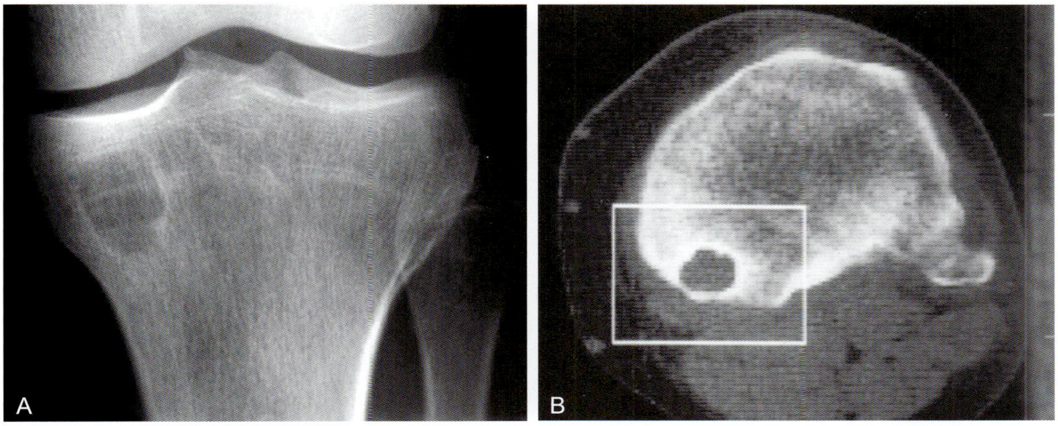

图 52-15　胫骨近端骨骺边缘 JBC

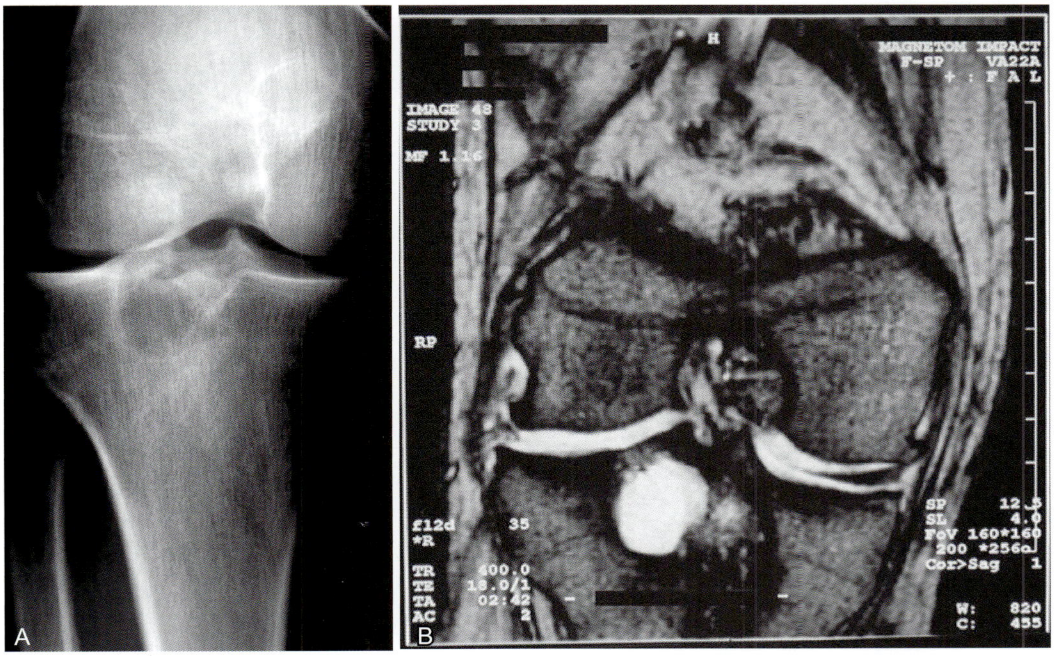

图 52-16　位于胫骨骨骺的典型骨内黏液囊肿的 X 线片（A）和 MRI（B）

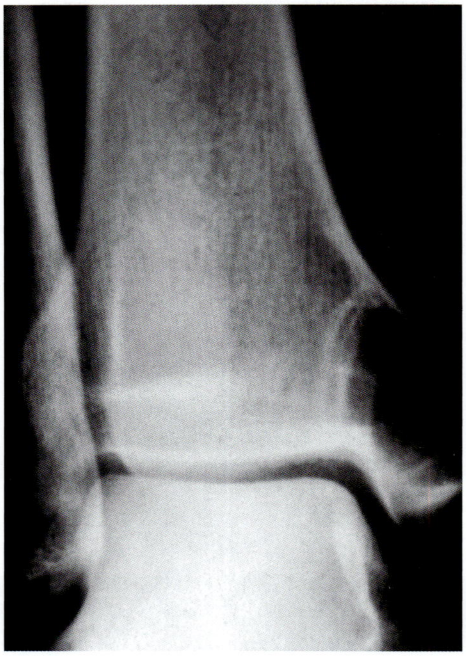

图 52-17 位于胫骨远端骨骺 JBC。需与骨巨细胞瘤（GCT）进行鉴别诊断

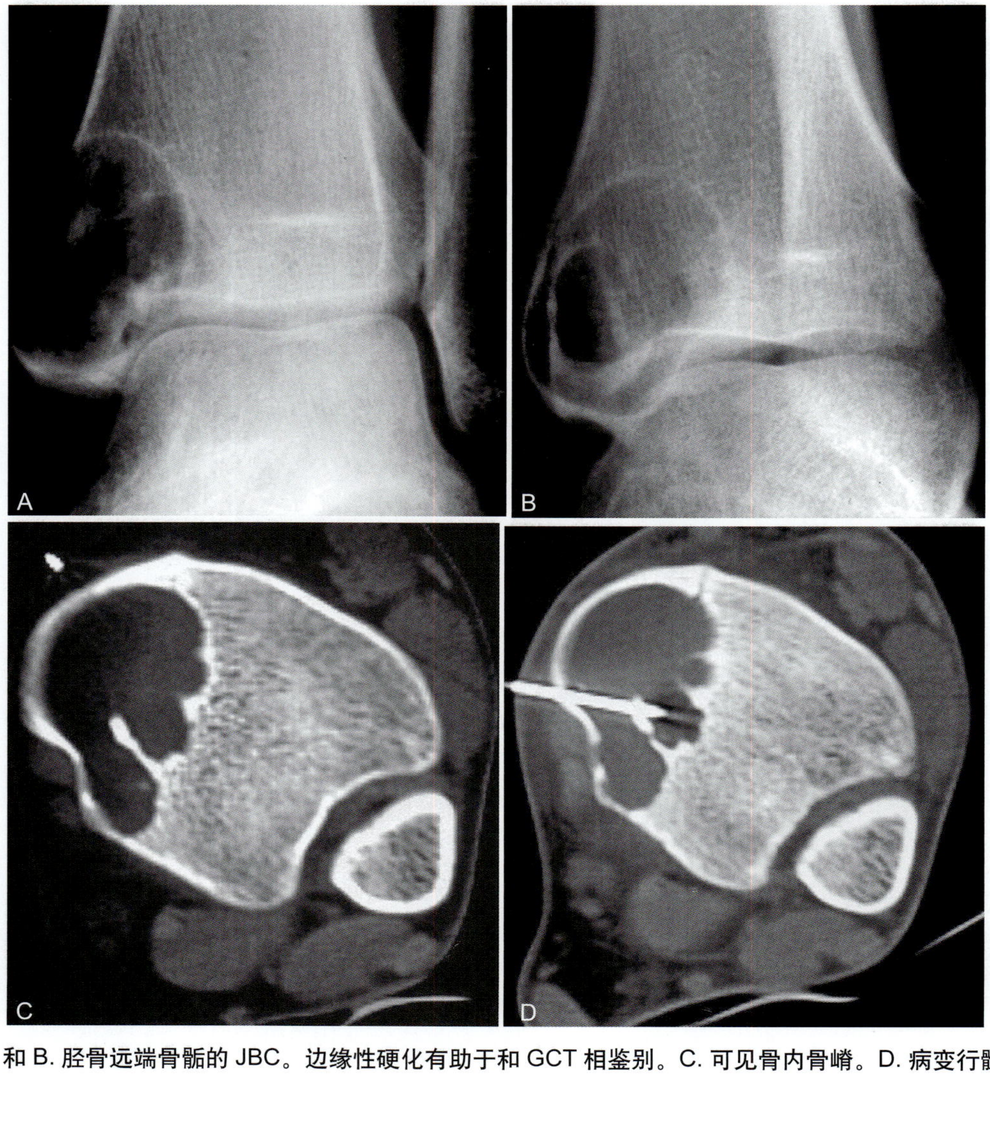

图 52-18 A 和 B. 胫骨远端骨骺的 JBC。边缘性硬化有助于和 GCT 相鉴别。C. 可见骨内骨嵴。D. 病变行髓芯穿刺活检

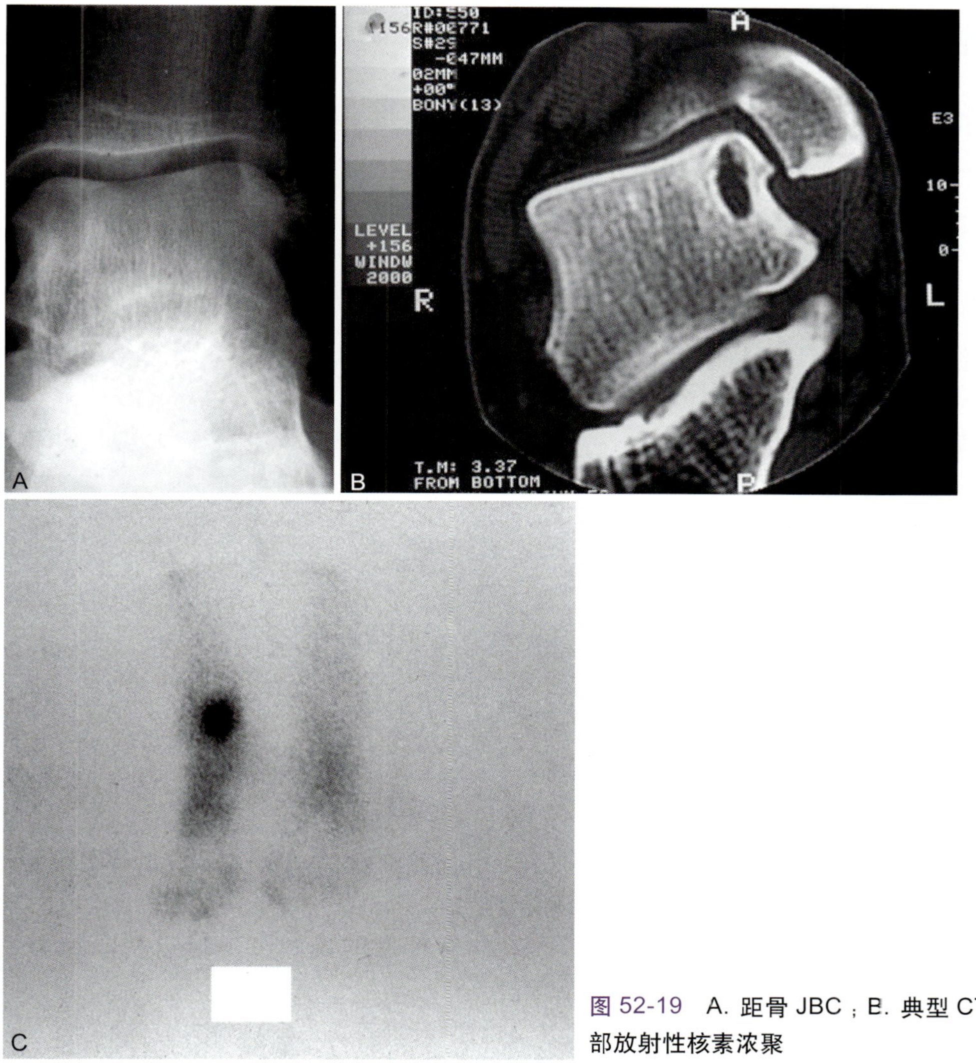

图 52-19　A. 距骨 JBC；B. 典型 CT 图像；C. 骨扫描显示局部放射性核素浓聚

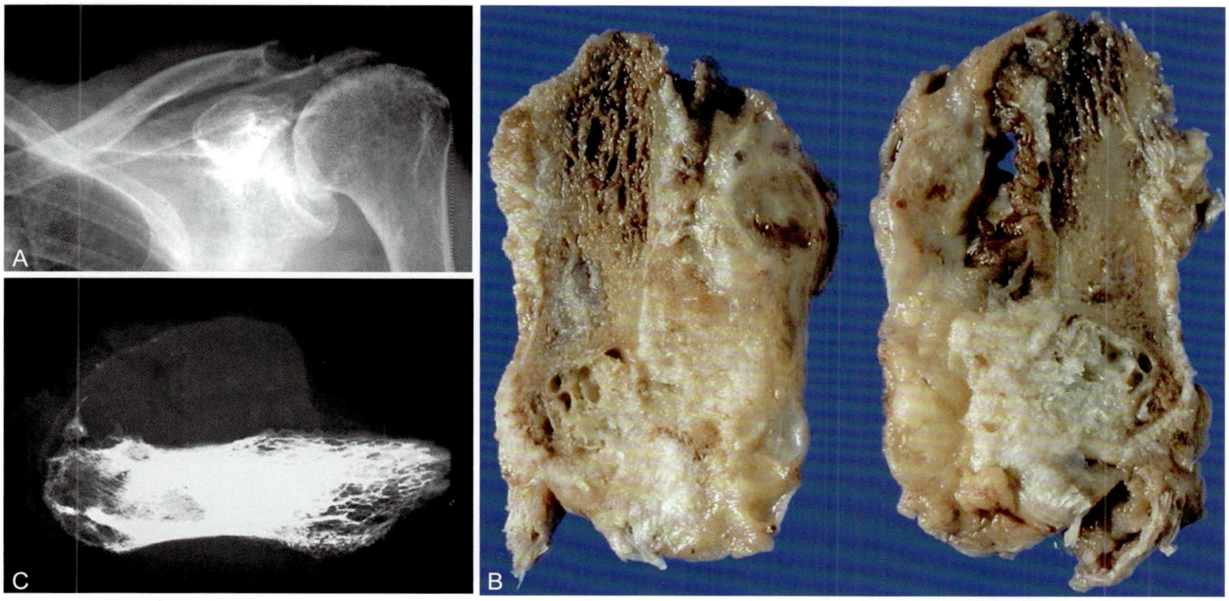

图 52-20　A. X 线片显示锁骨外侧骨骺处的 JBC；B. 手术标本大体观，显示一个大的、多房的囊肿和多个散在独立的小囊肿；C. 手术标本的 X 线片

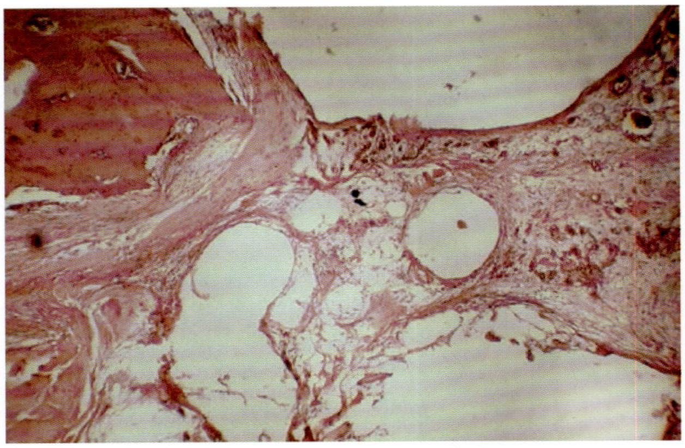

图 52-21 低倍显微镜下的多房囊肿

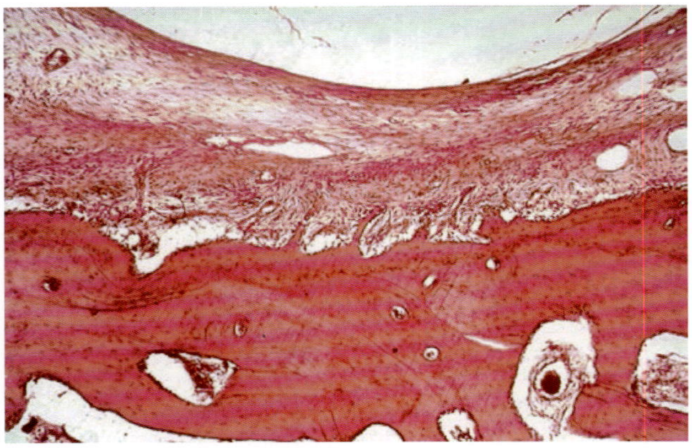

图 52-22 在高倍显微镜视野下可见囊肿被含少量成纤维细胞的结缔组织膜包围。在结缔组织膜上可以看到黏液样变。外周骨松质可见起源于硬化边缘的新骨形成

梭形细胞、多核巨细胞和黏液软骨样小叶。

（三）软骨肉瘤

1. 某些软骨肉瘤可能显示出广泛的黏液样变化；这些很难识别，尤其是在行细针穿刺活检的标本中。

2. X 线片特征有助于鉴别诊断。

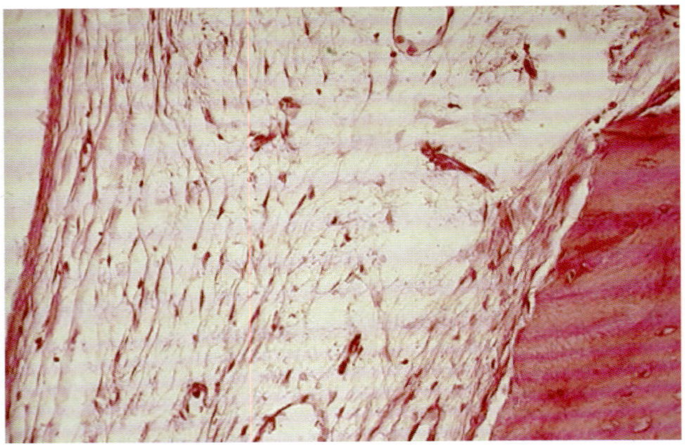

图 52-23 高倍显微镜下黏液样区域，无明显的滑膜层

十一、预后

1. 非常好。

2. 复发率低。

十二、治疗

1. 小且无症状的关节旁骨囊肿不需要治疗，只需要随访。

2. 伴有疼痛的囊肿可以通过刮除和植骨来治疗。

3. 对于骨外软组织囊肿伴有骨内病变的患者，建议切除软组织囊肿并刮除骨内病灶。

4. 穿刺活检可以消除微小但伴随疼痛的病变所致的疼痛。

（庞 龙 译 李亚平 校）

第53章　表皮样骨囊肿

Liliana G.Olvi，Maria L. Gonzalez，Osvaldo Velan，
Isabela W.da Cunha，Eduardo Santini-Araujo，Ricardo K.Kalil

一、定义

髓内单房囊肿，囊肿内层为含有角蛋白的鳞状上皮。

二、别名（同义词）

表皮样包被囊肿。

三、病因

1. 颅骨囊肿可能为发育的来源。
2. 指骨囊肿可能是创伤导致。

四、流行病学

1. 男性发病率较高。
2. 好发于 30 ～ 60 岁的体力劳动者，以肢端病变常见。
3. 颅骨病变多见于 10 岁以下。

五、发病部位

1. 除外颌骨的上皮内囊肿，表皮样囊肿几乎仅发生于远端指骨，其次是颅骨的颞叶和顶叶区域。
2. 多发性病变罕见。

六、临床表现

1. 无症状或伴有间歇性疼痛。
2. 手指增粗。
3. 指甲弯曲。
4. 罕见病理性骨折。
5. 累及颅骨的鳞状囊肿，一般无症状或有可扪及的无痛肿胀。病灶扩大可产生神经症状。

七、影像学特征

（一）X 线特征（图 53-1 ～图 53-5）

1. 边界清晰，圆形，溶骨性病变。
2. 病变内无骨小梁存在。
3. 在侵袭性病灶中，可见骨皮质扩张、变薄或硬化。
4. 指骨可观察到骨折。
5. 骨折愈合后可改变原有 X 线片特征。

（二）CT 特征

界线清楚的溶骨性病变（图 53-6）。

（三）MRI 特征

在 T_1 加权图像中呈低信号；在 T_2 加权图像中呈高信号。

八、影像鉴别诊断

（一）指骨软骨瘤

1. 大多数软骨瘤呈现典型的点状钙化。
2. 与非钙化软骨瘤的鉴别诊断困难。

（二）指骨内血管球瘤

1. 病变为疼痛性。
2. 影像学表现两者相同。

（三）嗜酸性肉芽肿

在颅骨囊肿中，鉴别诊断比较困难，但表皮样囊肿的周围硬化可能有助于将其与急性嗜酸性肉芽肿进行区分。

（四）巨细胞肉芽肿

远节指骨巨细胞肉芽肿，影像学表现非常相似。

（五）骨髓炎

病灶边界不清楚，影像学表现和临床表现有炎症症状，如水肿、疼痛。

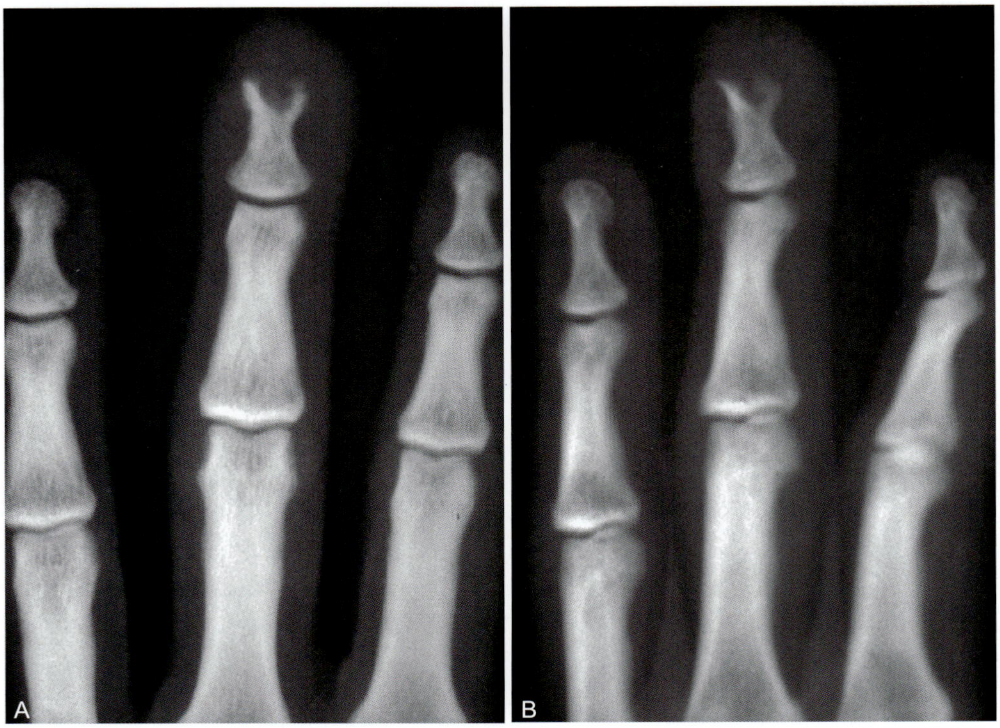

图 53-1 指骨内表皮样囊肿。正位（A）和侧位（B）X 线片显示典型的溶骨性病变

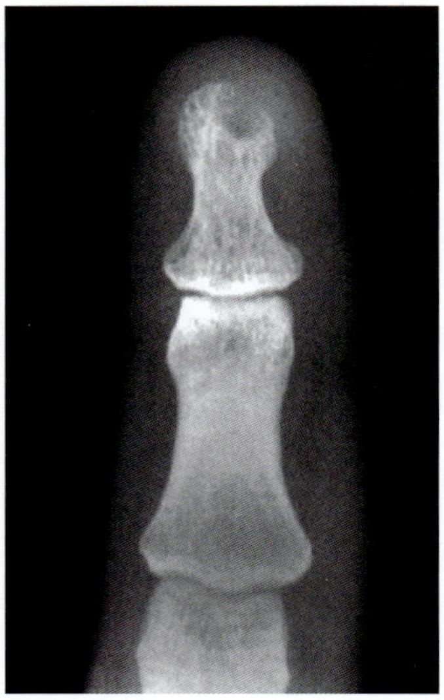

图 53-2 好发部位清晰的圆形溶骨性病灶

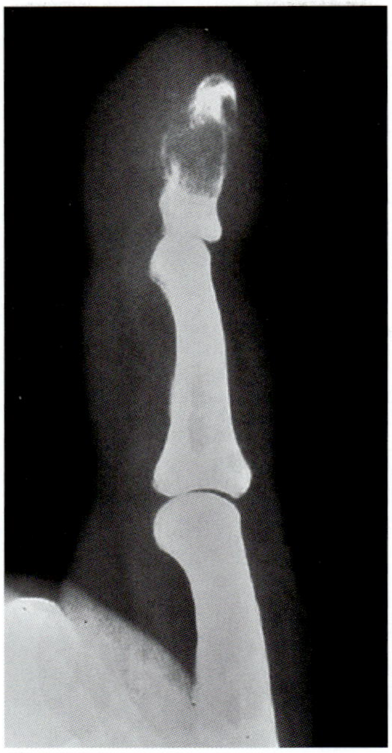

图 53-3 在侵袭性病灶中，可见骨皮质扩张、变薄或硬化。可观察到指骨骨折

九、病理检查

（一）大体特征

1. 边界清晰的单房囊腔，直径 1 ～ 2cm。

2. 病变内膜厚 1 ～ 5mm。

3. 囊肿内充满白黄色角化碎片。

4. 可能发生外周肉芽肿样反应。

（二）组织学特征（图 53-7 ～图 53-9）

1. 囊肿的内层由鳞状的表皮生发层上皮和颗粒层覆盖的角质层块组成，填充囊腔。

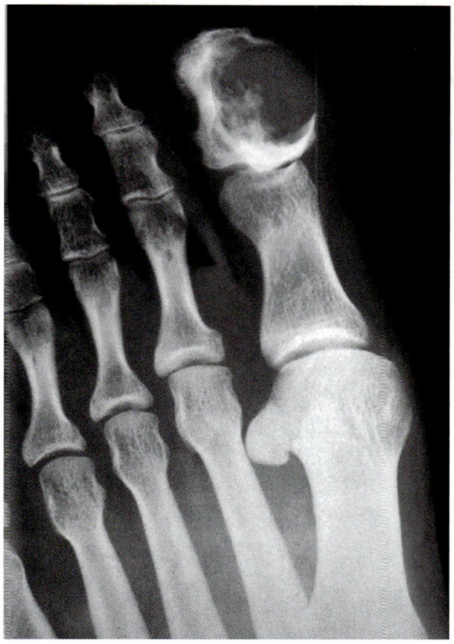

图 53-4　末节指骨表皮样骨囊肿，病变破坏了骨皮质层

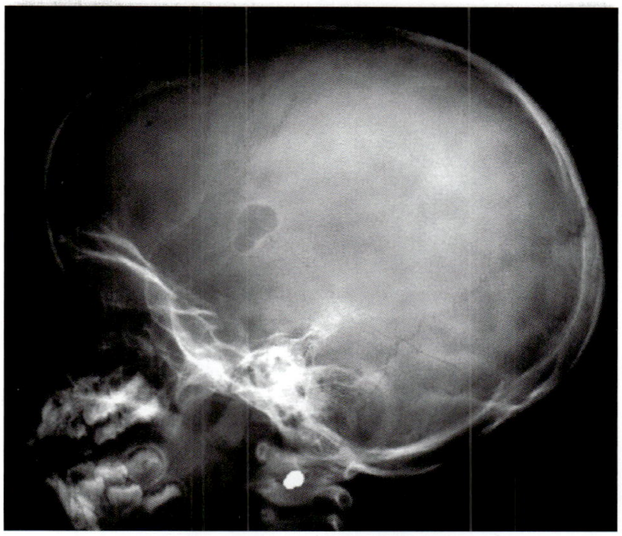

图 53-5　颅骨侧位 X 线片显示界线清楚的溶骨性病变，周围有薄的硬化边缘

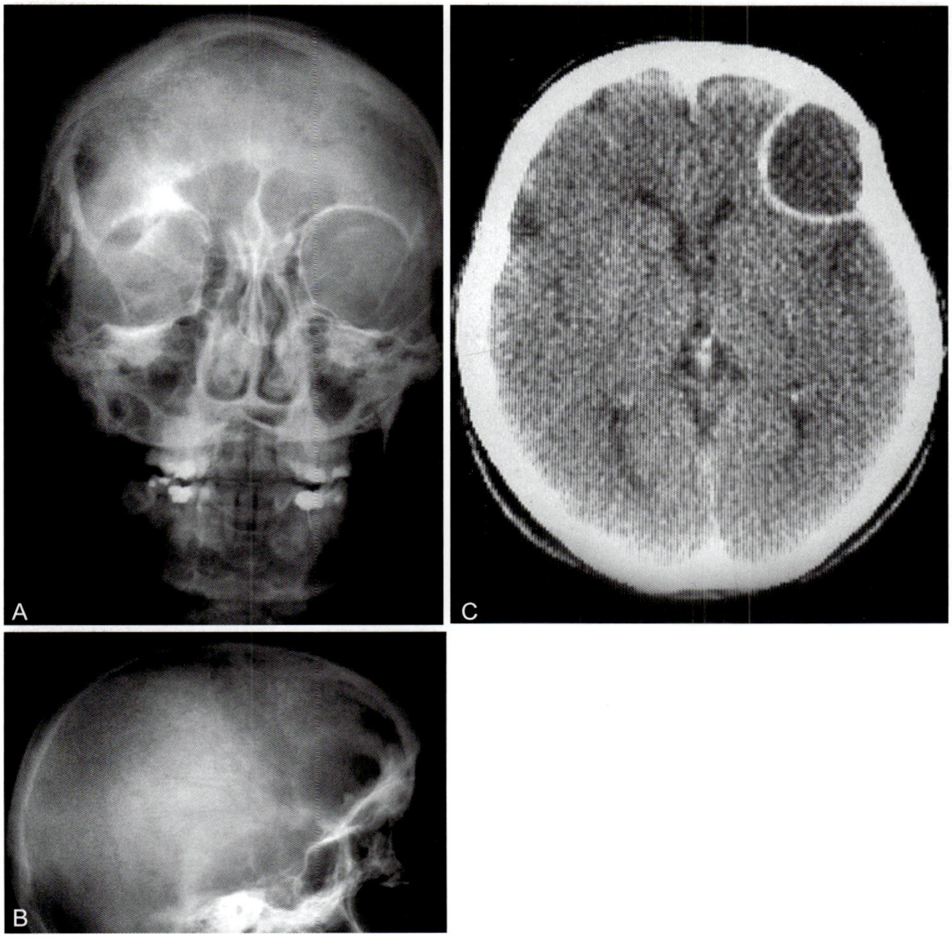

图 53-6　A 和 B. 颅骨正位和侧位 X 线片显示清晰的圆形溶骨性病变，病变内无骨小梁存在；C. CT 扫描显示界线清楚的伴硬化边缘的溶骨性病变

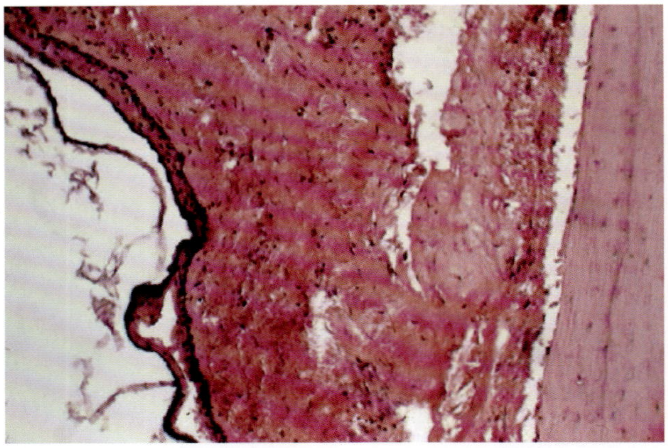

图 53-7 低倍显微镜照片显示病变周缘骨皮质骨缘和壁层扁平、分层的鳞状上皮，上皮层间呈颗粒状

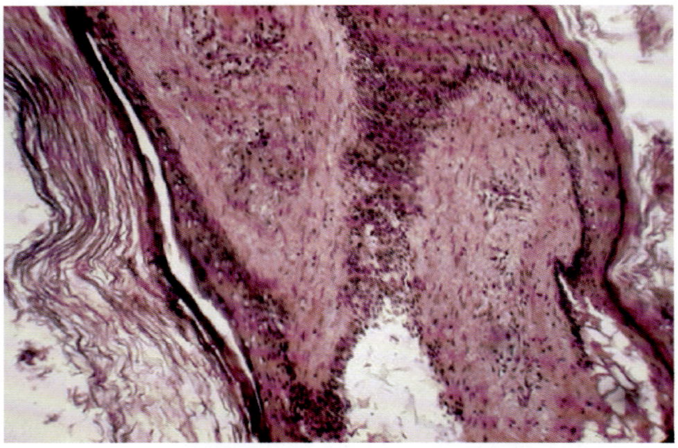

图 53-8 显微照片示鳞状上皮内层和角化

2. 上皮很薄，由几个细胞层组成。

3. 由于中度炎症反应形成的结缔组织将上皮细胞与骨皮质分隔。

4. 破骨细胞骨吸收可导致骨皮质变薄。

5. 在某些情况下，骨皮质被破坏，囊肿可累及真皮层。

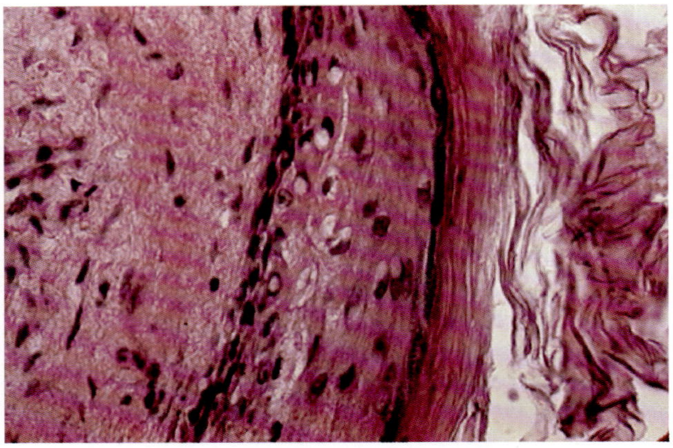

图 53-9 高倍显微镜下显示囊肿的内层由鳞状表皮生发上皮组成，颗粒层被角质层覆盖，角质层填充空腔

6. 在这种情况下，可能出现异体巨细胞肉芽肿，伴有胆固醇结晶包围角蛋白碎片。

十、病理鉴别诊断

（一）内生软骨瘤

易通过大体标本和组织病理学进行鉴别。

（二）巨细胞肉芽肿

一些表皮样囊肿可能破坏皮层，产生与角蛋白碎片相关的巨细胞肉芽肿。

十一、预后

预后优。

十二、治疗

1. 刮除或切除指骨病变。
2. 对侵袭性的晚期指骨囊肿可行截肢术。
3. 刮除或切除颅骨囊肿。

（庞 龙 译 李亚平 校）

第54章　干骺端纤维缺损

Liliana G. Olvi，Isabela W. da Cunha，
Eduardo Santini-Araujo，Ricardo K. Kalil

一、定义

1. 干骺端纤维缺损（metaphyseal fibrous defect，MFD）是一种良性的、非肿瘤性骨病变。由涡旋状排列的纤维组织组成，含有多核巨细胞、含铁血黄素色素、含脂组织细胞和炎症成分。

2. 小的骨膜下或骨皮质内细长病变，与所谓的“骨皮质纤维缺损”类似。

3. Jaffe-Campanacci 综合征包括不同骨骼上多发的非骨化性纤维瘤和皮肤咖啡斑。

二、别名

1. 非骨化性纤维瘤。

2. 骨皮质纤维缺损。

三、病因

1. 病因尚不清楚

2. 在一些患者中存在多个病灶，自限性生长，有自发消退的可能，呈非肿瘤性特征。可能由增生性组织细胞起源并与骨内出血有关。

3. 另一种假说是在肌腱止点的位置干骺端重塑过程中存在骨的过度吸收。

4. 其克隆性尚未得到证实。

四、流行病学

1. 是骨最常见的肿瘤样病变之一。

2. 男性（60%）多于女性（40%）。

3. 在所有患者中，10 ～ 20 岁最多，占 67%，其次是 10 岁以内的，占 20%。

五、发病部位

1. 股骨远端、胫骨近端干骺端是最常见的受累部位，约占所有病变部位的 80%；胫腓骨远端和桡骨远端也是常见的受累部位。上肢的长骨很少受累，短骨、扁骨也很少受累。

2. 一些患者在一块或多块骨骼上有多发病变，但不常见。

六、临床表现

1. 无临床症状者常见，很多病例从未确诊。

2. 约 35% 的患者，病灶是由于其他原因的影像学检查中无意发现的。

3. 40% 的患者可出现疼痛，多见于较大的病灶，可能与微骨折有关（图 54-11）。

4. 如受累骨紧贴皮肤，可出现轻微肿胀，比如胫骨远端干骺端。

5. 病理性骨折（见于 15% 的患者）可能是首发症状（图 54-7）。

七、影像学特征

（一）X 线特征

1. 干骺端纤维缺损的影像学表现具有特征性，通常可做出诊断（图 54-1 ～图 54-20）。

2. 长骨干骺端放射透亮的偏心拉长病变，与该侧骨皮质的骨内表面并列。

3. 病变的长轴通常平行于宿主骨的长轴。

4. 靠近骨骺的病变区域通常比远端部分宽。

5. 随着长骨的生长，病变与骺板分离，向骨干移动。

6. 病变倾向于单侧骨皮质，骨皮质表面变薄并略有扩张。

7. 内缘轮廓清晰，稍有硬化，提示为非侵袭性病变，边缘呈扇贝样。

8. 一些病变被骨小梁横穿，呈现多房性外观。

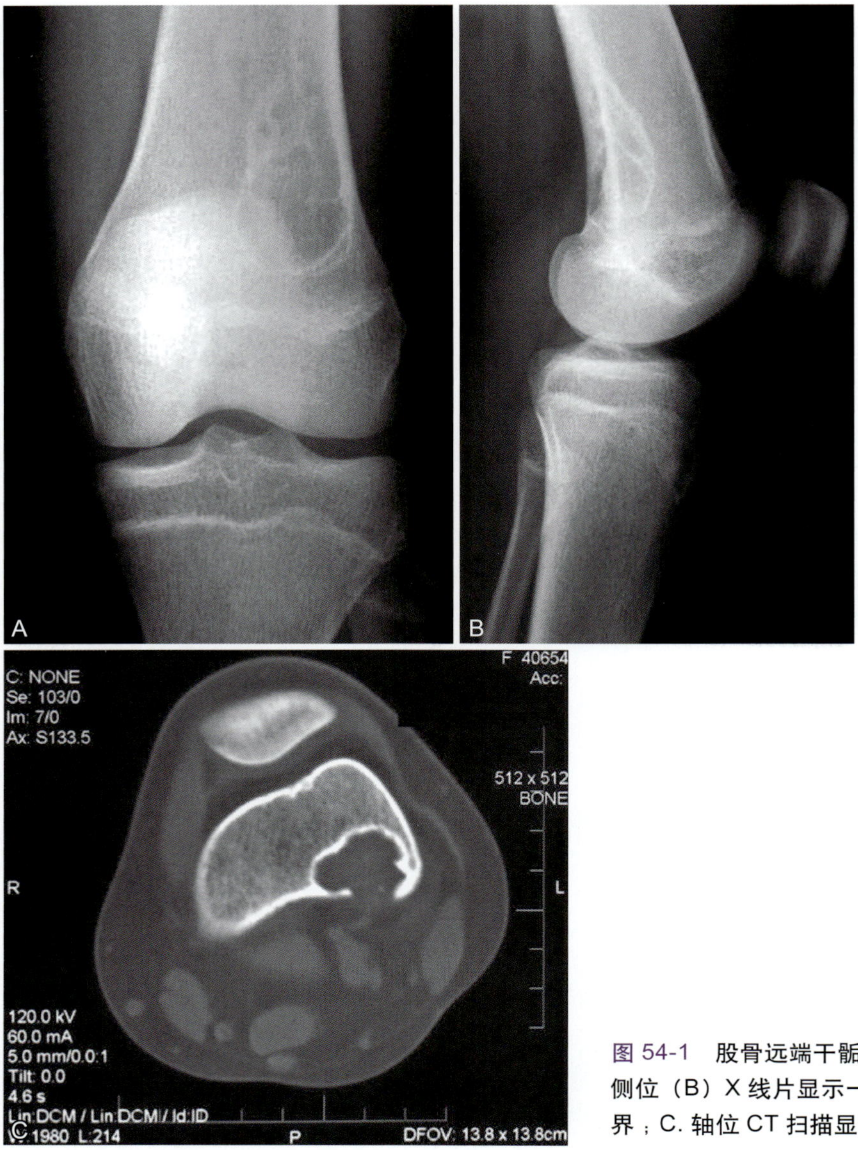

图 54-1 股骨远端干骺端纤维缺损（MFD）。A 和 B. 正位（A）、侧位（B）X 线片显示一个大的透射线的缺损，有明确的硬化边界；C. 轴位 CT 扫描显示骨皮质后部破裂

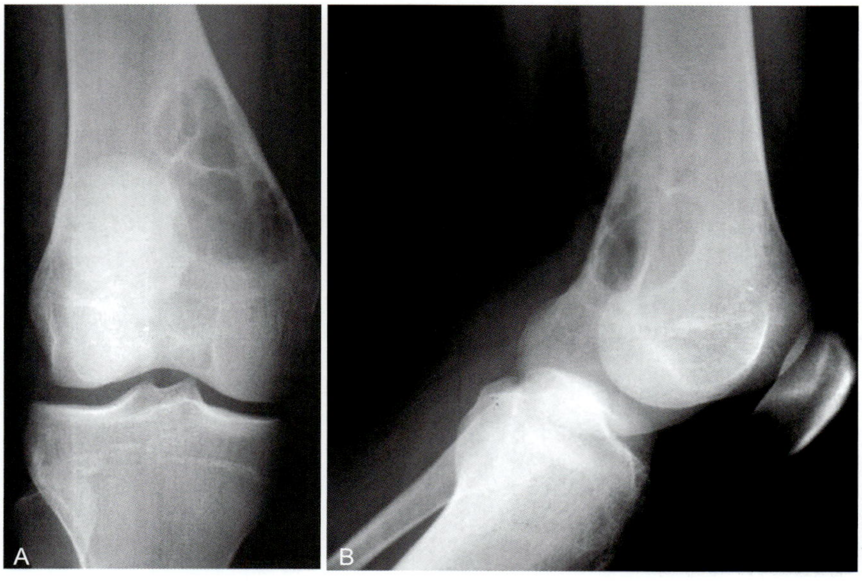

图 54-2 MFD。正位（A）和侧位（B）X 线片显示股骨远端干骺端有一个偏心的可透射线的病变，与一侧骨皮质的骨内表面并排

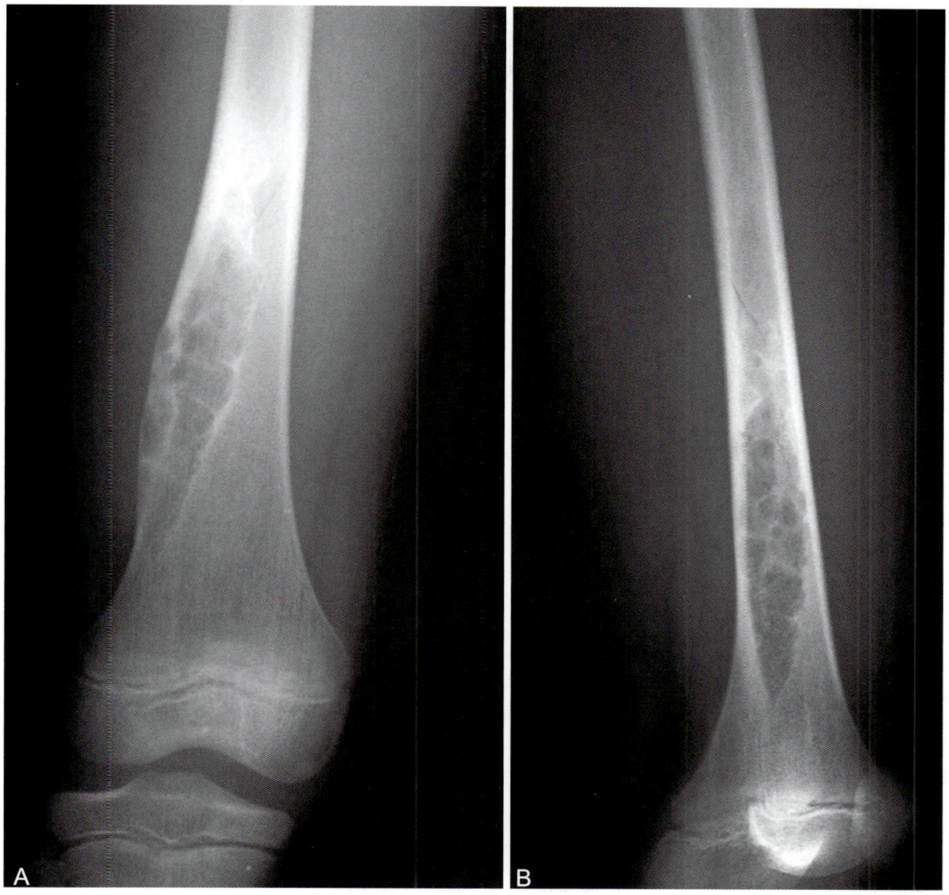

图 54-3　MFD。股骨远端溶骨性、偏心性、细长病变的 X 线正位（A）和侧位（B）视图；病变的长轴平行于宿主骨

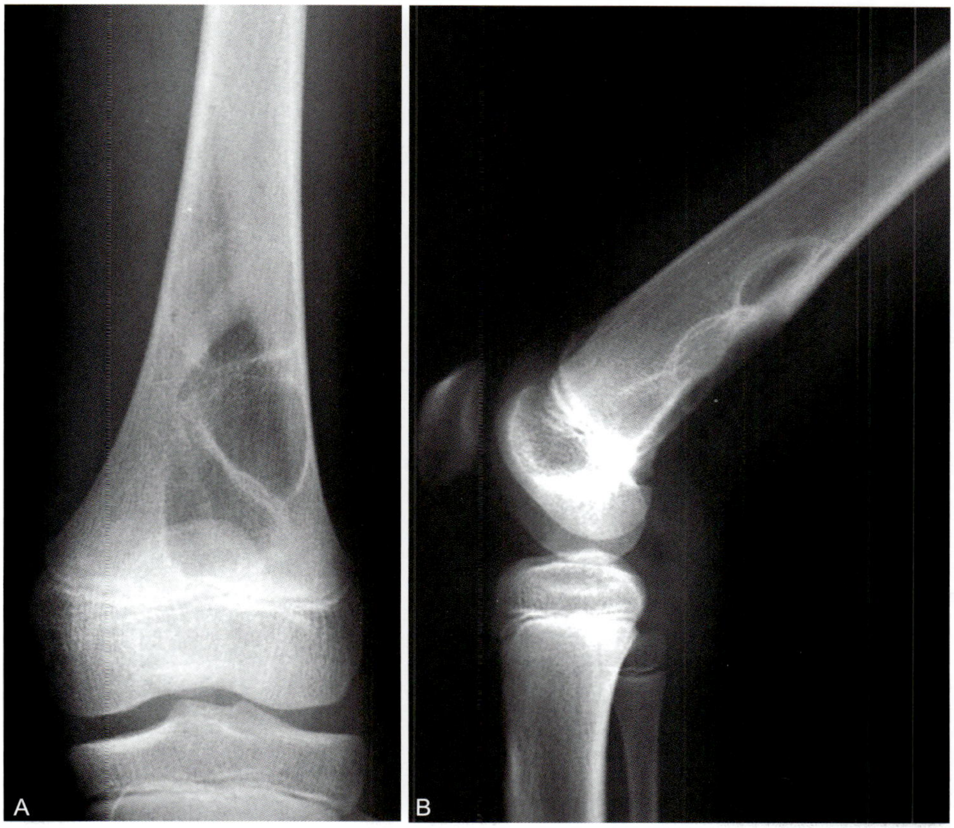

图 54-4　股骨后部的 MFD。正位（A）和侧位（B）X 线片显示具有特征性表现的较大病灶

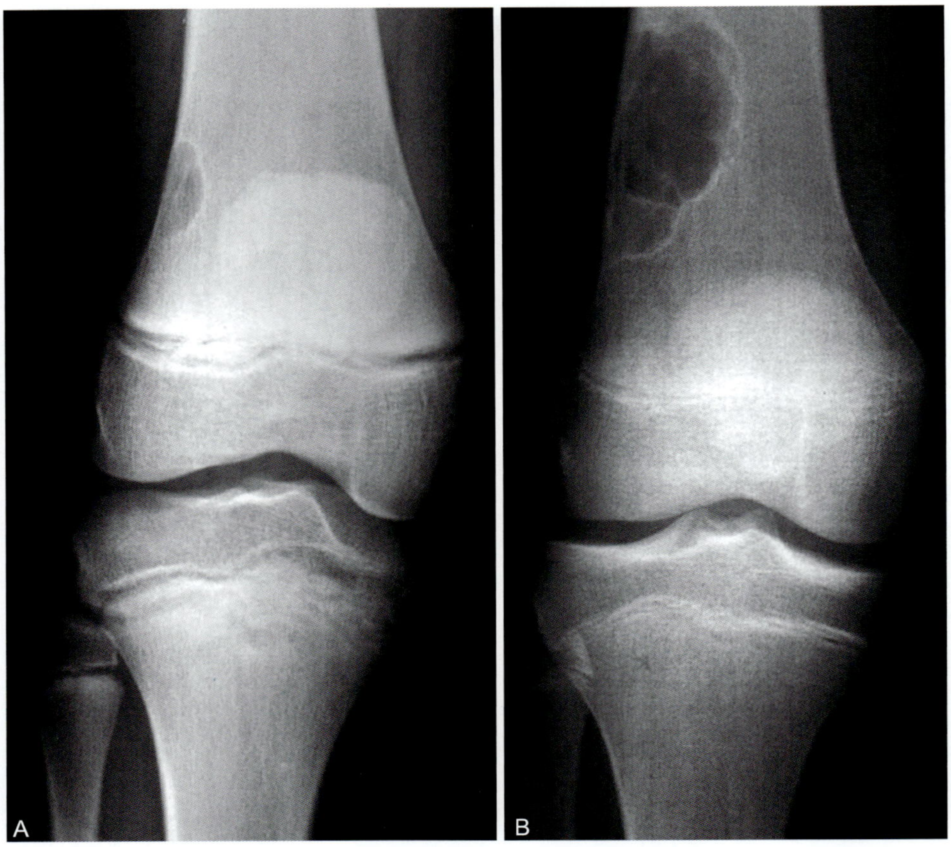

图 54-5 11 岁男孩 MFD 的进展：A. 正位 X 线片显示股骨远端干骺端有一个小的纤维缺损；B. 3 年后 X 线表现

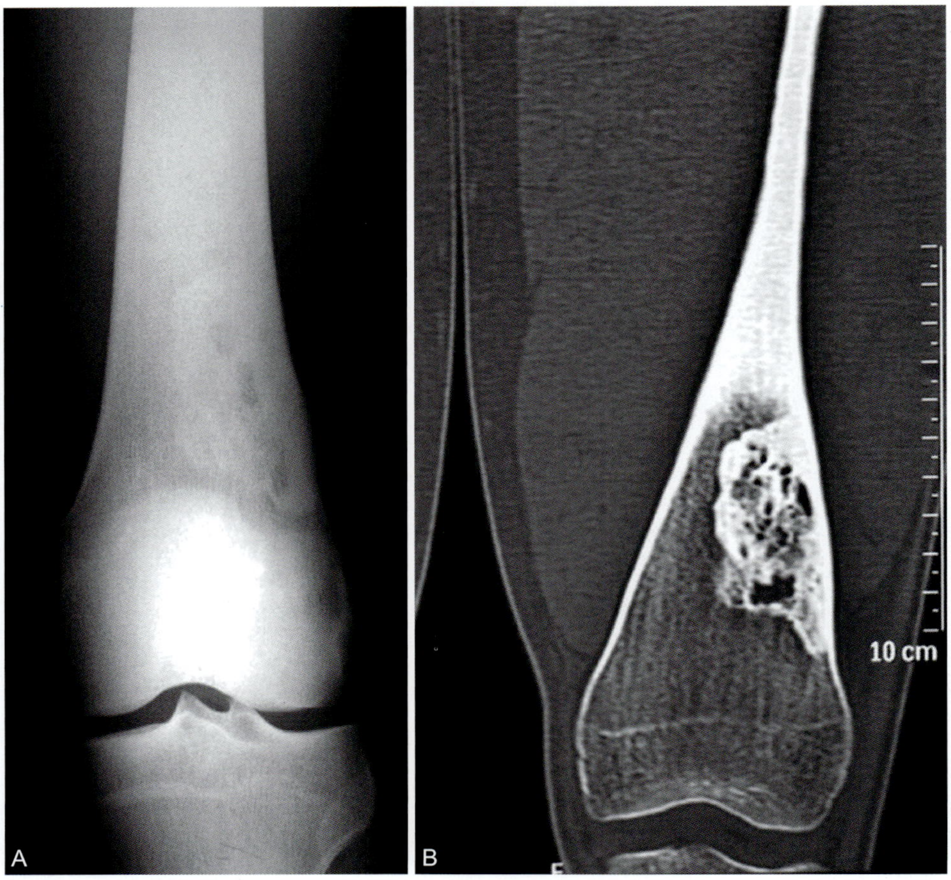

图 54-6 伴有硬化的 MFD 的长期演变：A. X 线片；B. CT 扫描图像

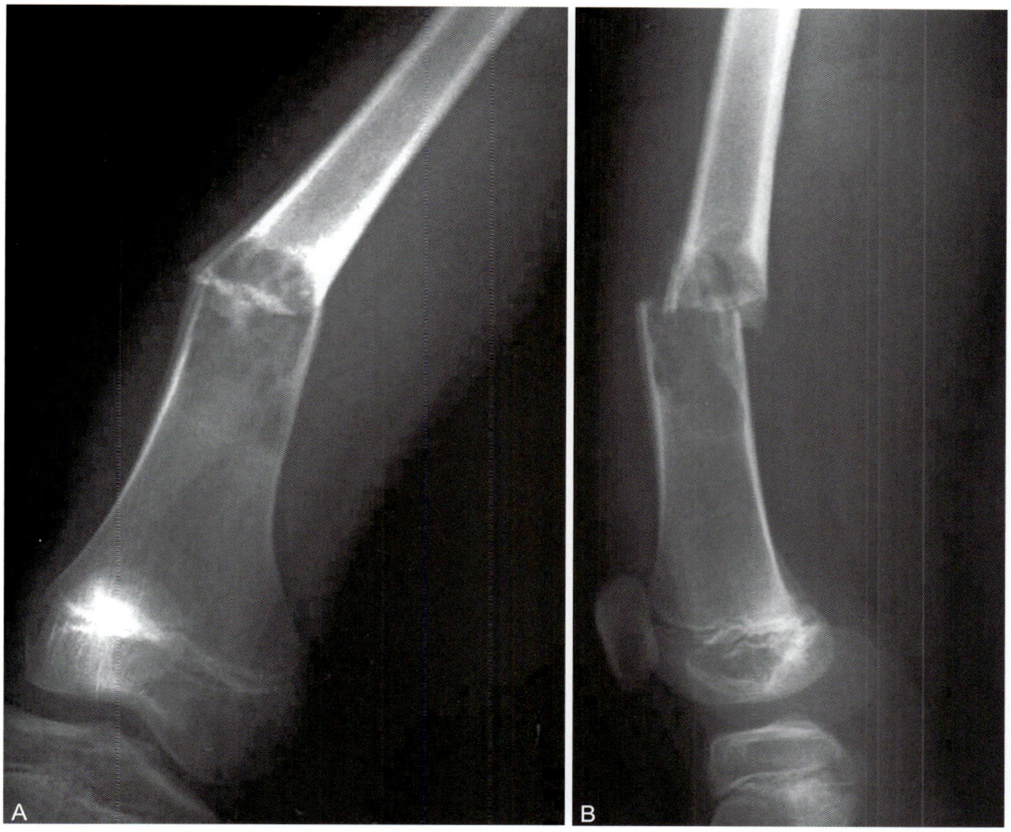

图 54-7　A 和 B. MFD 合并病理性骨折的 X 线片

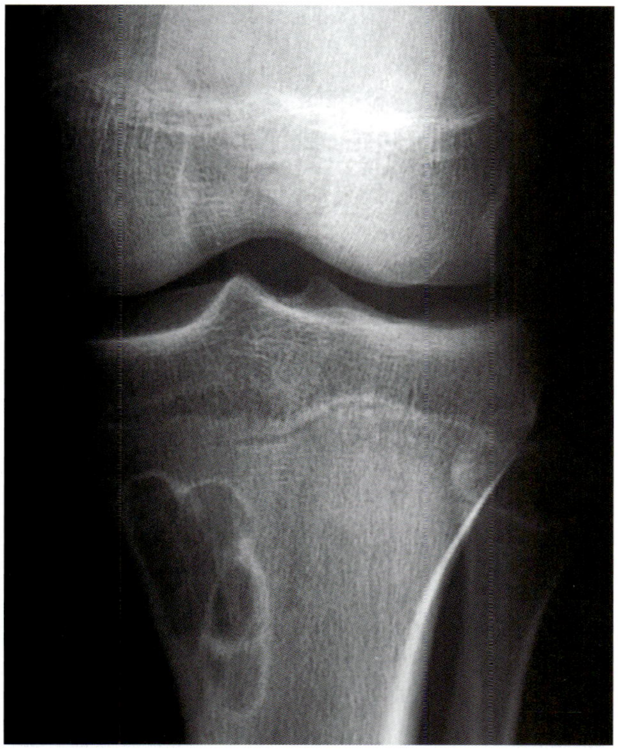

图 54-8　胫骨上端干骺端 MFD。前后位 X 线片显示一个透亮的偏心性病变，其内部边界清晰、有硬化边缘

9. 这些骨小梁不完整，影像学上的假分隔图案是由硬化性病变内缘的隆起形成的。

10. 无骨膜反应。

11. 对于较大的病变，可能涉及整个骨骼宽度。

12. 在较细骨骼（腓骨、尺骨和桡骨）中，病变有时会占据宿主骨的整个直径。

13. 多发病变少见（图 54-21 和图 54-22）。

14. 骨干病灶可能时间更长，硬化区随着愈合而增加（第 51 章图 51-6、图 51-10 和图 51-15）。

15. 较小的骨膜下或骨皮质病变称为“骨皮质纤维缺损”。病变局限于骨皮质，不涉及髓腔。骨皮质内小缺损或骨膜下病变（骨皮质纤维缺损）和髓腔内大病变之间的所有中间阶段都是同一疾病的不同表现。

16. MFD 可能被其所致的病理性骨折掩盖。

（二）CT 特征

1. 具有硬化边缘的溶骨性病变。

2. CT 有助于显示病变向髓内的延伸和对骨皮质的侵蚀和破坏（第 51 章图 51-1），以及陈旧性病变的硬化程度（第 51 章图 51-6B、图 51-10C

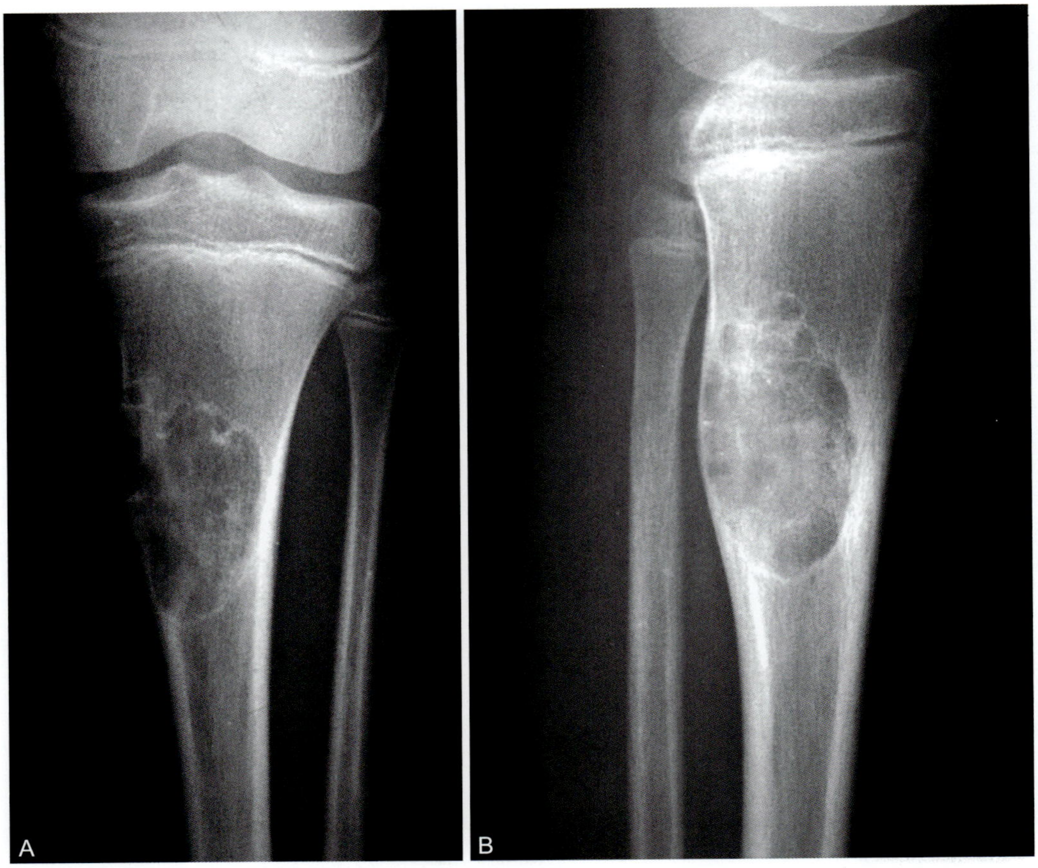

图 54-9 胫骨 MFD。前后位（A）和侧位（B）X 线片显示特征性的病灶

和图 51-15B）。

（三）MRI 特征

1. 在 T_1 和 T_2 加权图像上分别表现为低信号和不均匀信号。

2. 呈扇贝形，边界清楚。

3. 硬化骨的暗性边缘是病变在髓内的边界。

4. T_2 加权像上病变周围髓内水肿信号提示微骨折或隐匿性骨折。

（四）骨扫描特征

低信号。

八、影像鉴别诊断

（一）骨膜硬纤维瘤

1. 影像学上类似骨皮质纤维缺损。

2. 不同的病理组织学表现。

（二）良性纤维组织细胞瘤（benign fibrous histiocytoma，BFH）

1. 可透射线，边缘硬化。

2. 位于骨骺和骨干。

3. 位于髓内。

4. 与 MFD 的部位不同。

（三）巨细胞瘤（giant cell tumor，GCT）

1. 累及干骺端的骨骺病变。

2. 发病高峰在 20 ～ 30 岁。

3. 女性更常见。

4. 病变的内部轮廓是溶解性的。

5. 边缘硬化极其罕见。

（四）纤维发育不良

1. 居中的髓内病变。

2. 界线分明的骨密度减低区域，通常有硬化边缘，该边缘通常很厚，看起来像外壳。

3. 上界或下界经常呈三角形。

4. 病灶呈磨玻璃样或溶解状。

5. 病灶内无骨小梁结构。

（五）单纯性骨囊肿

1. 边界清楚的溶骨性病变，对称性分布于干骺 - 骨干区域。边缘膨胀、变薄，呈扇贝样。

2. 宽度不超过骺板。

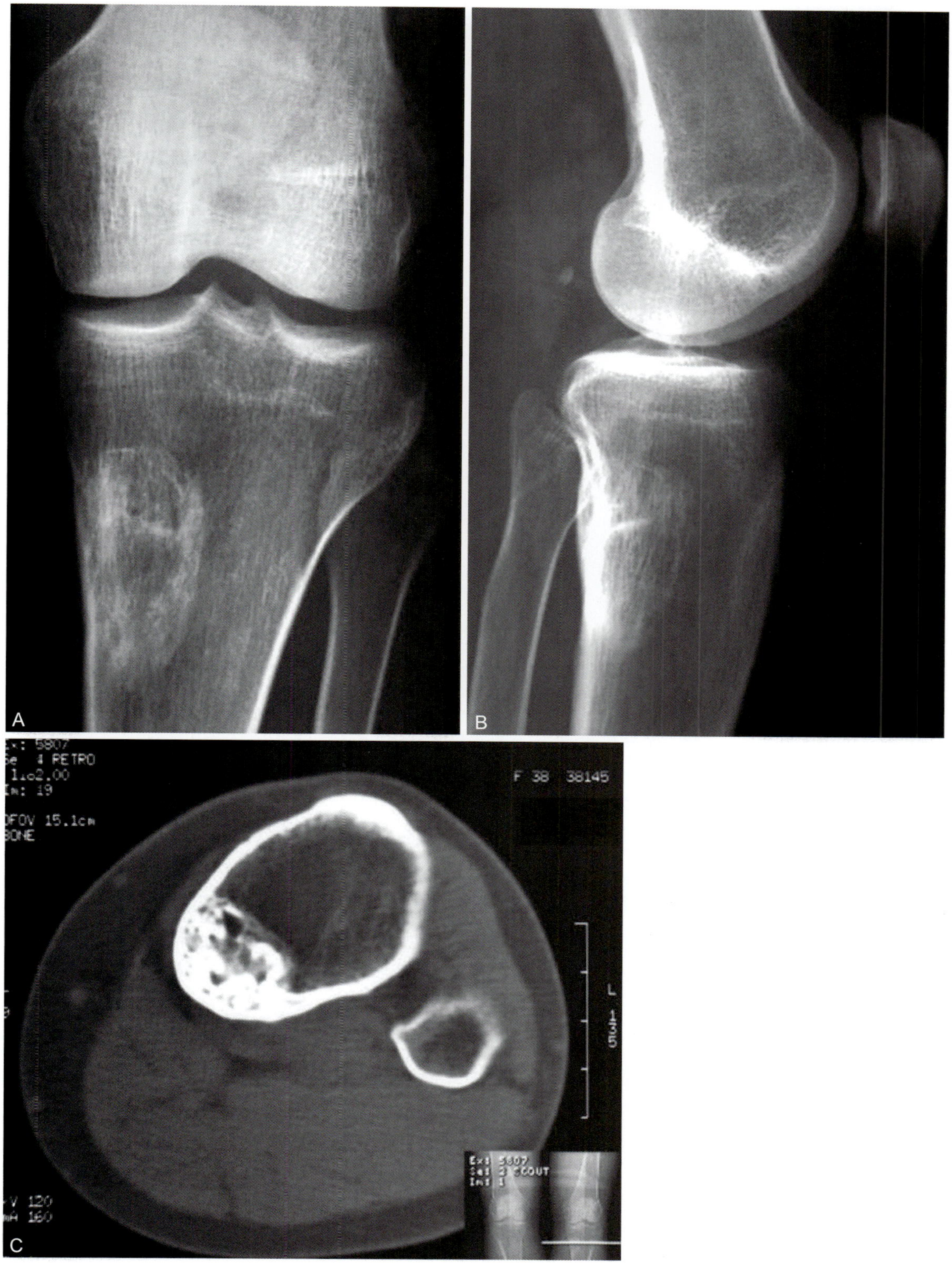

图 54-10　胫骨近端干骺端硬化性的陈旧性 MFD 病变：A. 前后位 X 线片；B. 侧位 X 线片；C. 轴向 CT 能更清楚地显示硬化

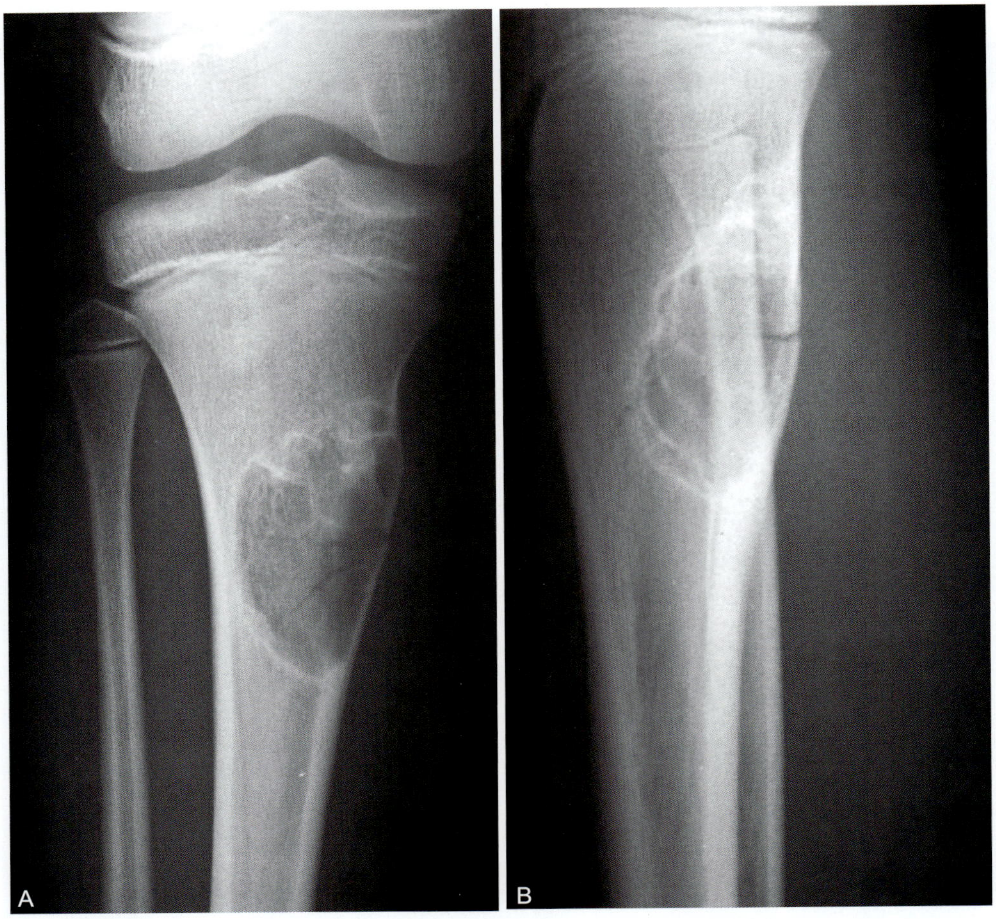

图 54-11 前后位（A）和侧位（B）X 线片显示合并病理性骨折的胫骨近端 MFD

3. 囊肿的最大直径在骺板附近，圆锥形的末端位于骨干。

4. MRI 通常可证实囊性性质，液体含量多，无实性成分，边缘锐利，有骨小梁。

九、病理检查

（一）大体特征

1. 诊断标本通常通过穿刺活检获得。小的破碎标本也可以从刮除治疗的病变中获得。完整的标本少见，需要对病变整块切除或切除治疗时才送检。

2. 病变直径通常为 2 ～ 4cm，很少＞ 7cm。

3. 在同一病变不同部位的，大体外观差异很大：灰白色区域与黄色或红棕色区域交替出现（图 54-23）。

4. 质地柔软，偶尔有易碎的区域。

5. 手术切除的完整标本，病灶膨胀使骨皮质变薄，但通常保持完整，很少出现吸收。

6. 病灶与周围的骨髓质界线清楚。

7. 可看到囊性出血改变。

（二）组织学特征

1. 低倍显微镜下，不同区域的病变在组织学上有所不同。肉眼可见的灰白色区域是纤维组织，黄色区域是含脂质的组织细胞，棕色区域是含铁血黄素的组织细胞。

2. 纤维组织呈典型的螺旋状、网状或车轮状，含有不同数量的胶原纤维和扁平的成纤维细胞。细胞核丰满均匀，未深染。梭形细胞和组织细胞的细胞核规则（图 54-24 和图 54-25）。

3. 可存在中等数量的典型核分裂。

4. 可见含脂质的组织细胞区域，细胞核小且深染、胞质颗粒清晰（黄瘤细胞）和含铁血黄素色素的组织细胞（图 54-26）。

5. 不同数量的多核巨细胞呈簇状散布于病变

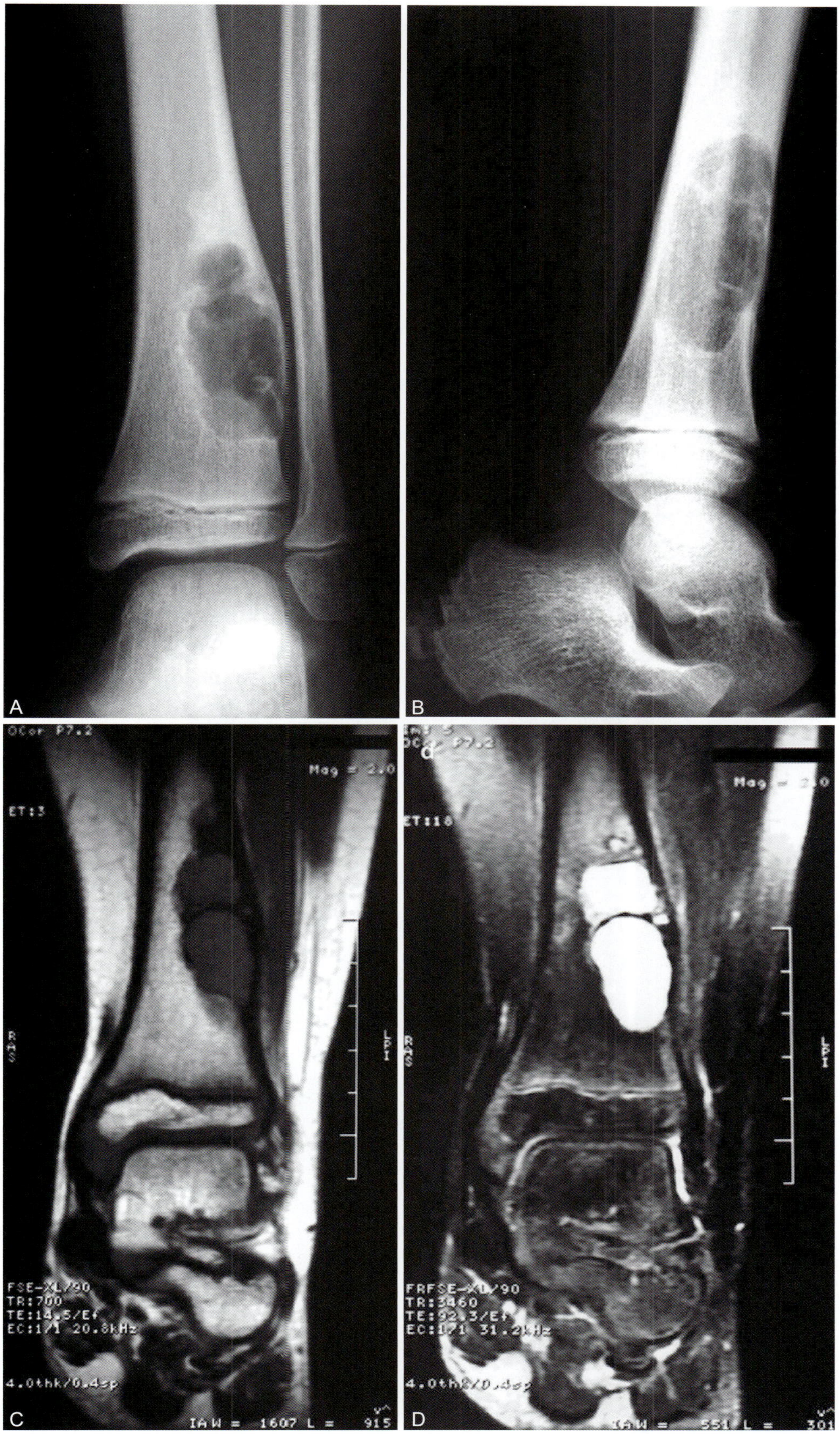

图 54-12　X 线片和 MRI 显示胫骨下部干骺端 MFD 的典型表现

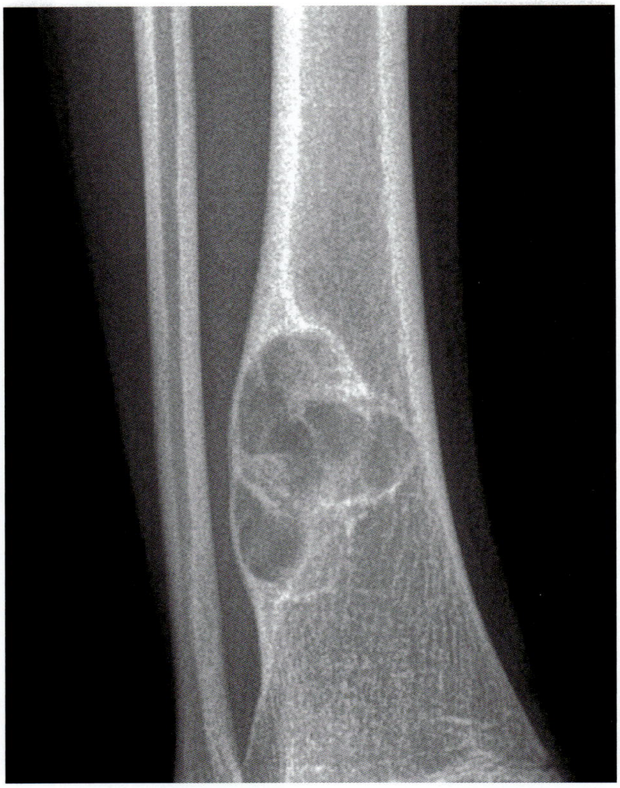

图 54-13 MDF。胫骨溶骨性偏心病变。内缘轮廓清晰、稍有硬化，提示为非侵袭性生长，产生扇贝样边缘。可见实性骨膜反应，证明良性病变生长缓慢

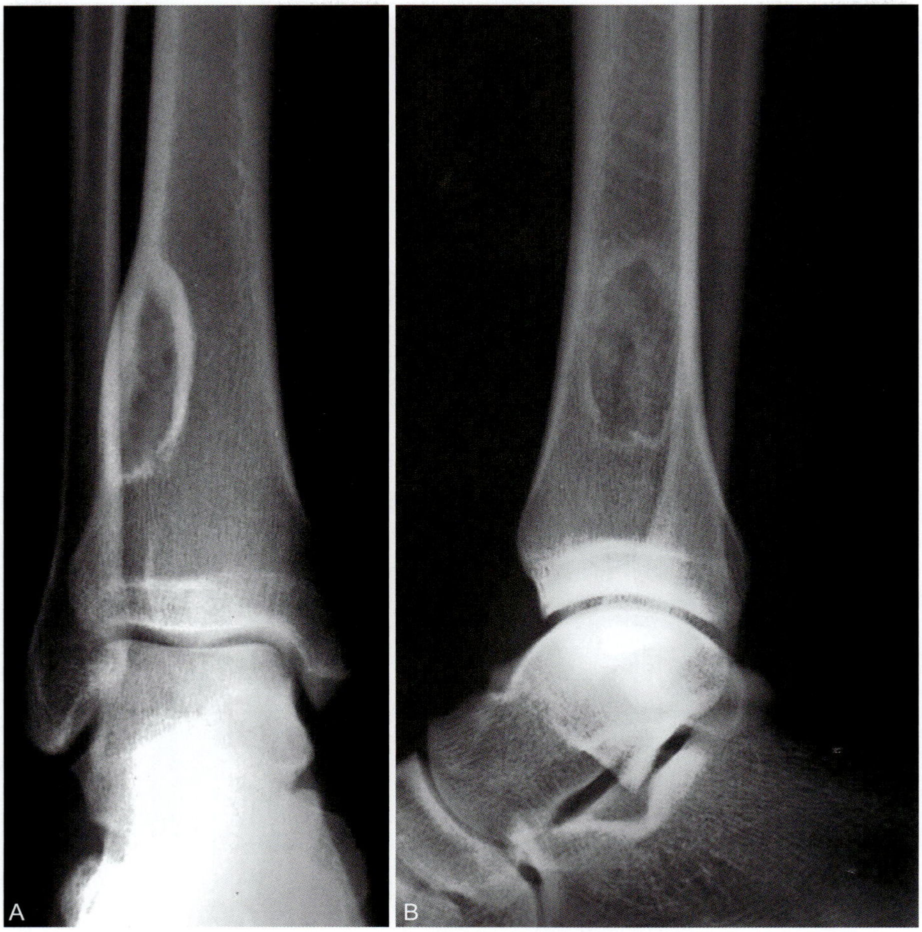

图 54-14 胫骨远端 MFD 伴致密硬化边缘

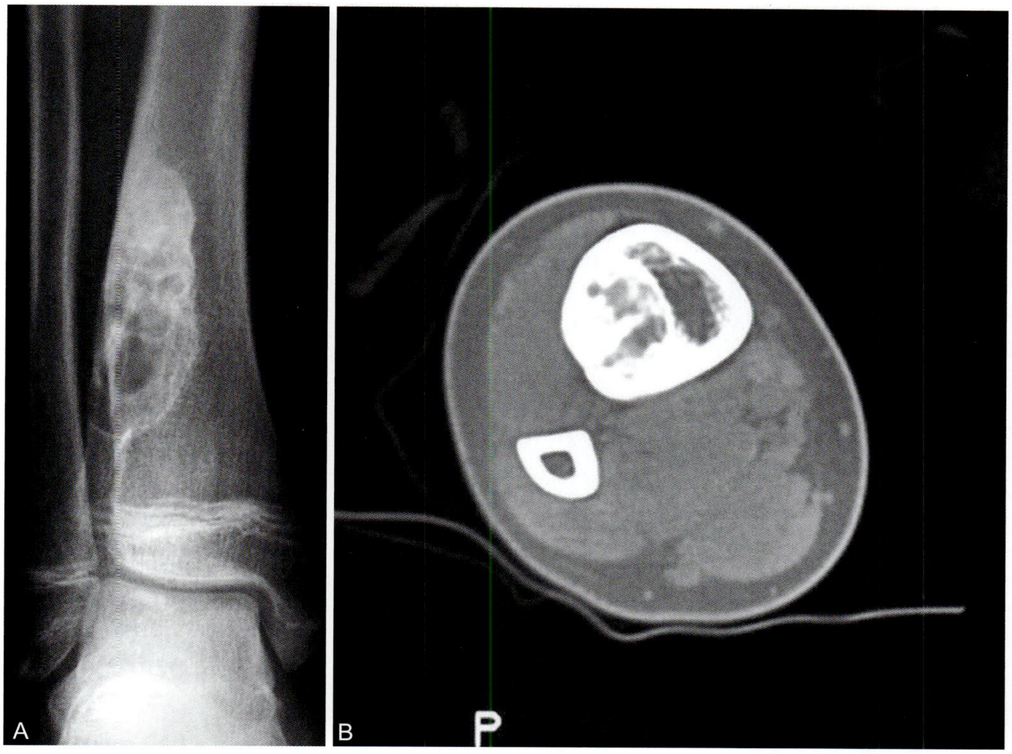

图 54-15　胫骨远端干骺端 MFD 硬化的长期演变：A. X 线片；B. CT 扫描图像

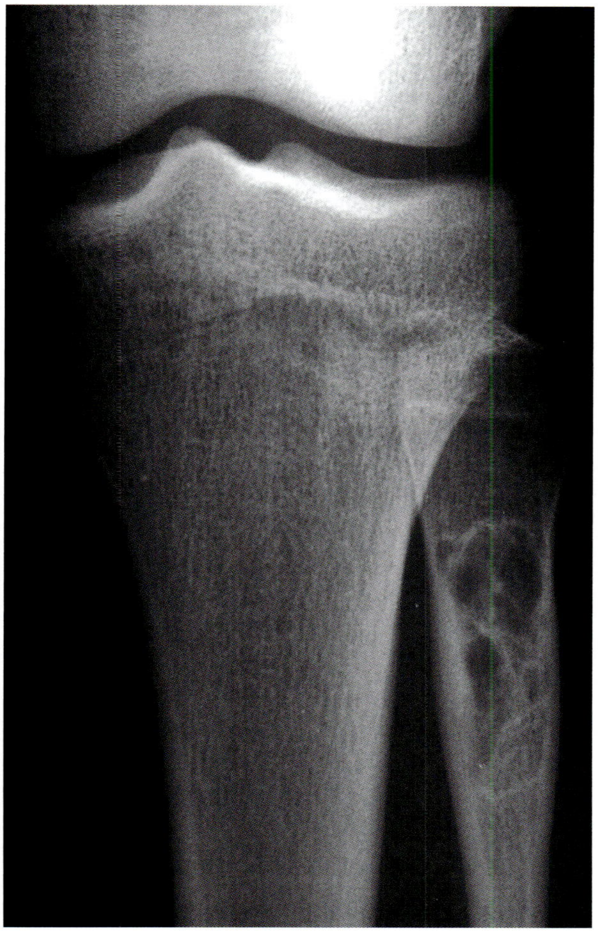

图 54-16　占据整个骨头宽度的腓骨的 MFD

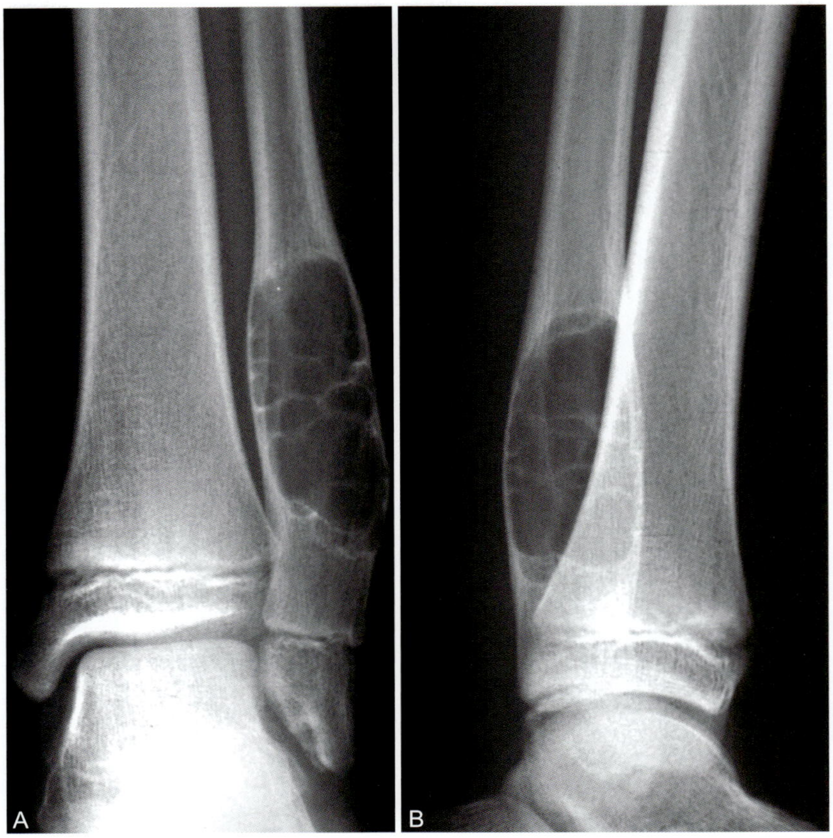

图 54-17 腓骨远端病变，轻度膨胀、界线清楚，可见骨小梁结构和膨胀的骨皮质

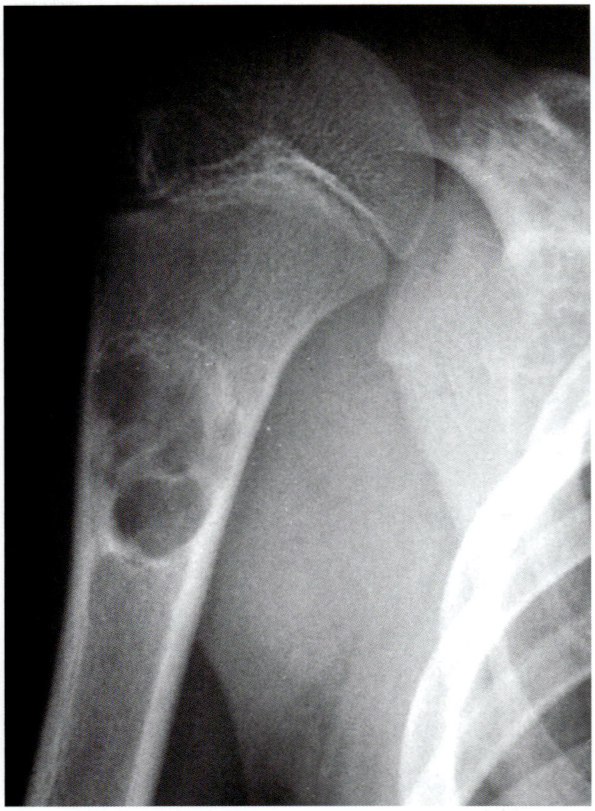

图 54-18 MFD 位于肱骨上 1/3（罕见部位）

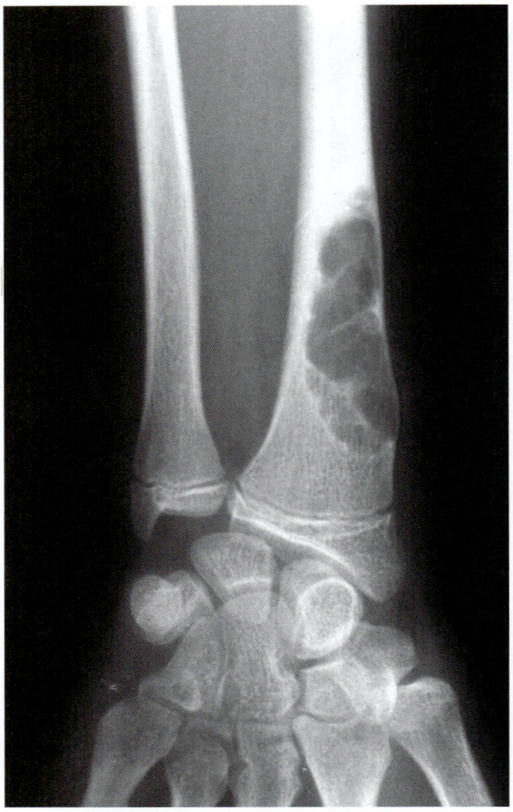

图 54-19 桡骨远端 MFD，呈现典型的影像学特征

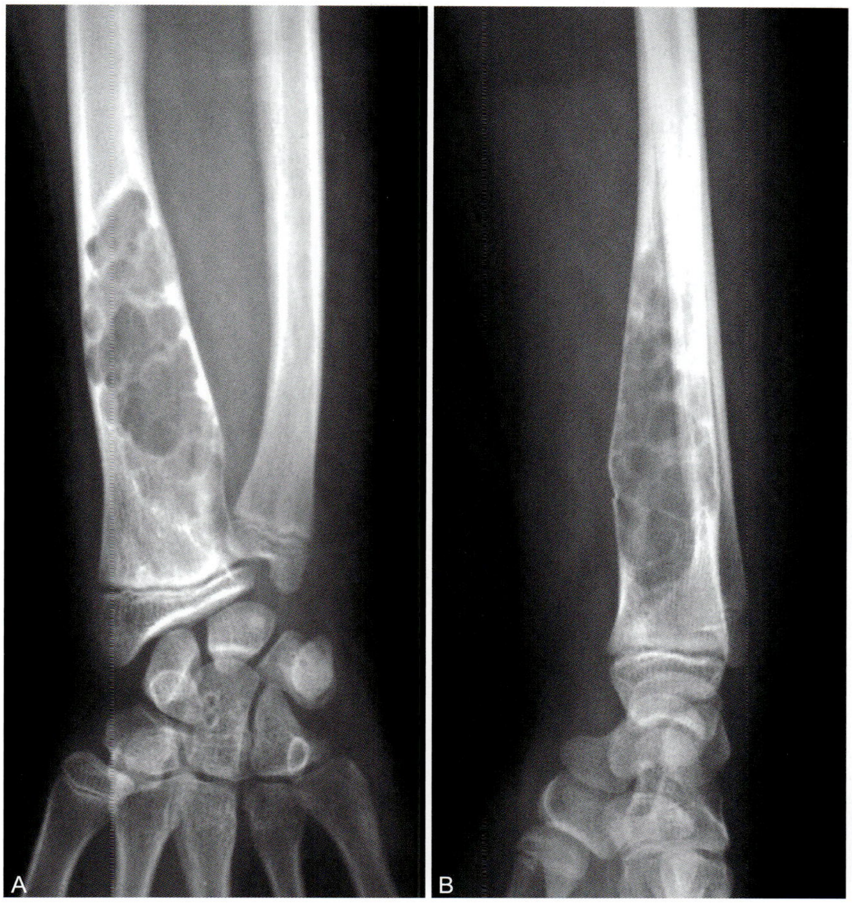

图 54-20　正位（A）和侧位（B）X 线片显示一个大的透光性病变，累及整个桡骨宽度，骨皮质扩张变薄

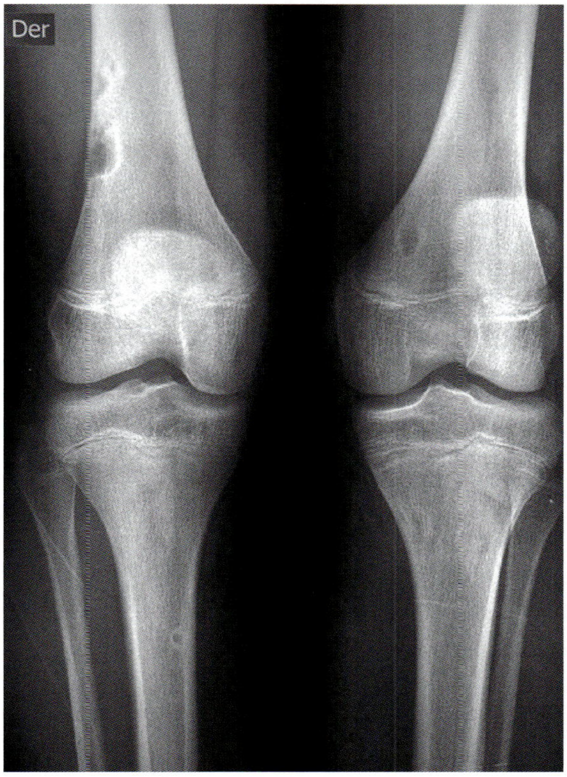

图 54-21　多发 MFD

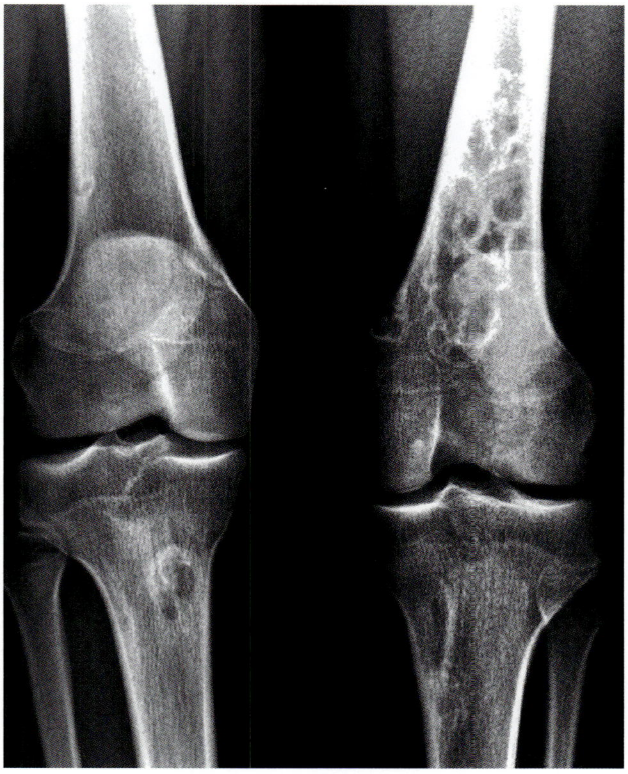

图 54-22　另一例多发 MFD

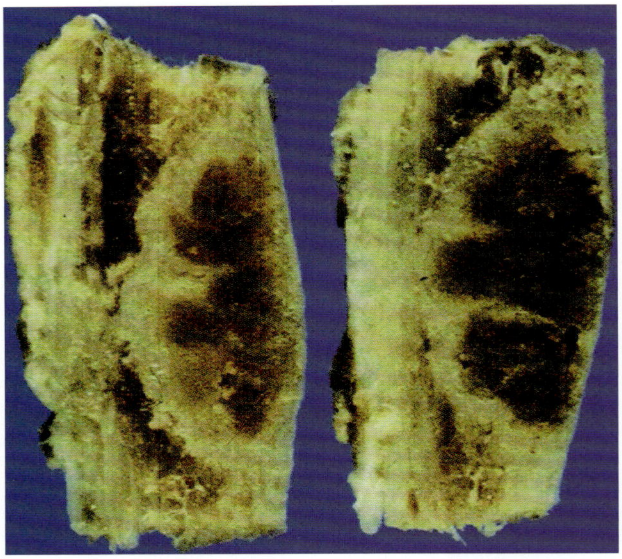

图 54-23 MFD 大体照。大体外观在同一病变的不同区域有很大不同：灰白色区域与黄色或红棕色区域相间

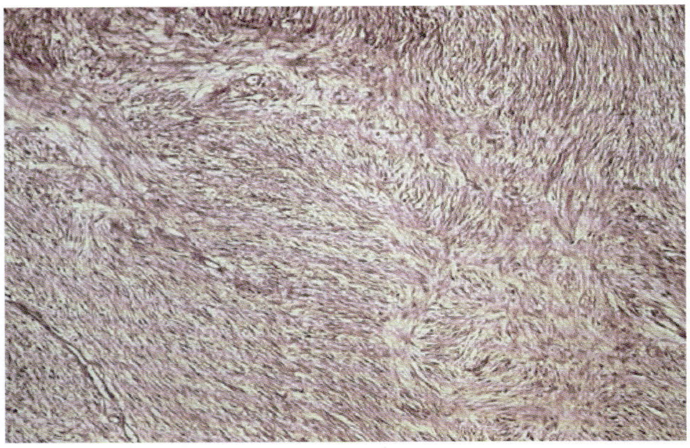

图 54-24 低倍显微镜下显示 MFD 的席纹状特征

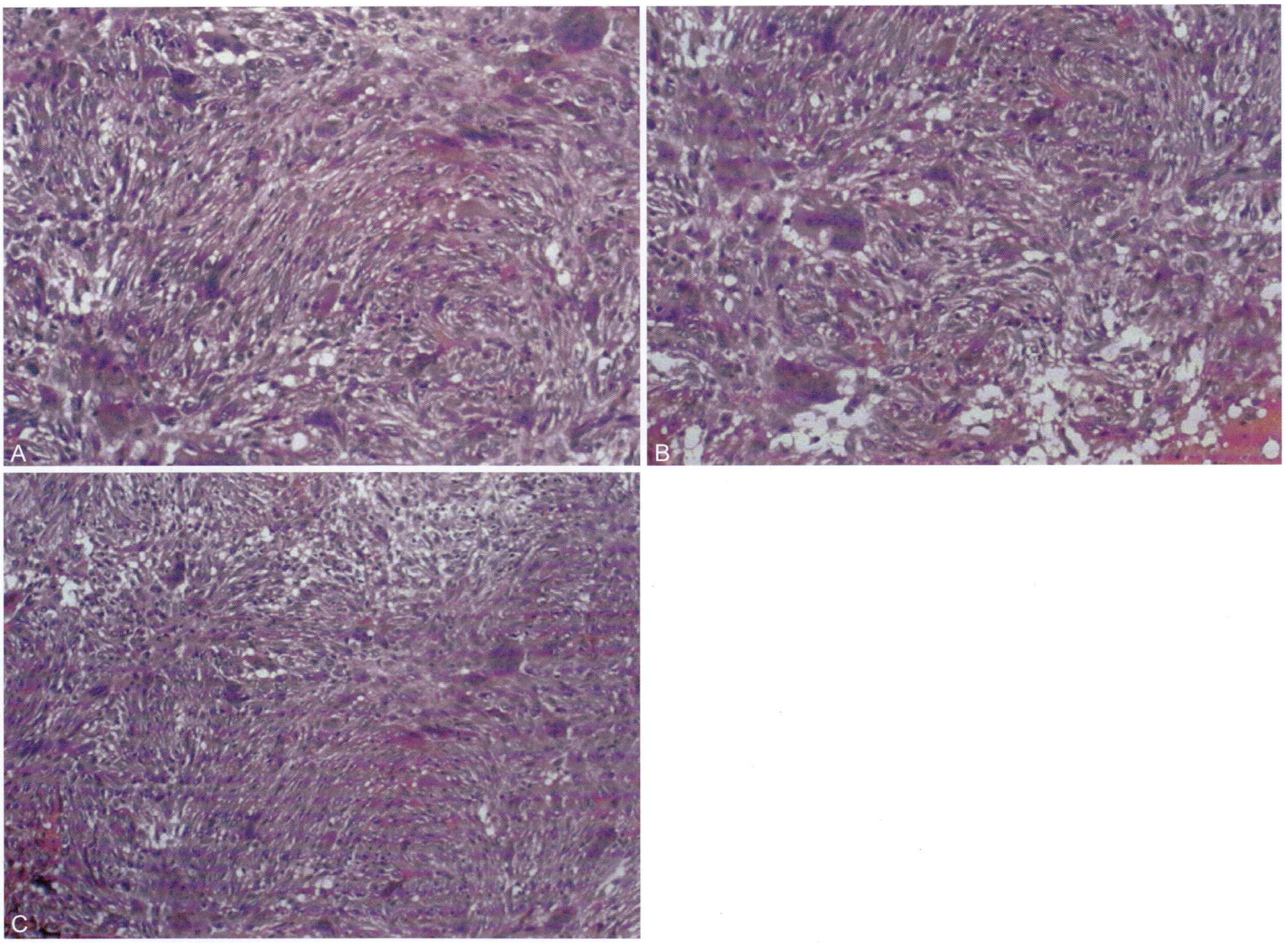

图 54-25 典型的 MFD 显示细胞丰富，梭形细胞呈席纹排列，散在分布破骨细胞样巨细胞

各处。

6. 炎性成分——淋巴细胞和浆细胞，是另一个特征性表现。

7. 除病灶边缘外，无新骨形成。无病理性骨折时新骨形成则非常罕见。

8. 骨皮质内缘存在破骨细胞。

9. 可能出现继发性动脉瘤样骨囊肿。

10. 坏死区极为罕见。在病理性骨折的情况下，病变可能完全坏死。

11. 在组织学和超微结构上，MFD 与骨皮质纤维缺损相似。

12. 病变时间较久的病变中，胶原纤维组织占优势，有稀少的吞噬脂肪和含铁血黄素的组织细胞，几乎看不到多核巨细胞（图 54-26）。常见反应性骨形成。

13. 病理性骨折引起骨膜和骨内膜新骨形成和病灶坏死。

十、病理鉴别诊断

（一）骨膜硬纤维瘤

虽然 X 线表现相似，但在组织学上有所不同，

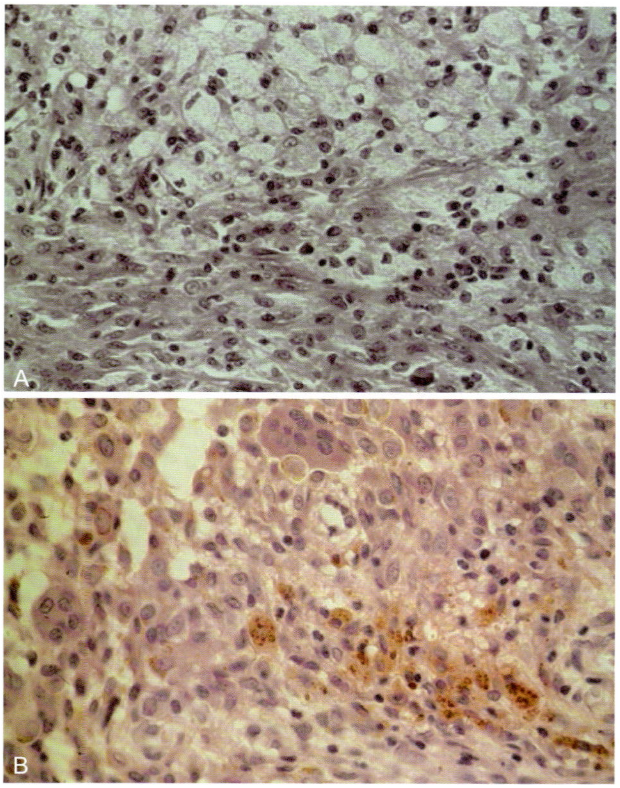

图 54-26　MFD 中经常可见组织细胞吞噬脂质（泡沫细胞）（A）和含铁血黄素（B）的区域

属于骨膜型促结缔组织增生性纤维瘤。

（二）纤维发育不良

1. 不规则、弯曲、未成熟的骨小梁分布于扁平梭形细胞组成的纤维成分中。

2. 圆形的牙骨质样排列体。

3. 可出现泡沫细胞、多核细胞、黏液样或继发性动脉瘤样骨囊肿改变。

4. 可能存在软骨，在孤立病变中少见，在多发病变中更常见。

5. 某些情况下出现广泛的黏液样改变。

6. MFD 缺乏化生性骨形成。

（三）骨纤维发育不良

1. 未成熟、弯曲的骨小梁被丰富的成骨细胞包绕。

2. 梭形细胞分布于致密胶原基质中。

3. 肌成纤维细胞中细胞角蛋白的表达。

（四）巨细胞瘤

1. 在 MFD 中，多核巨细胞一般散在分布于病灶内，呈簇状排列。

2. MFD 的巨细胞比巨细胞瘤含有更少的细胞核。

3. 基质细胞的纺锤形具有特征性，细胞核有尖的末端。GCT 单核细胞呈卵圆形而不是纺锤形，其细胞核与多核巨细胞的细胞核相似。

（五）实性动脉瘤样骨囊肿

1. 病变内有更多的反应性骨。

2. 梭形细胞席纹状分布较少。

（六）良性纤维组织细胞瘤

1. 组织学上与 MFD 难以区分，BFH 和 MFD 有许多共同的显微镜下表现。

（1）梭形细胞呈网状排列。

（2）具有脂类和含铁血黄素吞噬活性的组织细胞。

（3）多核巨细胞。

2. BFH 的诊断基于临床表现，且好发于在 MFD 罕见的部位。

3. BFH 是一种非常罕见的疾病，好发于成年人，女性略多见。

4. 疼痛是一种常见症状。

5. 在长骨中，常见于骨骺和骨干，不出现在干骺端。

6. 最常见的部位是股骨和胫骨（50%），骨盆

骨较少见。

（七）恶性纤维组织细胞瘤

1. 少见，MFD 有更丰富的细胞，具有活跃的有丝分裂活性。

2. MFD 绝不会出现核异形性和非典型分裂象。

3. MFD 特有的 X 线特征绝不会出现于恶性肿瘤。

（八）骨肉瘤

1. 在病理性骨折中，反应性骨形成可能会造成误诊。

2. 可能存在明显的骨膜新骨形成。

3. 低倍显微镜下，骨膜新骨形成排列整齐可排除骨肉瘤。这是做出正确诊断的一个线索。

4. 另一方面，活跃的有丝分裂活动和类骨生成可能被误诊为恶性肿瘤。

十一、预后

1. MFD 是一种良性病变，通常会自愈。

2. 病变可能会消失或硬化。

3. 大的病灶可发生病理性骨折，其中最常见于胫骨远端干骺端。

4. MFD 几乎从不出现于老年患者身上，或许是因为病变已自发愈合。

5. MFD 在手术治疗后罕有复发。

6. 恶性变很少出现。

十二、治疗

1. 诊断明确，无病理性骨折的风险，建议观察。

2. 通常，可以根据影像学特征和穿刺或切开活检来准确诊断，然后定期复查 X 线片进行随诊。

3. 穿刺活检和切开活检可能会增加骨折的风险。

4. 手术适应证：大的伴有疼痛的病灶，或超过骨直径 50%、有病理性骨折的风险。

5. 手术可进行刮除或切除，同时进行植骨。

6. 如果合并病理性骨折，最好待骨折愈合后再行手术治疗。

（张增亮 译 陈秉耀 校）

第55章　骨膜硬纤维瘤

Liliana G. Olvi，Isabela W. da Cunha，
Eduardo Santini-Araujo，Ricardo K. Kalil

一、定义

一种纤维性骨皮质缺损的少细胞的变种，位于股骨远端后方的表面。

二、别名

撕脱性骨皮质不规则。

三、病因

可能与大收肌肌腱止点撕脱伤有关。

四、流行病学

年龄与纤维性骨皮质缺损重叠。

五、发病部位

常见发病股骨远端的后正中骨皮质。

六、临床表现

1. 通常无症状或有轻微疼痛。
2. 因其他原因行 X 线检查时偶然发现。

七、影像学特征

X 线、CT 和 MRI 特征

1. 骨皮质中不规则的溶骨性病变（图 55-1 和图 55-2）。
2. 可能表现出恶性肿瘤特征。
3. 特定部位和病灶较小有助于确诊。

八、影像鉴别诊断

骨皮质纤维缺损

影像学表现相似。

九、病理检查

（一）大体特征

1. 诊断材料通常通过穿刺活检获得。
2. 小碎片标本也可以从刮除治疗的病变中获得。

（二）组织学特征

1. 骨膜硬纤维瘤是纤维缺损组的乏细胞变体（图 55-3 和图 55-4）。
2. 多核巨细胞稀少或缺失。

十、病理鉴别诊断

通过临床表现和影像学表现来识别病变非常重要，不要误诊为恶性肿瘤并避免活检。

十一、预后

预后很好。但不幸的是，“硬纤维瘤”这个词暗示是一种侵袭性病变，事实上并不是。

十二、治疗

1. 根据影像学特征和穿刺活检或手术活检，大多数病变都可以得到确诊。
2. 不需要手术治疗；建议进行影像学随访。

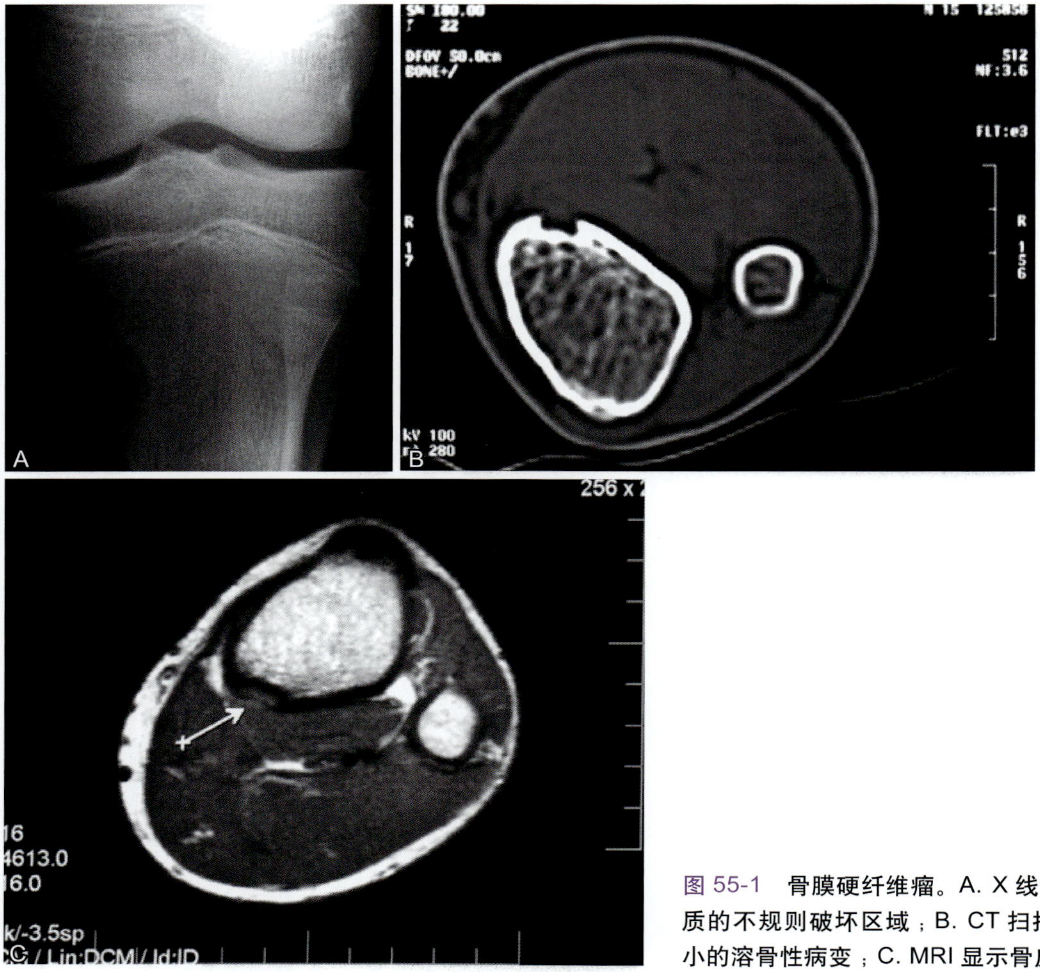

图 55-1 骨膜硬纤维瘤。A. X 线片显示沿胫骨内侧骨皮质的不规则破坏区域；B. CT 扫描显示骨皮质内有一个小的溶骨性病变；C. MRI 显示骨皮质侵蚀的区域（箭）

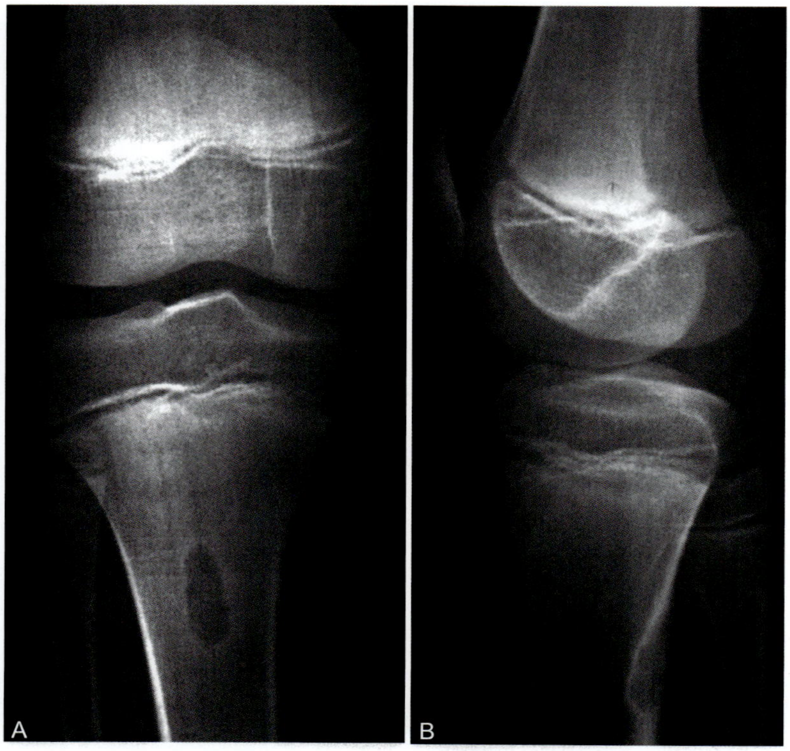

图 55-2 正位（A）和侧位（B）X 线片显示胫骨干骺端骨皮质骨膜硬纤维瘤

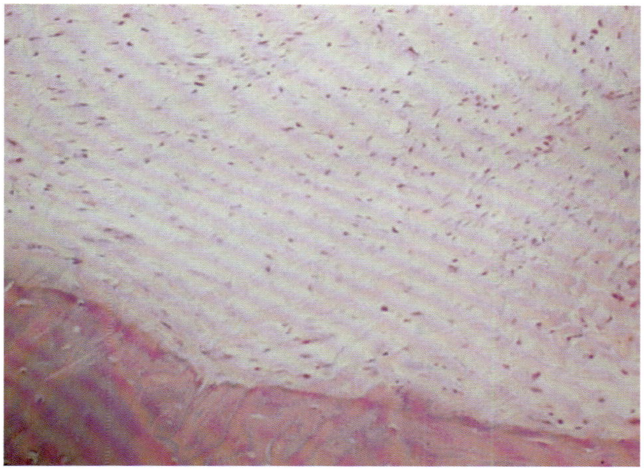

图 55-3　骨膜硬纤维瘤。高倍显微镜下显示骨皮质不规则。病变区细胞数少，由梭形细胞组成

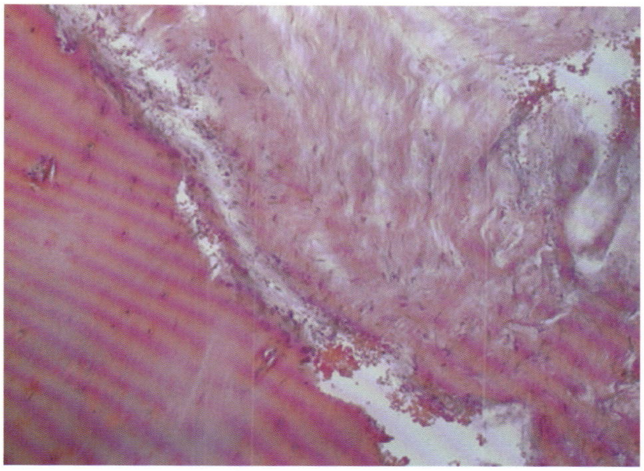

图 55-4　骨膜硬纤维瘤。显微镜下呈乏细胞病变、富含胶原成分

（张增亮　译　陈秉耀　校）

第56章　纤维发育不良

Liliana G. Olvi，Isabela W. da Cunha，
Eduardo Santini-Araujo，Ricardo K. Kalil

一、定义

1. 纤维发育不良（fibrous dysplasia，FD）是一种良性的、髓内纤维骨“发育不良”的非遗传性骨骼病变。

2. 这种疾病可以是单发，也可以多发。

二、病因

据推测，未成熟骨的产生是由 *GNAS1* 基因的合子后点突变决定的，该基因编码 Gsα 刺激蛋白的 α 亚基。

三、流行病学

1. 是一种常见的病变。

2. 女性稍多于男性。

3. 单发病变（75%）：多见于 10 ～ 30 岁人群。

4. 多发性病变（25%）：在 10 岁以内更常见。

5. 约 3% 的多发性病变患者与 McCune-Albright 综合征相关，并伴有皮肤褐色色素沉着和内分泌异常。

6. 偶尔纤维发育不良伴有软组织黏液瘤，通常发生在肌内（Mazabraud 综合征）。

四、发病部位

1. 单发型纤维发育不良和多发型纤维发育不良在长骨（股骨近端、胫骨、肱骨）、肋骨和颅面骨中更常见，尤其是在颌骨中，上颌骨比下颌骨更容易受累。任何骨都可能受到影响。

2. 单发型纤维发育不良，单个骨骼受累，通常只有一个病灶。很少在同一块骨中有其他病灶。

3. 多发型纤维发育不良更常见于单侧肢体，包括同侧下肢和髂骨。多发型纤维发育不良相对病情较重。脊柱是一个罕见的位置，更常见于多发型病例。

4. 肋骨病变在年长的患者中更常见，可能是因为他们更有可能做胸部 X 线检查，在胸部 X 线片中偶然发现了病变。

五、临床表现

1. 通常无临床症状，病灶是由于其他原因的影像学检查无意中发现的，尤其是肋骨病变。

2. 疼痛可能会出现，这取决于病变的位置和程度。

3. 可能伴有局部肿胀，多见于颌骨和颅骨。

4. 单个病灶可能会进展和扩大，最常见的是在骨骼生长期间。青春期后趋于稳定，但成年后病变仍可进展。

5. 有些病变可能会在妊娠期间进展。

6. 有些病变可能会产生畸形（图 56-27 和图 56-28）。

7. 病理性骨折（多发生在股骨近端），承重骨畸形较为常见。

8. 颅骨病变可能导致头颅不对称、畸形、突眼或脑神经（如视神经）受压。中耳结构也会受到影响，可能会出现慢性头痛。

9. 多发型纤维发育不良可能涉及单侧肢体的几块骨头，或者可能涉及 50% 以上的骨骼。这种表现在 10 岁之前就开始了，而且病情进展很快。

10. 因患侧骨生长障碍，可导致肢体不等长。

11. 与 McCune-Albright 综合征相关的多发型纤维发育不良在女性中更常见——以黄色或棕色斑块的形式出现在皮肤上，通常位于颈部、背部、肩部、胸部和骨盆。纤维发育不良性 Albright 斑点有不规则和凹陷的边界，就像缅因州的海岸（而

在神经纤维瘤病中，斑点是不规则的，但有平滑的边界，类似于加利福尼亚州的海岸）。该综合征还与超过 50% 的患者的内分泌亢进有关，包括性发育早熟（有时早在 3 岁时开始，伴有阴道出血和乳房发育）、甲状腺功能亢进、经常继发性甲状旁腺功能亢进、库欣综合征、肢端肥大、高催乳素血症、肾上腺增生，骨成熟早期生长板提前关闭，随之而来的身材矮小，以及肾磷酸盐代谢障碍。偶尔，过量的 FGF-23 产生，导致致瘤性骨软化症，如磷尿间质肿瘤。如果不及时发现，这些患者可能会出现畸形和骨折，导致致残性疾病。

六、影像学特征

（一）X 线特征（图 56-1 ～图 56-31）

1. 单发型纤维发育不良或多发型纤维发育不良的 X 线表现相似。

2. 位于长骨干骺端居中的、髓内的、拉长的病变。生长板存在时，骨骺位置的病变不常见。

3. 界线分明的稀疏区域通常以硬化的边缘为界，该边缘通常很厚，以至于看起来像外壳。

4. 上限或下限经常呈三角形。

5. 病灶呈磨玻璃样或溶解状。放射学密度随着病变内纤维或骨组织的数量而变化。

6. 病变可能出现骨膨胀，但有明显的界线，特别是在肋骨、骨盆、腓骨或管状骨。病变呈扇形，侵蚀骨内膜表面，使骨皮质变薄，有时会使骨骼膨胀，形成新的骨皮质。

7. 在没有病理性骨折的情况下，骨膜反应和软组织包块极为罕见。

8. 极少数情况下，病变会产生一个巨大的膨胀性肿块，隆起到软组织中，更常见的是在头面部骨骼中。一些作者将这些病例归类为纤维异常增生隆起性病变。

9. 颅面病变可能非常密集，尤其是在上颌骨和颅底。

10. 骨骼畸形（弓形）通常发生于承重长骨，如胫骨或股骨（“牧羊拐畸形”）（图 56-27）。

11. 在含有软骨成分的罕见病变中，经常出现环状和点状钙化的影像学表现。这种表现在股骨近端和多骨疾病中尤其常见。

12. 可能会发生病理性骨折。与 Paget 病骨折类似，骨折线通常是横向的；这表明骨骼的微结构受到干扰，如 Paget 病或骨硬化症（图 56-30 和图 56-31）。

13. 偶尔继发的动脉瘤样骨囊肿可能使病变具有侵袭性外观，类似肉瘤（图 56-29）。

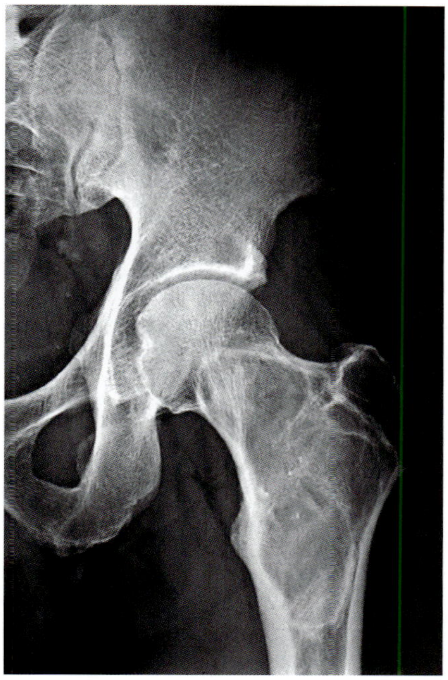

图 56-1　左股骨上 1/3 的纤维发育不良（fibrous dysplasia，FD）。X 线片显示为一个透射线的病变，呈“磨玻璃”状

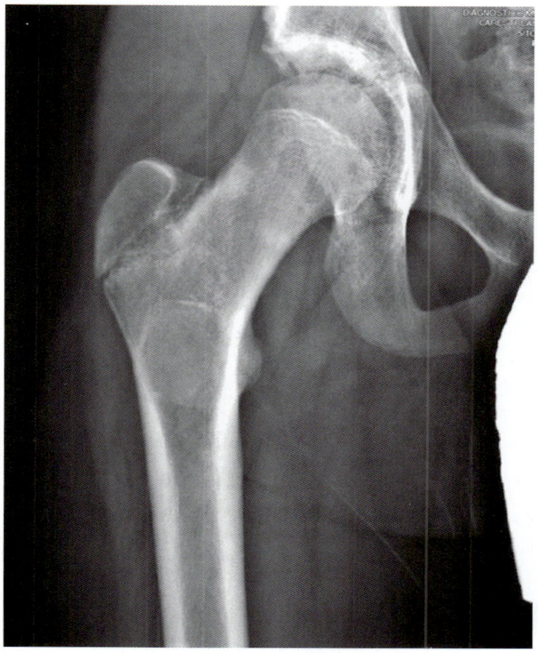

图 56-2　FD 的 X 线表现。右侧髋关节正位 X 线片显示，干骺端有一个孤立的病变，呈典型的“磨玻璃”状

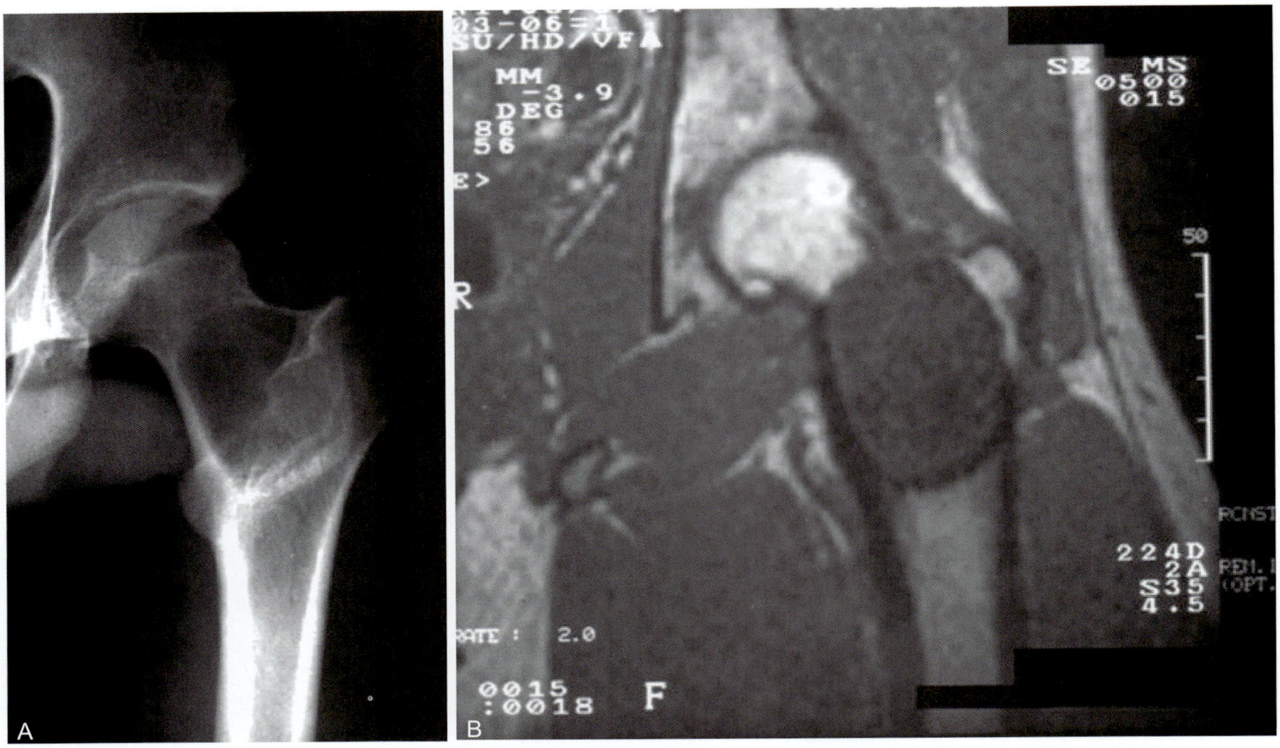

图 56-3 纤维发育不良。A. 前后位 X 线片显示周围骨环状硬化，这是 FD 的特征；B. 同一病变的 T_1 加权 MRI

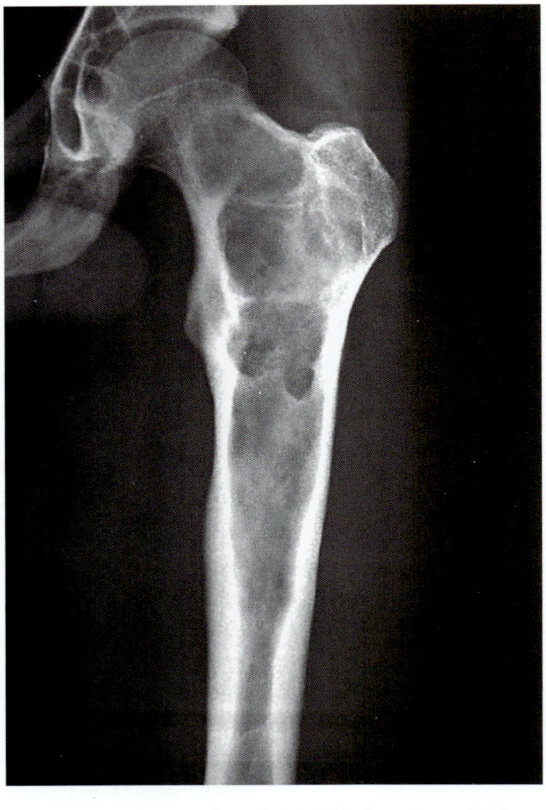

图 56-4 纤维发育不良。左侧髋关节正位 X 线片显示髋臼区域受累，股骨近端有扩张性病变。注意病变呈“磨玻璃”样改变

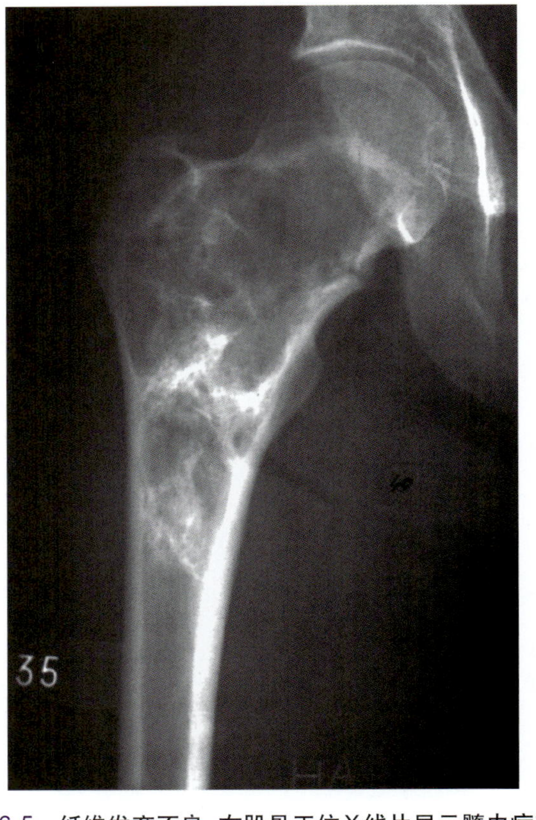

图 56-5 纤维发育不良。右股骨正位 X 线片显示髓内病变，中央不透明，股骨颈骨折

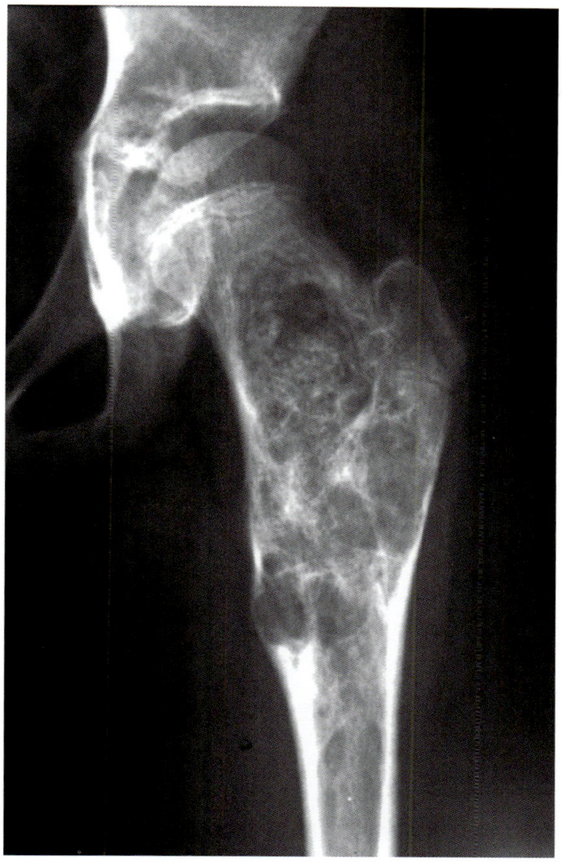

图 56-6　纤维发育不良。典型的 FD 累及左侧股骨颈和股骨干，因继发性动脉瘤样骨囊肿（aneurysmal bone cyst，ABC）表现为内侧骨皮质弯曲畸形

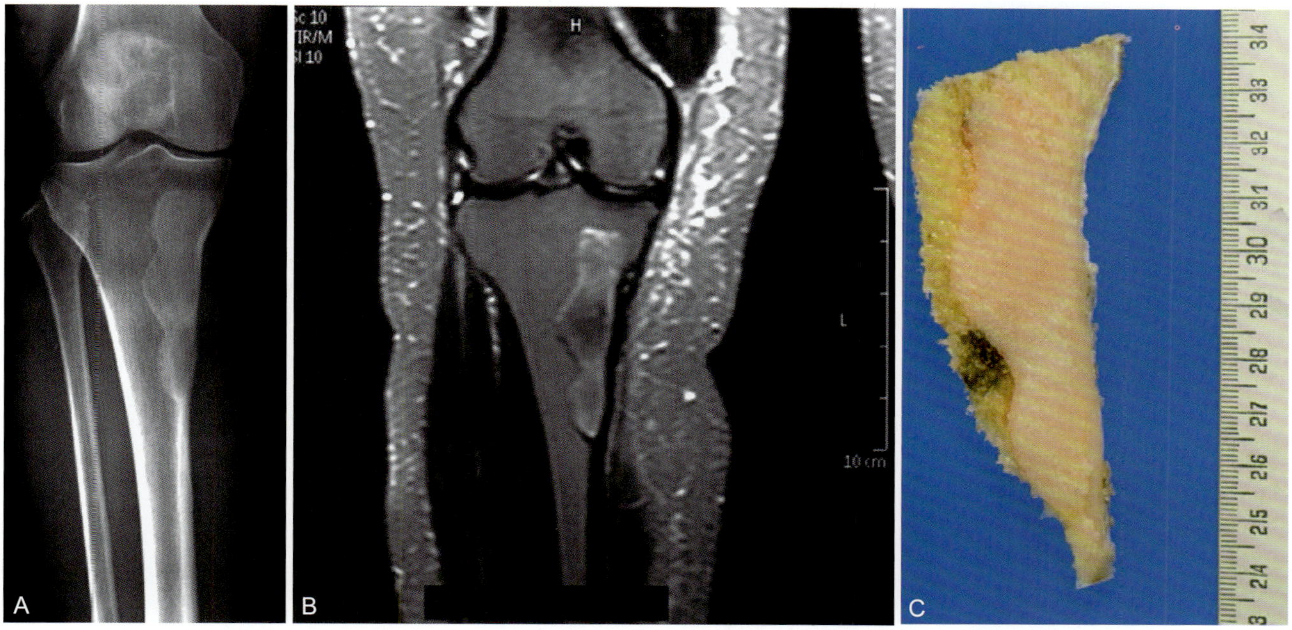

图 56-7　纤维发育不良。A. 显示“磨玻璃”特征的右侧胫骨正位 X 线片；B. 同一病变的 MRI；C. 大体样本

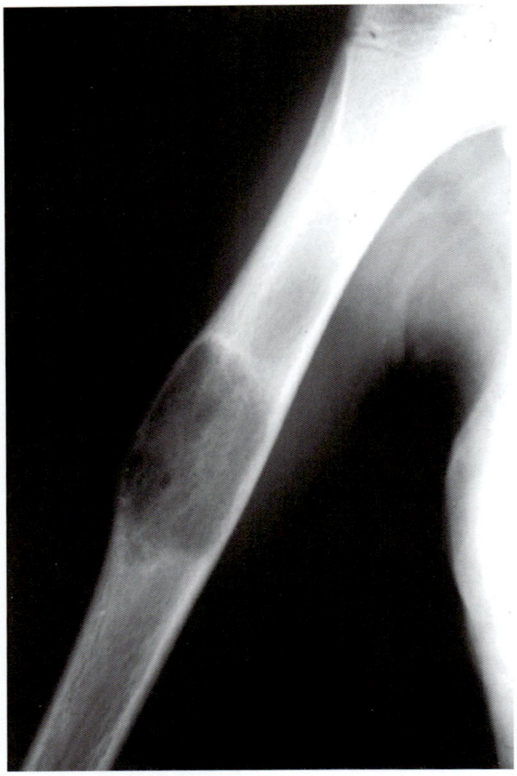

图 56-8 纤维发育不良。右肱骨正位 X 线片显示骨轮廓扩张，骨皮质变薄

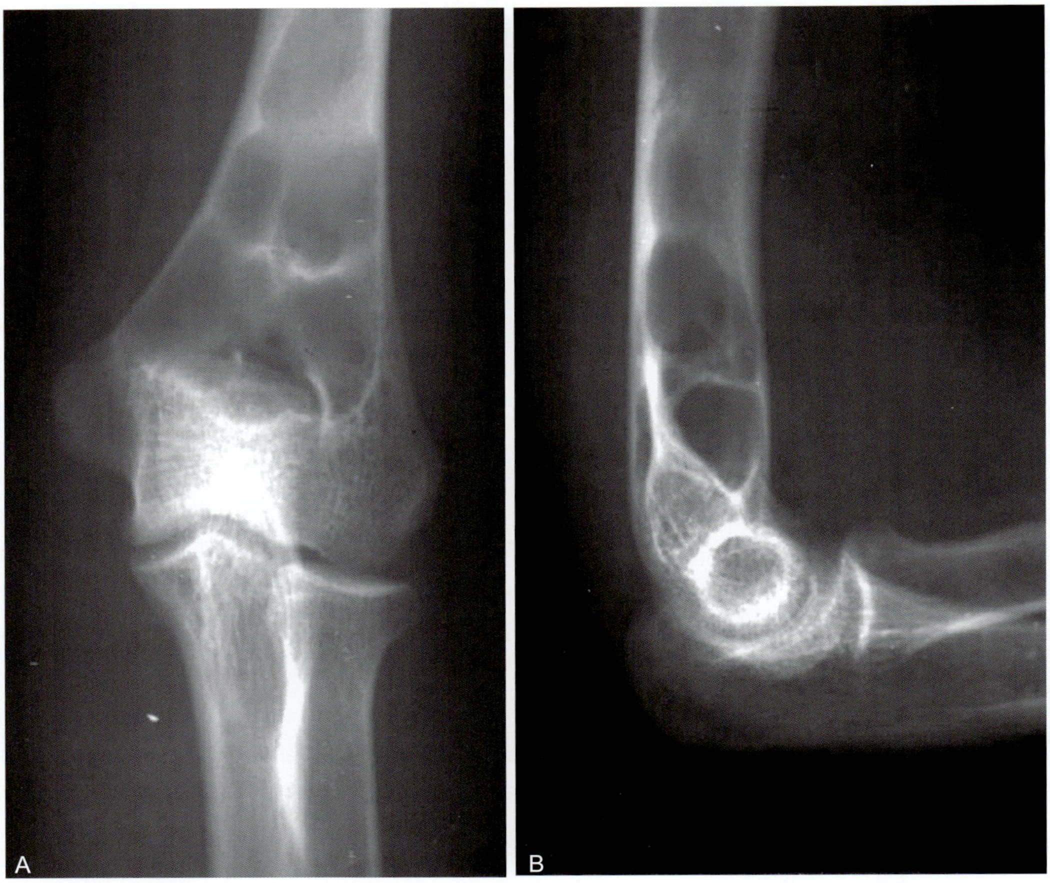

图 56-9 纤维发育不良。肱骨远端正位（A）和侧位（B）X 线片，呈“磨玻璃”状

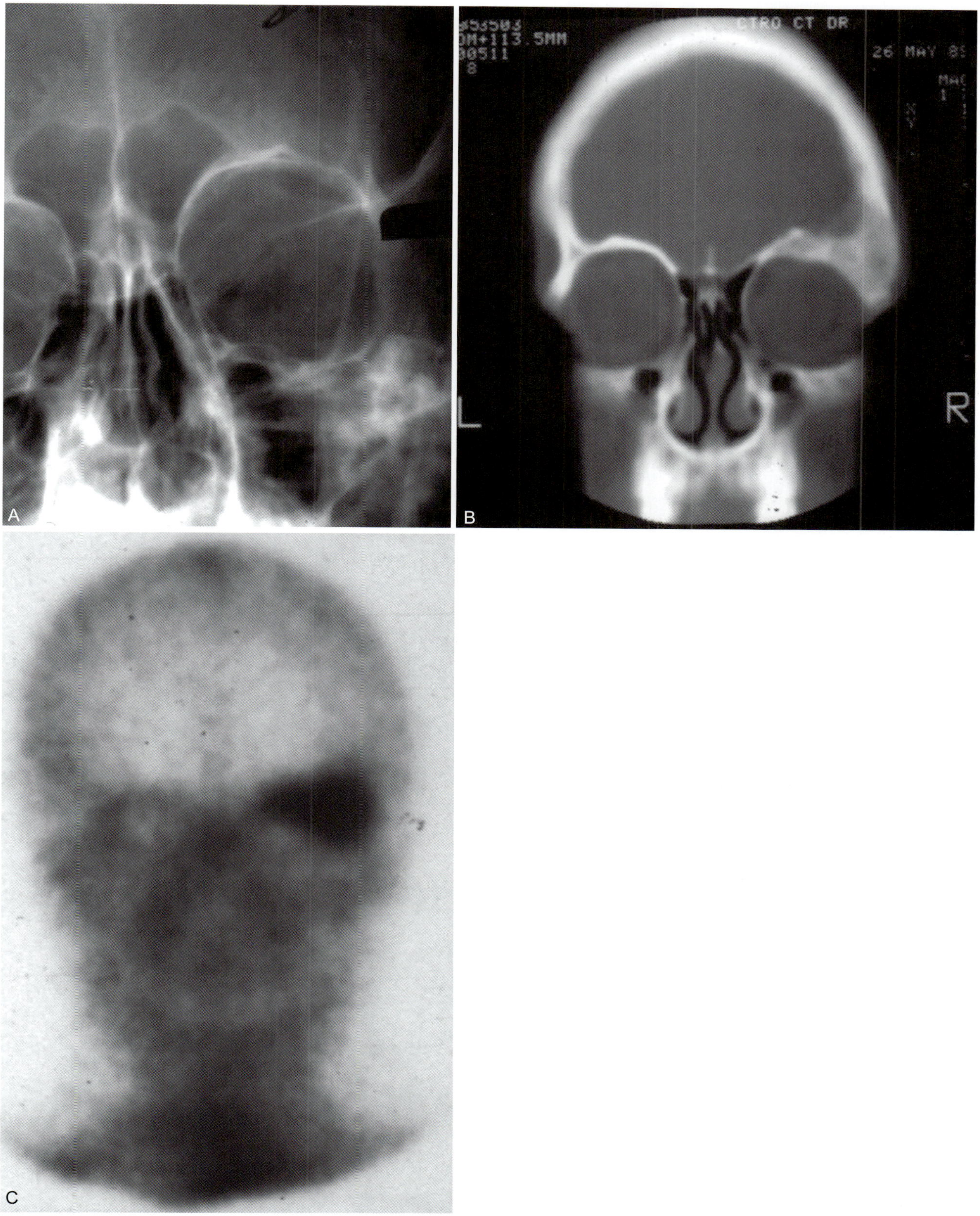

图 56-10　纤维发育不良。A. 正位 X 线片未发现病变；B. CT 扫描显示眶上区呈“磨玻璃”状；C. ^{99m}Tc 扫描显示 FD 并有浓密的放射性核素摄取

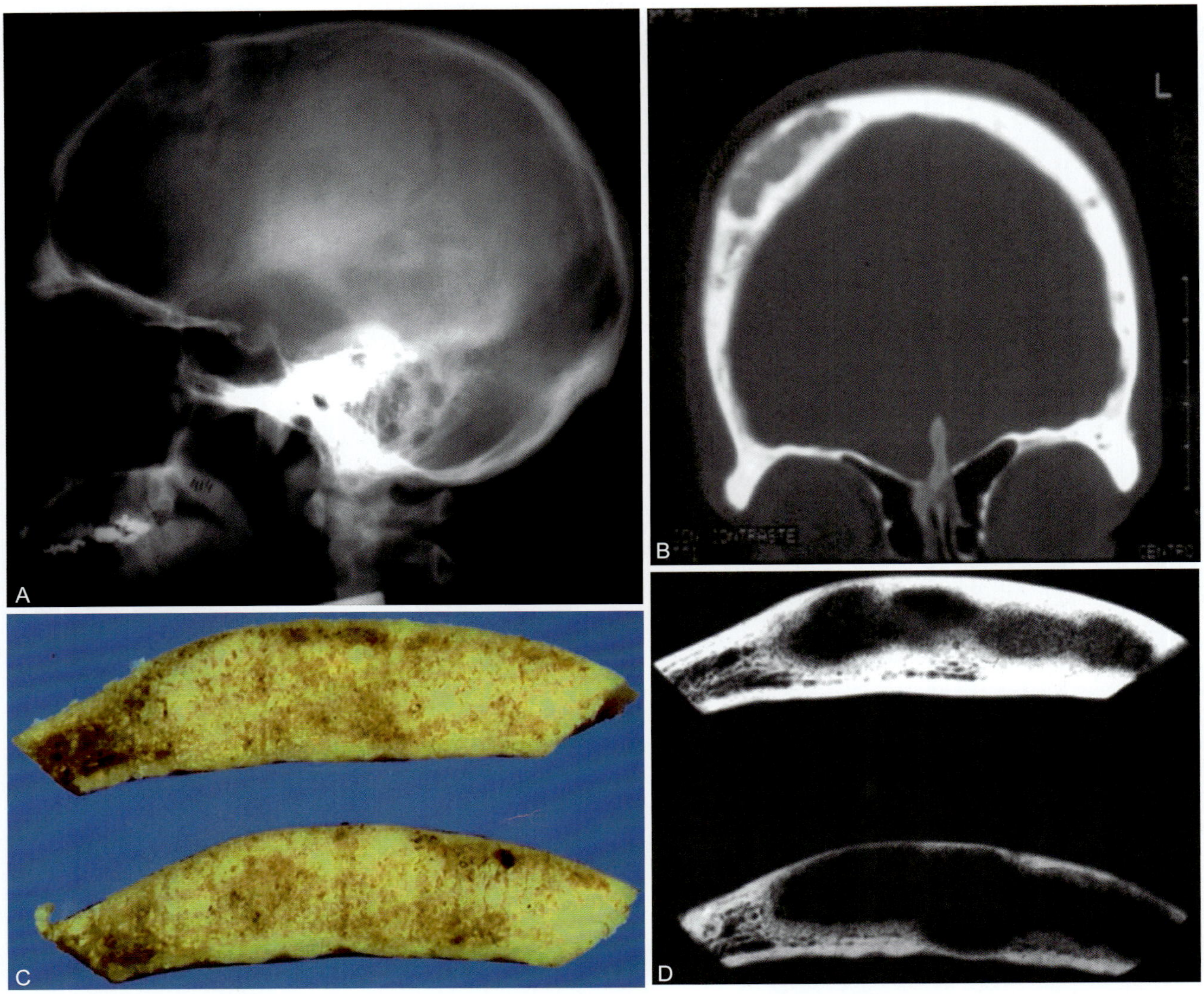

图 56-11 纤维发育不良。A. 颅骨的侧位 X 线片显示有溶解性病变；B. CT 扫描显示同一病变；C. 大体标本；D. 大体标本的 X 线表现

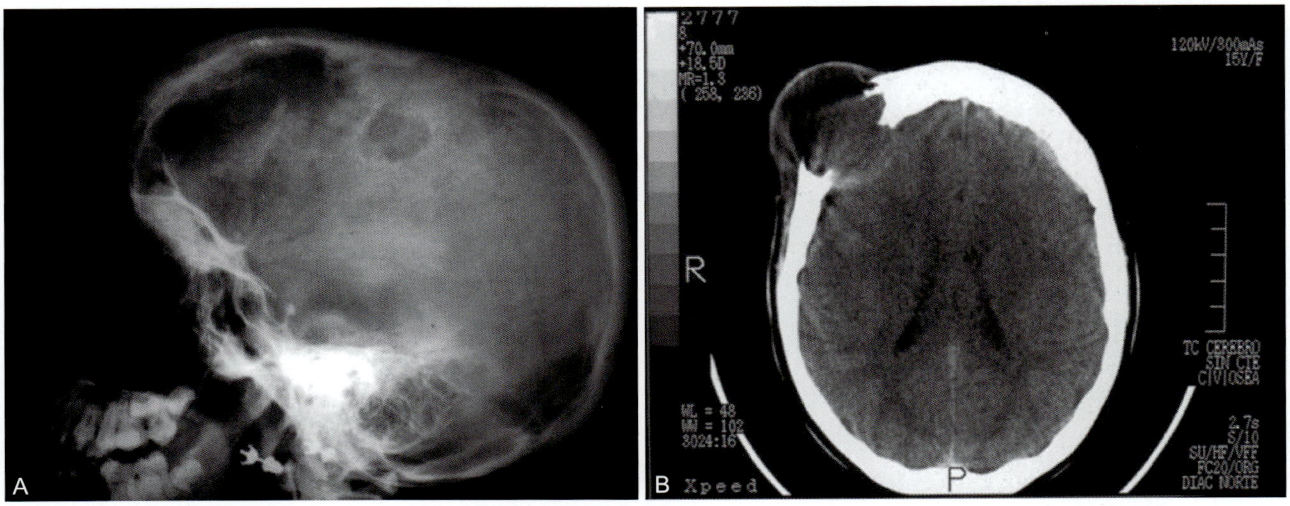

图 56-12 纤维发育不良。A. 颅骨的侧位 X 线片显示溶骨性病变；B. 同一病变的 CT 扫描。扁骨中的 FD 通常是可膨胀的

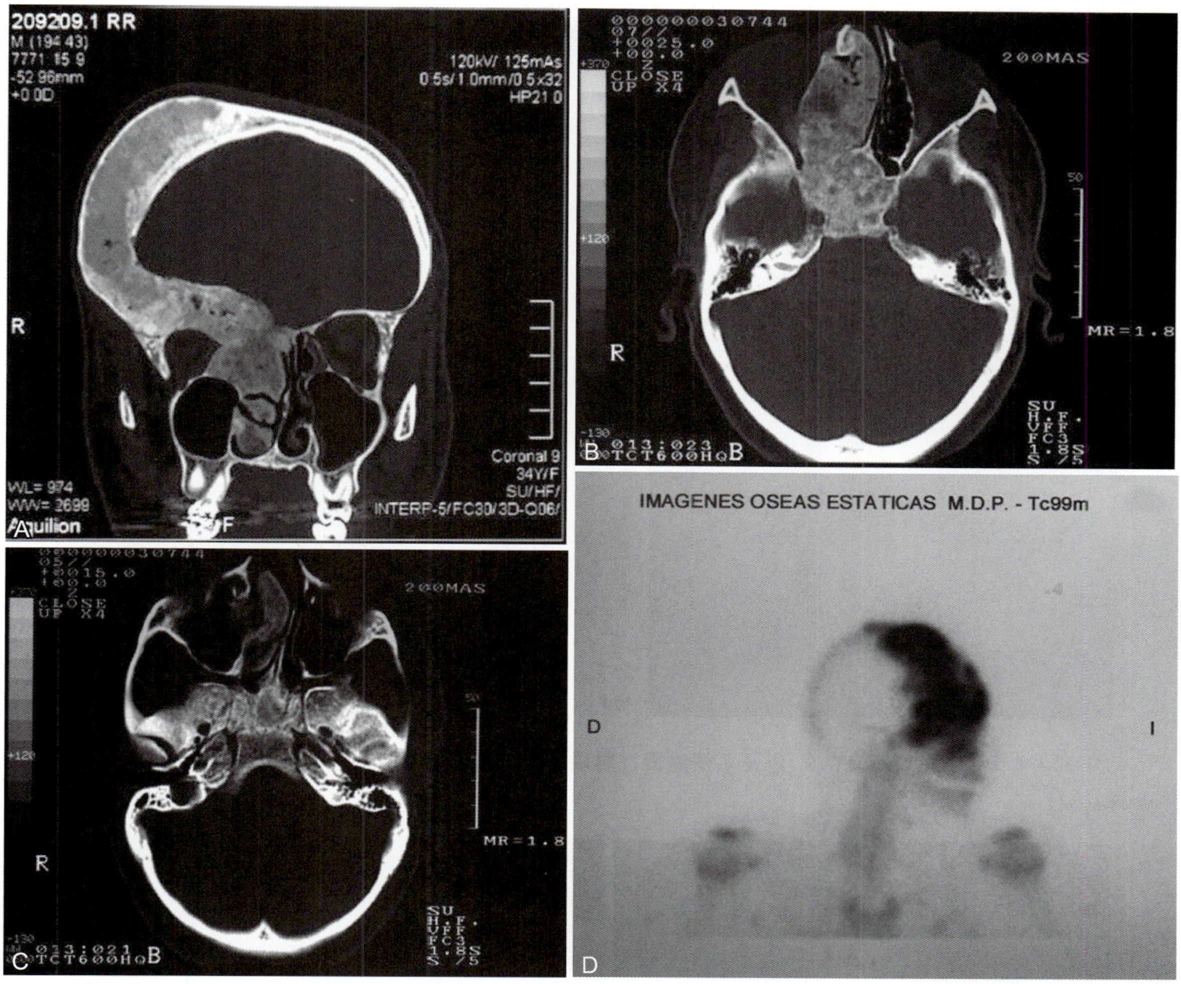

图 56-13　纤维发育不良。冠状位（A）和轴位（B 和 C）CT 扫描显示颅骨多骨受累，呈“磨玻璃”样外观。病变导致板障间隙弥漫性扩张，右侧蝶窦和鼻腔闭塞。^{99m}Tc 浓聚（D）

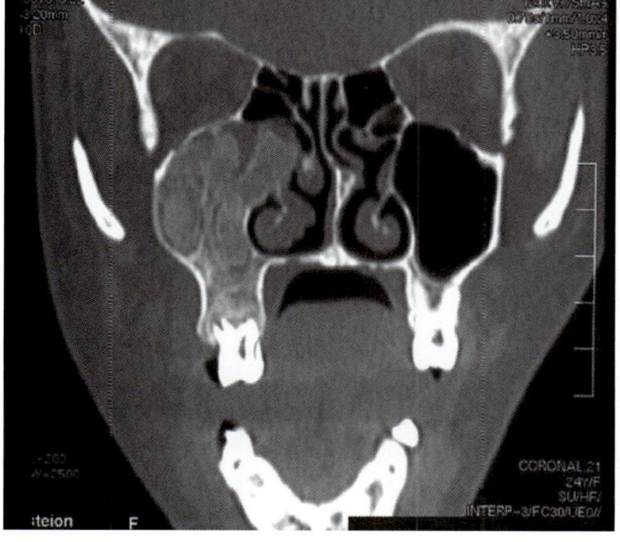

图 56-14　纤维发育不良。右上颌骨病变呈“磨玻璃”样

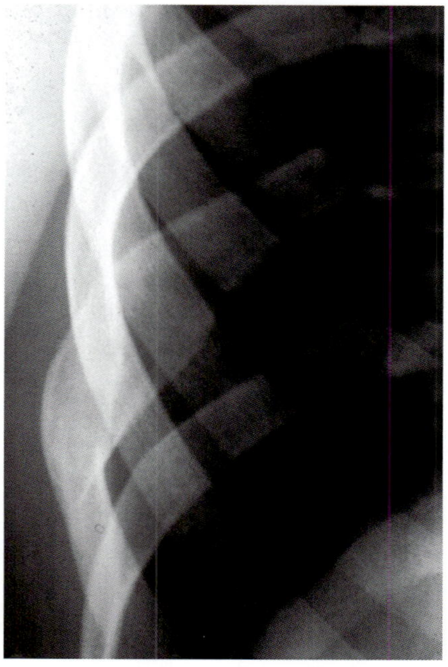

图 56-15　肋骨纤维发育不良，这是此病变的常见部位

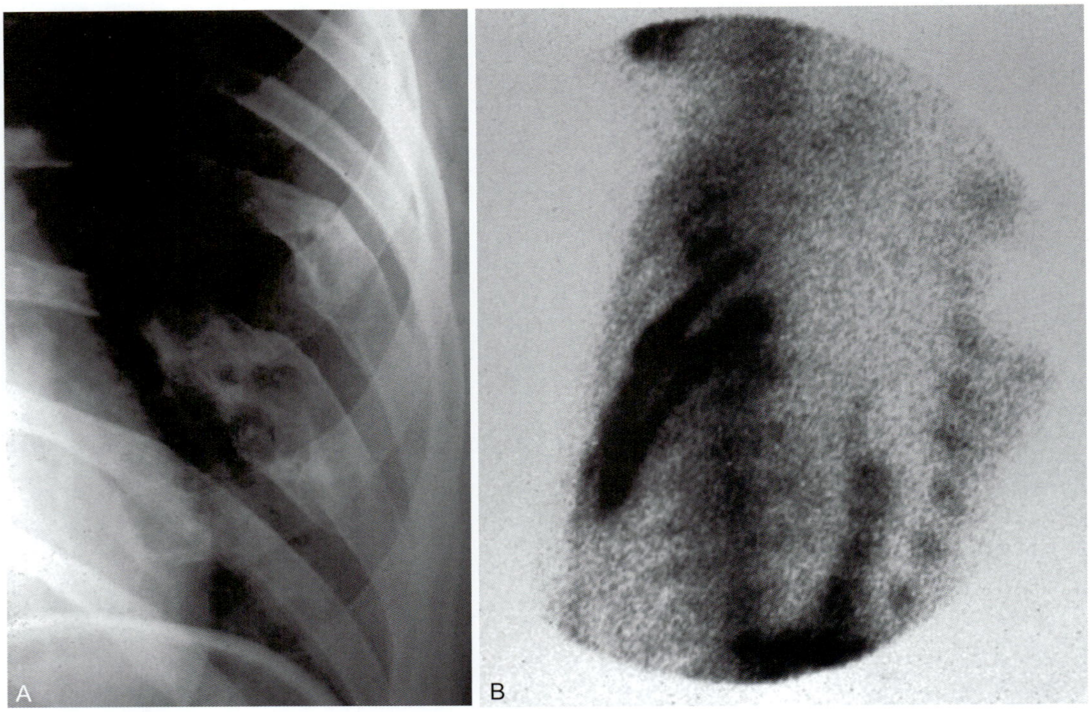

图 56-16 纤维发育不良。A. 累及多根肋骨，肿块较大、呈泡状且扩大；B. 放射性核素摄取量高

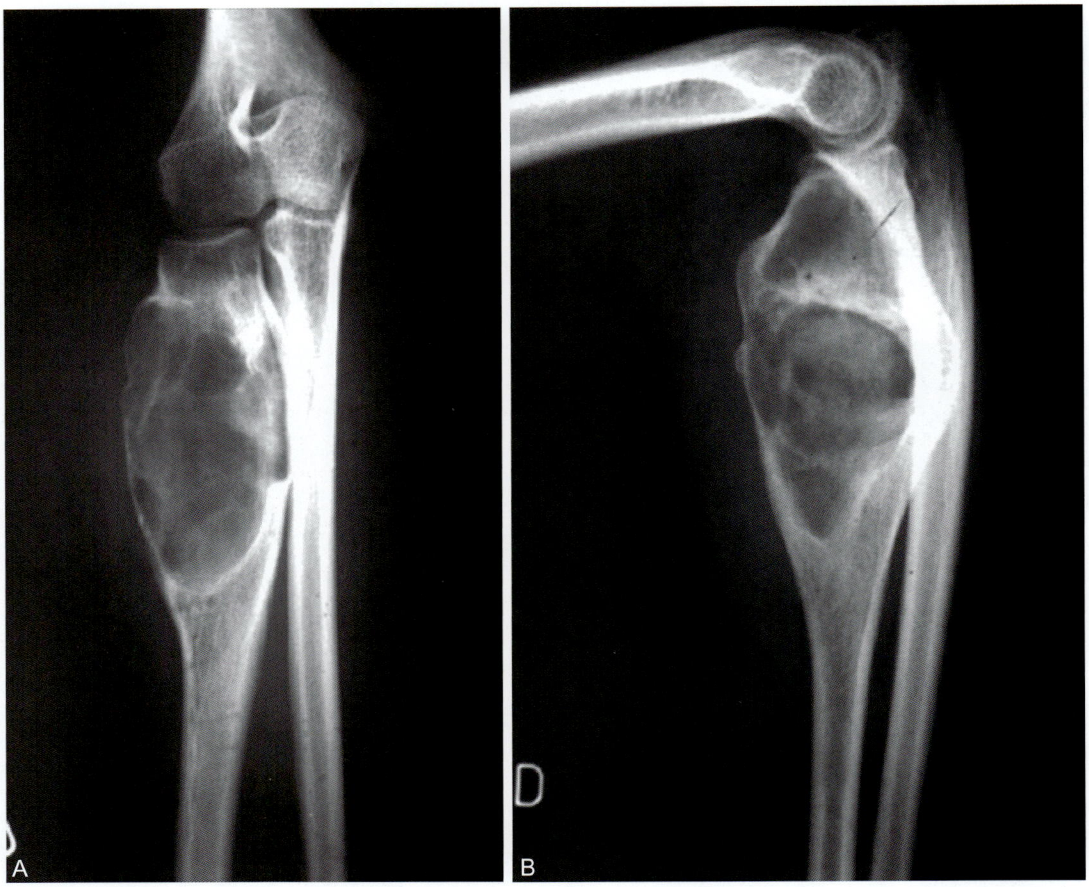

图 56-17 纤维发育不良。桡骨近端的正位（A）和侧位（B）X 线片显示一个突出的“磨玻璃”样扩张性病变

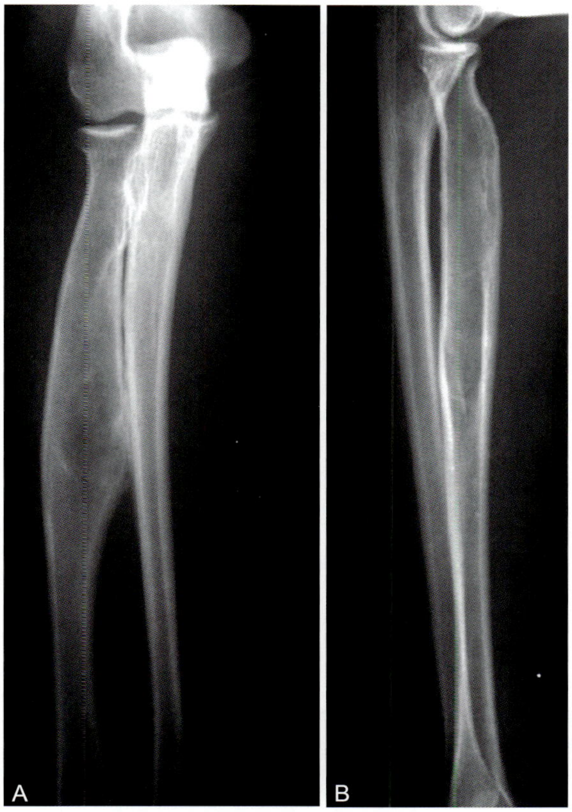

图 56-18　纤维发育不良。桡骨正位（A）和侧位（B）X 线片显示髓内病变呈“磨玻璃”状

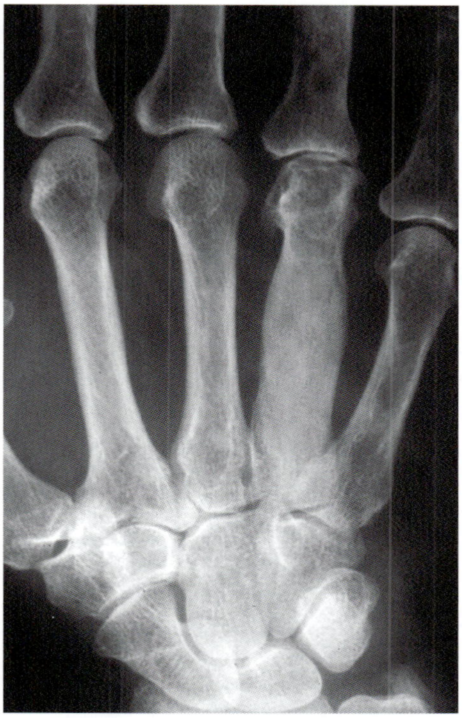

图 56-20　第 4 跖骨纤维发育不良，为单发型 FD 的不寻常部位

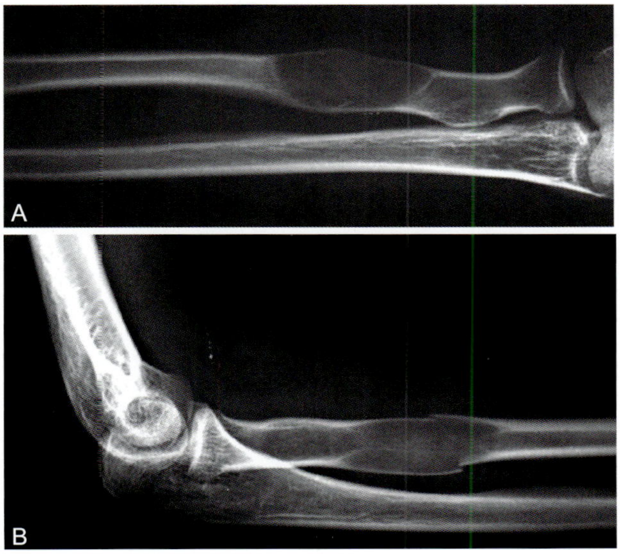

图 56-19　纤维发育不良。桡骨正位（A）和侧位（B）X 线片显示病理性骨折

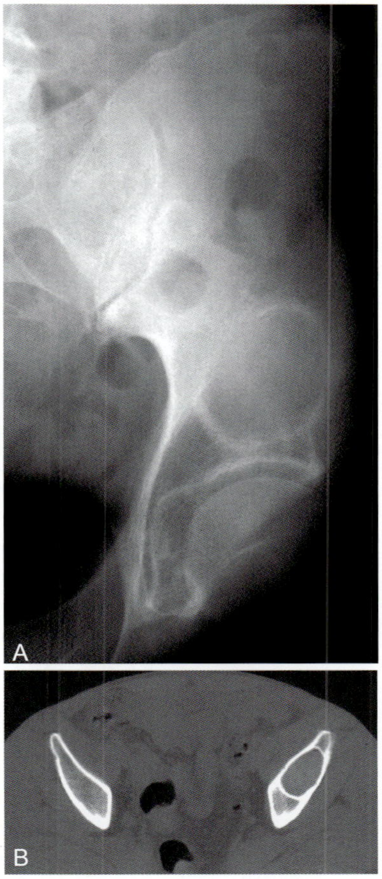

图 56-21　纤维发育不良。A. 左髋部正位 X 线片显示骨盆有清楚的病变；B. CT 扫描显示 FD 边缘锐利，病变扩大至左侧髂骨

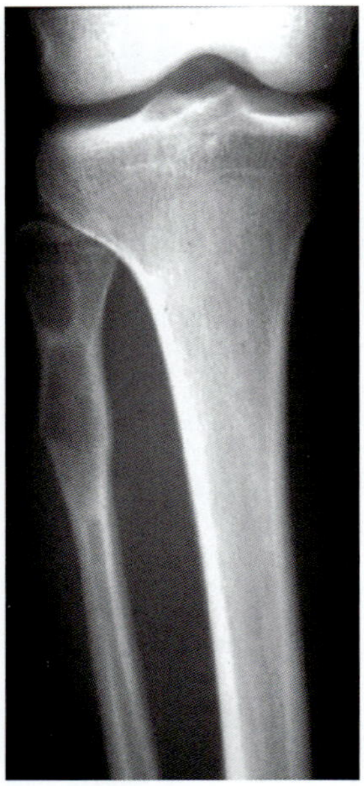

图 56-22 纤维发育不良。腓骨多灶性 FD 的 X 线表现

（二）CT 特征

1. 膨胀、界线分明的病变。

2. 柔和、细微的矿化，对应于“磨玻璃”样的放射线表现。

3. 图像的密度与病变的矿化程度有关。

4. CT 有助于明确病变范围，尤其是上颌骨和颅面骨。

（三）MRI 特征

1. T_2 加权像显示边界清楚的病变。

2.“磨玻璃”样改变呈现为柔和、均匀矿化的病损。

3. 囊肿表现为液体信号特征，在 T_2 加权像上信号均匀、高信号。

4. MRI 显示骨皮质内表面呈扇贝状。

（四）骨扫描特征

骨扫描呈高信号。

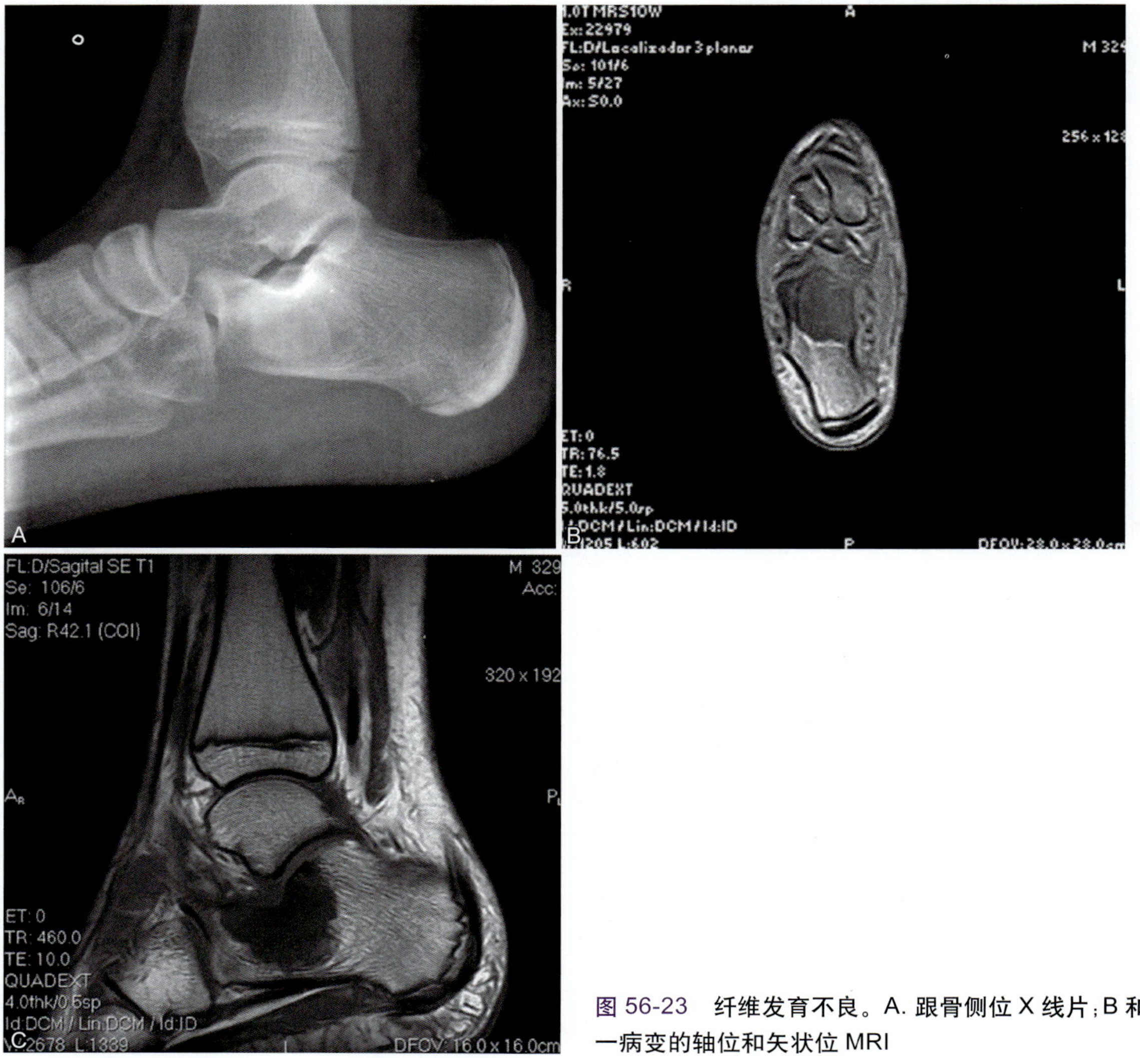

图 56-23 纤维发育不良。A. 跟骨侧位 X 线片；B 和 C. 同一病变的轴位和矢状位 MRI

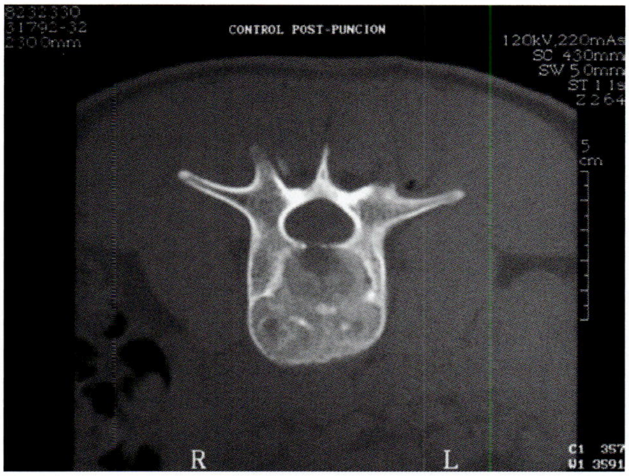

图 56-24　纤维发育不良。轴位 CT 扫描显示腰椎椎体膨胀性病变，这是单发性 FD 的不常见部位

（五）正电子发射断层扫描（PET）特征

PET 示高吸收率。

七、影像鉴别诊断

（一）骨膜硬纤维瘤

1. 影像学表现类似纤维骨皮质缺损。
2. 组织类型不同。

（二）骨性纤维发育不良

1. 儿童胫骨和腓骨的骨皮质病变。
2. 通常会导致受累的骨骼向前弯曲。
3. 不是髓内病变。

（三）良性纤维组织细胞瘤

1. 放射透明，边缘硬化。
2. 位于骨骺和骨干。
3. 位于髓内。

（四）巨细胞瘤

1. 骨骺病变，随疾病进展累及干骺端。
2. 20 ～ 30 岁发病率最高。
3. 女性更常见。
4. 病灶的内边界不清。硬化边少见。

（五）孤立性骨囊肿

1. 轮廓清晰、中央对称，干骺端 - 骨干区可透射线，骨皮质扩张、变薄，呈扇形。

2. 囊肿的最大直径在骺板附近，顶端在骨长轴上。

3. 骨皮质内壁凸出的骨嵴可能使囊肿呈现多房或骨小梁状外观。

4. MRI 通常可证实囊性和液性成分，没有固体成分；骨折部位可能有血肿。

（六）软骨瘤和软骨肉瘤

通常呈现点状致密的钙化。

（七）软骨黏液样纤维瘤

病变通常比纤维发育不良更能透过放射线。

（八）嗜酸性肉芽肿

长骨干骺端透射线的偏心性拉长病变，与一侧骨皮质的骨内表面平行。

（九）干骺端纤维缺损（MFD）

1. 在直径较小的骨或长骨中，FD 病变可能占据整个髓腔，与 MFD 不同。

2. 在影像学上，MFD 是一种平行于一侧骨皮质内表面的透射线的偏心性病变；另一方面，纤维发育不良更多地位于髓质的中央。

3. 随着长骨的生长，它与骺板分离，向骨干移动。

4. 病变使单侧或双侧骨皮质变薄并轻微膨胀。

5. 内缘轮廓清晰，稍有硬化，提示为非侵袭性病变，边缘呈扇形。

6. 少数情况下，较大的病变可能累及整个骨骼。

（十）骨韧带样纤维瘤

通常与骨皮质破坏有关。

（十一）动脉瘤性骨囊肿（ABC）

1. 长骨干骺端偏心的透亮区域。

2. 大多数动脉瘤样骨囊肿是完全溶骨性的，但少数含有微量矿物质。

3. ABC 经常呈现多房性外观。

4. 少数情况下，病变可能位于中央。

5. 病变骨会出现明显的“气球状”或“动脉瘤状”囊性扩张（“爆裂”）。通常由于骨膜新骨形成而形成一薄的硬化边缘。

6. CT 和 MRI 显示囊性和放射状透明病变，内部分隔，多个液 - 液平面。然而，一些纤维发育不良可能表现出继发性 ABC 的特征。在大多数情况下，CT 和 MRI 都有助于确诊病变。

（十二）高分化髓内骨肉瘤

1. 没有硬化的边界。
2. 与正常组织界线不清。

八、病理检查

（一）大体特征（图 56-7、图 56-11、图 56-25、图 56-42 ～图 56-45）

1. 诊断材料通常通过穿刺活检获得。

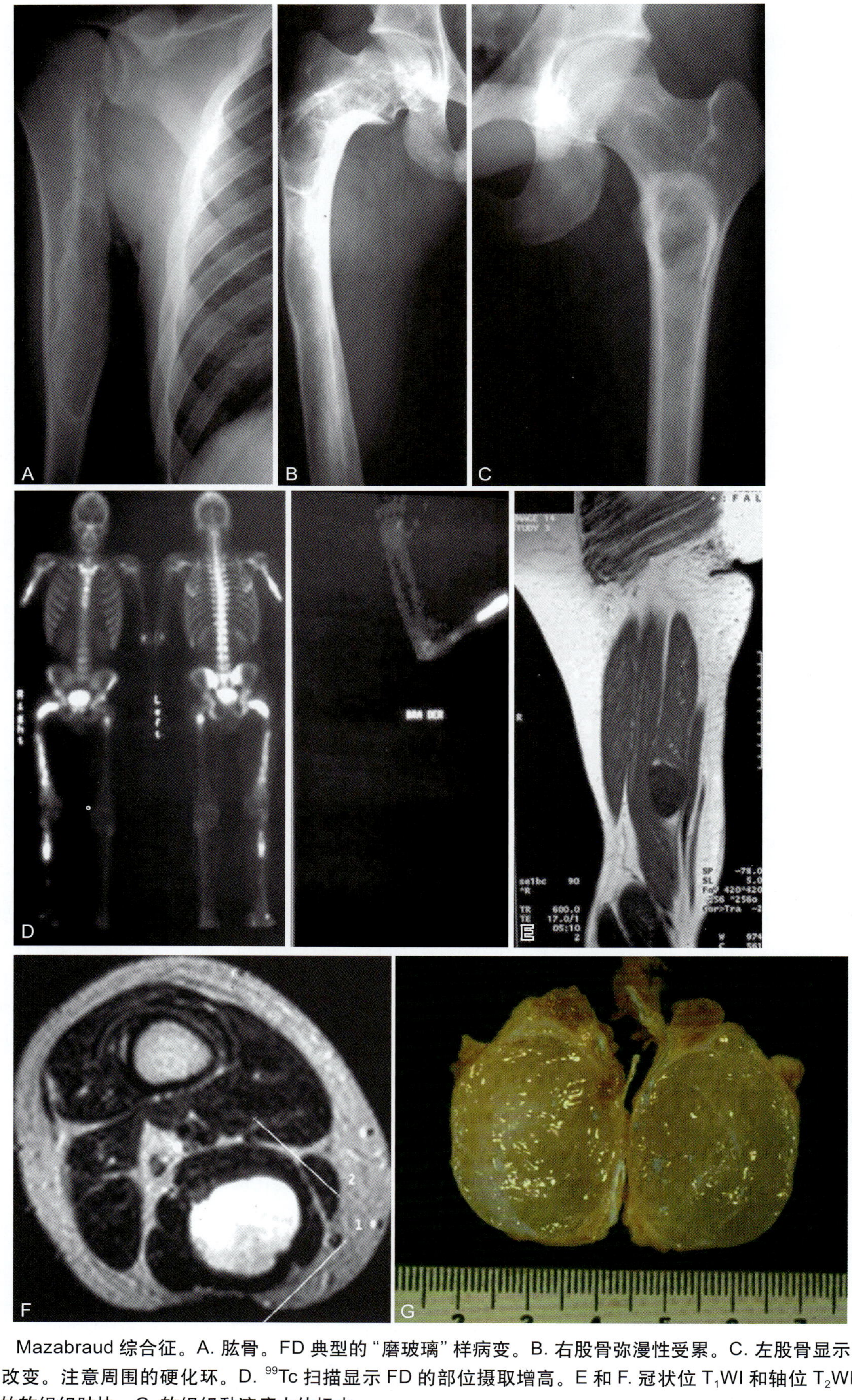

图 56-25 Mazabraud 综合征。A. 肱骨。FD 典型的“磨玻璃”样病变。B. 右股骨弥漫性受累。C. 左股骨显示 FD 的“磨玻璃”样改变。注意周围的硬化环。D. ^{99}Tc 扫描显示 FD 的部位摄取增高。E 和 F. 冠状位 T_1WI 和轴位 T_2WI 显示一个边界清晰的软组织肿块。G. 软组织黏液瘤大体标本

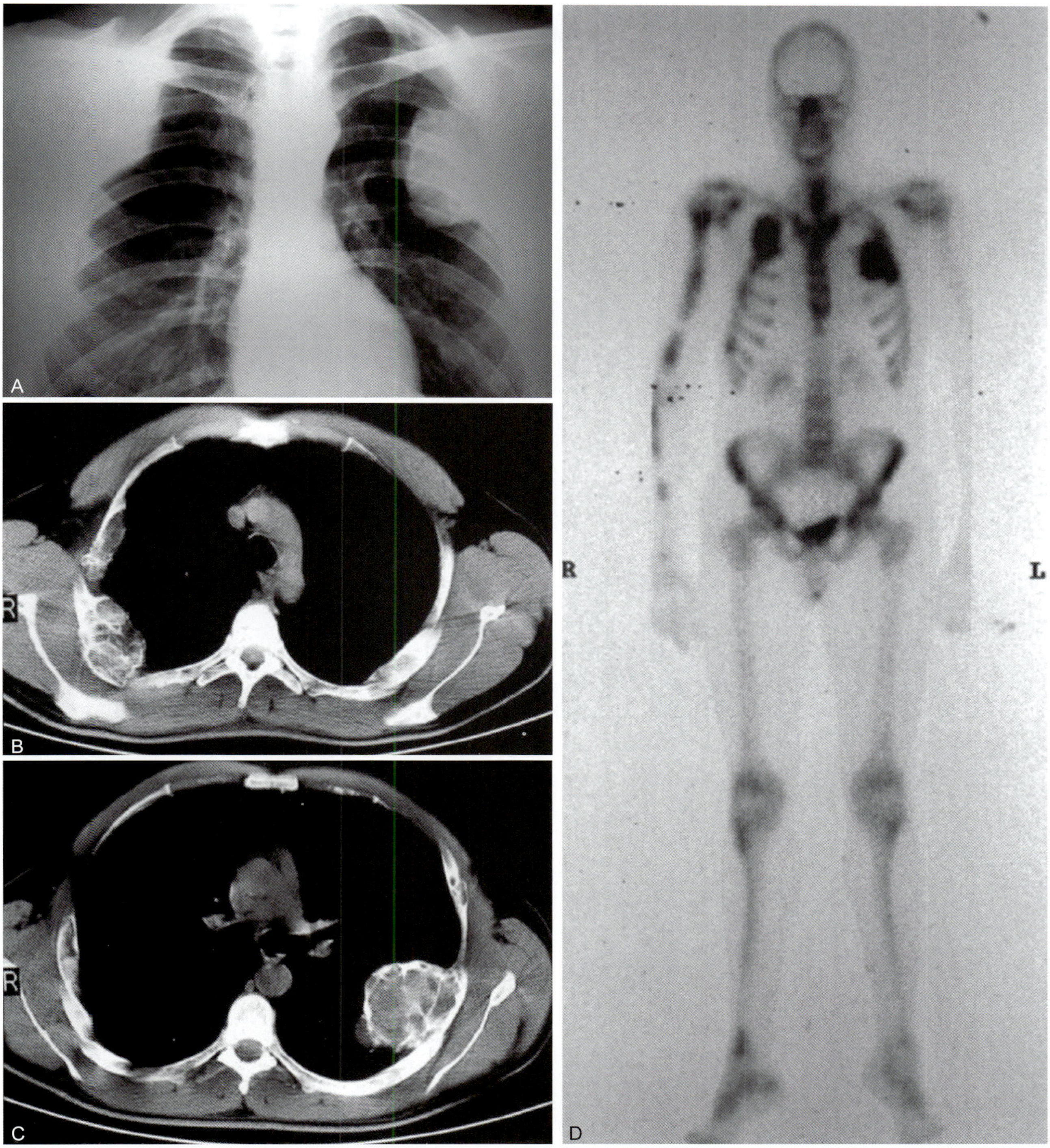

图 56-26　多发性纤维发育不良，累及胸壁两侧肋骨。A. 胸壁 X 线检查；B 和 C. 肋骨的 FD，轴位 CT 扫描显示两侧（B. 右；C. 左）后方和外侧有一个大的、不均匀的肿块，隆起进入胸膜间隙；D. 放射性核素扫描有浓聚

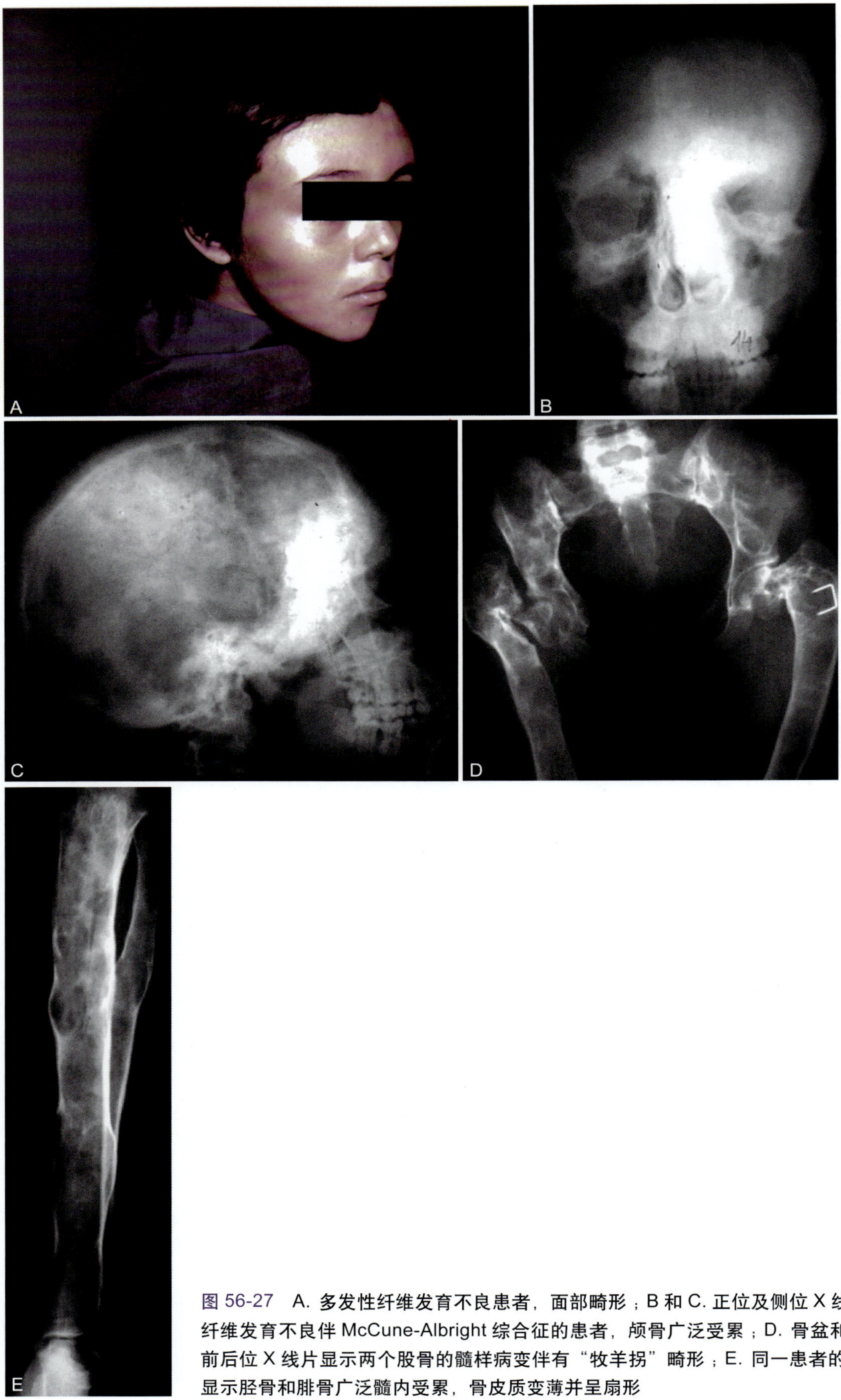

图 56-27 A. 多发性纤维发育不良患者，面部畸形；B 和 C. 正位及侧位 X 线片。多发性纤维发育不良伴 McCune-Albright 综合征的患者，颅骨广泛受累；D. 骨盆和股骨近端的前后位 X 线片显示两个股骨的髓样病变伴有“牧羊拐”畸形；E. 同一患者的小腿 X 线片显示胫骨和腓骨广泛髓内受累，骨皮质变薄并呈扇形

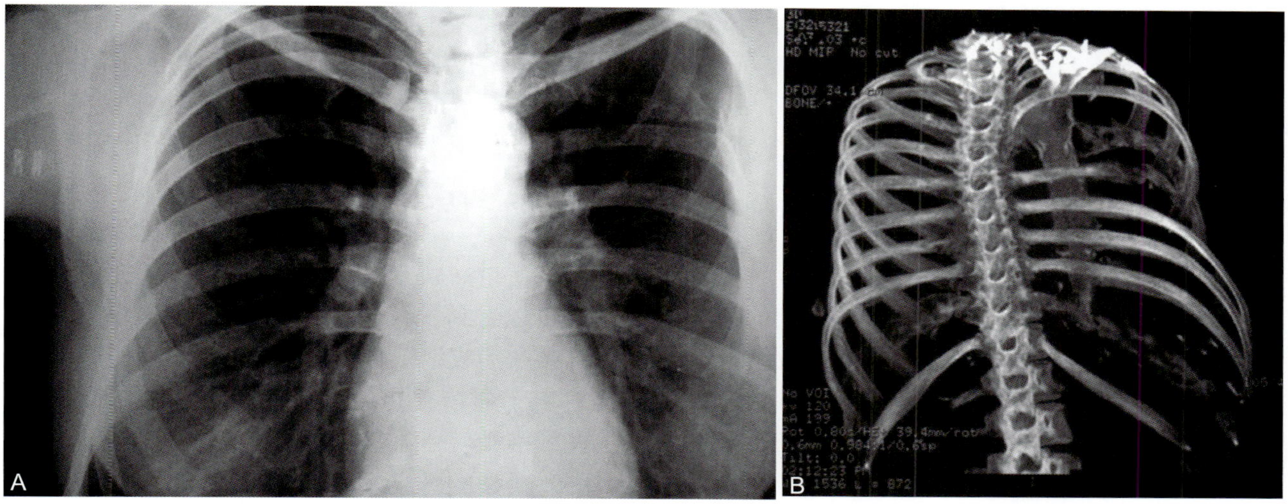

图 56-28　多发 FD。A. 胸壁 X 线检查；B. 胸壁三维重建 CT 扫描，显示肋骨畸形

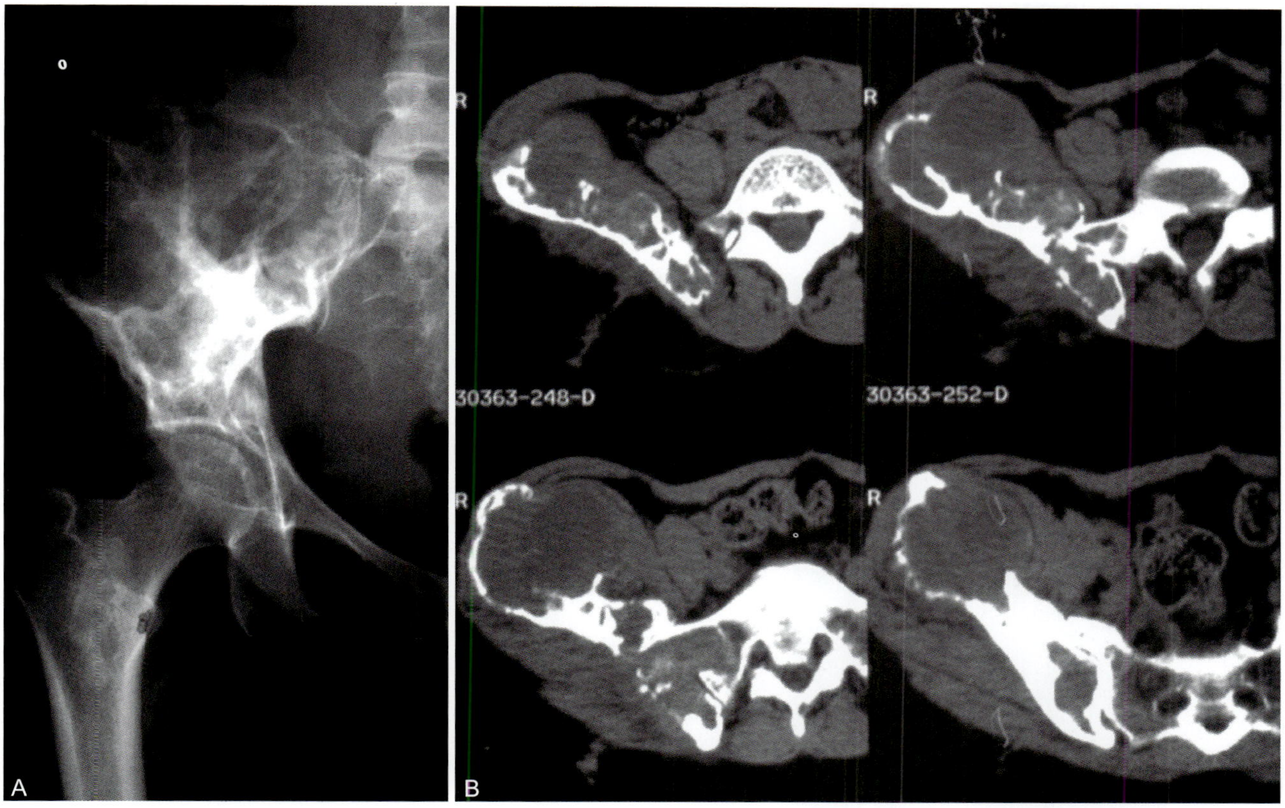

图 56-29　纤维发育不良伴继发性 ABC。X 线片（A）和 CT 扫描（B）显示继发性动脉瘤样骨囊肿合并 FD，在图像中表现为侵袭性外观，伴有骨皮质破坏和软组织肿块

2. 在外科活检中，组织呈棕灰色、致密和纤维状。

3. 由于纤维组织中存在不同数量和大小的未成熟的类骨或骨小梁，使其在切割过程中具有或多或少的砂砾性质（比较图 56-43C 和图 56-44A）。

4. 当病灶矿化程度较高时，外观为白色至黄色。

5. 有时病变可能表现为致密骨化，最常见于颅面和颌部。

6. 在手术标本中，病变位于髓内、中央，界线清楚，骨皮质扩张、变薄。在时间较长的病变中，边缘可以看到反应性硬化骨。

7. 囊肿形成普遍存在，囊肿腔内充满黄色透明液体。囊肿可能局限或广泛。

8. 继发性动脉瘤样骨囊肿有时可表现为充血的多房性囊肿。

9. 黄色区域与富含脂质的组织细胞（黄色瘤细胞）有关。

10. 软骨样病灶出现时，呈蓝色半透明的结节。极少数情况下，软骨成分可能占主导地位。

11. 病理性骨折后可见出血和含铁血黄素色素。

（二）组织学特征（图 56-32 ～图 56-45）

1. 在组织学上，病变包括致密增生的肥大梭形细胞、血管化的胶原基质。

2. 梭形细胞呈席纹状或涡旋状排列，无细胞学异型性、核深染或核多形性。

3. 核分裂极为罕见，但在发生病理性骨折时可能见到。未见不典型的核分裂。

4. 在典型的纤维发育不良中，纤维组织内可见不连续的、未成熟的编织类骨小梁或骨小梁，边缘有或无扁平或梭形的成骨细胞。

5. 不同大小的骨小梁以一种随意、无功能的方式排列。它们是曲线形的，有 C 形、U 形，有时也有圆周形。

6. 在成熟的病变中，骨小梁可能出现逆转的连接线，类似 Paget 病的组织学外观。

7. 骨小梁中出现板层结构的情况极为少见。

8. 通过网状蛋白纤维的银染色，在偏光显微镜下可以看到发育异常基质中新形成的网状蛋白原纤维和形成编织骨小梁基质的网状蛋白原纤维。这对应于先前存在的新形成的网状蛋白纤维网，这些纤维稍后会随着钙颗粒的矿化而矿化。

9. 典型的纤维发育不良可表现为大面积无骨形成。这些区域的梭形细胞席纹状排列。

10. 圆形、听骨样或牙骨质样结构，类似砂样小体或牙骨质样体，常见于纤维发育不良，最常见于发生在颅底的病变，可能被误诊为脑膜瘤。这种情况也见于其他部位，如长骨，但很少见。

11. 有时可以观察到破骨细胞吸收后的未成熟的骨小梁。

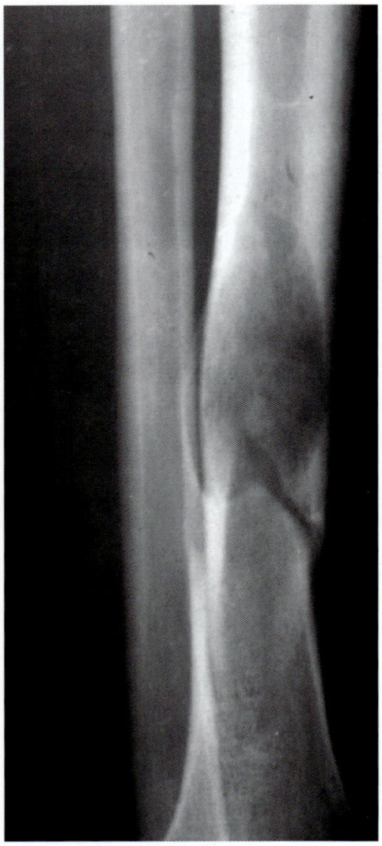

图 56-30 胫骨骨干 FD 患者病理性骨折 1 例

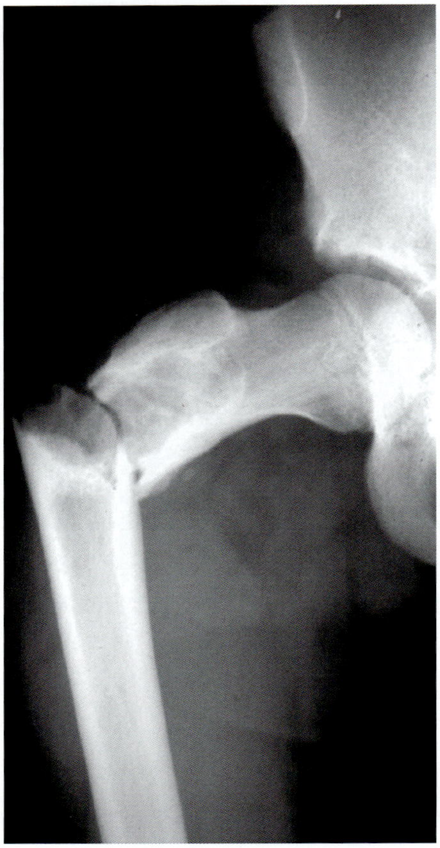

图 56-31 股骨近端 FD 病理性骨折

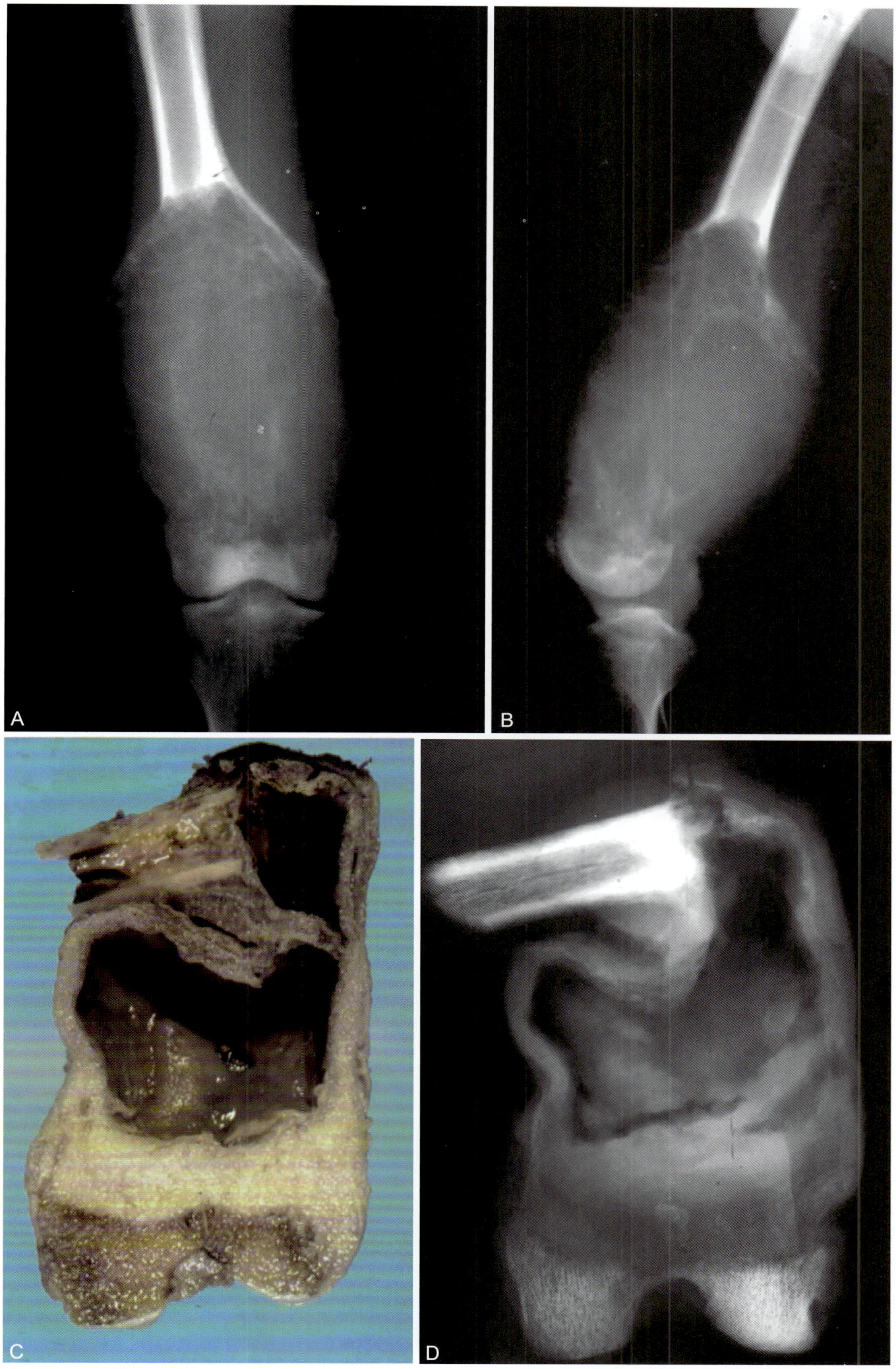

图 56-32　股骨远端 FD，恶变为肉瘤。A 和 B. 正位和侧位 X 线片显示一个大的、膨胀性和溶骨性病变；C. 大体标本；D. 大体标本的 X 线片

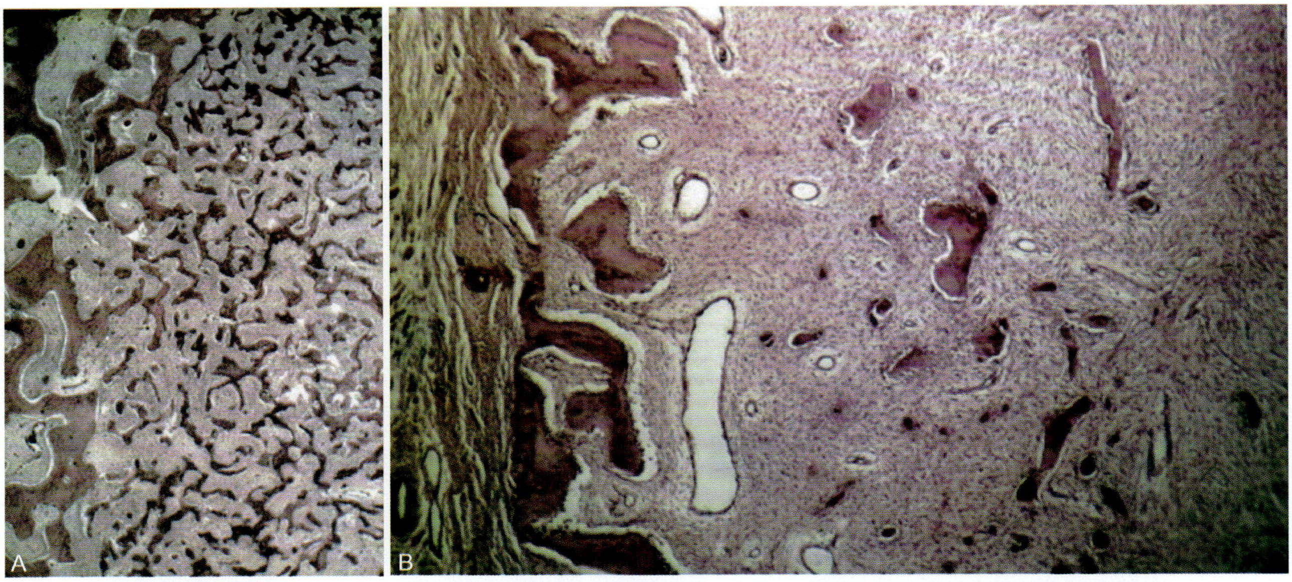

图 56-33 纤维发育不良。A. 低倍显微镜下FD，显示其边界清楚的生长边缘，由梭形细胞基质和许多不规则的骨小梁组成；B. 病变周边

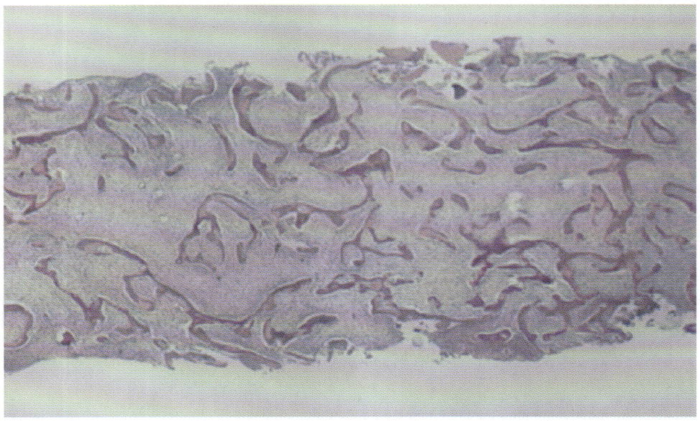

图 56-34 纤维发育不良。穿刺活检的病理照片

12. 病理性骨折后可见出血区和含铁血黄素色素沉积，同时可见坏死区。

13. 还可以观察到其他细胞学组织结构。

（1）泡沫细胞聚集。

（2）聚集的多核巨细胞。

（3）大面积的黏液样基质；这种偶发病例可称为黏液样纤维发育不良。

（4）软骨岛可能以圆形结节为主，在某些病变中可能类似骺板软骨的结构。可观察到软骨内骨化。一些学者称这些病例为纤维软骨发育不良。

（5）囊性变性区域，含浆液性液体，有时被噬脂体和多核巨细胞包围。

（6）少数情况下，梭形细胞间质部分甚至大部分被组织细胞泡沫细胞取代。

（7）继发性动脉瘤性骨囊肿的形成可出现在纤维发育不良中，有时会掩盖原发性纤维发育不良的病变。

14. 偶尔，肉瘤（最常见的是骨肉瘤、纤维肉瘤或软骨肉瘤）可能与纤维发育不良有关，最常见于多发性骨肉瘤。面部骨骼和股骨更容易受累。放射治疗后可能出现放射相关肉瘤。

九、病理鉴别诊断

（一）骨性纤维发育不良（osteofibrous dysplasia，OFD）

1. 两种病变有相似的组织学特征。

2. OFD骨小梁不成熟、弯曲，周围有成骨细胞。

3. 梭形细胞可见于致密的胶原基质中。

4. HE 染色不明显，细胞表达角蛋白和上皮膜抗原（epithelial membrane antigen，EMA）。

5. OFD 是一种骨皮质病变，主要局限于儿童的胫骨。

（二）骨化/牙骨质纤维瘤（ossifying/cementifying fibroma，OCF）

1. 颌骨的纤维骨性病变。

2. 纤维发育不良与骨皮质接触、融合，经常侵蚀并使骨皮质变薄，而 OCF 则更清楚地被纤维组织与骨皮质内表面分隔开来。

3. 影像学表现非常有助于鉴别诊断。

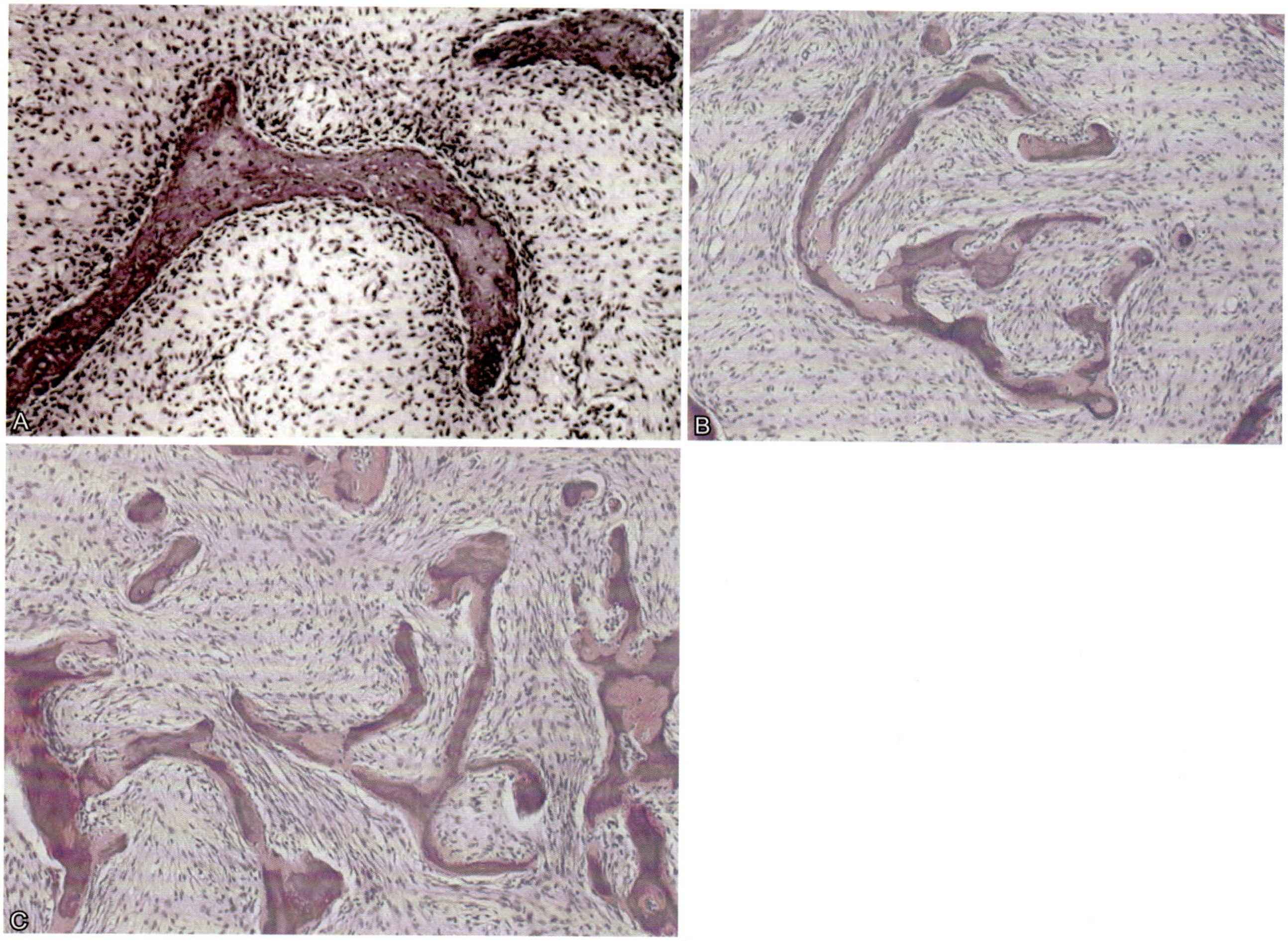

图 56-35　纤维发育不良。高倍显微镜下显示不同大小的骨小梁以随意、无功能的方式排列，细胞异型增生，有时看起来像“汉字”

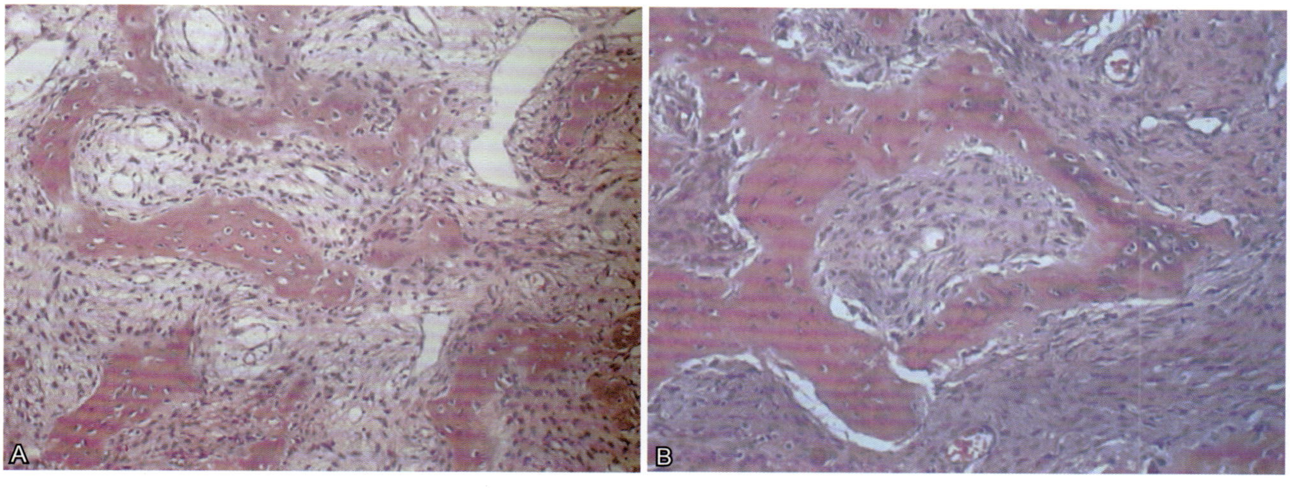

图 56-36　纤维发育不良。A. 显微镜下显示：编织骨呈典型的曲线形、C 形、U 形，有时为圆形。边缘没有活跃的成骨细胞。B. 高倍显微镜下显示，梭形细胞基质围绕骨板呈螺旋状排列

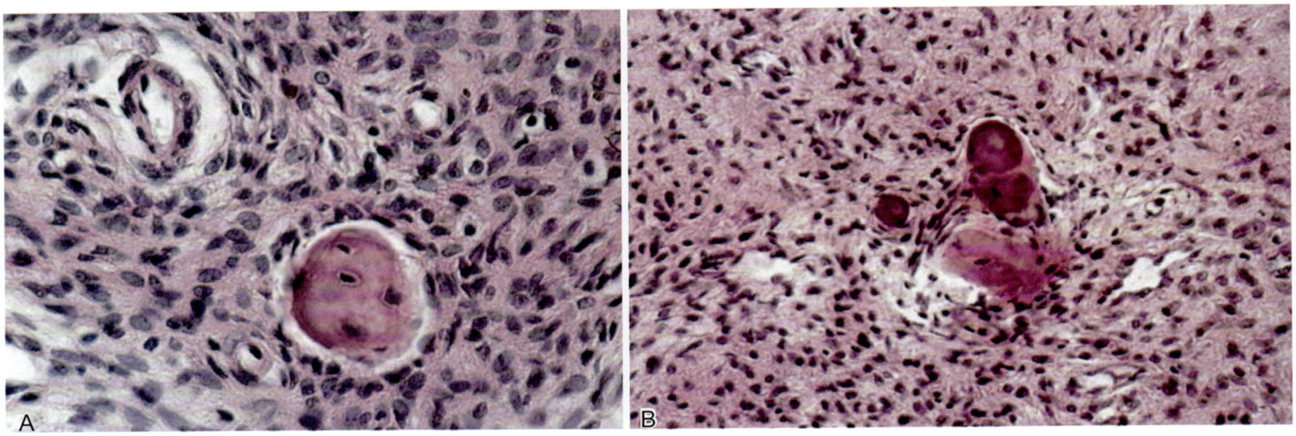

图 56-37 纤维发育不良。A. 发育不良的骨小梁的轴向切面；B. 存在牙骨质样小体

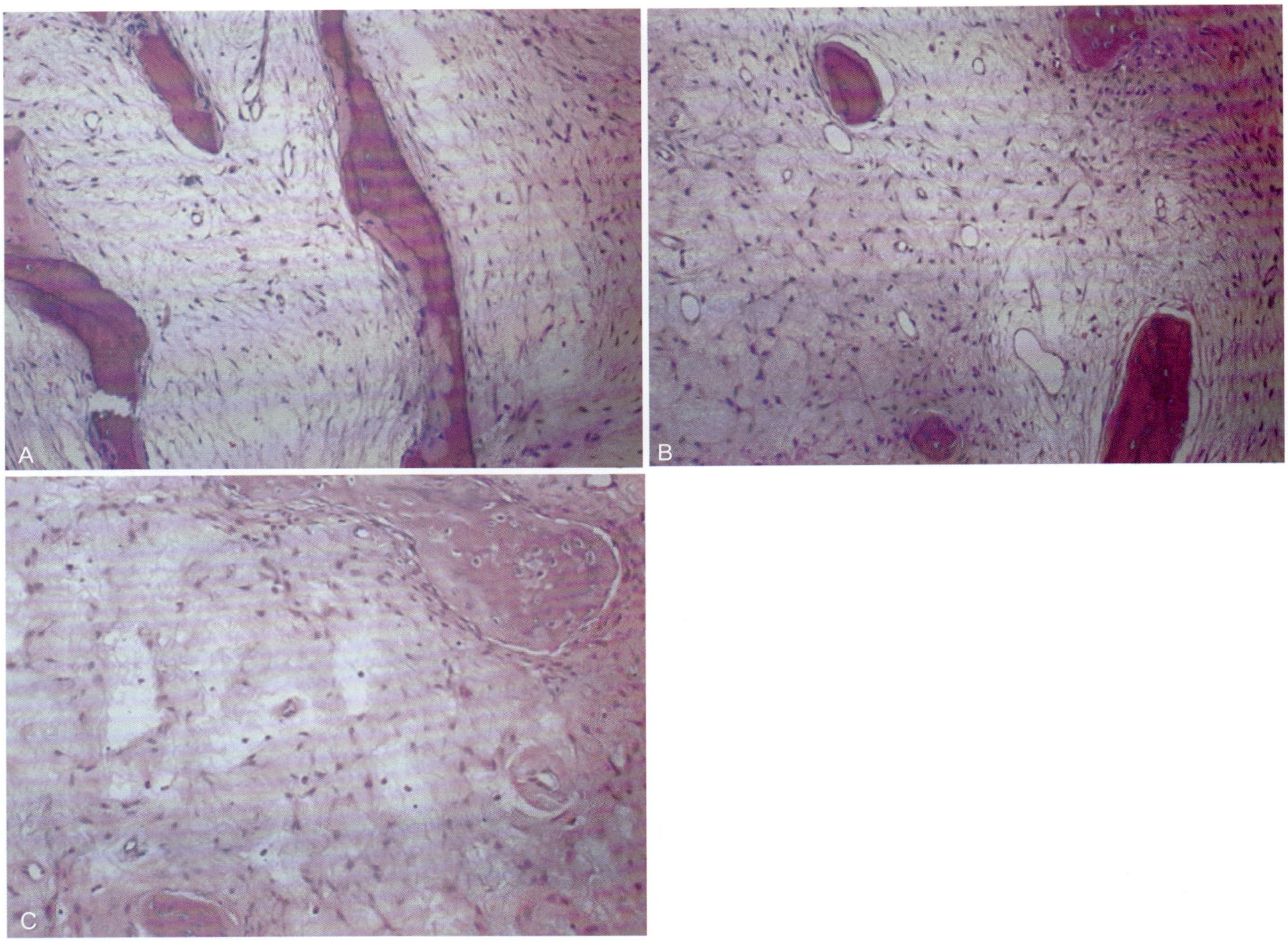

图 56-38 纤维发育不良。有时成纤维细胞间质可能出现黏液瘤样改变

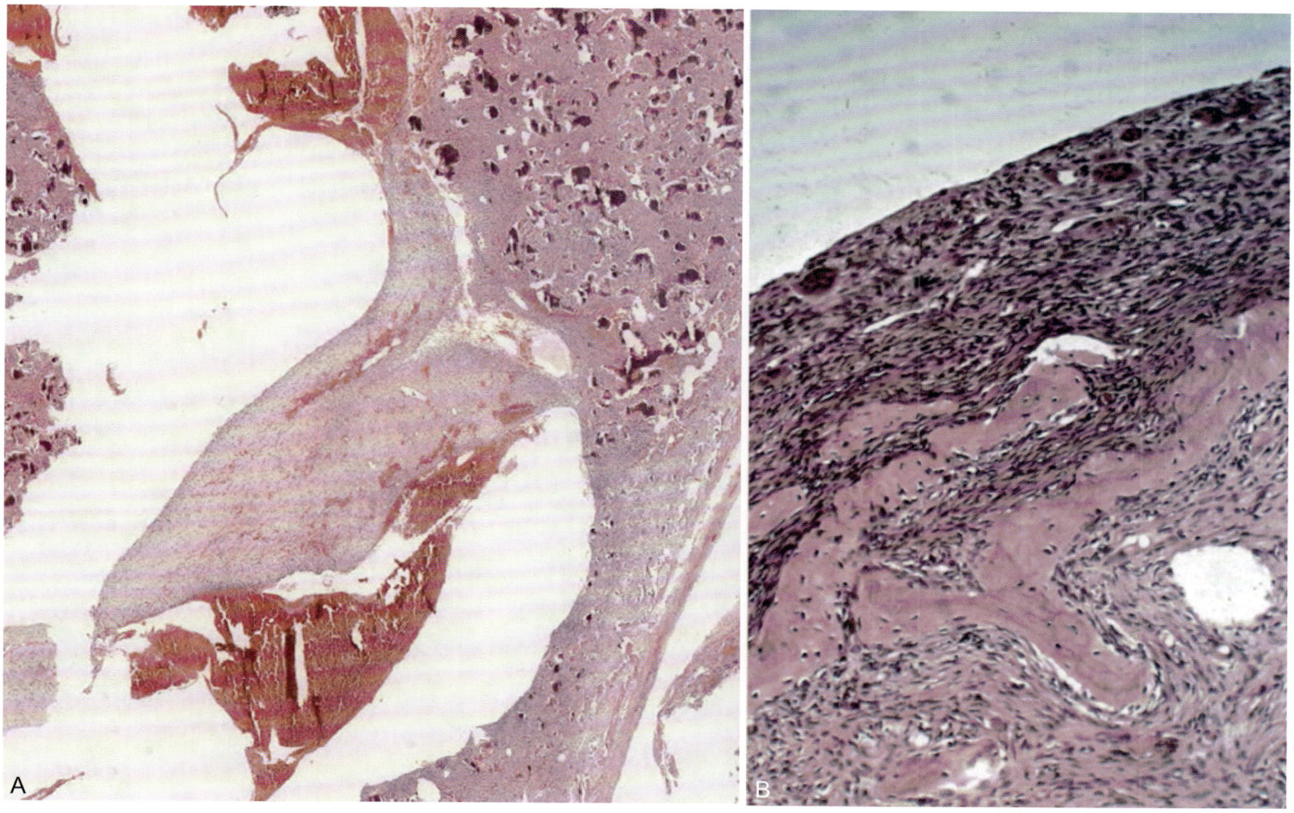

图 56-39 A. 纤维发育不良继发 ABC 改变。低倍显微镜观察。B. 囊肿壁可能由含巨细胞的纤维成分组成

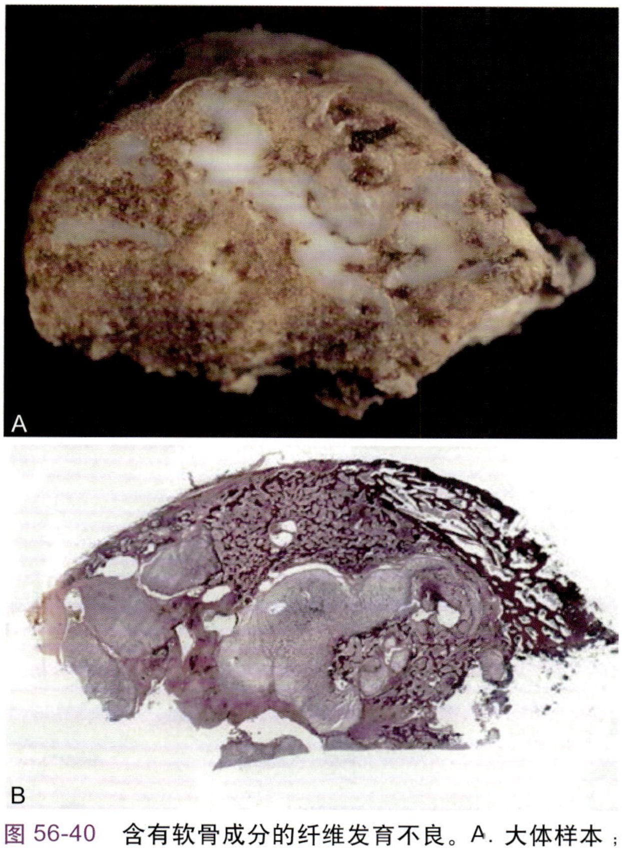

图 56-40 含有软骨成分的纤维发育不良。A. 大体样本；B. 显微镜下全景图

（三）干骺端纤维缺损（MFD）

1. 组织学上，一些纤维发育不良病例有泡沫细胞区域，这些在活检标本中可以与 MFD 鉴别。

2. 在 MFD，纤维组织呈现一种典型的螺旋状（马蹄形或车轮状）比纤维发育不良更明显，有组织细胞、含脂组织细胞区和含铁血黄素色素的组织细胞。不同数量的多核巨细胞分散在整个病变中，通常呈簇状。

3. 炎性成分（淋巴细胞和浆细胞）是另一个特征性表现。

4. 除病变边缘外，无新骨形成。没有病理性骨折的新骨形成是极其罕见的。

5. 与病理性骨折相关的表现为骨膜和骨内膜的新骨形成和坏死区。

（四）骨韧带样纤维瘤

1. 缺少编织骨形成。

2. 无纹状图案。

3. 梭形细胞交叉存在。

（五）软骨肉瘤

1. 纤维发育不良中可见软骨样组织的微小病

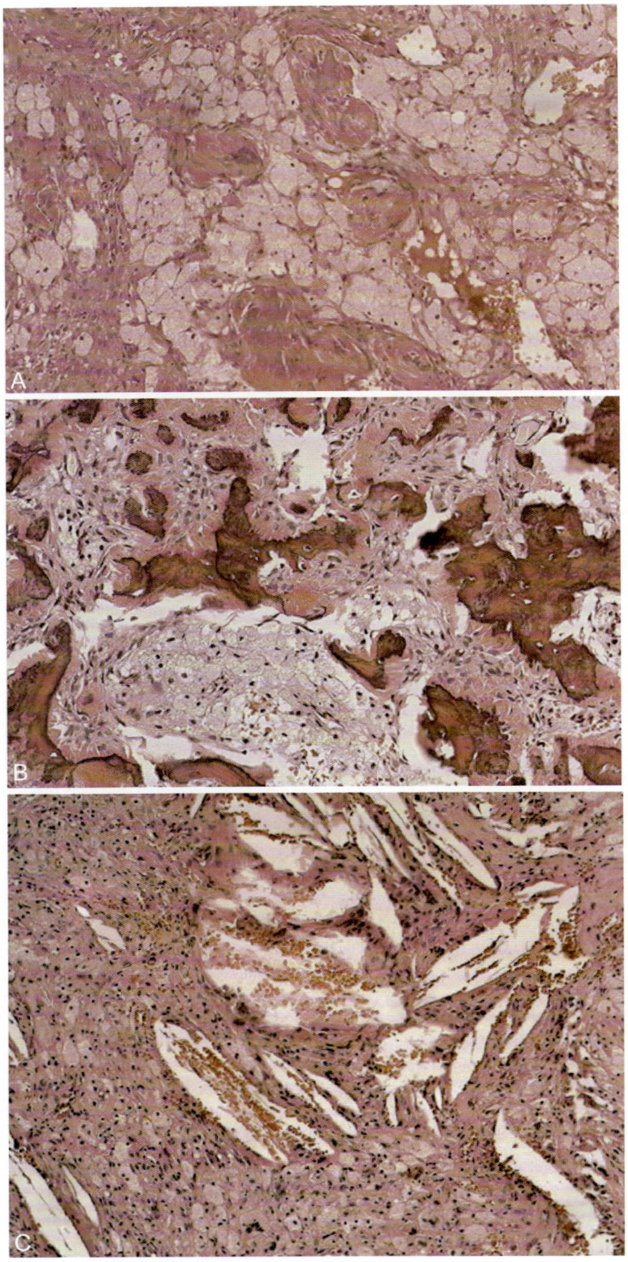

图 56-41 **纤维发育不良。A. 有些病例，间质中含有数量不一的组织细胞泡沫细胞；有时这些细胞可能占据主导地位。B. 同一病例的另一区域。C. 在 FD 的一些退行性病例中也可以看到胆固醇结晶**

灶，有时分化很大，需考虑软骨样肿瘤。

2. 纤维发育不良的软骨样区没有细胞异型性，软骨小叶表现为软骨内骨化的特征性包绕。

3. 纤维发育不良无骨髓浸润。

（六）骨旁骨肉瘤

1. 单纯基于组织学的诊断可能非常困难。临床检查和 X 线检查必不可少。

2. 骨旁骨肉瘤发生在骨表面，而不是髓腔。

3. 通过免疫组织化学或分子技术发现肿瘤细胞表达 MDM2 和 CDK4。

（七）低度恶性中心性骨肉瘤

1. 间质梭形细胞更细长，并呈现细胞核深染和细胞异型性。

2. 有丝分裂象更多。

3. 缺少网状排列。

4. 包裹板层骨小梁的骨髓区域有浸润。

5. 通过免疫组织化学或分子技术发现肿瘤细胞表达 MDM2 和 CDK4。

（八）颅底脑膜瘤

纤维发育不良中出现圆形、听骨样或牙骨质样结构，类似于砂粒体或牙骨质小体，尤其是在颅底病变中，可能与脑膜瘤相似。

（九）动脉瘤样骨囊肿

1. 纤维发育不良可能发生继发性 ABC 改变。这一区别在小的活检中是很难发现的。

2. 影像学表现对鉴别诊断具有极大的价值。

3. 大多数 ABC 都存在 *USP6* 基因重排。

（十）实性动脉瘤样骨囊肿

1. 几乎所有的 ABC 都有一些囊实性无法辨认的实性区域；这个区域有时很明显，这些病例采用了术语“实性 ABC”。

2. 更多的病灶内有反应性骨。

3. 基质梭形细胞的片层状排列较少。

（十一）骨纤维黏液瘤

许多报道的病例都是黏液样纤维发育不良的病例。

（十二）Paget 病

1. 在较成熟的皮损中，骨小梁可能呈现类似 Paget 病的骨小梁外观的反转线。

2. Paget 病有一种独特的板层骨镶嵌模式，在纤维发育不良中从未见过。

3. Paget 病骨小梁显示许多连接线。

4. 骨小梁被突出的成骨细胞包围，与破骨细胞吸收区交替出现。

5. 骨髓间隙血管丰富，显示出一种特殊的疏松、水肿的纤维组织。

6. 骨骼分布类似于纤维发育不良，但 Paget 病多影响老年人。

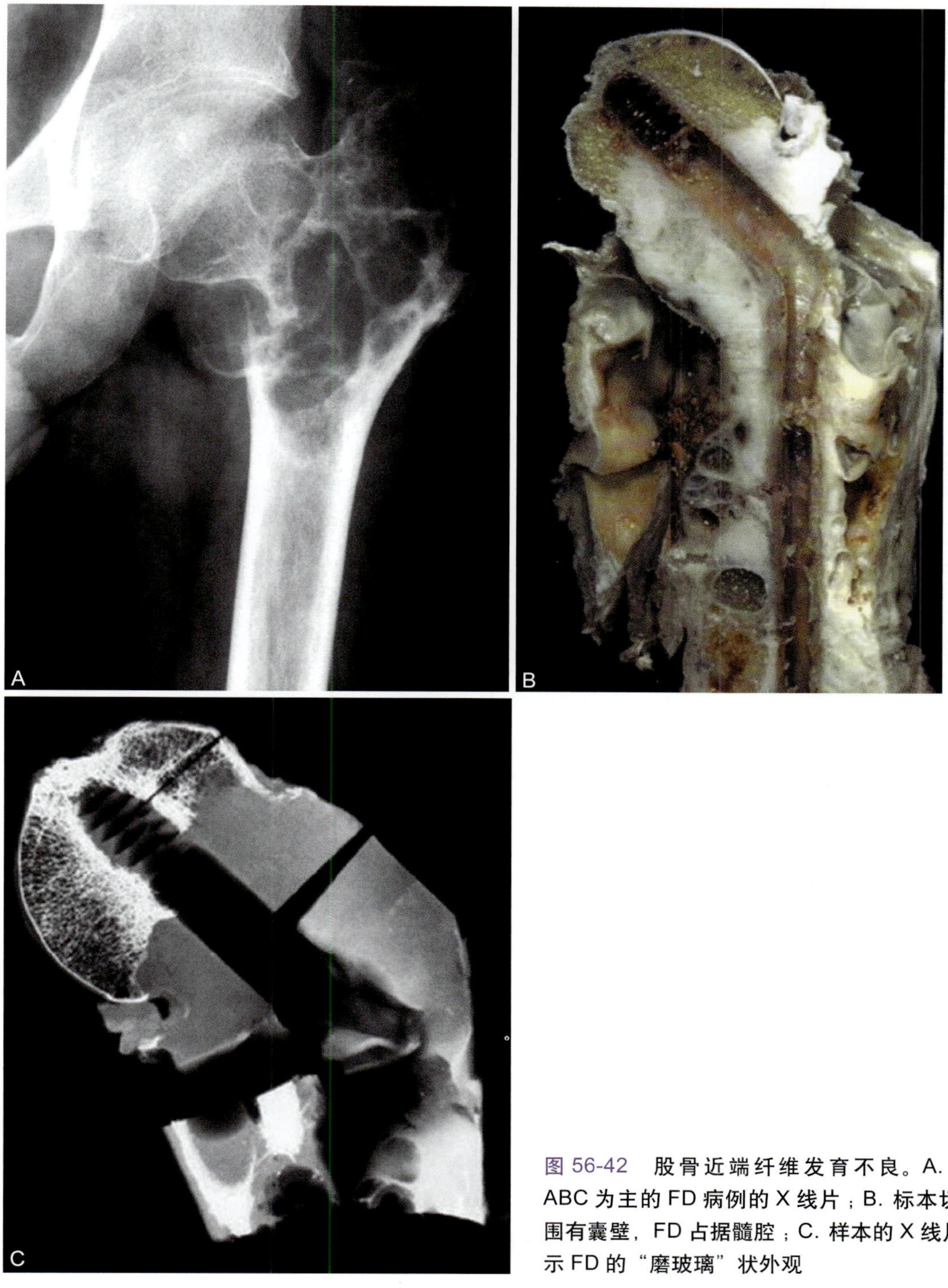

图 56-42 股骨近端纤维发育不良。A. 以继发性 ABC 为主的 FD 病例的 X 线片；B. 标本切面显示周围有囊壁，FD 占据髓腔；C. 样本的 X 线片清楚地显示 FD 的“磨玻璃”状外观

十、辅助诊断技术

（一）概述

1. 免疫组织化学对诊断无价值。

2. 梭形细胞表达波形蛋白，但不表达 EMA、MDM2 和 CDK4。

3. 通过分子诊断技术检测，50% ～ 80% 的纤维发育不良病例的 *GNAS* 基因突变呈阳性；这一发现被认为是纤维骨性病变背景下的纤维发育不良所特有的。

（二）遗传学

1. McCune-Albright 综合征的严重程度取决于 *GNAS* 基因中含有突变的细胞的数量和类型。

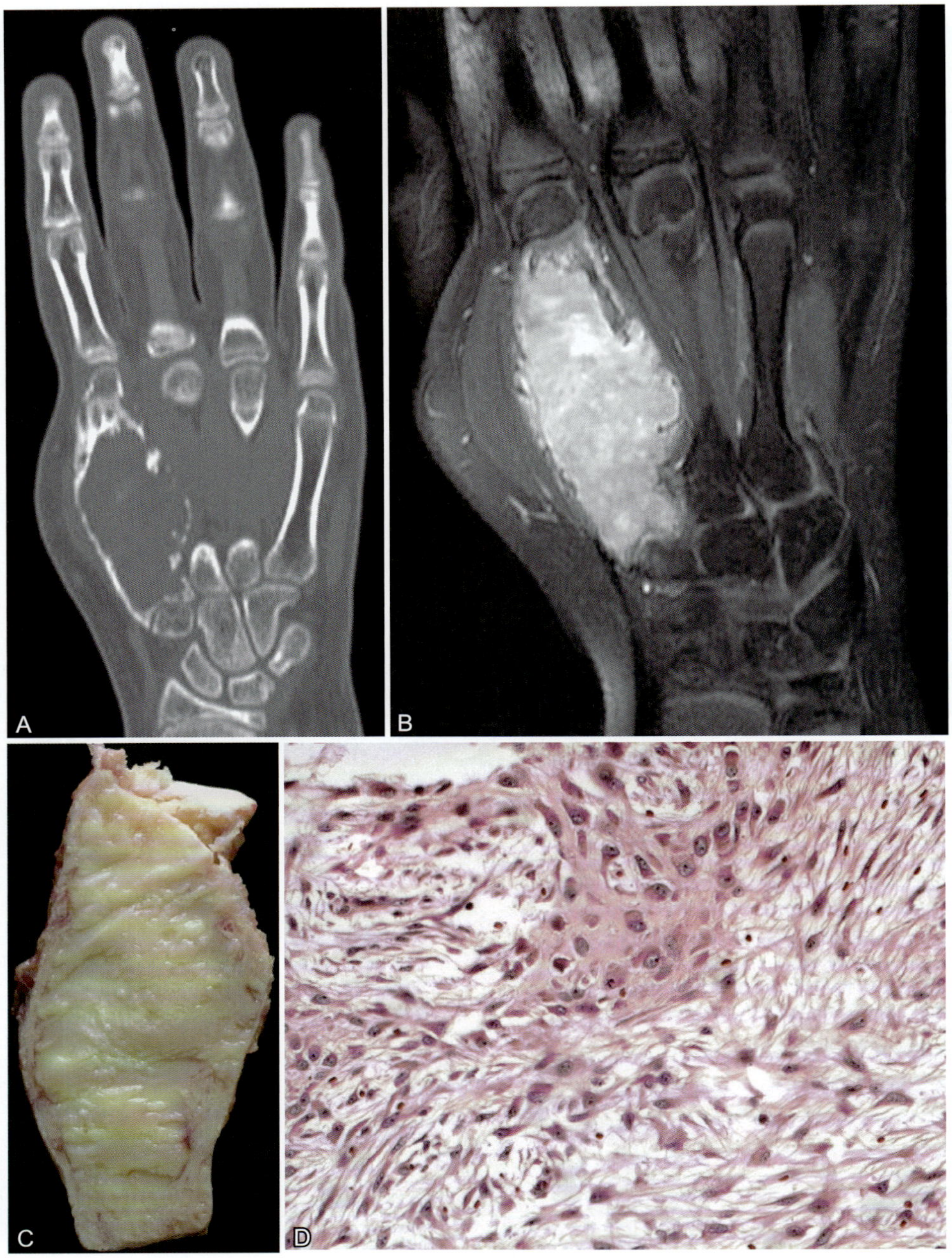

图 56-43 第 2 掌骨纤维发育不良。A. CT 扫描显示密度均匀的软组织病变；B. T_1 加权 MRI 呈均匀强化，增强明显；C. 显微镜下观察到的由于骨生成减少而具有表现明显软化的标本；D. 偶有初期和未矿化的基质产生

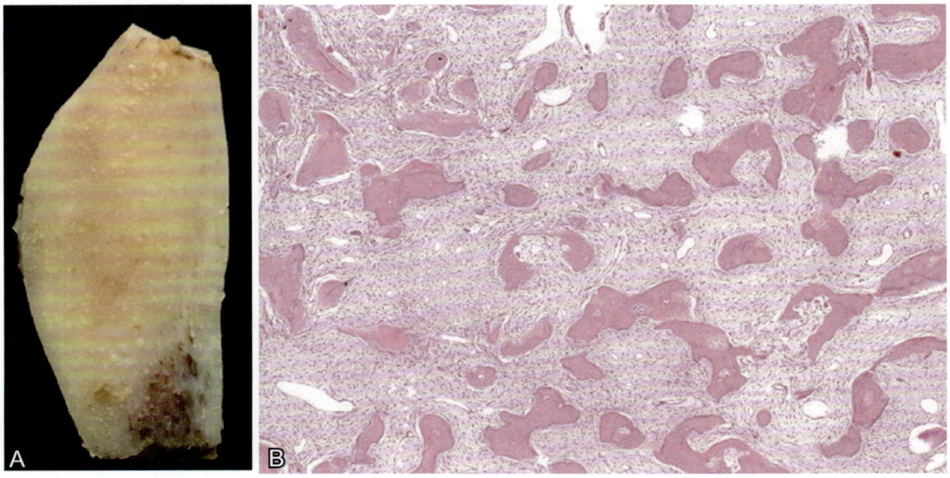

图 56-44 A. 大体图，FD 病变占据长骨全宽。该标本显示了一个明显的坚硬的切割表面，白色的点对应着更高密度的骨组织，当刀片切割时，有一种砂砾样的感觉。B. 低倍显微镜下显示高密度骨小梁形成

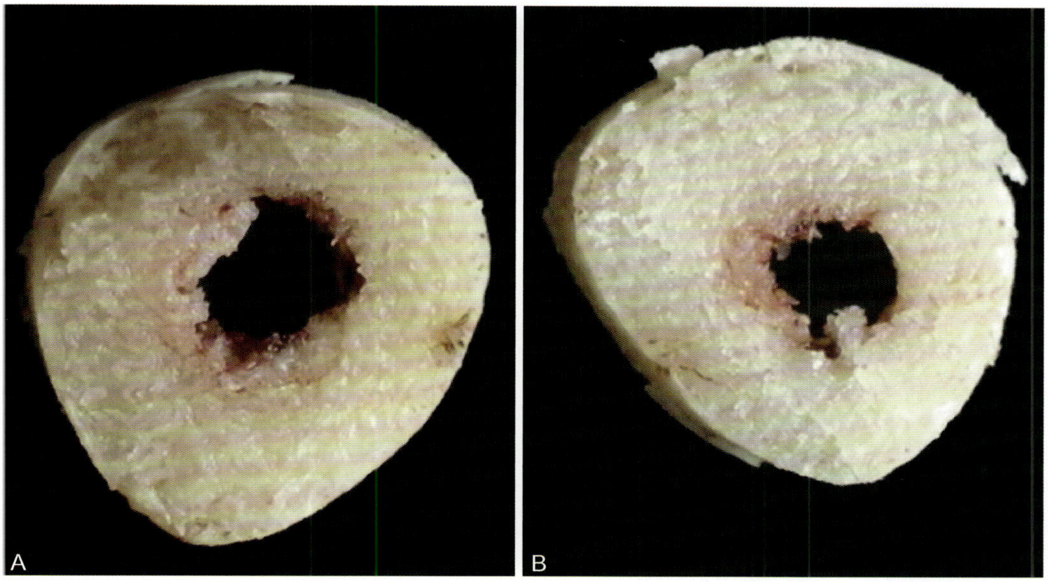

图 56-45　长骨 FD 的轴位切片标本，显示该病变仅侵犯骨皮质，髓质不受累，是一种少见情况

2. 大多数突变都激活了外显子 201 和 227 中的错义突变，可以通过 PCR 方法和测序进行检测。

3. *GNAS* 基因提供了制造鸟嘌呤核苷酸结合蛋白或 G 蛋白的蛋白质复合体的一部分的指令。

十一、预后

1. 单发型病变预后良好。

2. 多发型病变有更大的畸形和骨折风险。

3. 巨大的肋骨病变可导致呼吸问题。

4. 自发恶性变罕见，多骨型者风险相对高一些。

5. 恶性变在 30 岁左右时更常见一些，与放射治疗相关（图 56-32）。

十二、治疗

1. 对于单发型、无症状病变：观察。

2. 对于病理性骨折或有骨折风险的病例，可采用手术治疗，刮除植骨（使用自体移植或同种异体移植）或切除，或用于畸形矫正。有些患者需要使用钉 / 钢板固定。

3. 对于多发型病变，建议使用双膦酸盐治疗。

4. 由于放射治疗后有发生肉瘤的风险，避免放射治疗。

（张增亮　译　陈秉耀　校）

第57章　骨性纤维发育不良

Liliana G. Olvi，Maria L. Gonzalez，Isabela W. da Cunha，Eduardo Santini-Araujo，Ricardo K. Kalil

一、定义

发生于儿童时期的骨良性纤维 - 骨病变，好发于胫骨前骨皮质，腓骨次之。

二、病因

在家族性病例中可能与 *MET* 基因突变有关。

三、流行病学

1. 男性多见。
2. 好发于 20 岁以前。
3. 个别病例发生于成年人。

四、发病部位

1. 胫骨干前方骨皮质。
2. 腓骨骨皮质。

五、临床表现

1. 疼痛和局部肿胀。
2. 常向前方呈弯曲畸形。

六、影像学特征

（一）X 线特征

1. 累及胫骨前方骨皮质的多个溶骨性病变，并伴周围硬化（图 57-1 ～图 57-4）。

2. 其次也可表现为骨皮质中出现的单一透亮样改变。

3. 不断发展的病变会影响骨皮质并产生前弓畸形。

（二）MRI 特征

T_2 加权像上呈高信号。

（三）骨扫描特征

热病灶。

七、影像鉴别诊断

（一）造釉细胞瘤

影像和骨性纤维发育不良非常相似。

（二）纤维发育不良

髓内病变

八、病理检查

（一）大体特征

1. 骨皮质病变。
2. 切面白 - 黄色相间，砂砾样。
3. 不累及骨膜。
4. 骨皮质可能变薄。当病变累及髓腔时，骨皮质可形成硬化边缘。

（二）组织学特征（图 57-5 ～图 57-7）

1. 梭形细胞增生呈网状排列，无细胞异型性。
2. 编织骨小梁边缘有明显的成骨细胞。
3. 骨小梁内层可见散在的破骨细胞。
4. 病变边缘更趋向于成熟，表现为骨小梁更加成熟（带状现象）。

九、病理鉴别诊断

（一）造釉细胞瘤

1. 在典型的造釉细胞瘤中以上皮成分为主。

2. 在所谓分化良好的造釉细胞瘤中含有簇状分布的角蛋白阳性的上皮细胞，但在活检标本量比较少时，两者鉴别非常困难。

（二）纤维发育不良

1. 髓内病变。

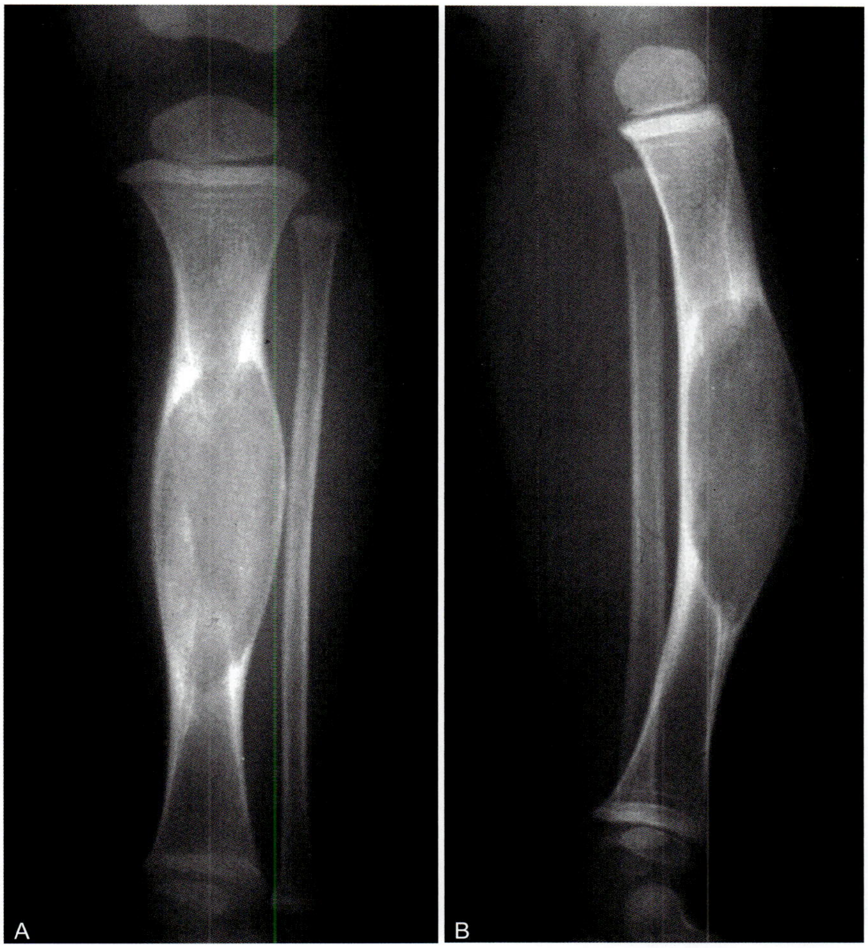

图 57-1 骨性纤维发育不良。A 和 B. 正位和侧位 X 线片示典型的胫骨弯曲畸形

2. 骨小梁不成熟，周边没有明显的成骨细胞。

十、辅助诊断技术

（一）概述

1. 骨性纤维发育不良可见呈小岛样分布的角蛋白阳性细胞群（图 57-7D）。

2. CK14 和 CK19 阳性，CK8 和 CK18 阴性。

（二）遗传学

1. *MET* 基因突变主要涉及外显子 14，在家族性骨性纤维发育不良和散发性病例中均有报道。

2. 细胞遗传学已经证实有些病例包含 8、12 和（或）21 条染色体的多个拷贝。

3. 有关骨性纤维发育不良、分化型造釉细胞瘤（类骨性纤维发育不良样造釉细胞瘤）和造釉细胞瘤已有一些普通细胞遗传学和免疫组织化学方面的发现。

十一、预后

1. 病变有一定自愈性。

2. 病变可进展和生长，产生严重的胫骨弯曲。

3. 病灶进行刮除后，仍可能复发。

十二、治疗

1. 根据病变生物学行为及病变范围，可选择观察、病灶刮除或病变切除术。

2. 手术治疗可考虑在青春期后进行。

3. 复发者可考虑再次切除。

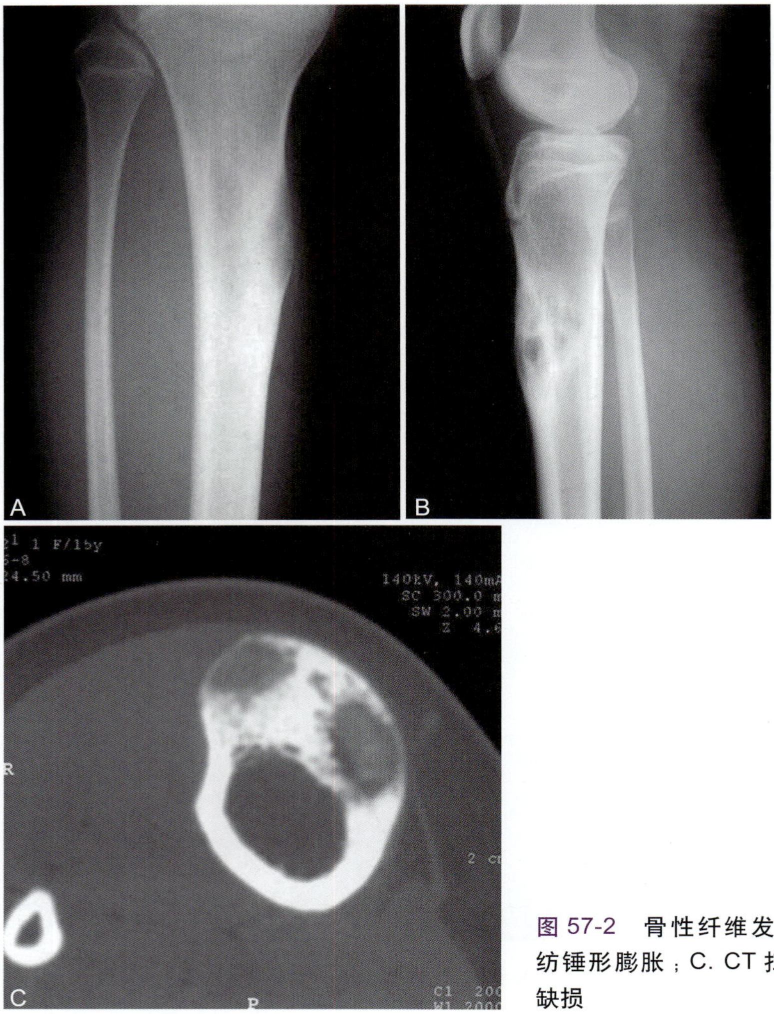

图 57-2 骨性纤维发育不良。A 和 B. X 线片示胫骨前侧骨皮质呈纺锤形膨胀；C. CT 扫描显示胫骨前内侧骨皮质增厚，内有多房性缺损

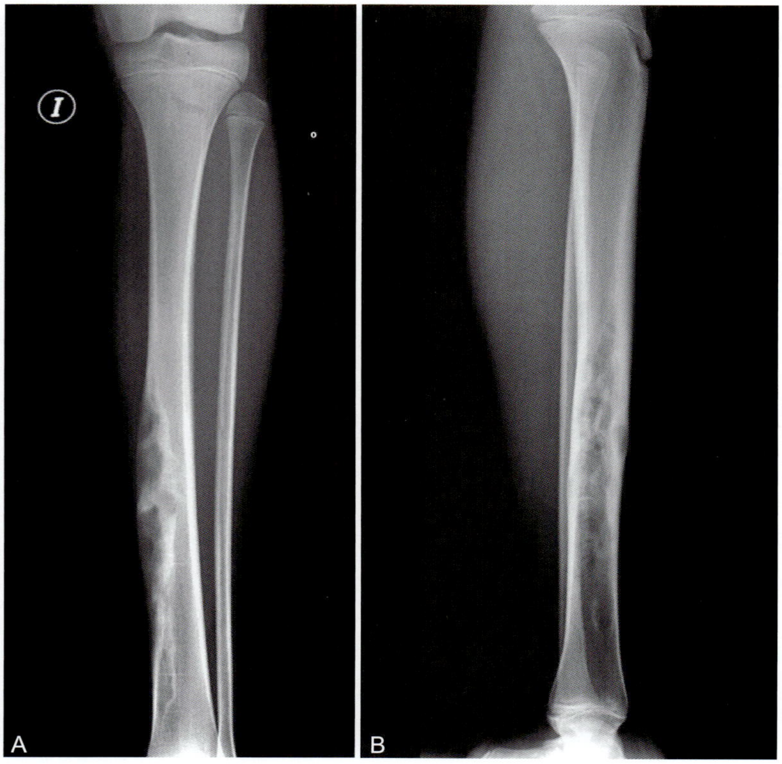

图 57-3 骨性纤维发育不良。X 线片示胫骨前侧骨皮质有一个大的长条的病变，内含多个透亮区

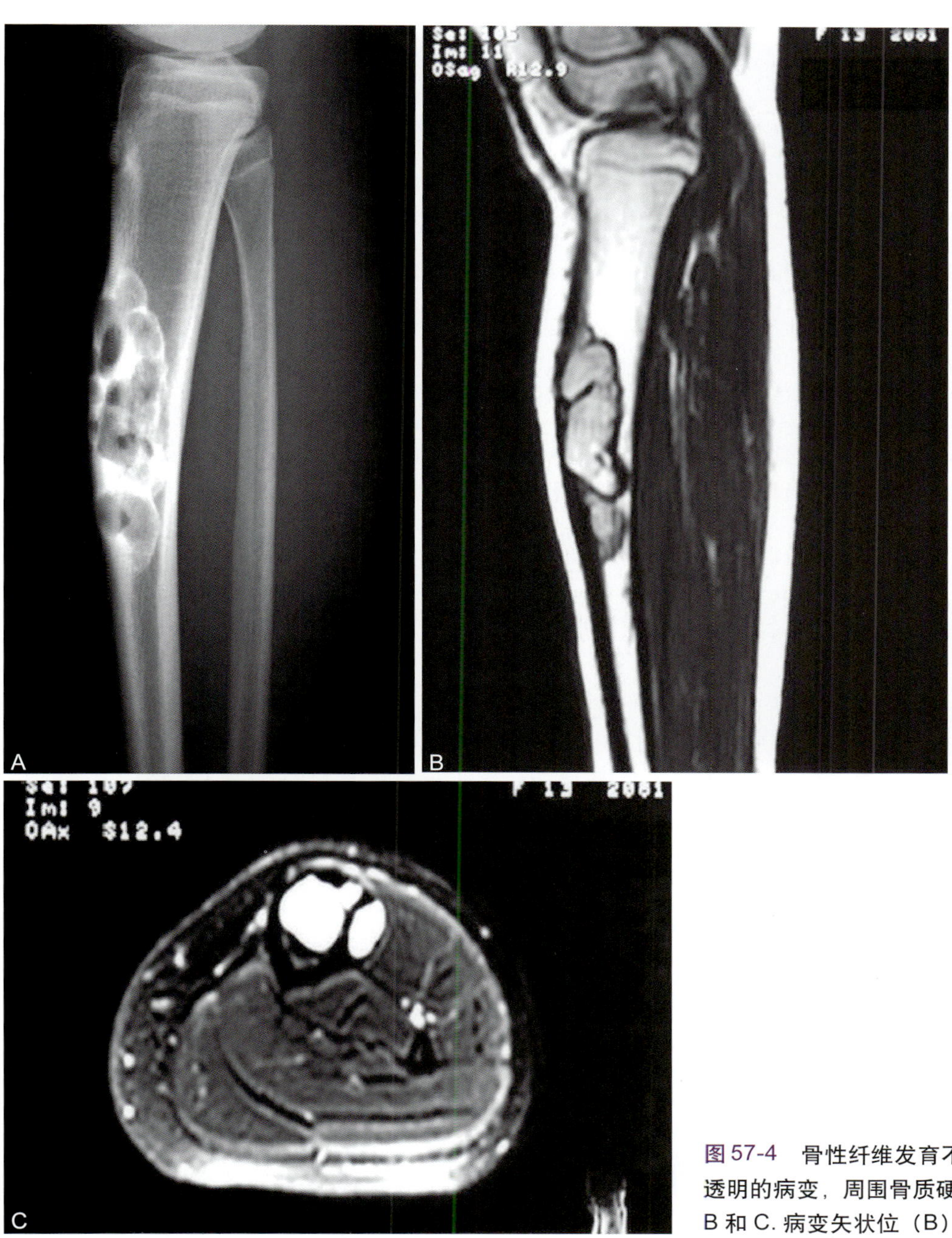

图 57-4　骨性纤维发育不良。A. 侧位 X 线片示膨胀、透明的病变，周围骨质硬化，胫骨前部骨皮质变薄；B 和 C. 病变矢状位（B）和轴位（C）MRI

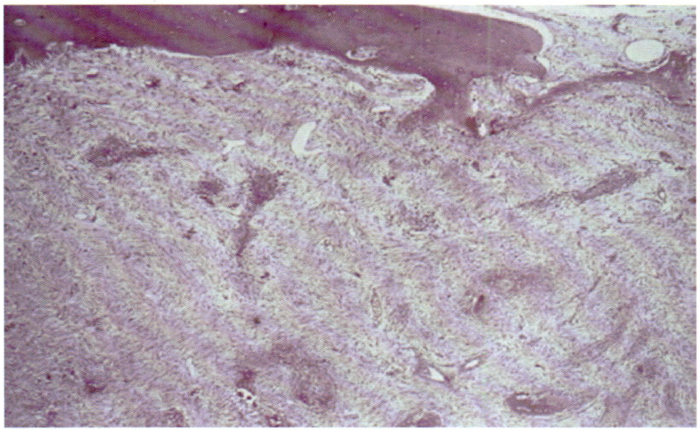

图 57-5　骨性纤维发育不良。低倍显微镜下照片示骨皮质被病变侵蚀。右边是反应骨的外壳。病变由编织骨小梁组成，周围有梭形细胞增生

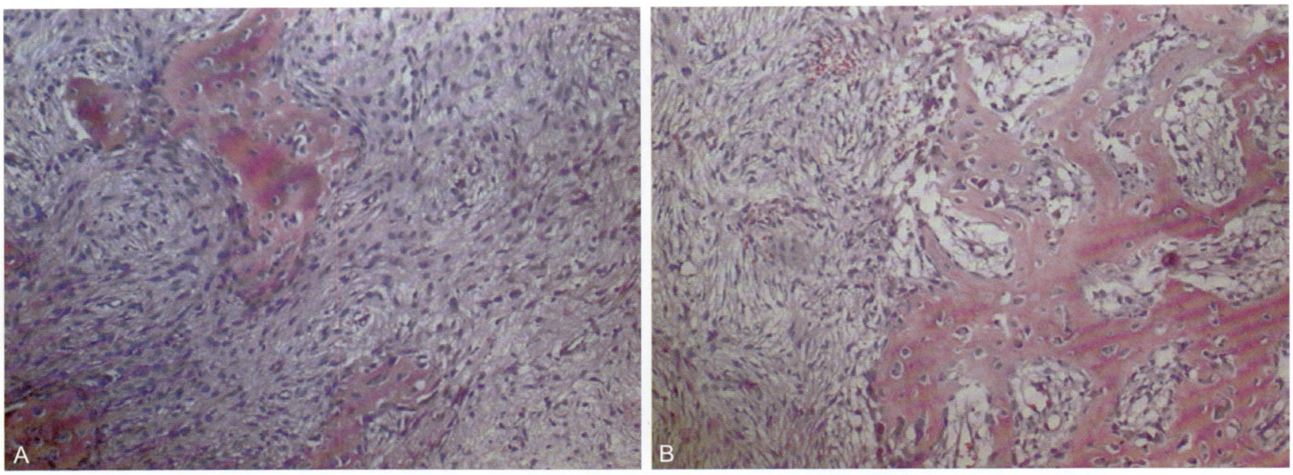

图 57-6 骨性纤维发育不良。两张显微照片均显示编织骨小梁，骨样基质内含有骨细胞，骨小梁表面有活跃的成骨细胞。梭形细胞无异型性改变，呈网状

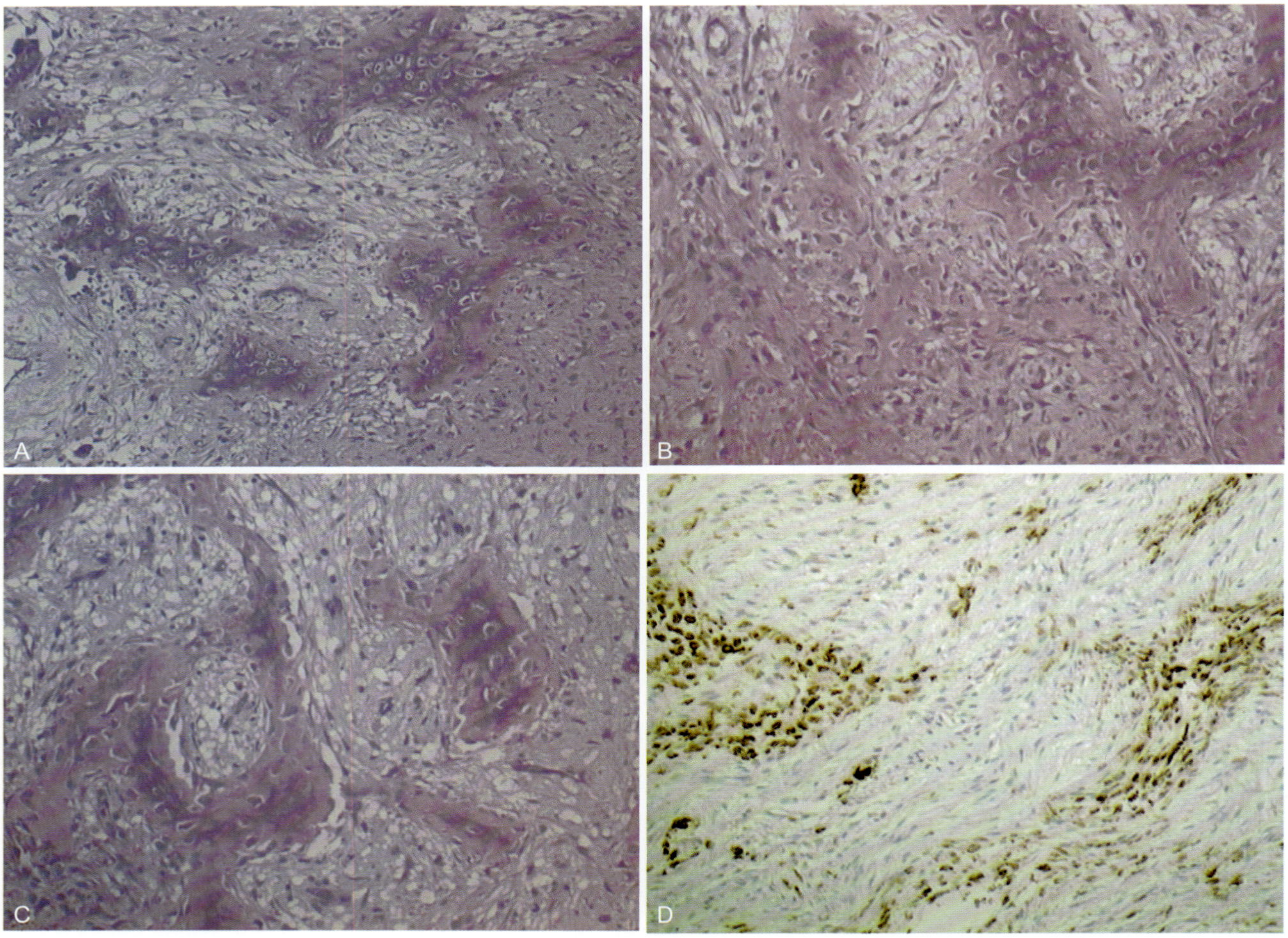

图 57-7 骨性纤维发育不良。A ～ C. 高倍显微镜下可见不规则骨小梁，周围有明显的成骨细胞。部分骨小梁局部钙化。间质呈纤维状并伴有血管化。D. 角蛋白免疫组织化学阳性（AE1/AE3）

（宋光泽 译 陈秉耀 校）

第58章　骨化性肌炎

Liliana G. Olvi，Isabela W. da Cunha，
Eduardo Santini-Araujo，Ricardo K. Kalil

一、定义

1. 骨化性肌炎（myositis ossificans，MO）是一种相对罕见的良性病变，表现为局部的、自限性的纤维 - 骨化疾病。

2. 发生在肌肉或其他软组织，特别是肌腱和皮下脂肪。

3. MO 分为以下两种类型。

（1）进展性骨化性肌炎（进展性骨化性纤维发育不良），这是一种先天遗传性的致命性疾病。

（2）局限性骨化性肌炎。本文仅讨论此种类型。

二、别名

1. 异位骨化。

2. 软组织假恶性骨瘤。

三、病因

近期的机械创伤（创伤型）或肌肉运动（非创伤型）可能会引起骨化性肌炎。这两种骨化性肌炎的类型在形态上是一样的。

1. 创伤型（75%）。

2. 非创伤型（25%）。

（1）与系统性疾病相关（如截瘫、破伤风等）。

（2）特发性（可能和既往已被遗忘的轻微外伤相关）。

四、流行病学

1. 好发于男性，尤其好发于青少年或运动量较大的年轻人。

2. 老年人也可发病，幼儿发病罕见。

五、发病部位

1. 下肢　股四头肌和臀肌。

2. 上肢　肱肌。

六、临床表现

1. 第一阶段：受伤后数小时或数天后出现局部疼痛或压痛。

偶尔病变部位的皮肤局部会出现红斑。

2. 第二阶段（1 ～ 2 周以后）：局部肿块。

3. 第三阶段（约 3 周）：肿物触诊质硬如石。

4. 在一些患者中，白细胞计数、红细胞沉降率和碱性磷酸酶会轻度升高。

5. 病程短至 1 ～ 2 周，这是诊断的线索，因为肉瘤通常不会发展这么快。

七、影像学特征

（一）X 线特征

1. 早期阶段（图 58-1）

（1）软组织密度轻度增加。

（2）边界不清的肿物。

2. 5 ～ 6 周（图 58-2 ～图 58-5）

（1）绒球状不透射线区（“斑点云团”影）。

（2）骨皮质无受累。

（3）深部病灶可见骨膜反应。

（4）部位较深时，单纯 X 线检查可能会显示附着于骨的假象。

3. 3 ～ 4 个月（图 58-6 和图 58-7）

（1）边界清楚。

（2）边缘矿化密集。

（3）中心矿化程度低。

（4）成带现象出现。

4. 成熟期病变（图 58-8）

（1）病变钙化增多。

（2）病灶范围变小。

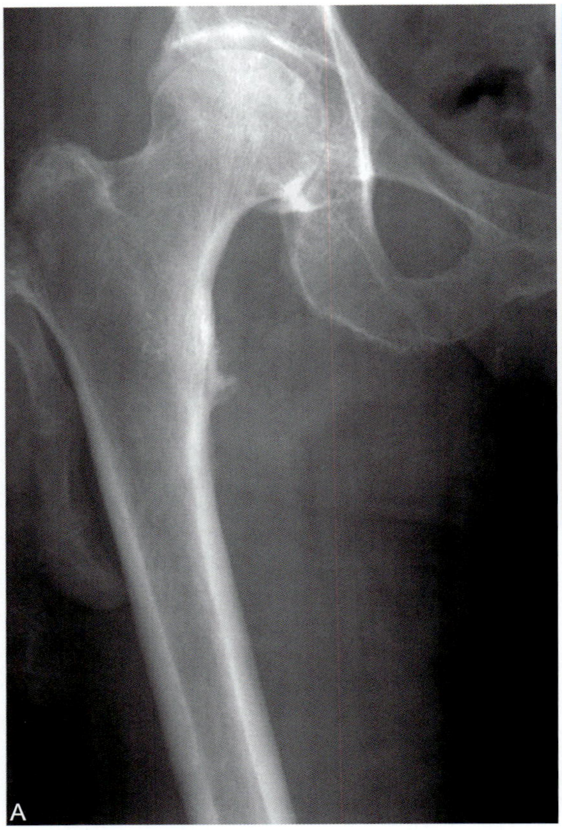

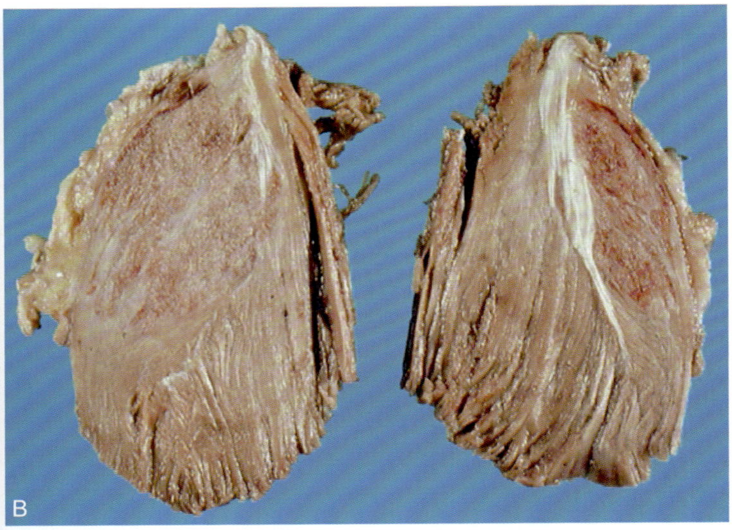

图 58-1 骨化性肌炎。A. 大腿上端可见肿物，周围软组织密度轻度增加；B. 肿物切除后的大体标本

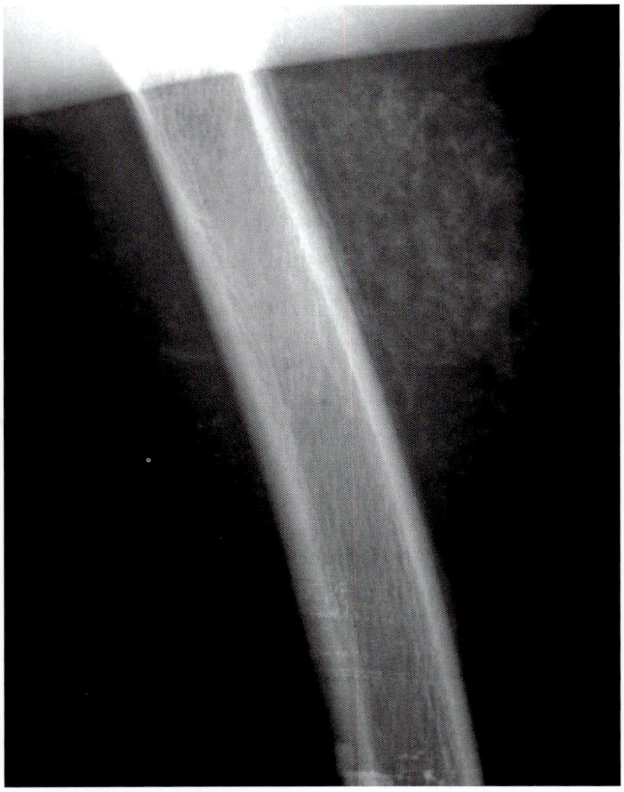

图 58-2 骨化性肌炎 X 线片呈绒球状不透射线区，即“斑点云团”影

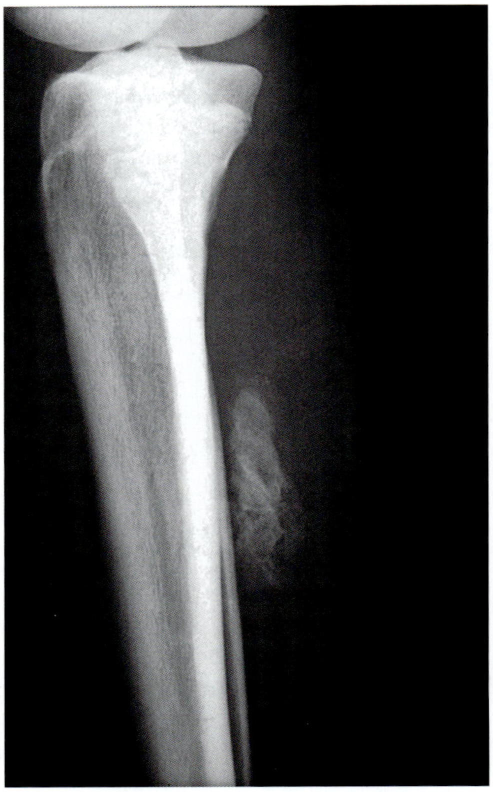

图 58-3 骨化性肌炎。侧位 X 线片示骨皮质未受累

(3) 通常附着在相邻骨的骨皮质上。

(二) CT 特征

1. 不累及骨皮质。

2. 成带现象显示更为清楚。

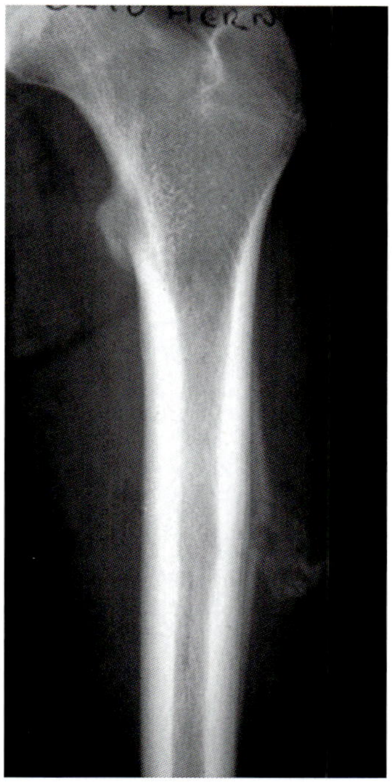

图 58-4 骨化性肌炎，深部病灶可见骨膜反应

(三) MRI 特征

1. 早期，呈非均质肿块，伴周边水肿。

2. 继之，成带现象出现。

(四) 骨扫描特征

病灶呈热区。

八、影像鉴别诊断

(一) 骨软骨瘤

1. 与无柄骨软骨瘤差异小，鉴别困难。

2. 密度更低。

3. 软骨帽表面不规则钙化。

4. 下方骨皮质不连续，干骺端骨松质与肿瘤连续。

(二) 骨旁骨肉瘤

1. 早期骨化性肌炎　在 X 线片或 CT 上未见骨皮质受累。

2. 成熟期骨化性肌炎　病变钙化增多，病灶范围变小，通常附着在骨皮质上。

3. 骨旁骨肉瘤

(1) 致密骨化的邻近骨皮质的圆形或椭圆形肿物，附着于骨皮质。

(2) 缺少典型的骨膜反应。

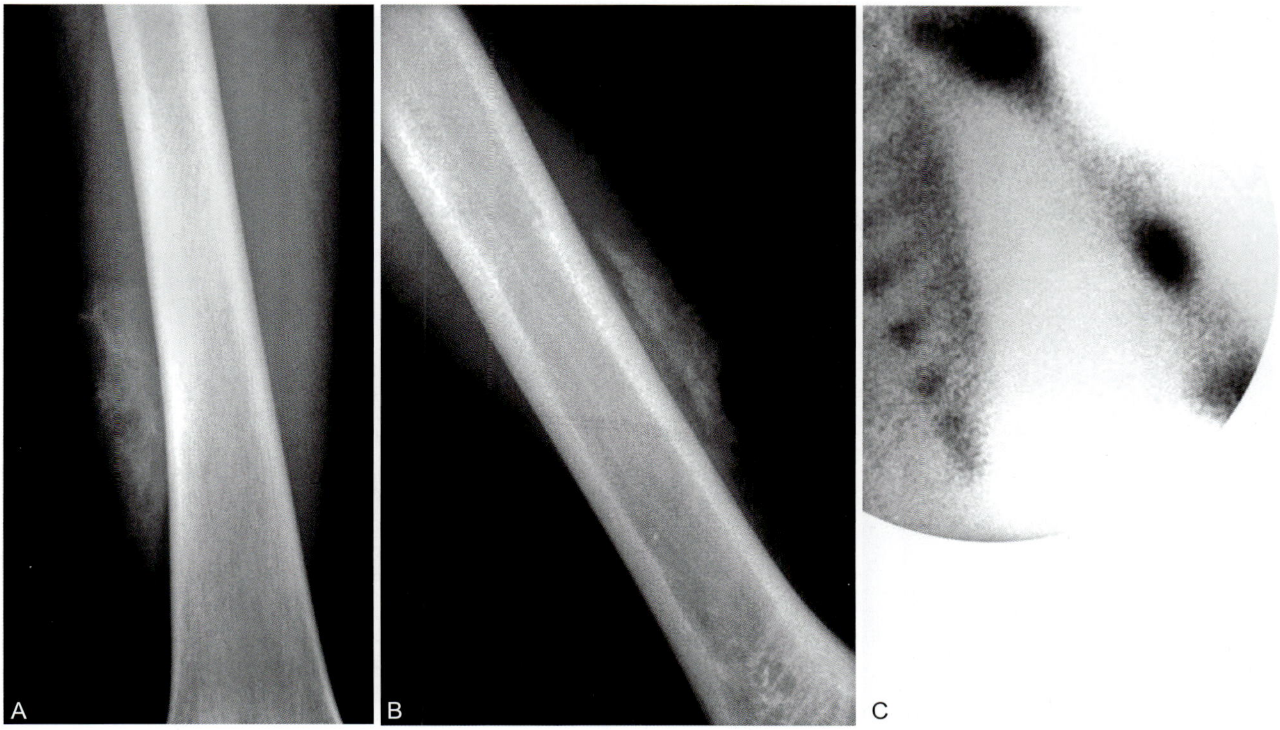

图 58-5 大腿骨化性肌炎，骨扫描显示呈热区

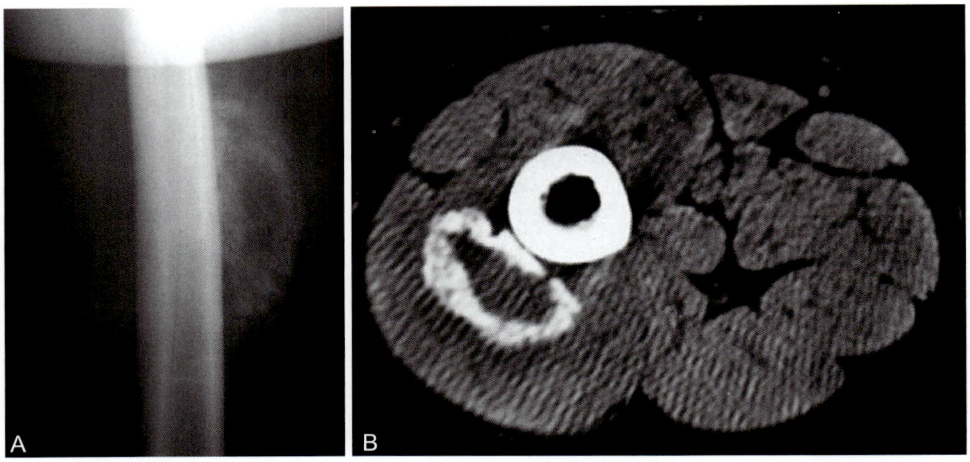

图 58-6 骨化性肌炎 X 线片（A）和 CT（B）扫描。这是一个更为成熟的边界清楚的病变，边缘致密矿化、中心矿化度低，呈现典型的成带现象

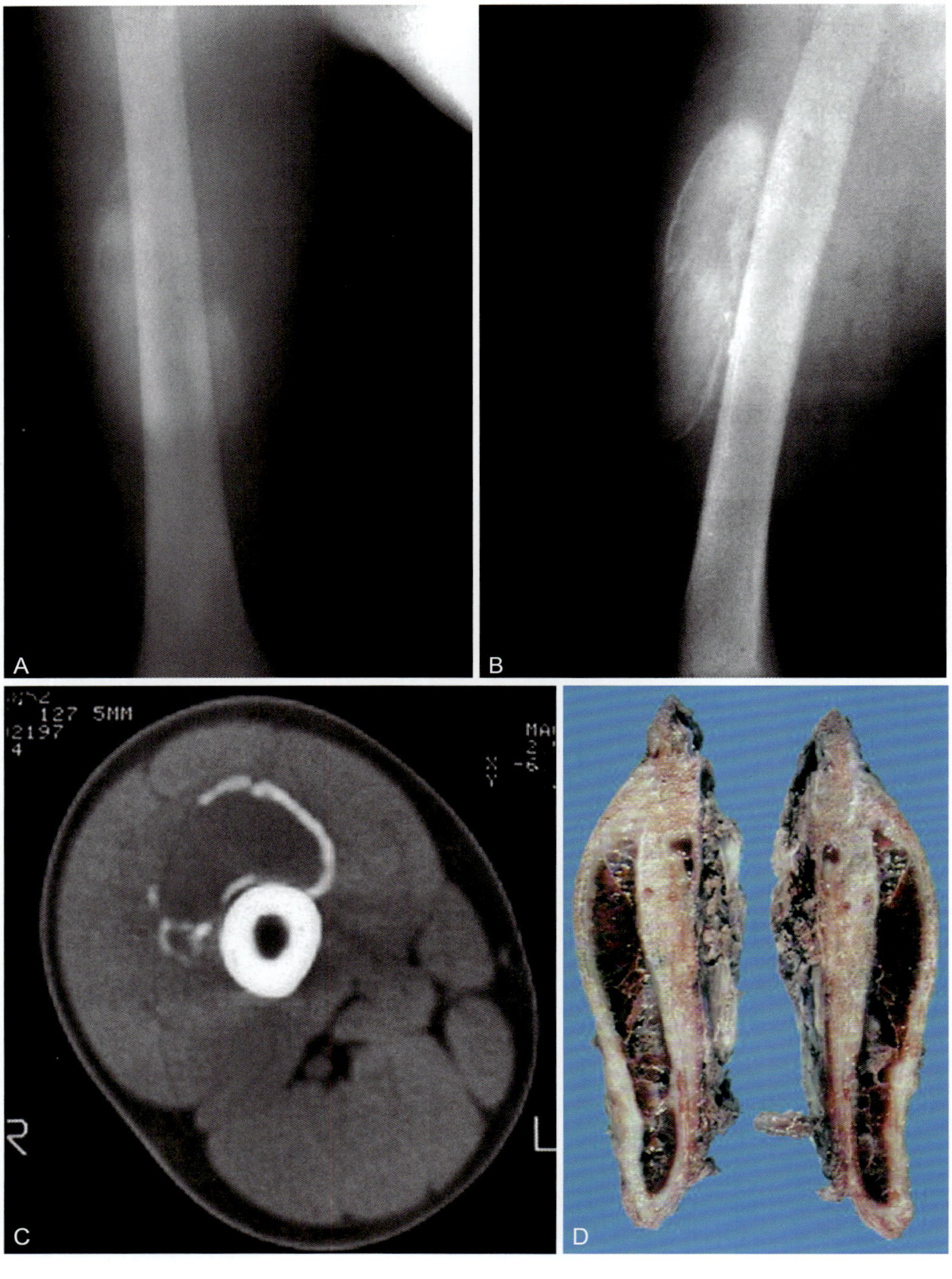

图 58-7 骨化性肌炎囊性变。A 和 B. 正位（A）、侧位（B）X 线片；C. CT 扫描；D. 病变的大体标本。这是一名 18 岁橄榄球运动员在局部受到创伤后出现的病变

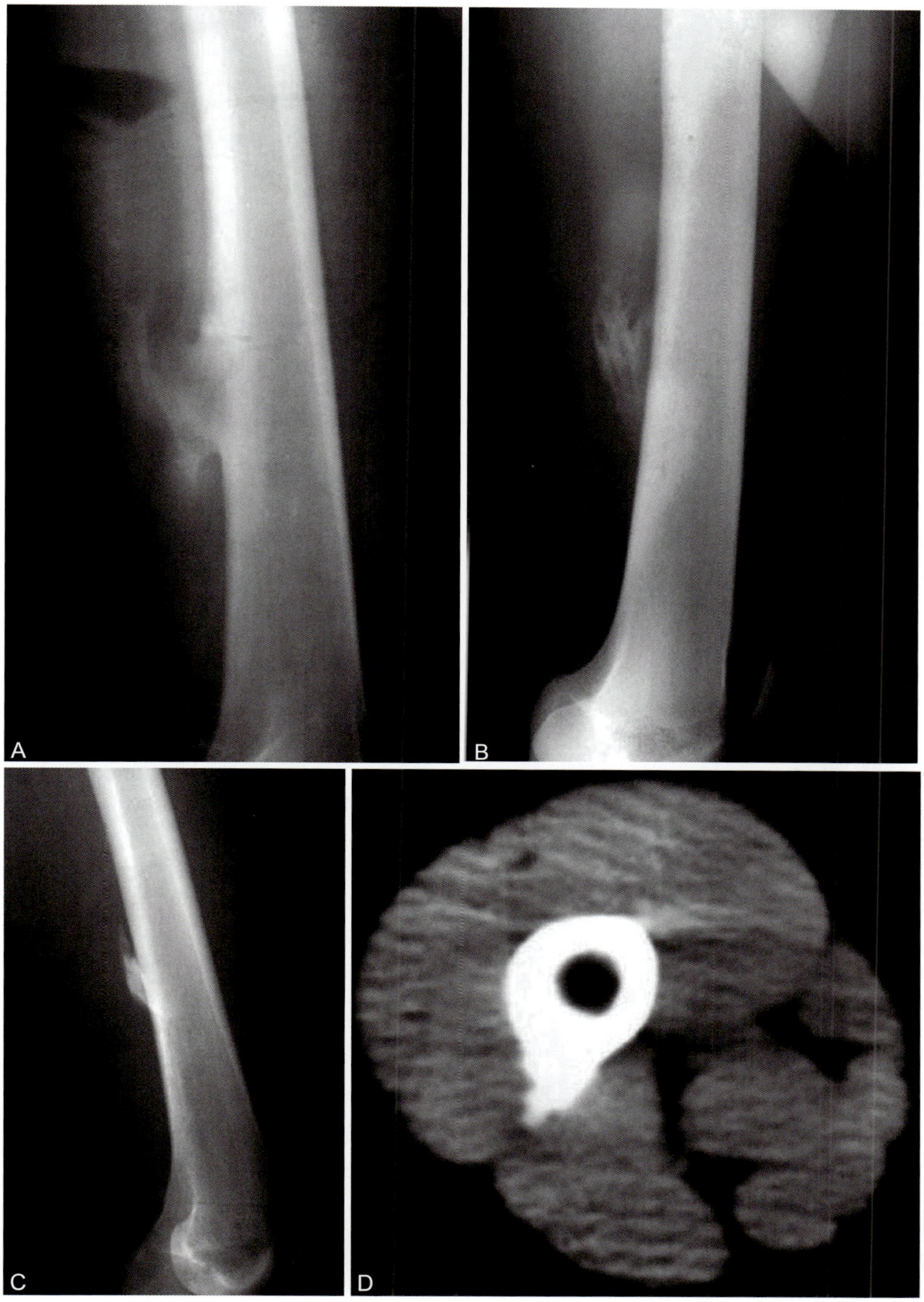

图 58-8 成熟期病变。骨化性肌炎骨化增加，范围变小，附着于骨皮质

（3）在骨皮质和肿瘤之间除去肿瘤附着部位外，可见一条特征性的透光线。

（4）在 CT 和 MRI 中，在对应肿瘤软骨的肿瘤表面经常可见溶解区。

（5）偶尔可见肿瘤下骨皮质增厚。

（6）在病变晚期，可出现骨皮质破坏和髓质受侵。

九、病理检查

（一）大体特征

1. 早期病变较软，呈灰白色或红色，出血性，有砂砾状钙化（图 58-1B）。

2. 在较成熟的病变中，切面显示两个不同的区域：周围区域，较硬，可见骨松质；中央区域，较软，呈灰红色，有出血和囊性区（图 58-7B）。

3. 直径＜ 5cm。

4. 成熟期：质硬，石性质地。

（二）组织学特征

1. 中心部分或早期阶段（图 58-9 ～图 58-12）

（1）活跃和不成熟的血管成纤维细胞增生。

（2）形态饱满的梭形细胞。

（3）大量有丝分裂象。

（4）细胞多形性区域。

（5）虽然病变非常活跃，但缺乏细胞学异型性。

（6）炎性细胞是巨噬细胞，无急性炎症细胞。

（7）破骨细胞样多核巨细胞。

（8）血管扩张。

（9）出血和纤维蛋白物质。

（10）增生组织无坏死。

2. 中间部分（图 58-13 ～图 58-15）

（1）梭形细胞增生，胶原沉积。

（2）骨小梁和扩张血管。

（3）疏松的纤维组织中可见不成熟的骨小梁和较成熟的板状小梁。

（4）大量不同分化阶段的软骨，偶尔出现软骨内骨化。

3. 周边部分（图 58-16 ～图 58-22）

（1）由编织骨和平行板层骨构成的更为有序的外壳。

（2）在外层，在未成熟小片骨小梁的周围可见活跃的成骨细胞。

（3）病变与周围肌肉被一层黏液样纤维组织分隔开。

（4）外周可见肌肉萎缩及炎性浸润。

（5）成熟病变可见层状骨小梁之间出现脂肪和造血骨髓。

4. 成带现象或成带效应的存在为该病的诊断提供线索和依据。

5. 甲下外生骨疣、Nora 病、鲜红反应性骨膜炎、手指纤维骨性假瘤可能是和本病密切相关的疾病。

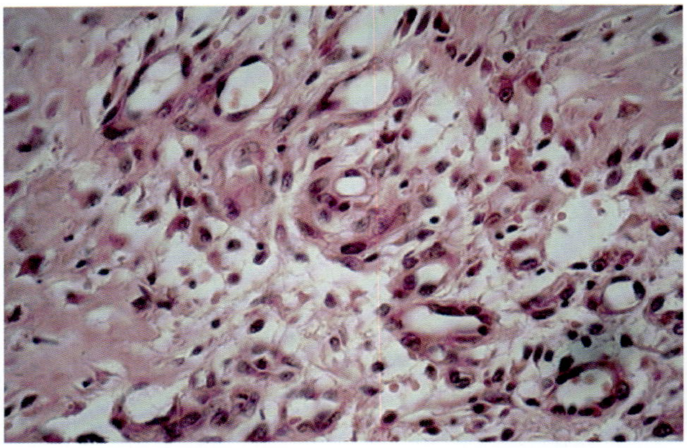

图 58-9 骨化性肌炎的早期表现为活跃和不成熟的血管成纤维细胞增殖

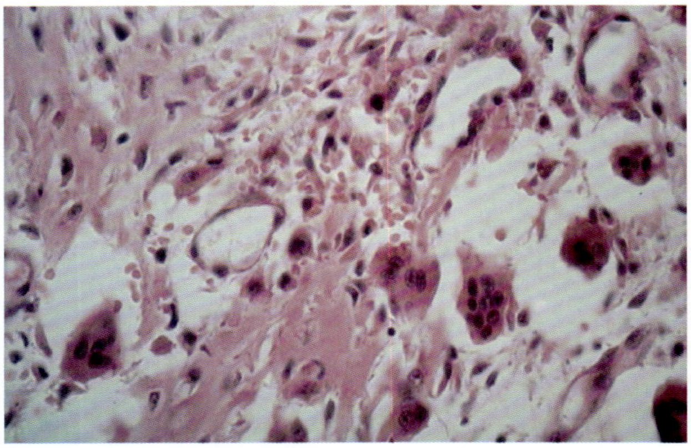

图 58-10 骨化性肌炎的早期阶段，可见大量的典型的有丝分裂象

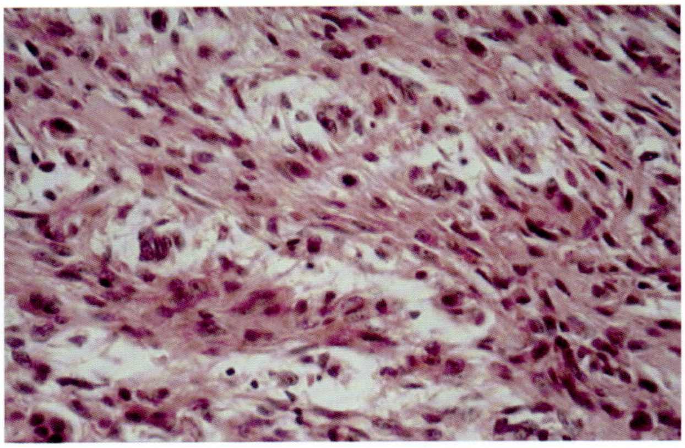

图 58-11 骨化性肌炎的早期阶段，疏松纤维组织增生，夹杂巨噬细胞和破骨细胞样多核巨细胞

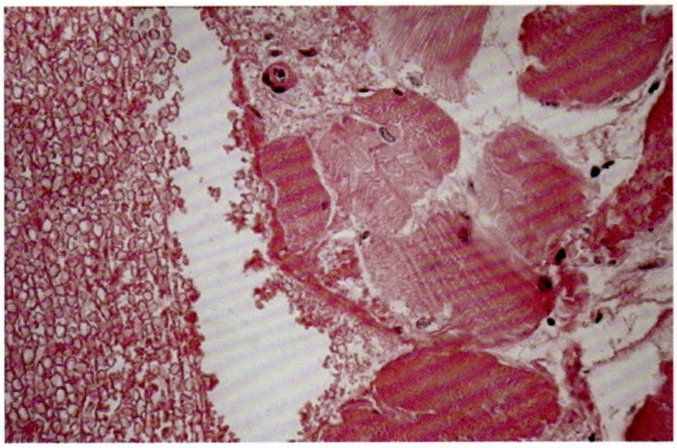

图 58-12 骨化性肌炎。出血、纤维蛋白物质和坏死肌纤维

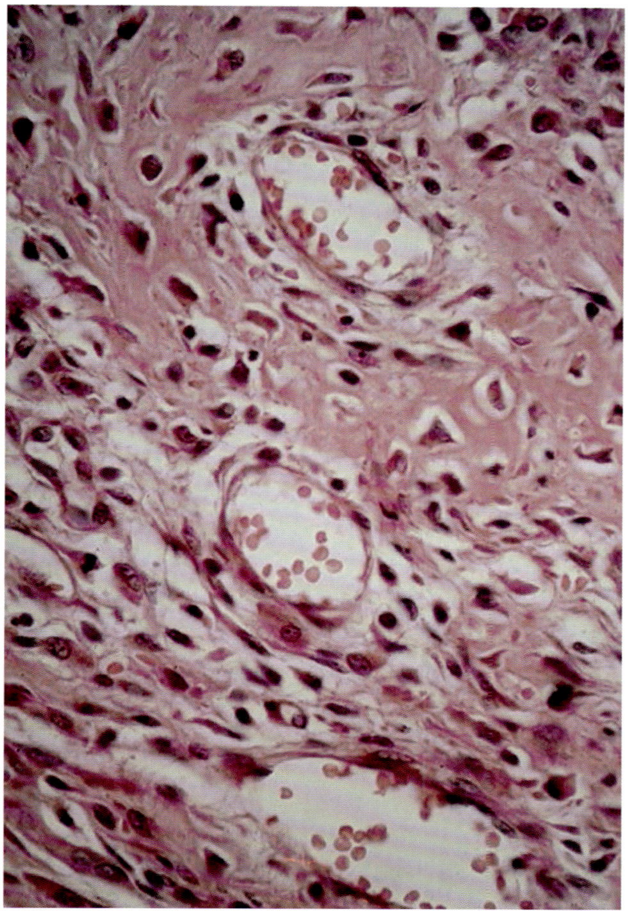

图 58-13　骨化性肌炎中期，纤维血管基质内可见未成熟的骨小梁

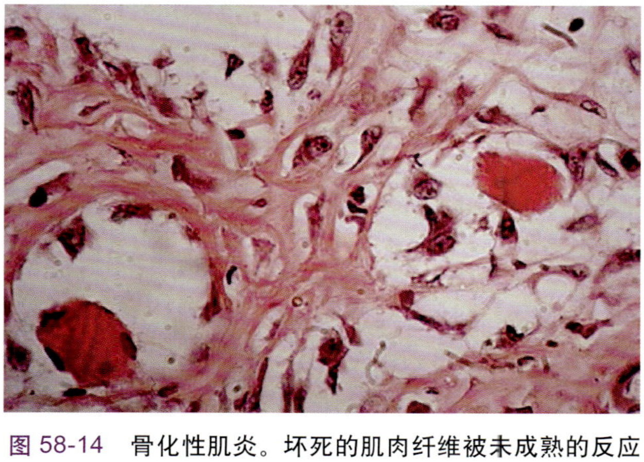

图 58-14　骨化性肌炎。坏死的肌肉纤维被未成熟的反应性骨小梁包裹

6. 四肢软组织内的骨化性肌炎偶尔呈囊性变，在形态上和动脉瘤样骨囊肿重叠。这种情况下或许更适合诊断为软组织动脉瘤样骨囊肿（见第 51 章）。

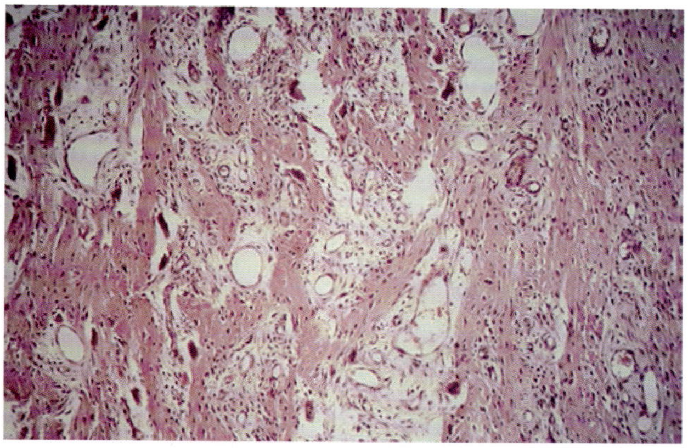

图 58-15　骨化性肌炎。中央病变的中间时期：可见梭形细胞、胶原沉积、扩张血管和骨小梁

十、病理鉴别诊断

1. 早期阶段

（1）骨外骨肉瘤：较常见于 50 ～ 60 岁。

1）骨化性肌炎（成带现象）：成熟，无细胞异型性。

2）骨外骨肉瘤（“花边”样类骨质）：反向分区效果，细胞异型性，不典型核分裂象，破坏性浸润（图 58-23 ～图 58-26）。

（2）结节性筋膜炎。

1）可见于浅表软组织。

2）很少有反应性成骨。

2. 成熟阶段

（1）骨旁骨肉瘤。

1）低度恶性肿瘤。

2）大量骨小梁形成，倾向于平行排列。

3）看到不同发育阶段的未成熟编织骨。

4）骨小梁周围的成骨细胞呈纺锤状（不活跃），偶尔表现为肥大。

5）纤维间质可见大量梭形细胞，其表现为多形性小、有丝分裂少、胶原纤维中等，与低级别纤维肉瘤相似。

6）可能存在低级别软骨肉瘤灶；通常，浅表的低级别软骨肉瘤帽会覆盖部分肿瘤表面。

（2）手指纤维骨性假瘤（fibro-osseous pseudotumor of digits，FOPD）

骨化性肌炎和手指纤维骨性假瘤非常相似。

十一、辅助诊断技术

在早期阶段，梭形细胞平滑肌肌动蛋白和肌

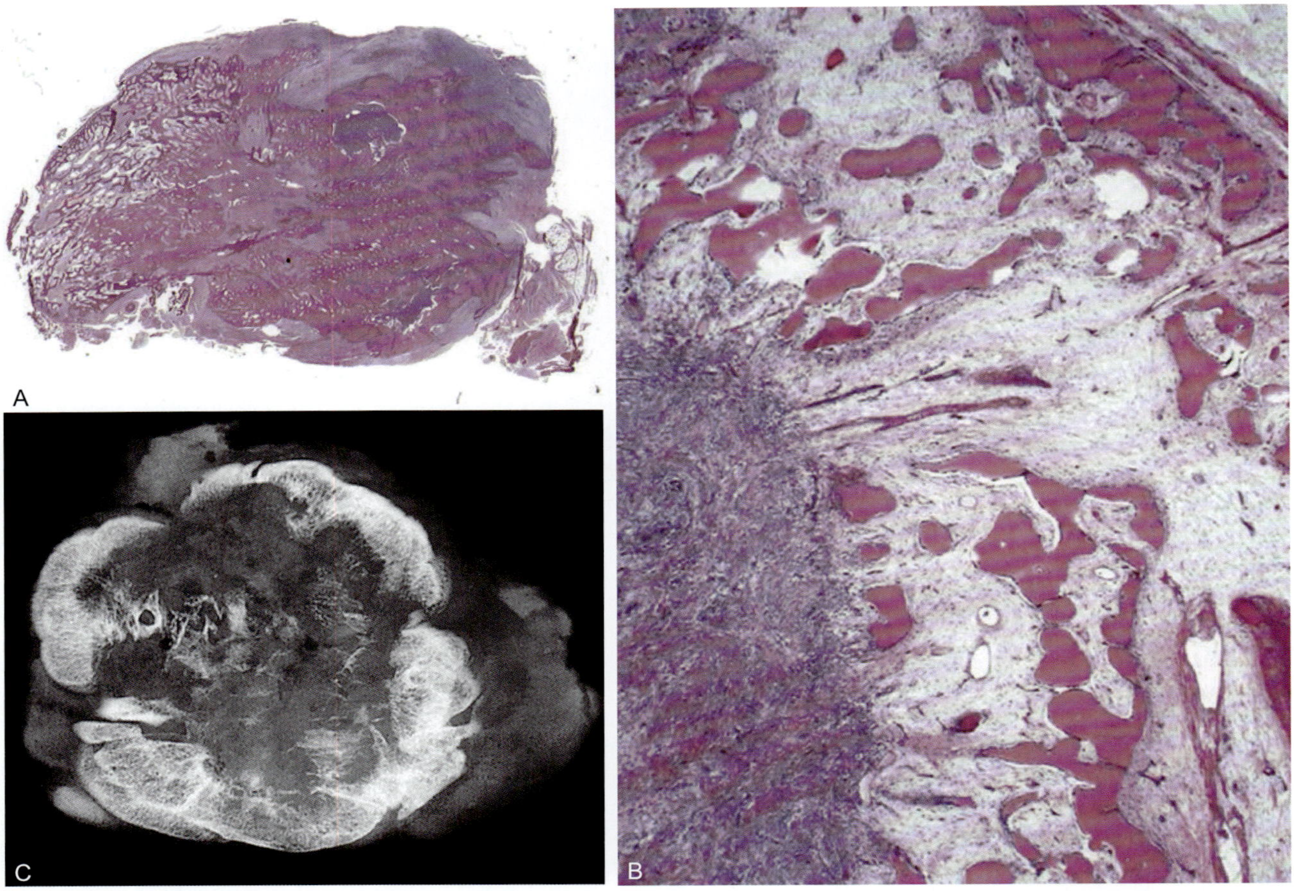

图 58-16 骨化性肌炎。A. 全景显微图片显示典型的成带效果，未成熟、富于细胞的中心区域被外周更为成熟的骨小梁包绕；B. 低倍显微镜视野，右侧为外周成熟区域，左侧为细胞增生的中心区域；C. 同一标本的 X 线片

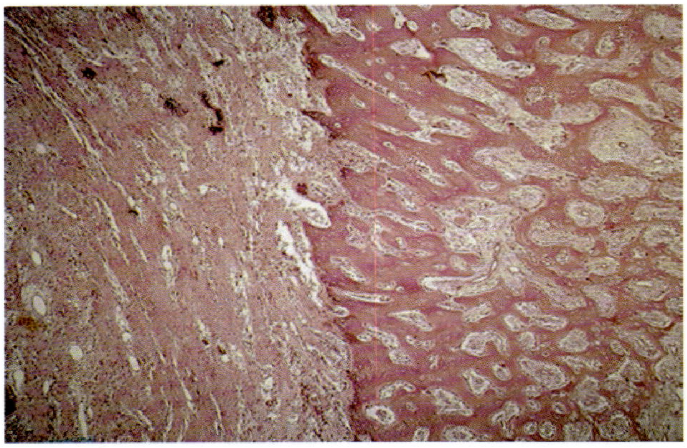

图 58-17 低倍显微镜视野，中央发育不成熟区域的周围有较成熟的平行排列的骨小梁包绕

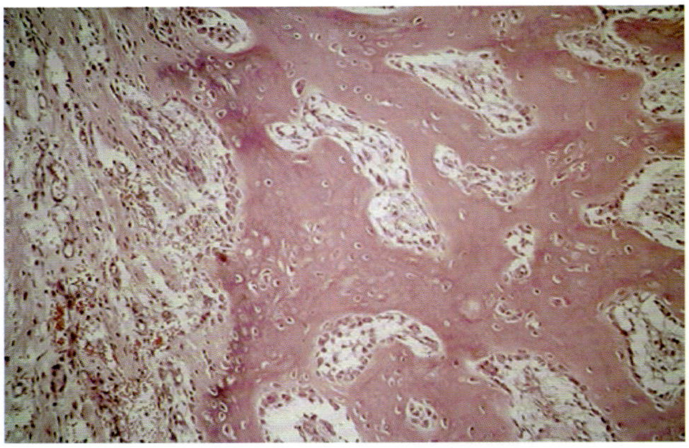

图 58-18 成带现象分界区的近摄图像

肉特异性肌动蛋白的染色呈阳性，提示其为肌纤维母细胞表型。

遗传学

在一些骨化性肌炎病例中有报道，基因重排（*USP6*）与动脉瘤样骨囊肿相似，提示有些病例与动脉瘤样骨囊肿有关。

十二、预后

1. 局限性骨化性肌炎预后良好。
2. 在疾病的早期阶段进行手术的患者，可能

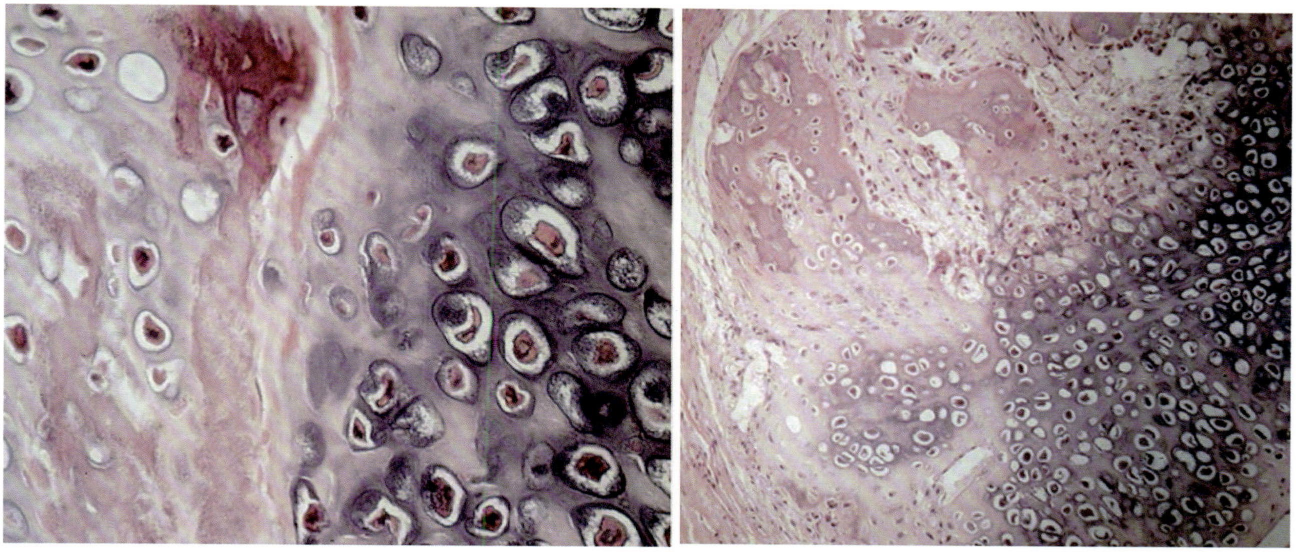

图 58-19 在不同分化阶段可出现大量软骨，偶尔可以出现软骨内成骨

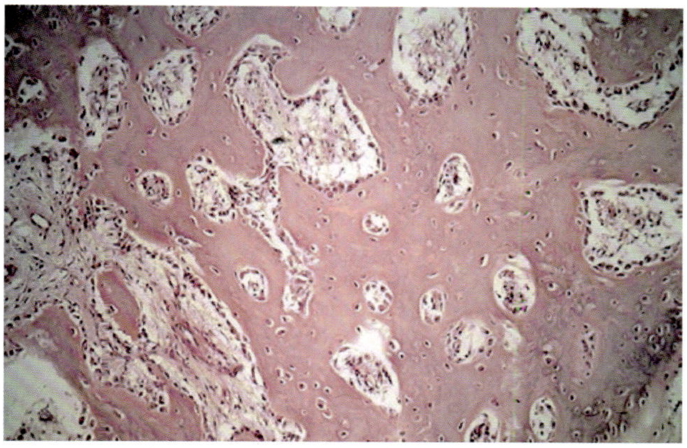

图 58-20 外周骨可见分化更加成熟

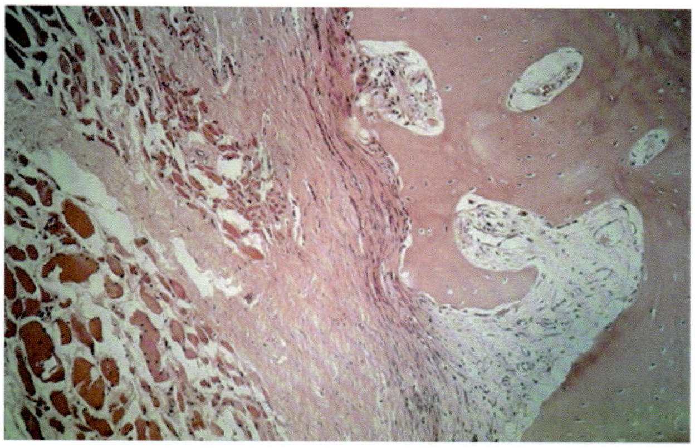

图 58-22 骨化性肌炎后期。在外周区域可见骨骼肌萎缩性改变

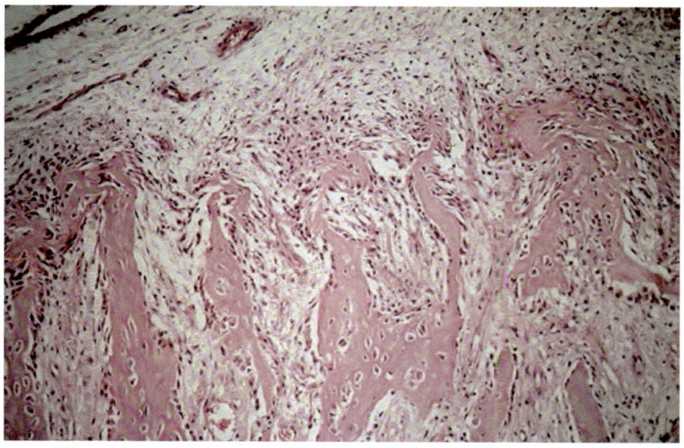

图 58-21 在病变表面，黏液纤维组织经常出现活跃的成骨细胞

会复发，因为此时病变还没有局限化。

十三、治疗

1. 根据疾病的不同时期采取不同的治疗方法。

2. 成熟病灶手术切除可治愈。

3. 结合病灶的大小、发病部位，外科手术适用于出现疼痛和活动受限等临床症状的患者。

4. 对于经组织病理学证实的骨化性肌炎，不要在疾病的早期进行治疗，最好在疾病的成熟期进行治疗以降低复发风险。

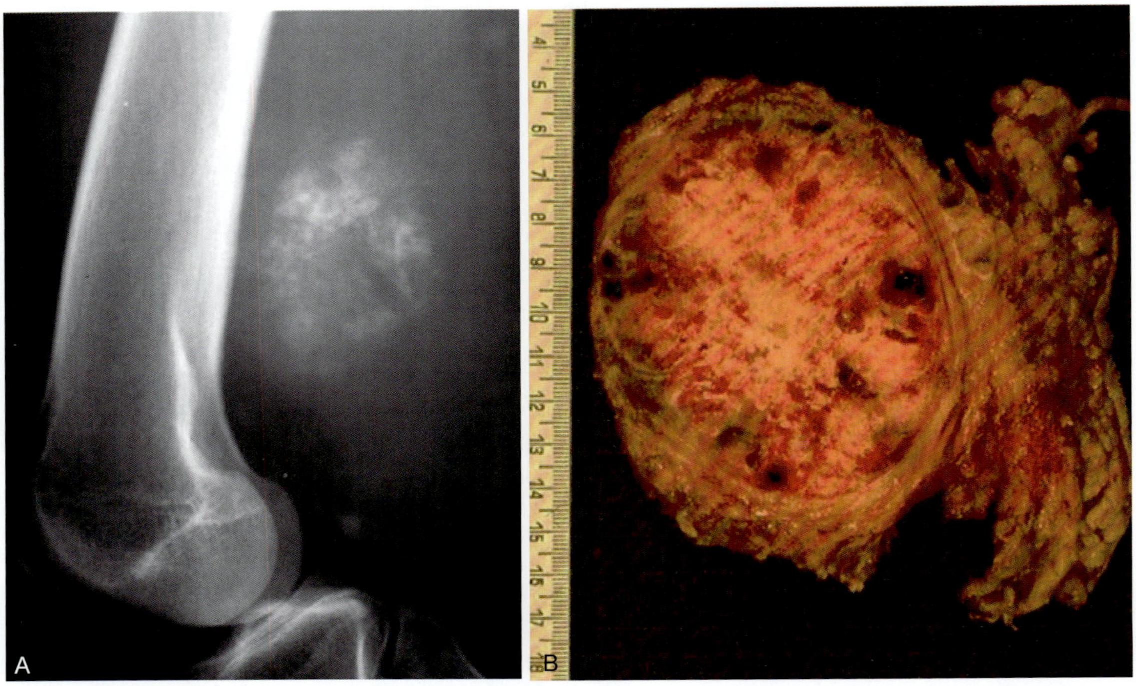

图 58-23　骨外骨肉瘤。A. 侧位 X 线片可见腘窝内软组织肿块，病灶中央矿化更加明显；B. 标本切除后的大体照片

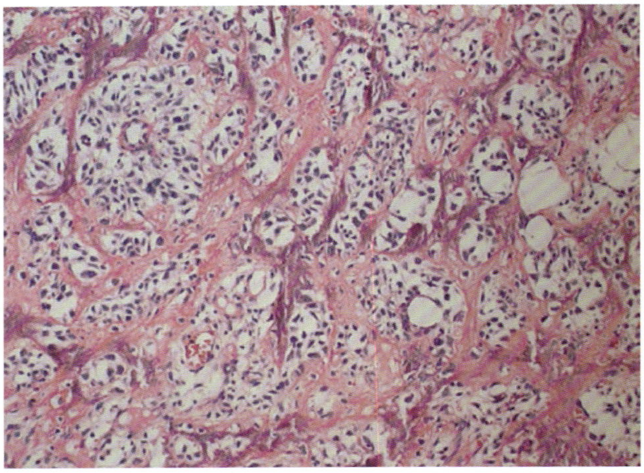

图 58-24　骨外骨肉瘤。典型的恶性“花边”样类骨质

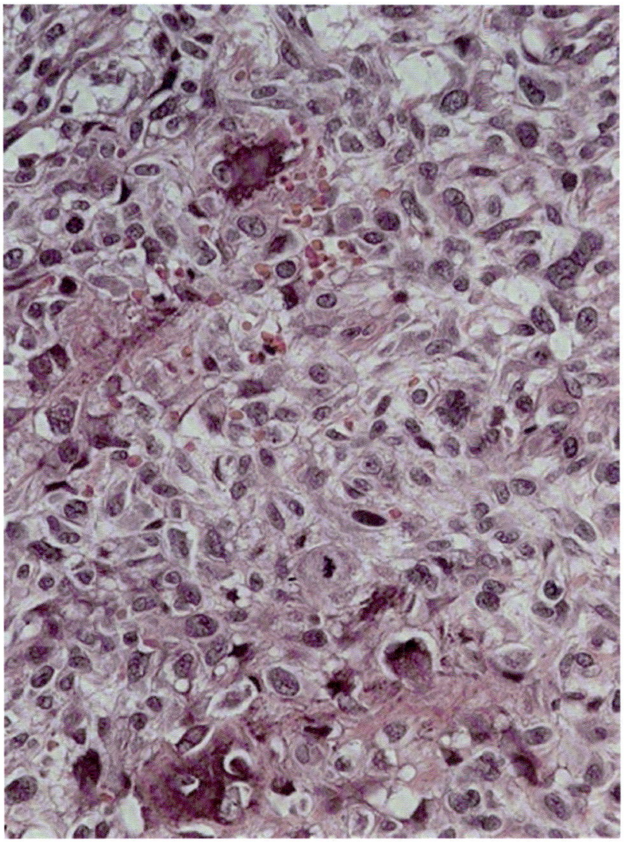

图 58-25　骨外骨肉瘤。高倍显微镜下显示细胞多形性、非典型核分裂以及钙化的肿瘤性骨小梁

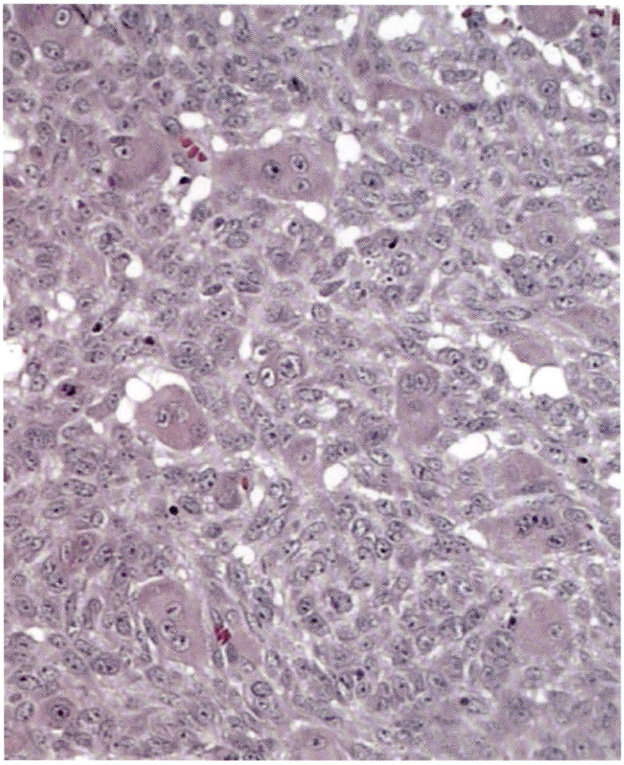

图 58-26　骨外骨肉瘤常由富含多核巨细胞的区域组成

（宋光泽　译　陈秉耀　校）

第59章　巨细胞修复性肉芽肿

Liliana G. Olvi，Maria L. Gonzalez，Isabela W. da Cunha，Eduardo Santini-Araujo，Ricardo K. Kalil

一、定义

1. 巨细胞修复性肉芽肿（giant cell reparative granuloma，GCRG）是一种良性的骨内病变，特征是在无甲状旁腺功能亢进的情况下，存在多核巨细胞、成纤维细胞和未成熟的新骨形成。

2. 发病部位以手、足和下颌等小骨最为常见。

二、别名

1. 骨的巨细胞反应。

2. 巨细胞肉芽肿。

3. 手和足小骨巨细胞病变

三、病因

1. 病因尚不明确。

2. 有些病例有外伤史。

3. 最近发现一些手和足的病变显示 *USP6* 基因重排，可能与动脉瘤样骨囊肿相关。

四、流行病学

1. 发病率无性别差异。

2. 75% 的病变发生在 30 岁以前，在 30 岁时达到高峰。

五、发病部位

1. 手和足的小骨（趾骨、跖骨和掌骨）。

2. 颌骨（下颌骨多于上颌骨）和颅面骨。

六、临床表现

1. 50% 的患者出现疼痛。

2. 50% 的患者出现肿胀。

3. 偶尔无症状或影像检查时偶然发现。

4. 病理性骨折者少见。

七、影像学特征

（一）X 线特征（图 59-1 ～图 59-4）

1. 孤立、透光的膨胀性病变常见于骨干或干骺端；生长板闭合后，随疾病进展，病变可延伸至骺端。

2. 边界清晰。

3. 可见粗细不等的骨小梁。

4. 骨皮质通常表现为膨胀和变薄，但通常是完整的。

5. 边缘无硬化带。

6. 偶尔出现钙化。

7. 罕见情况下，可能出现周围软组织受累。

8. 偶尔出现骨皮质破损和骨膜反应。

（二）CT 特征

1. 边界清楚，膨胀性改变。

2. 可能出现分隔。

（三）MRI 特征

通常在 T_1 和 T_2 加权图像上表现为等信号强度，但可能因组织中液体含量的增加或减少而变化。

八、影像鉴别诊断

（一）骨巨细胞瘤

1. 很少在手、足、下颌等小骨部位发病。

2. 位于骺端，偏心性。

（二）内生软骨瘤

1. 髓内病变。

2. 无骨内膜侵袭。

3. 环状矿化。

4. 斑点状钙化。

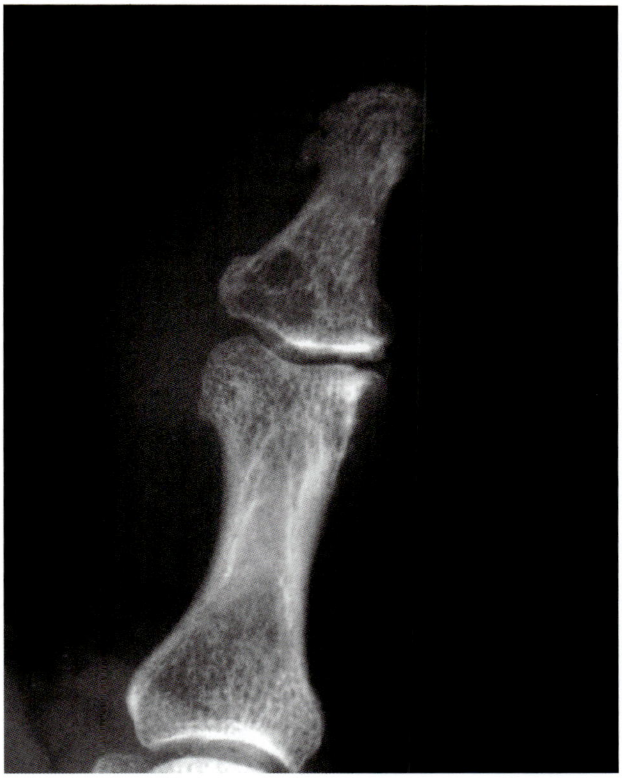

图 59-1 巨细胞修复性肉芽肿。X 线片显示巨细胞肉芽肿导致远节指骨基底部出现溶骨性破坏

（三）动脉瘤样骨囊肿

1. 长骨干骺端偏心性的透明区域。

2. 而后，受累骨出现明显的"气球状"或"动脉瘤状"囊性膨胀（"爆裂"）。病变累及骨皮质并将其完全破坏，膨胀鼓入周围软组织。由于骨膜新骨形成，通常会形成一个薄的硬化边。

3. CT 和 MRI 显示内部的间隔和液 - 液平面，这是由于血细胞比容效应造成的结果。

九、病理检查

（一）大体特征

通过穿刺针活检获得的小碎片或刮除所得破碎组织，易碎，可呈褐色、灰色或红色。

（二）组织学特征（图 59-5 和图 59-6）

1. 巨细胞（体积小、细胞核少）通常呈簇状排列。巨细胞经常在出血区周围聚集。

2 基质是由产生胶原蛋白的梭形单核细胞形成的。

3. 未见非典型梭形细胞或多核细胞。

4. 未成熟骨和内衬成骨细胞的反应性骨小梁是基本特征。

5. 有丝分裂率低。

6. 可见淋巴细胞浸润和含铁血黄素组织细胞浸润。

7 能出现继发的动脉瘤样骨囊肿的区域。

十、病理鉴别诊断

（一）甲状旁腺功能亢进引起的棕色瘤

1. 组织学上，两种病变可能相同。

2. 甲状旁腺功能亢进时，残余的骨松质表面破骨细胞活性增强，可表现为未骨化的类骨质界面。

3. 在甲状旁腺功能亢进引起的棕色瘤中，周围未受累的骨小梁可能提示甲状旁腺功能亢进的组织学改变证据（见第 60 章）。

4. 在所有的巨细胞修复性肉芽肿病例中，进行实验室检查以排除甲状旁腺功能亢进则极其重要。

（二）巨细胞瘤

1. 巨细胞修复性肉芽肿

(1) 相较于巨细胞瘤，巨细胞体积更小，细胞核更少，它们通常分布在出血区周围。

(2) 单核细胞呈梭形。

(3) 区分两者的主要线索是巨细胞修复性肉芽肿含有更多的胶原纤维基质。

(4) 更少的有丝分裂活动。

(5) 反应性编织骨骨小梁或类骨质经常存在于基质中。

(6) 通常发生在 0 ～ 20 岁。

2. 巨细胞瘤

(1) 大的多核巨细胞在肿瘤中分布更均匀。

(2) 巨细胞含有大量的细胞核。

(3) 单核细胞呈圆形、椭圆形等形态。

(4) 巨细胞与单核细胞的细胞核在形态上是相同的。

(5) 更活跃的有丝分裂活动。

(6) p63 在两种病变的单核细胞中均有表达。

(7) 常见于年长患者。

（三）动脉瘤样骨囊肿（ABC），实性变异型

1. 与动脉瘤样骨囊肿不同的是，巨细胞肉芽肿刮除病变的组织与病变的影像学大小相对应。

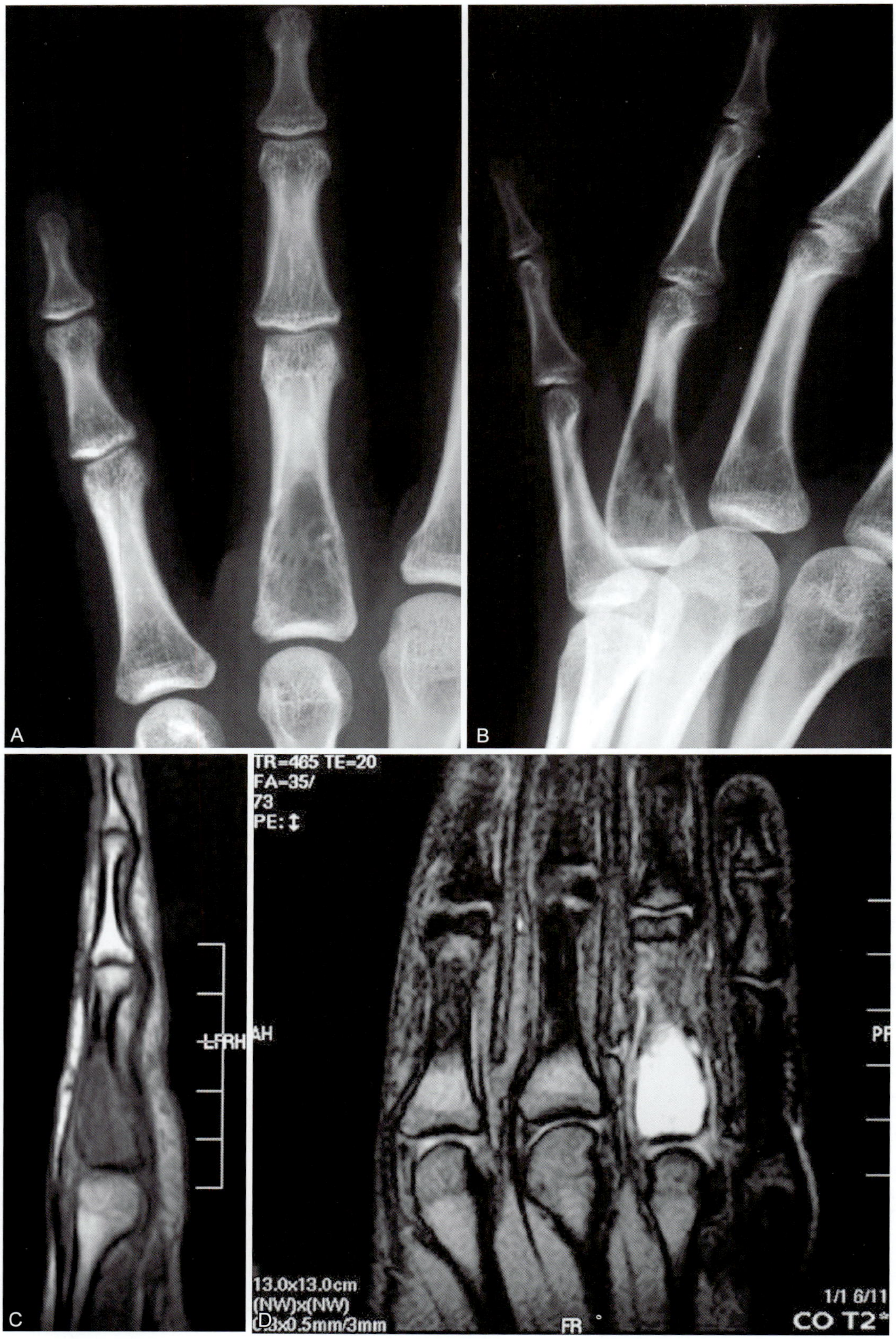

图 59-2 巨细胞修复性肉芽肿。A 和 B. 手的正位（A）、侧位（B）X 线片，在近节指骨近端，可见一个完全溶解的、边缘清晰的病灶；C 和 D. T_1WI 和 T_2WI 分别呈低信号和高信号

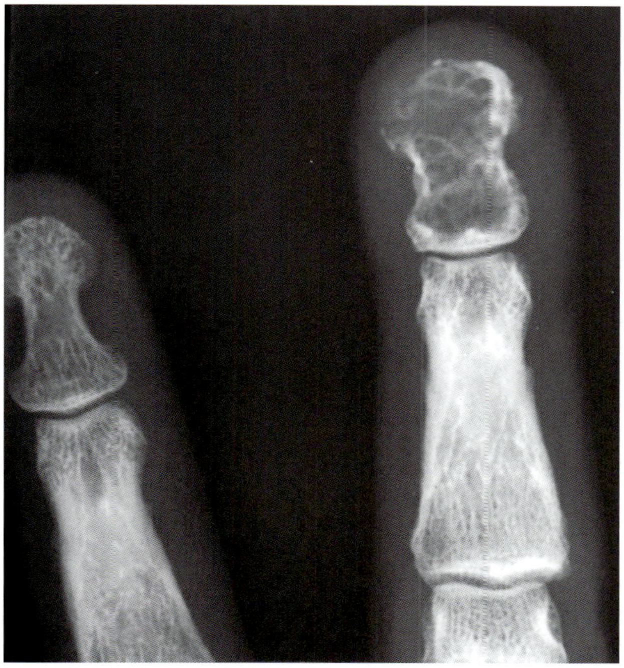

图 59-3　远节指骨的巨细胞修复性肉芽肿，X 线片显示骨皮质侵蚀

2. 在病理组织学方面，尤其是实性变异型，两者可能无法区分。

3. 在典型的动脉瘤样骨囊肿中，常见的是未成熟的骨小梁，其具有明显的成骨活性。这些骨小梁有时表现为一种高度钙化的基质，称为“蓝骨”，虽然不总是存在，但这是动脉瘤样骨囊肿一种很特异的表现。

4. 以及在间隔内衬下平行的纤丝样类骨质层、鳞状或粉状钙化、特殊的软骨样区域是动脉瘤样骨囊肿的典型和相对特异的特征。

5. 在动脉瘤样骨囊肿和一些小骨的巨细胞修复性肉芽肿中发现了相同的 *USP6* 基因重排，所以它们在手和足的病变可能是相同的。但是在下颌骨病变，无 *USP6* 基因重列，属于两种不同的病变。

（四）干骺端纤维缺损

1. 同一病变的不同区域外观差异很大，如灰白色地带与黄色或红褐色地带交替出现。

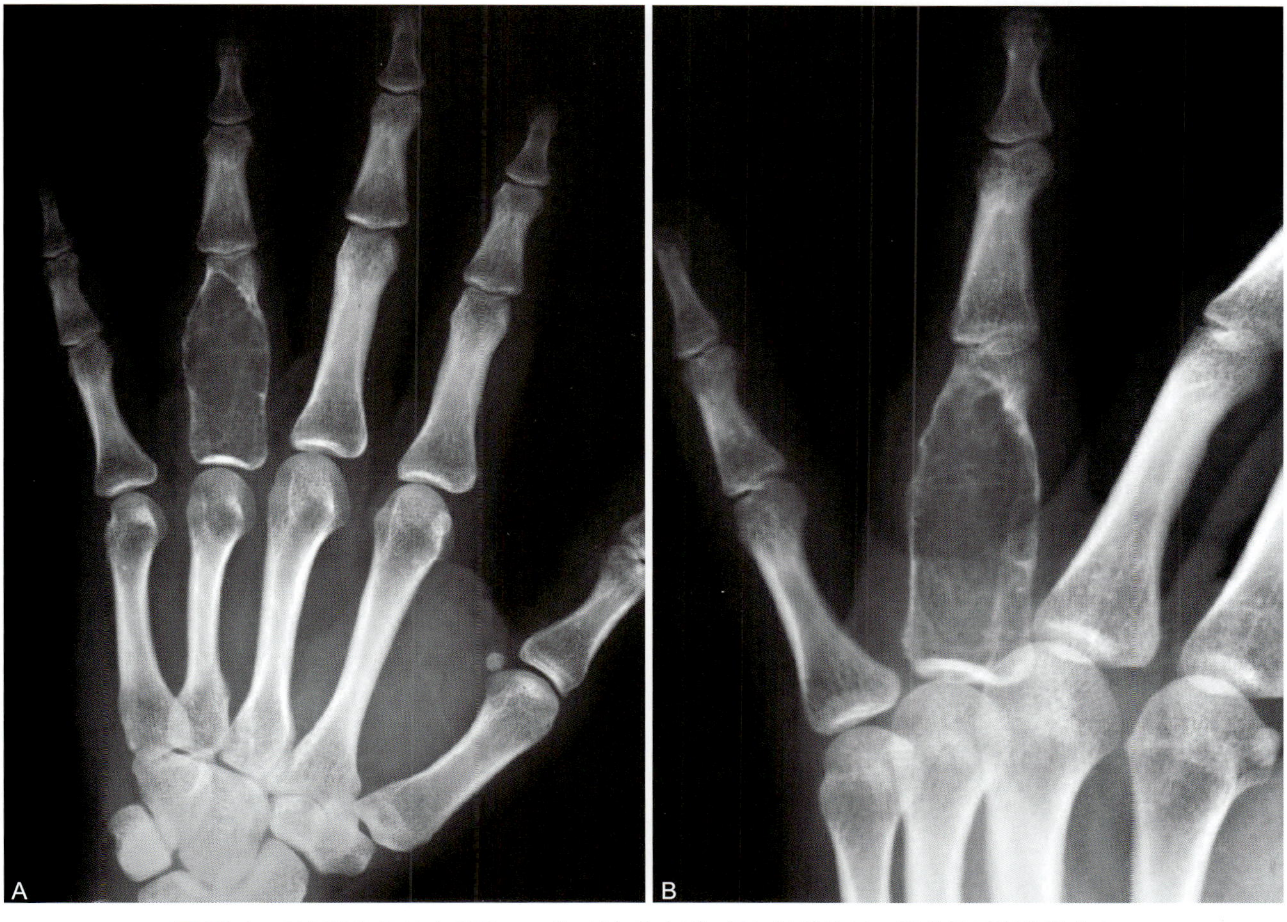

图 59-4　巨细胞修复性肉芽肿，正位（A）和侧位（B）X 线片显示近节指骨膨胀性病变

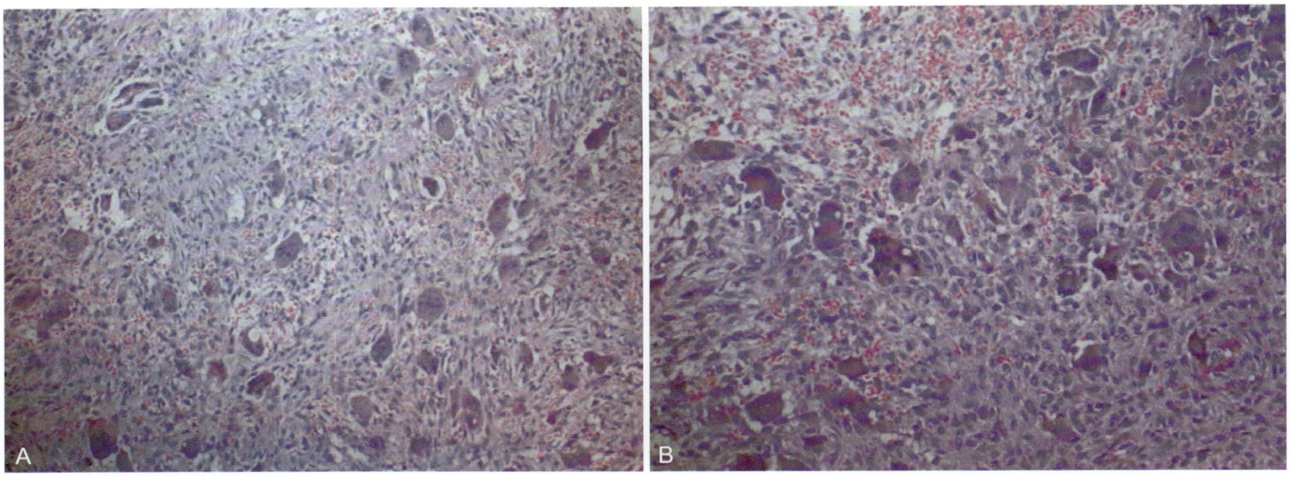

图 59-5 巨细胞肉芽肿的显微镜特征。A. 梭形细胞间质中有丰富的多核巨细胞；B. 巨细胞在出血区周围聚集

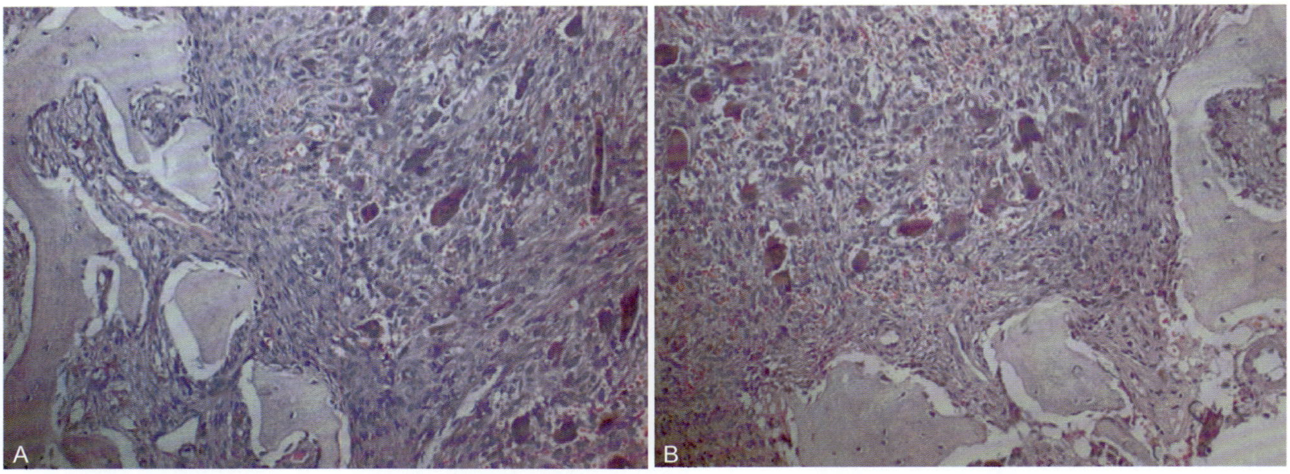

图 59-6 巨细胞肉芽肿的显微镜特征。A 和 B. 显示小的多核巨细胞伴反应性成骨

2. 纤维组织呈典型的轮匝状（网状或车轮状），内有不同数量的胶原纤维和少量的成纤维细胞，细胞核丰满均匀，无深染。

3. 含脂组织细胞区显示小而暗的细胞核、清楚的颗粒状细胞质（黄色瘤细胞），以及含铁血黄素色素组织细胞。

4. 不同数量的多核巨细胞分散在病灶内，成簇分布。

5. 除病灶边缘外，无新骨形成。

6. 病灶多见于长骨干骺端，在手、足等部位的小骨内则极为罕见。

（五）骨折骨痂

1. 骨膜反应。

2. 板状骨坏死。

3. 穿透骨髓间隙的编织骨小梁。

4. 经常出现纤维软骨。

（六）恶性纤维组织细胞瘤

1. 偶尔，巨细胞修复性肉芽肿细胞丰富并呈现出活跃的有丝分裂。

2. 巨细胞修复性肉芽肿绝对不会出现核异型性和非典型核分裂象。

（七）骨肉瘤

1. 骨髓腔内的非典型成骨细胞。

2. 成骨细胞排列在肿瘤骨小梁周围。

3. 细胞核深染，细胞异型性，有丝分裂活跃。

十一、辅助诊断技术

（一）概述

1. 无法通过免疫组织化学诊断该病。

2. p63 常见于巨细胞修复性肉芽肿和其他巨

细胞病变中。

（二）遗传学

1. 手足部位的巨细胞修复性肉芽肿中存在 *USP6* 基因重排，提示与动脉瘤样骨囊肿有密切关系；它甚至可以被认为是一种硬化的动脉瘤样骨囊肿。

2. 另一方面，下颌骨的巨细胞修复性肉芽肿中没有发现 *USP6* 基因重排，显示其不同的发病机制。

十二、预后

1. 预后良好。
2. 复发率低。
3. 无恶变病例报道。

十三、治疗

1. 刮除植骨。
2. 大病灶行整块切除和骨重建。
3. 复发病例再行刮除术。

（宋光泽　译　陈秉耀　校）

第60章　颌骨中央巨细胞肉芽肿

María L. Paparella，Rómulo L. Cabrini

一、定义

颌骨中央巨细胞肉芽肿是一种良性病变，有时呈侵袭性溶骨样表现，由含破骨细胞样巨细胞的纤维组织组成。

二、别名

1. 中央巨细胞病变。

2. 修复性巨细胞肉芽肿。

三、病因

1. 病因尚未明确。

2. 普遍认为中央巨细胞肉芽肿是一种非肿瘤性病变。

四、流行病学

（一）性别

女性的发病率高于男性（2.1 ： 1.5）。

（二）发病年龄

虽然中央巨细胞肉芽肿在所有年龄组均可发病，但 60% 以上的病例发生于 30 岁以下的患者。

（三）发病部位

颌骨中央巨细胞肉芽肿常见于下颌骨，主要是下颌骨体 - 前磨牙区和磨牙区的后部，但也见于下颌骨的前部。

（四）临床表现

1. 大多数病例没有症状，被偶然发现。

2. 然而，有些病例表现为肿胀伴疼痛或感觉异常，牙齿活动和（或）牙齿脱落，或骨皮质骨板穿孔并累及口腔黏膜（混合病变：中央和周围）。

（五）影像学特征

1. 单纯影像学检查结果尚不能明确诊断。

2. 中央巨细胞肉芽肿通常呈扩张性和透光性，可为单房或多房样表现。此外，还可以表现为半透光伴扇贝样外观，边缘清晰但无硬化边缘（图 60-1 和图 60-2）。

五、病理检查

组织学特征

1. 显微镜检查显示有多核巨细胞和梭形细胞 - 成纤维细胞和（或）肌成纤维细胞存在。多核巨细胞在大小和形状上可能有很大差异。在某些病例，间质呈纤维黏液样，伴血管化的出血区域，有含铁血黄素沉积，巨噬细胞和炎症细胞丰富。病灶内可出现局灶性类骨质和反应骨形成。核分裂多见（图 60-3 ～图 60-5）。

2. 与甲状旁腺功能亢进引起的“棕色肿瘤”在组织病理学上难以鉴别，可以根据甲状旁腺激素水平来鉴别，特别是存在多灶性病变时。

六、预后

1. 长期预后良好。

2. 与综合征（神经纤维瘤病 1）相关时复发率较高。

七、治疗

1. 手术治疗，包括摘除术和刮除术。

2. 如果为复发病例，应考虑更广泛的切除手术。

3. 应用降钙素、糖皮质激素或抗血管生成联合干扰素等药物治疗。

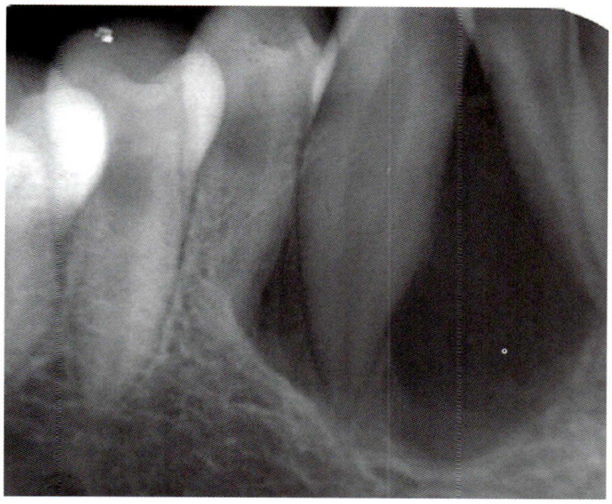

图 60-1　根尖周 X 线片，下颌骨内中央巨细胞肉芽肿显示为界线清楚的溶骨性病变

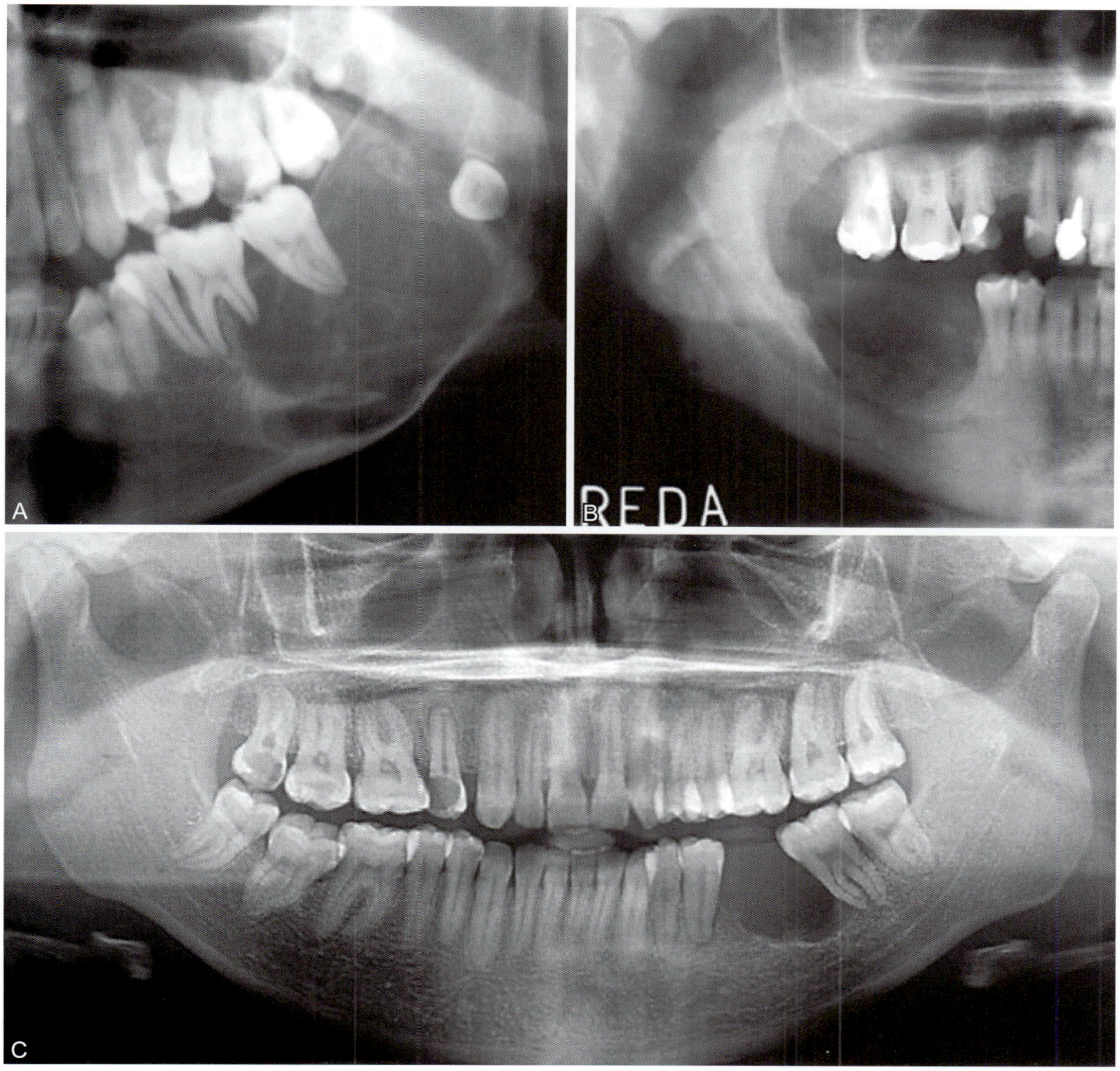

图 60-2　全景 X 线片，中央巨细胞肉芽肿位于下颌骨体后部

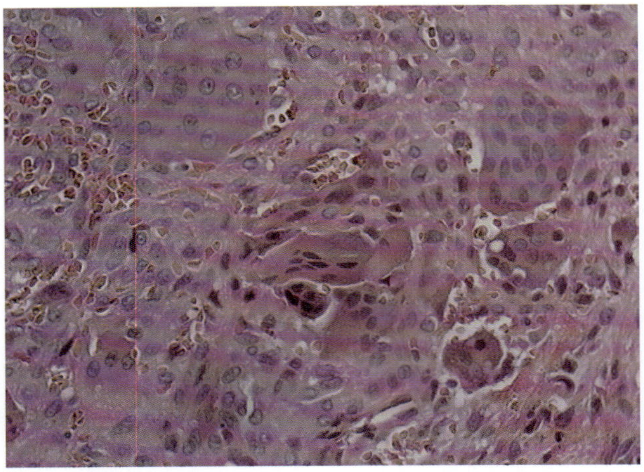

图 60-3　高倍显微镜下显示出血性纤维间质中有成群的多核巨细胞

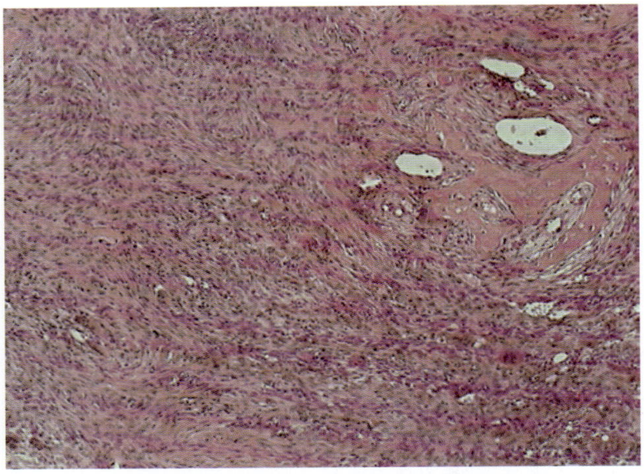

图 60-4　低倍显微镜下显示出血纤维间质的多核巨细胞集聚并伴有活跃的类骨质形成

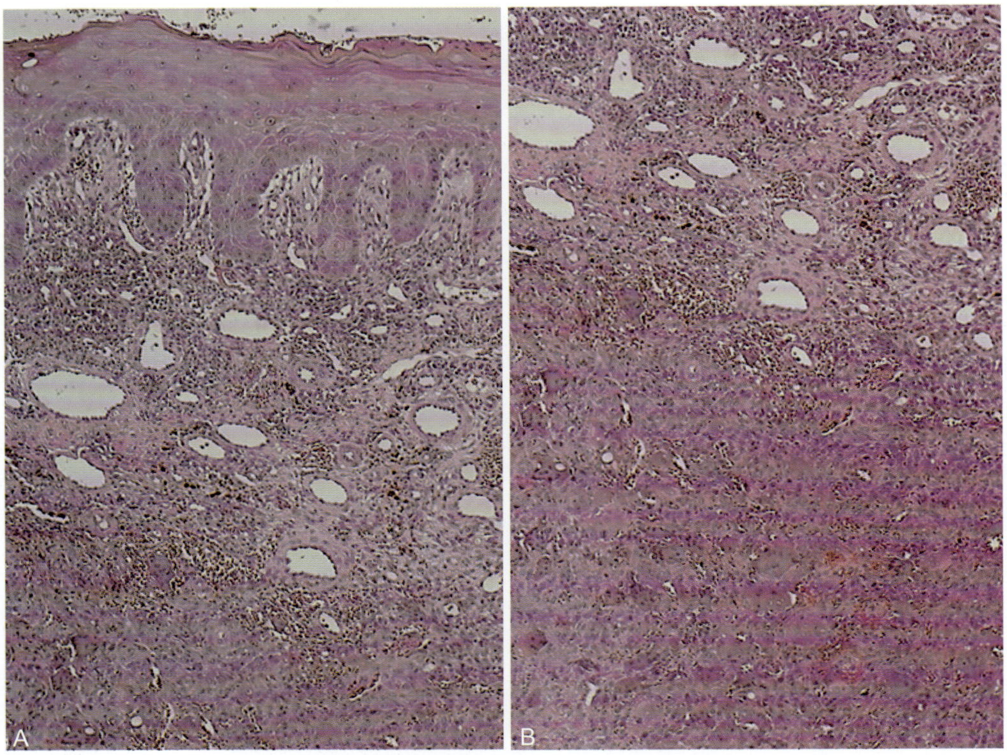

图 60-5　中央巨细胞肉芽肿损害口腔黏膜（中央和周围混合病变）

（宋光泽　译　陈秉耀　校）

第61章　朗格汉斯细胞组织细胞增生症

Ricardo K. Kalil

一、定义

1. 在显微镜下都能看到朗格汉斯细胞聚集增生的一组病变，从表现为孤立病灶的局部病变到播散性的多器官受累。

2. 分型

（1）嗜酸性肉芽肿：局限性疾病。

（2）Hand-Schüller-Christian 病：播散型。

（3）Letterer-Siwe 病：播散型和致死型。

二、别名

1. 组织细胞增生症 X。

2. 朗格汉斯细胞肉芽肿。

3. 非脂质网状内皮增生症（通用术语）。

三、病因

1. 病因尚不明确。

2. 遗传和分子研究结果涉及 BRAF V600E 突变和继发激活的 ERK 信号通路，重新定义朗格汉斯细胞组织细胞增生症（Langerhans cell histiocytosis，LCH）可能是一种炎性髓样瘤。

四、流行病学

1. 在骨肿瘤中占比不到 1%。

2. 单灶性疾病比多灶性疾病更常见。

3. 可以影响任何年龄组，在儿童中发病更为常见。

4. 男性比女性更易发病。

五、发病部位

1. 朗格汉斯细胞组织细胞增生症是一种多系统疾病，无论是局限型还是播散型，都可以影响任何器官。本章重点关注骨骼受累。

2. 无论是单发型还是多中心型，骨是最常见的发病部位（占 80%）。

3. 出现骨受累时，病变可为单个或多个。

4. 最常见发病部位是颅骨，下颌骨、其余的中轴骨和四肢的长骨次之。

5. 肋骨受累在成年人中更为常见。

六、临床表现

1. 受累骨的区域通常出现疼痛和肿胀。

2. 需要进行一系列检查，评估疾病的不同程度（单发、单系统多发或多系统）。

3. 脊柱受累可引起神经系统症状。

4. 下颌骨病变可导致牙齿松动。

5. 15% ～ 20% 的患者出现尿崩症。

6. 可能出现肝、脾大。

七、影像学特征

（一）X 线特征和 CT 特征

1. 当怀疑为 LCH 时，必须进行完整的骨骼检查。

2. X 线片通常显示一个或多个边界清楚的溶骨性病变。

3. 在颅骨，由于在两层骨皮质中病变直径的不同，形成了典型的斜面或“孔中孔”外观（CT 可能更好地证明这一特征，如图 61-1 所示）。一些病灶可显示出中央放射致密病灶。

4. 随着疾病愈合，可出现外周硬化。

5. 椎体受累可导致“扁平椎”，椎体出现完全塌陷而椎间盘不受影响（图 61-2），但也存在膨胀或溶骨性病灶（图 61-3）。

6. 长骨的病变通常发生在干骺端或骨干的

髓内。

7. 当出现骨膜反应时，通常是实性的，但一些长骨病变（特别是幼儿的早期病变）可显得非常有侵袭性，伴有骨皮质破坏和骨膜反应，类似恶性表现（图 61-4）。

8. 液 - 液平面和累及骨骺的病变偶有报道。

9. 在慢性病例中，多个病变的融合可能会产生地图样外观。

10. LCH 可能累及牙齿的支撑结构，产生“浮齿”表现。

（二）MRI 特征

1. 在 MRI 中，病变在 T_1 加权像上显示低信号，在 T_2 加权像上显示高信号且随着病变愈合而减低。

2. 注入钆显示图像增强。

八、影像鉴别诊断

（一）尤因肉瘤

在长骨中，有相似的影像学表现。

（二）囊状血管瘤病

1. 多发的、广泛的骨骼及内脏病变。

2. 软组织病变通常含有静脉石。

（三）多发性骨髓瘤

1. 30 岁之前罕见发病。

2. 主要表现为颅骨和中轴骨的“穿凿样”溶骨性病变。

3. 可能存在弥漫性骨量减少。

4. 血液生化反应可协助确诊。

（四）转移癌

1. 可出现溶骨性病变，以老年患者多见。

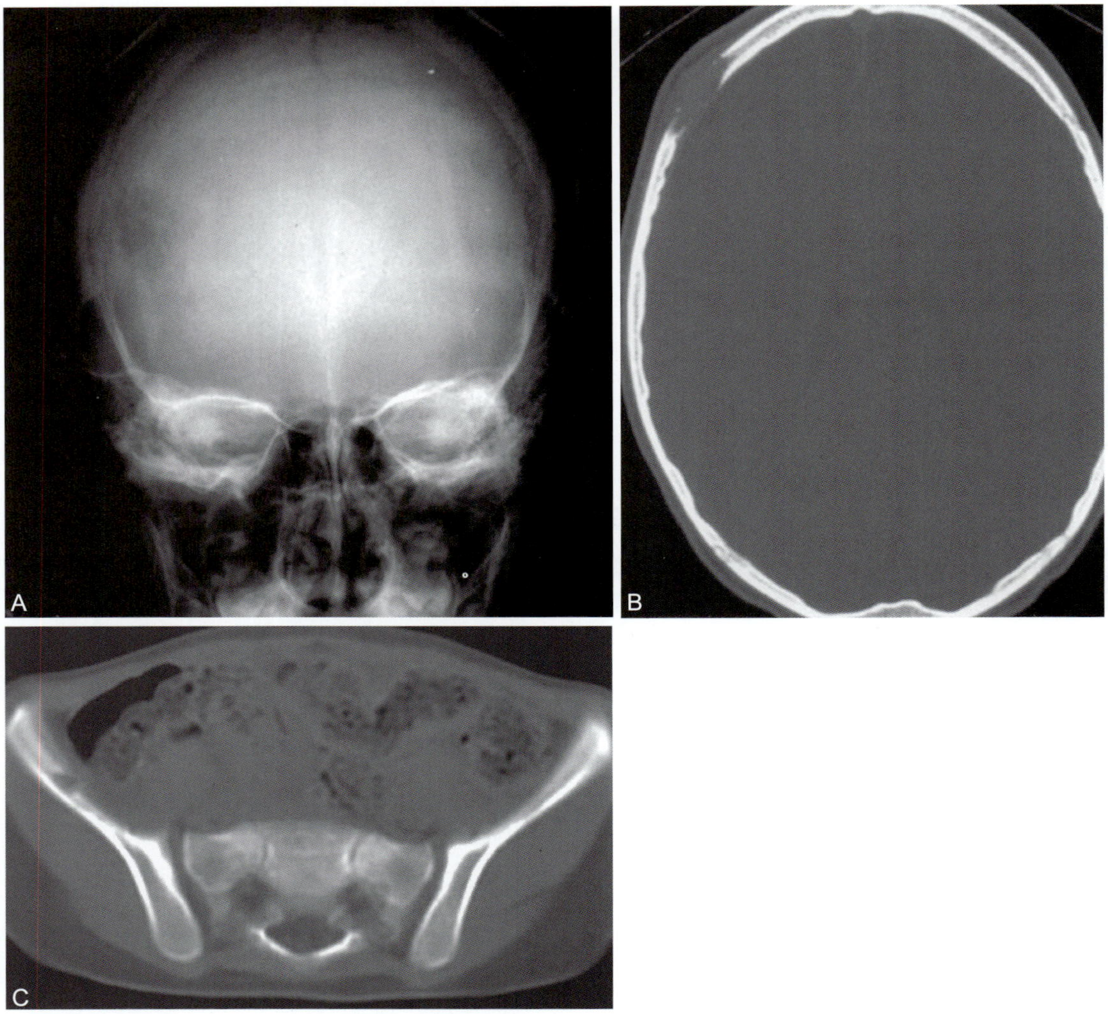

图 61-1　多病灶的 LCH 患者：A. 颅骨 X 线片显示溶骨性病灶；B. CT 扫描显示两个颅骨骨皮质有典型的斜面破坏，对应 X 线片的“孔中孔”现象；C. 同一患者的骨盆 CT 扫描显示次级病灶

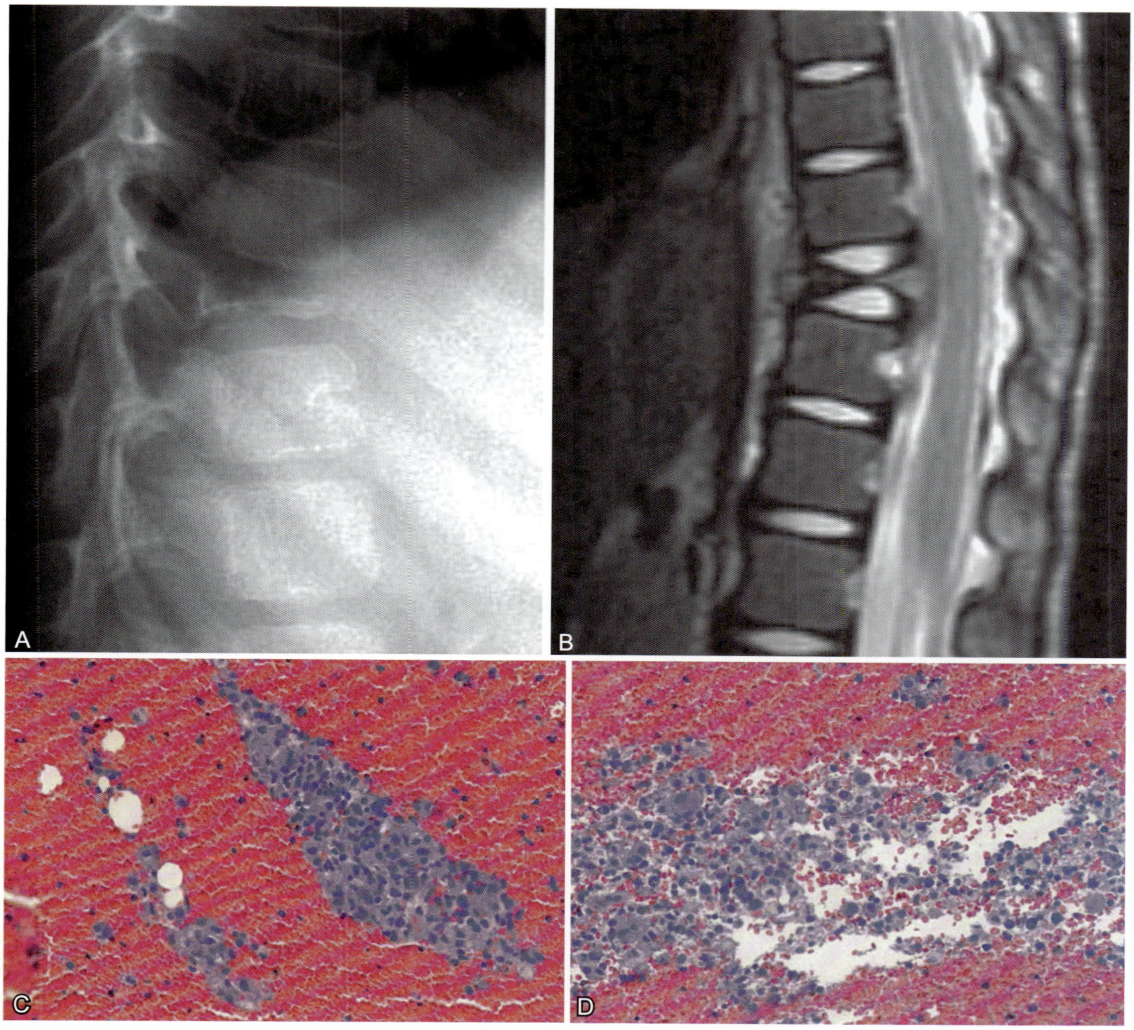

图 61-2　A. 幼儿脊柱 X 线片，显示扁平椎（椎体变平），常见于脊柱朗格汉斯细胞组织细胞增生症；B. 同一患者 MRI 更好地显示了椎体扁平的情况；C. 病灶穿刺活检发现一些出血性物质；D. 在血凝块中进一步寻找到一些区域可充分诊断 LCH

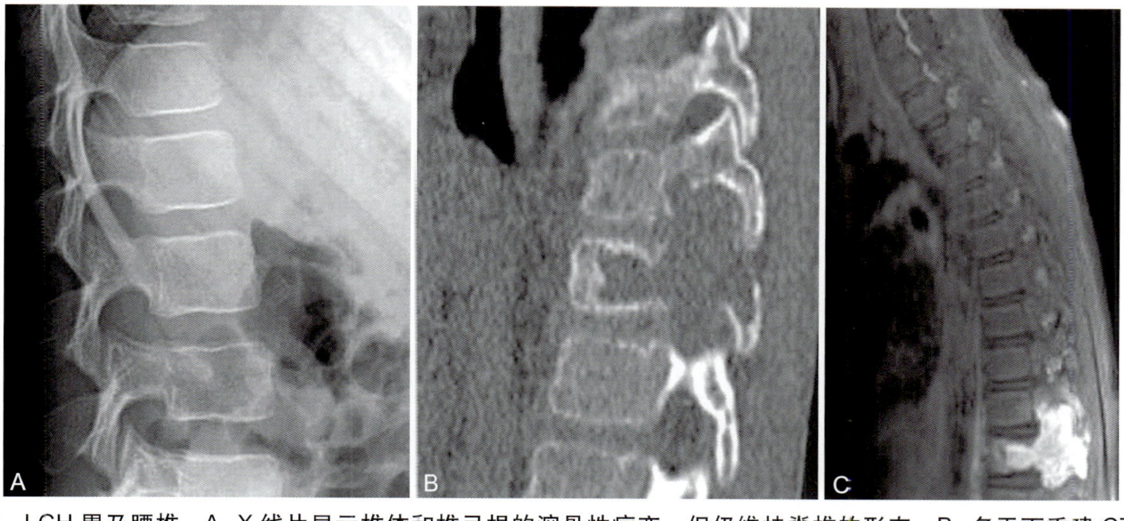

图 61-3　LCH 累及腰椎：A. X 线片显示椎体和椎弓根的溶骨性病变，但仍维持脊椎的形态；B. 多平面重建 CT 显示，尽管椎体高度保持不变，但溶骨性病变仍延伸至椎体后部；C. MRI 能更好地显示病变延伸的情况

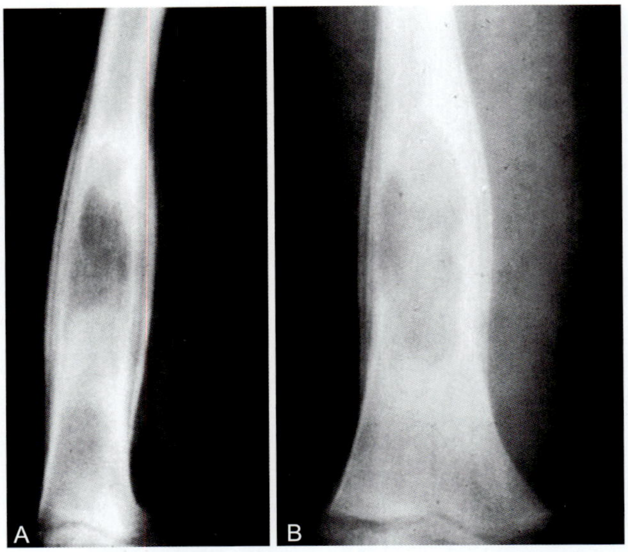

图 61-4 发生在幼儿股骨干的孤立性 LCH（嗜酸性肉芽肿）的 X 线片，溶骨性病变引起广泛的反应性硬化和层状骨膜反应。影像学鉴别诊断包括尤因肉瘤和骨髓炎

2. 有原发病的病史或追溯有助于鉴别。

（五）原发性骨淋巴瘤

侵袭性溶骨性病变，呈渗透样外观。

（六）骨髓炎

1. 当出现匍行样溶骨性破坏和死骨时，对感染的诊断更有特异性。

2. 炎症可造成周围骨质均匀增厚。

九、病理检查

（一）大体特征

1. 病变很少被切除，通常最多只做活检或刮除。

2. 组织较软、易碎，呈灰色、红色或淡黄色。

（二）组织学特征

1. 可见密集或散在分布的单核组织细胞（朗格汉斯细胞）。朗格汉斯细胞胞质清亮、嗜酸性，核卵圆形，有时呈锯齿状，有核沟（图 61-5 和图 61-6）。

2. 有些病例可能表现出活跃的有丝分裂活性。不存在病理性核分裂象。

3. 通常巨细胞数量不等（图 61-7）。

4. 嗜酸性粒细胞浸润是其常见表现，有时丛集分布或大量出现，提示该病的诊断（图 61-8）。

5. 可见泡沫状的组织细胞。

6. 在剩余区域，不显眼的梭形细胞背底中有其他白细胞和浆细胞浸润，还有些坏死区域。

十、病理鉴别诊断

（一）骨巨细胞瘤

1. 大量的巨细胞。

2. 发生在生长板闭合以后的患者。

3. 骨巨细胞瘤多发者少见。

4. 免疫组织化学：骨巨细胞瘤中 G34W 呈阳性；朗格汉斯细胞组织细胞增生症中 CD1a 和 langerin 呈阳性。

（二）骨髓炎

1. 通常很难与骨髓炎相鉴别。

2. 免疫组织化学可以诊断。

（三）淋巴瘤

1. 细胞密集、弥漫、单形态增生。

2. 独特的免疫组织化学表型。

（四）霍奇金病（Hodgkin’s disease，HD）

1. 有些 HD 骨病变缺乏可明确诊断的 HD 细胞并伴嗜酸性粒细胞浸润，造成鉴别诊断的困难。

2. 不同的免疫组织化学。霍奇金细胞 CD15 和（或）CD30 呈阳性，langerin 呈阴性。

（五）未定类细胞组织细胞增生症（indeterminate cell histiocytosis，ICH）

免疫组织化学：未定类细胞组织细胞增生症 langerin（CD207）呈阴性。

十一、辅助诊断技术

（一）免疫组织化学

1. S100 蛋白、CD1a 和 langerin（CD207）呈阳性（图 61-9）。

2. CD45 呈阴性。

（二）超微结构

胞质内 Birbeck 颗粒是朗格汉斯细胞组织细胞增生症的特征性超微结构表现（图 61-10）。

（三）遗传学

在髓系分化的关键阶段，*BRAF V600E* 的突变和 ERK 信号通路的激活被认为是朗格汉斯细胞组织细胞增生症在各种临床表现中必不可少的和普遍的驱动因素。

十二、预后

1. 单发病变或数量较少的骨病变患者经治疗

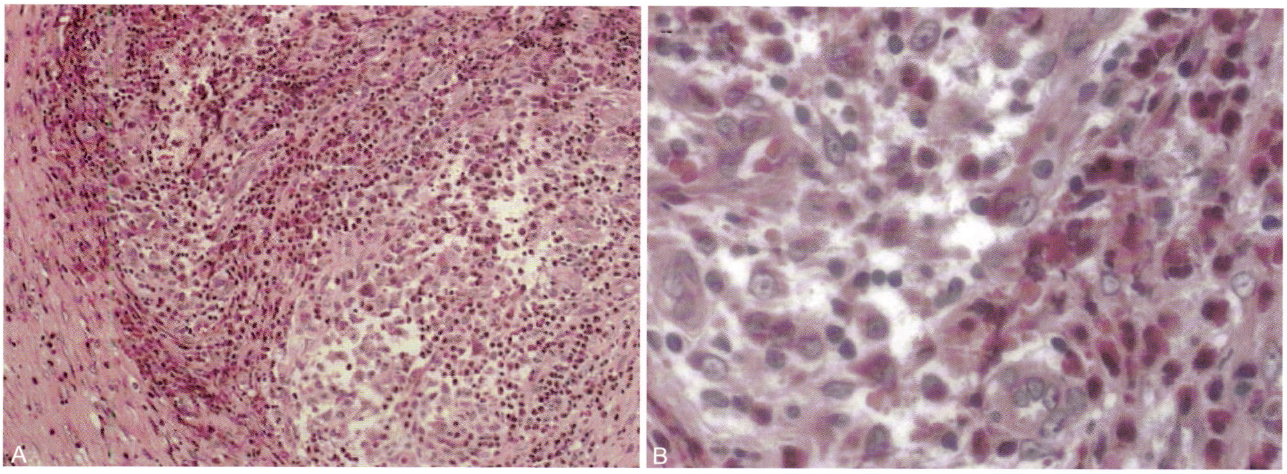

图 61-5　LCH 的显微图像。A. 低倍显微镜下可见被纤维组织包绕的富含嗜酸性粒细胞的密集的组织细胞增生；B. 同一视野的高倍显微镜下可见组织细胞和嗜酸性粒细胞增生

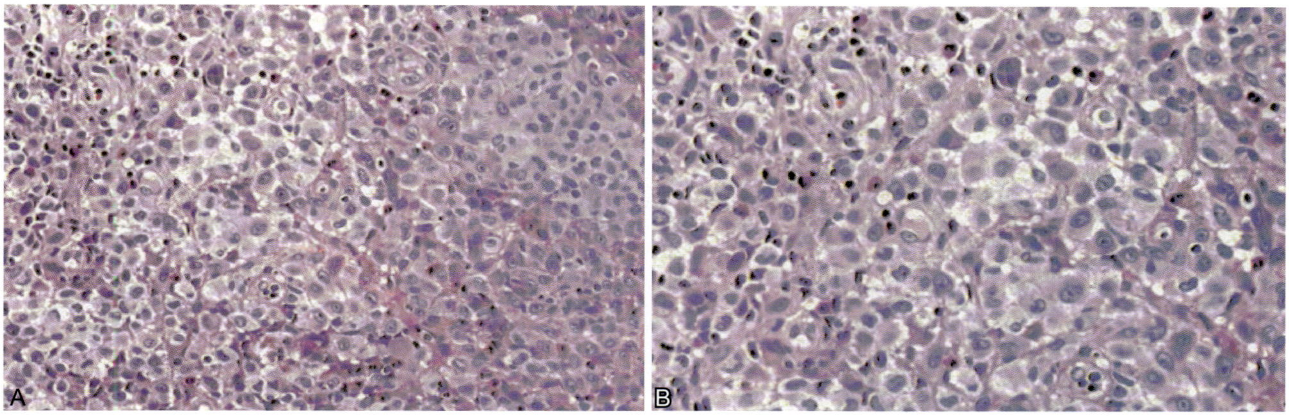

图 61-6　另一 LCH 的显微图像。A. 低倍显微镜下可见密集、几乎单一的组织细胞增生。B. 同一病例的高倍显微镜下可见组织细胞的细胞核呈锯齿状。在组织细胞中间也可以发现嗜酸性粒细胞和其他炎症细胞

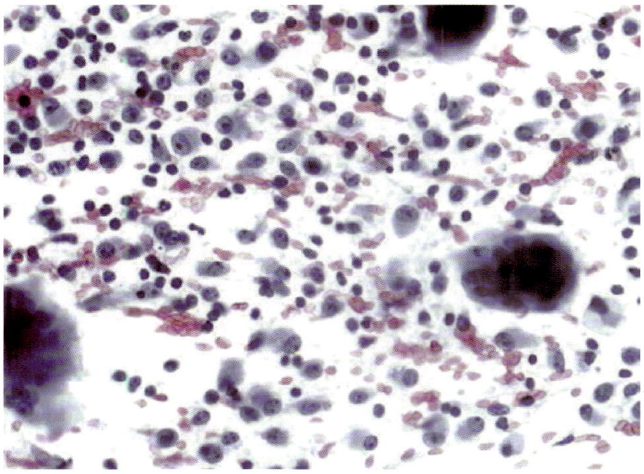

图 61-7　针吸活检标本进行细胞学检查。组织细胞、多核巨细胞和偶见的嗜酸性粒细胞可提示该病的诊断

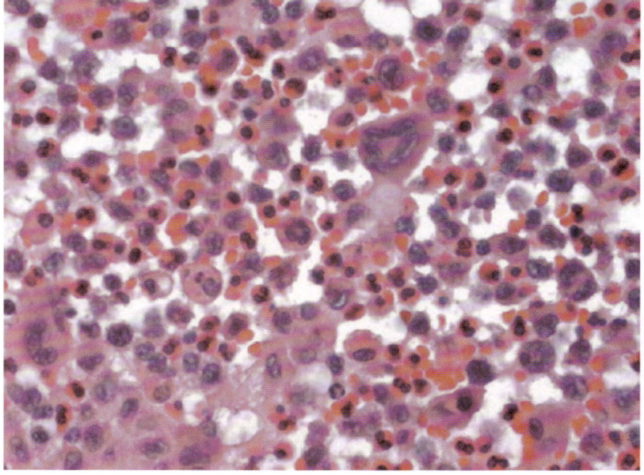

图 61-8　在有些病例可能有大量的嗜酸性粒细胞。多核巨细胞也很常见

(有时不治疗)预后良好。扁平椎体的高度可以恢复。

2. 在接受治疗的前 3 年存活下来的播散型患者，可能有较长的生存期。

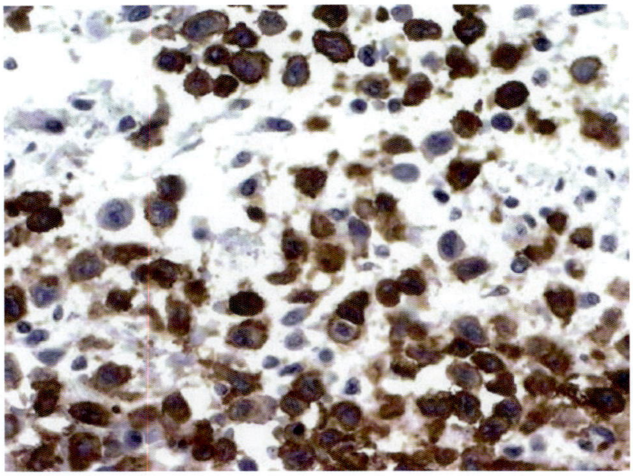

图 61-9 免疫组织化学：朗格汉斯细胞中 CD1a 呈阳性

3. 预后不良和可能死于该病的迹象：①确诊时 < 3 岁的患者；②累及骨 > 3 块；③血液系统临床表现；④肝、脾大。

十三、治疗

1. 孤立性病灶或数量较少的病灶有时会自行缓解。

2. 通过病灶内注射或全身应用糖皮质激素，已经取到了良好的治疗效果。

3. 据报道，放射治疗也有良好的效果，但应限制应用在那些需要得到快速疗效的病例。

4. 播散型朗格汉斯细胞组织细胞增生症需要全身使用皮质类固醇和（或）其他化学治疗。

5. 新的遗传学发现可能为靶向治疗提供方向。

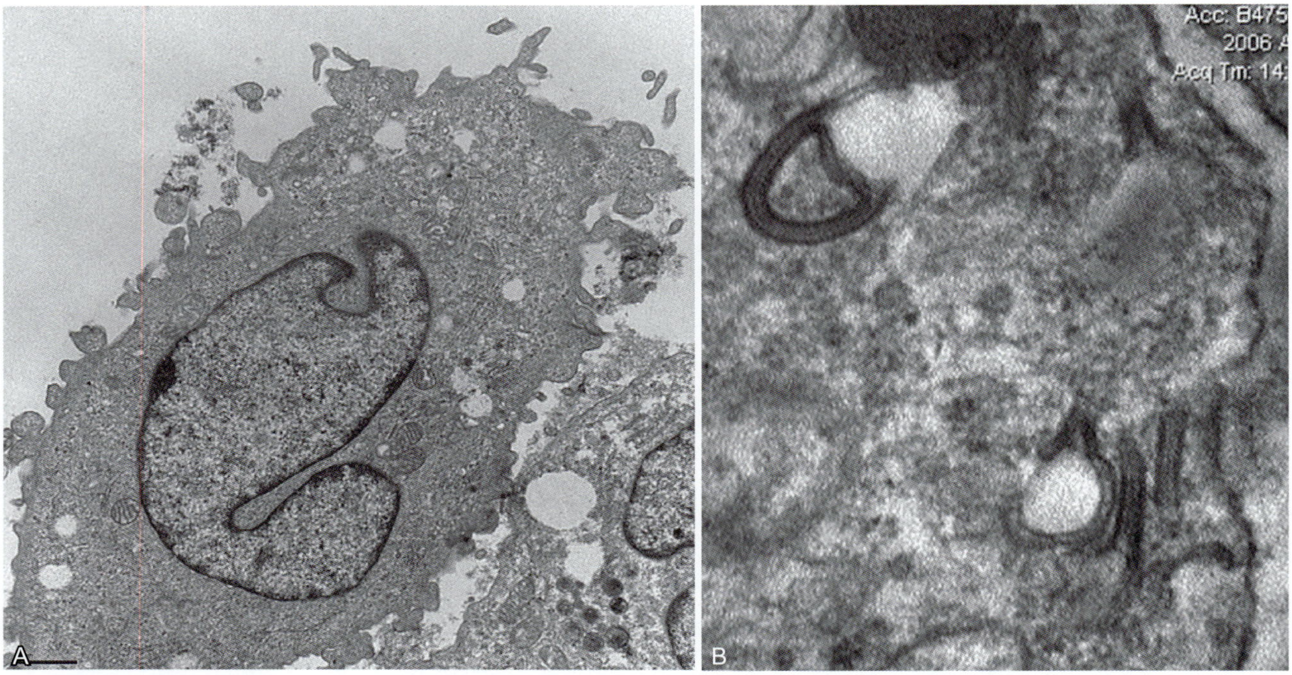

图 61-10 透射电子显微镜观察：A. 典型的朗格汉斯细胞的折叠细胞核；B. 朗格汉斯细胞胞质中的 Birbeck 颗粒

（宋光泽 译 陈秉耀 校）

第62章　甲状旁腺功能亢进“棕色瘤”

Liliana G. Olvi，Isabela W. da Cunha，
Eduardo Santini-Araujo，Ricardo K. Kalil

一、定义

“棕色瘤”是指原发、继发或继-继发的甲状旁腺功能亢进患者的骨骼中因破骨细胞吸收而形成的局限性的、破坏性的囊样区域。

二、别名

1. “棕色瘤”（Brown tumor，BT）。

2. 囊状纤维性骨炎。

3. 骨的冯·雷克林豪森病（von Recklinghausen 病）。

三、病因

1. 原发性甲状旁腺功能亢进主要由腺瘤引起（80%），15% ～ 20% 由甲状旁腺增生引起，< 0.5% 由癌引起。过量分泌的甲状旁腺激素在骨骼中产生所谓的全身囊状纤维性骨炎，von Recklinghausen 病。

2. 约 20% 的患者会出现囊性病变。

3. 继发性甲状旁腺功能亢进是由于慢性低钙血症长期刺激甲状旁腺组织引起，而继-继发性甲状旁腺功能亢进是指在继发性甲状旁腺功能亢进的基础上，腺体自主分泌过多甲状旁腺素所致，被认为相对少见。

4. 成骨细胞表面的受体连接甲状旁腺激素。成骨细胞表达 NF-κB 配体（RANKL），RANKL 在破骨细胞前体连接受体激活物 NF-κB（RANK），诱导破骨细胞的形成。

四、流行病学

1. 女性发病率高于男性。

2. 30 ～ 60 岁发病率最高。

3. 可出现于任何甲状旁腺功能亢进症患者。

五、发病部位

1. 最常见于四肢管状骨和上颌骨。

2. 在骨盆、肋骨和锁骨等部位发病也较为多见。

3. 可在任何骨骼部位发病。

4. 可单发或多发。

六、临床表现

1. 疼痛是最常见症状。

2. 有时出现肿胀。

3. 血生化显示血清钙、碱性磷酸酶和甲状旁腺激素水平升高，伴低血磷，这些对诊断非常有帮助。

七、影像学特征

（一）X 线特征（图 62-1 ～图 62-6）

1. 在 X 线片上，病灶表现为溶骨性，且边界不清晰。

2. 病变常使骨皮质膨胀性改变，出现反应性骨膜成骨，形成薄的骨壳。

3. 溶骨区可有分割，形成多囊外观。

4. 病变多见于长骨干部或手足的短管状骨，较少见于骨的末端。

5. 棕色瘤可多发。

6. 可伴发病理性骨折。

7. 下列 X 线特征可能有助于诊断

（1）存在更小的囊性病变（骨皮质隧道）。

（2）全身性骨质疏松伴骨皮质变薄。

（3）中、近节指骨的桡侧可出现指骨末端吸收、关节周围侵蚀或骨膜下骨吸收等情况。这些表现

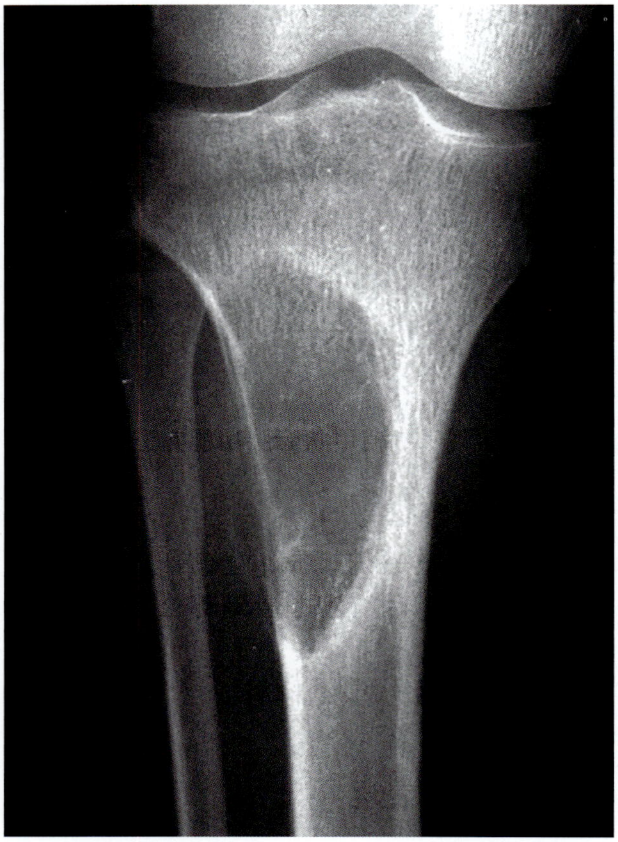

图 62-1 棕色瘤：累及胫骨近端、边界清楚的溶骨性病变

也可以出现在锁骨的远端和近端，伴有骨皮质缺损，也可以出现在耻骨联合、坐骨结节、肩胛骨和椎板等部位。

（4）指间关节和掌指关节关节间隙减小。

（5）硬化颅骨中出现弥漫分布的小的透亮区（“花白”现象）。

（6）牙根周围硬骨板缺失。

（7）软组织钙化和软骨钙质沉着。

（二）CT 特征

CT 扫描显示棕色瘤为边缘不规则、软组织密度影的溶骨性病变。

（三）MRI 特征

1. 不均匀强化信号。

2. 低信号提示存在含铁血黄素沉积物。

（四）骨扫描特征

病灶呈热区。

八、影像鉴别诊断

（一）骨巨细胞瘤

1. 是一种骺端（通常是偏心的）病变，在其发展过程中累及干骺端。

2. 任何看起来像骨巨细胞瘤但出现在非典型部位的病变，必须怀疑为甲状旁腺功能亢进。

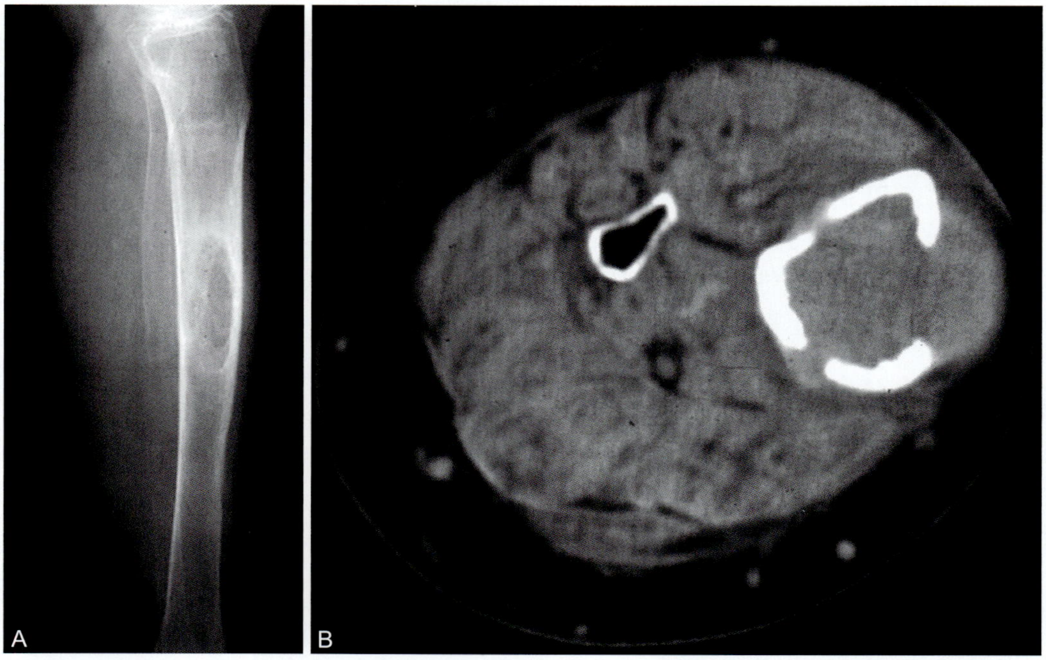

图 62-2 棕色瘤。A. 在胫骨骨干可见的透光性病变；B. CT 扫描显示病灶侵蚀骨皮质，累及软组织

3. 20 ～ 30 岁是发病率最高的年龄段（年龄与甲状旁腺功能亢进重叠）。

4. 骨干部位不会发病。

5. 多部位发病者非常罕见。

（二）巨细胞修复性肉芽肿

1. 边缘锐利。

2. 粗细骨小梁均可见。

3. 骨皮质可以膨胀、变薄，但通常不会破损。

4. 在某些情况下表现为带硬化边缘的透亮区。

（三）转移癌

多发性棕色瘤与转移癌相似。

九、病理检查

（一）大体特征

1. 可能由微骨折引起出血和含铁血黄素沉积，使病变呈典型的棕色。

2. 标本通常通过套管针活检获得。切开活检的标本组织，包括出血性红褐色软组织。

3. 切除的标本显示出血性和大面积的充血的囊性区域 - 囊状纤维性骨炎。由于骨内膜受到侵犯，骨皮质变薄并经常出现膨胀。骨松质被破坏。可见骨膜反应性新骨形成。病变内可见纤维分隔，有时伴骨化。

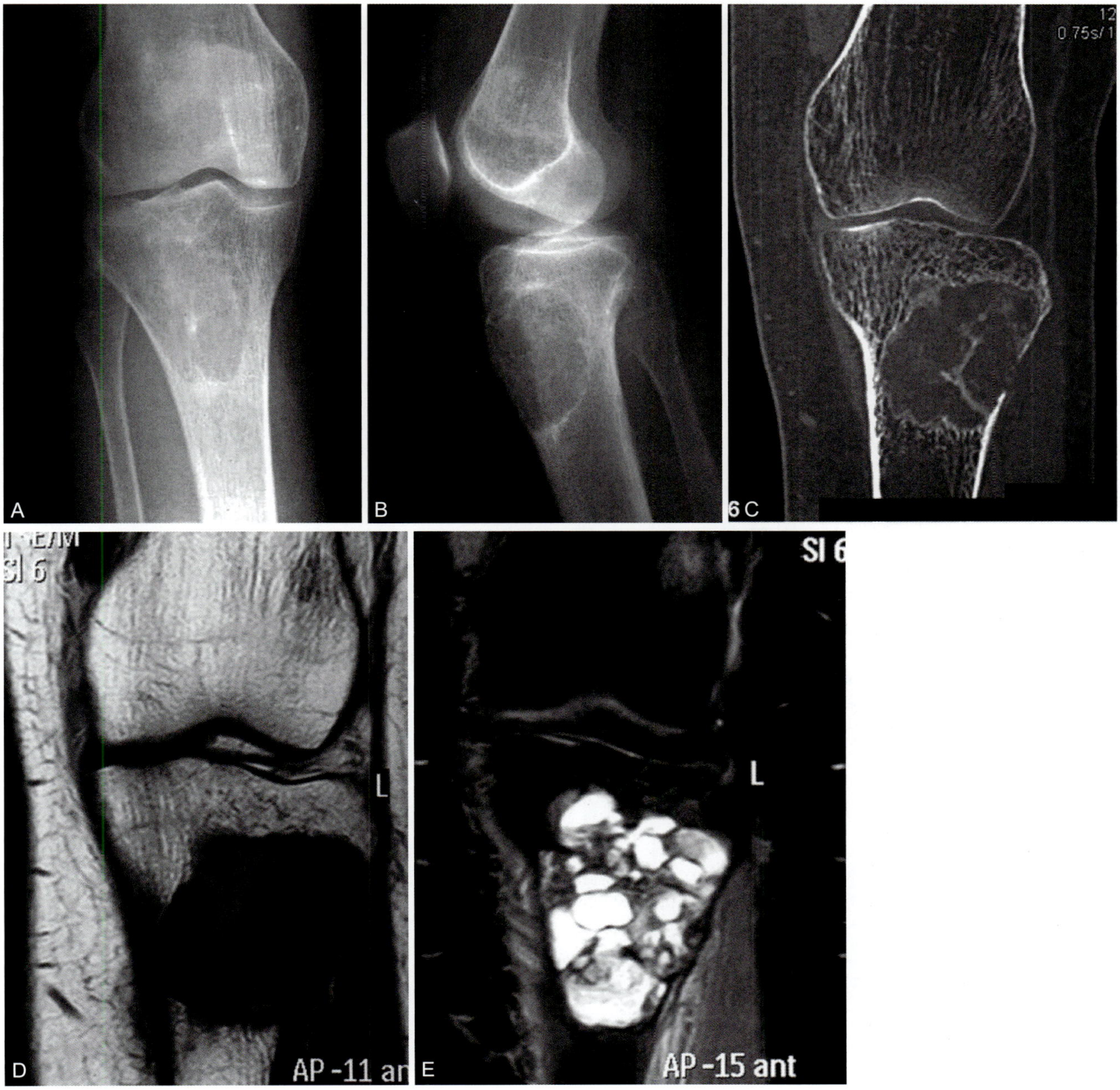

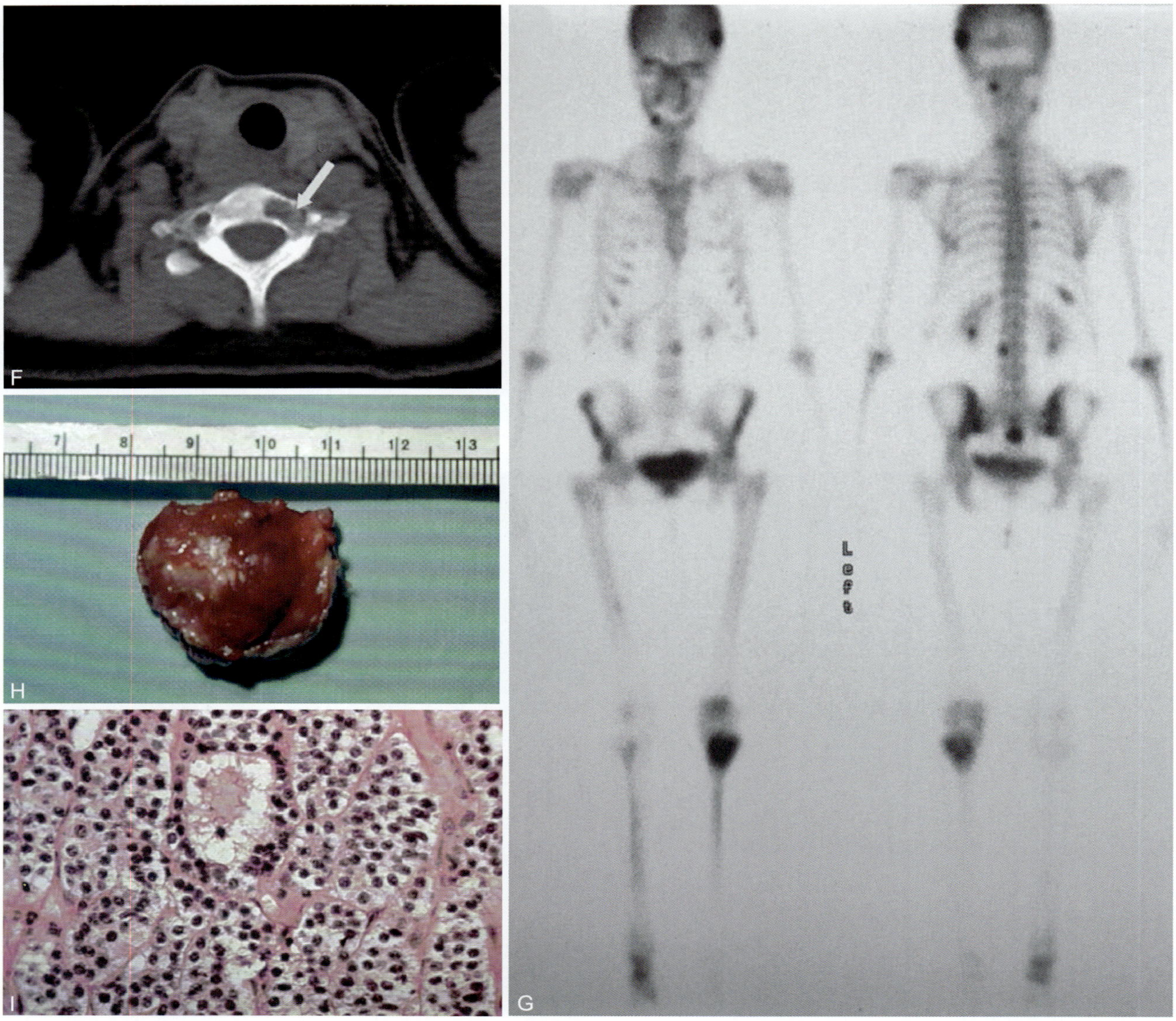

图 62-3 甲状旁腺功能亢进。A ～ E. 胫骨近端溶骨性病变的 X 线片、CT 和 MRI 图像；F. 第 7 颈椎椎体的穿刺活检（箭头）；G. 骨扫描显示多个热区；H、I. 甲状旁腺腺瘤大体标本及显微镜下特征

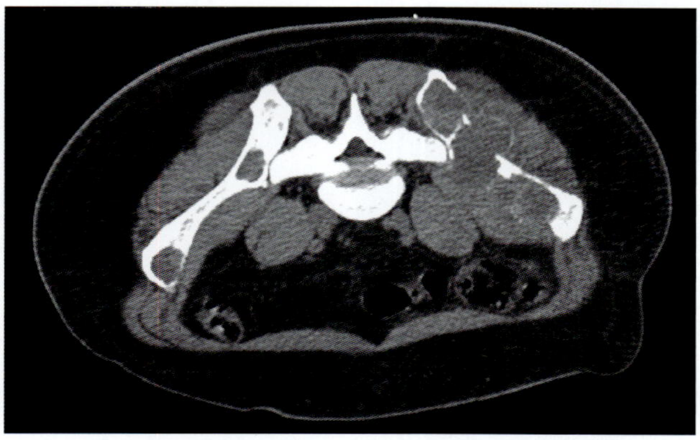

图 62-4 甲状旁腺功能亢进患者骨盆多发溶骨性病变

（二）组织学特征（图 62-7 ～图 62-12）

1. 骨髓被疏松的、富含血管的结缔组织替代。

2. 残余骨松质表面的破骨活性增强。

3. 骨强度降低导致多处骨折伴出血及大量含铁血黄素沉积，其大部分被组织细胞所吞噬。

4. 小的破骨细胞样巨细胞分布在出血区周围，通常呈不规则性聚集排列。

5. 成纤维间质可能富含胶原纤维，有时出现间隔。

6. 这些间隔可使病变呈分叶状，并常有反应性未成熟骨形成。

7. 偶尔可以看到典型的有丝分裂。

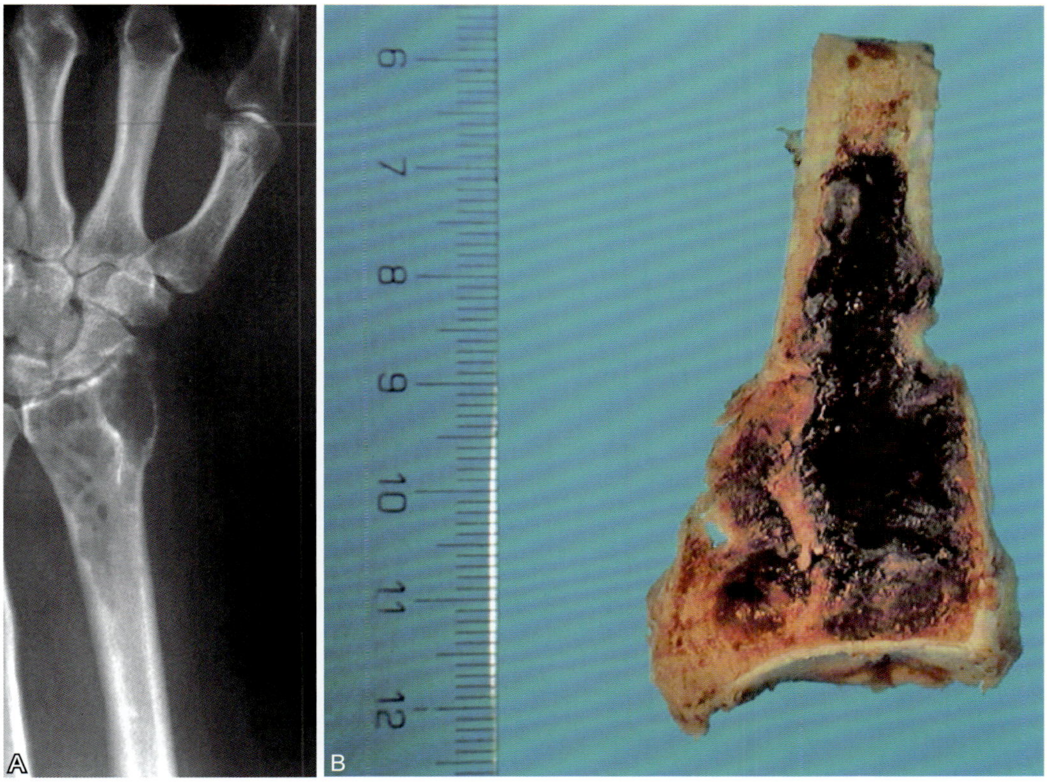

图 62-5 A. 桡骨远端的棕色瘤；B. 大体标本

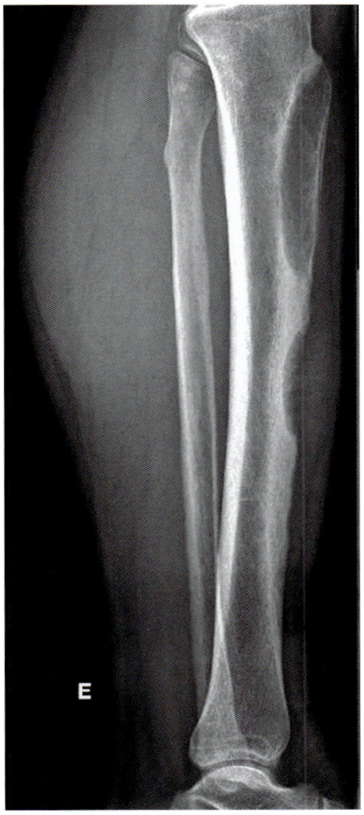

图 62-6 胫骨干骺端和骨干病变的 X 线片

8. 病灶周围可见新形成的类骨质以及未成熟的骨小梁，被成排的成骨细胞包绕。

9. 原有板层骨小梁表面，表现为破骨细胞吸收活跃，也可能存在类骨质接缝。

10. 周围非受累骨小梁可显示甲状旁腺功能亢进的证据：

（1）骨小梁周围纤维化。

（2）分割式再吸收，Uehlinger“分割式纤维 - 骨破坏”（破骨细胞再吸收和骨小梁内纤维化，产生不规则骨小梁间隙）。

（3）骨皮质“分割锥”（破骨细胞再吸收隧道以及哈弗斯管扩张）。

11. 未矿化骨或类骨质增加。

十、病理鉴别诊断

（一）骨巨细胞瘤（GCT）

1. 组织学的相似性可能使鉴别诊断非常困难，尤其是当病理医师没有获得必要的临床、影像学和生化信息时。幸运的是，结合临床影像和血液生化有助于做出准确的诊断。因为棕色瘤也可发生在继发性甲状旁腺功能亢进症的患者，对伴有

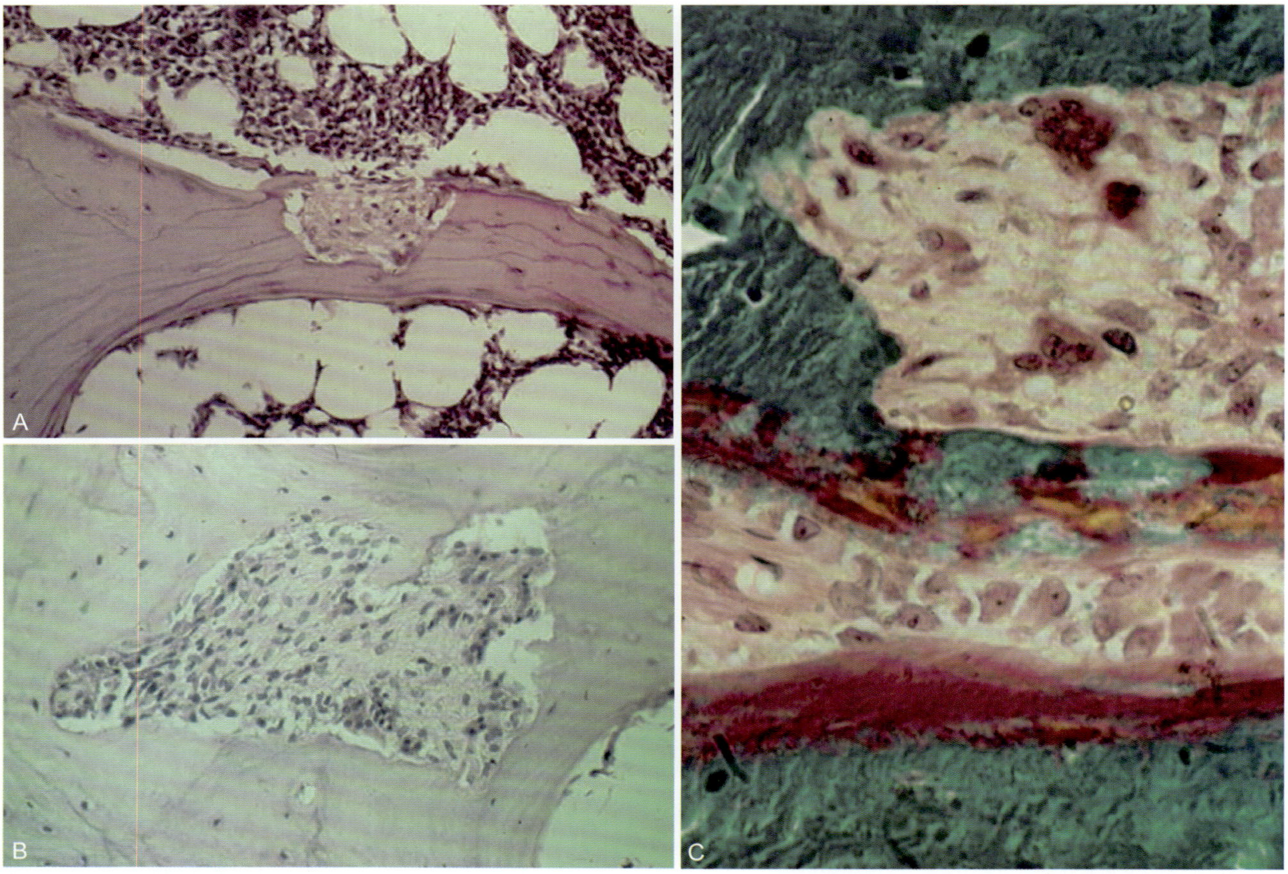

图 62-7 棕色瘤。A. 成熟骨小梁的Howship 凹陷（HE 染色）；B. 成熟骨小梁中典型的“切割锥”；C. 未脱钙骨呈典型的“切割锥”（Goldner 三色法）

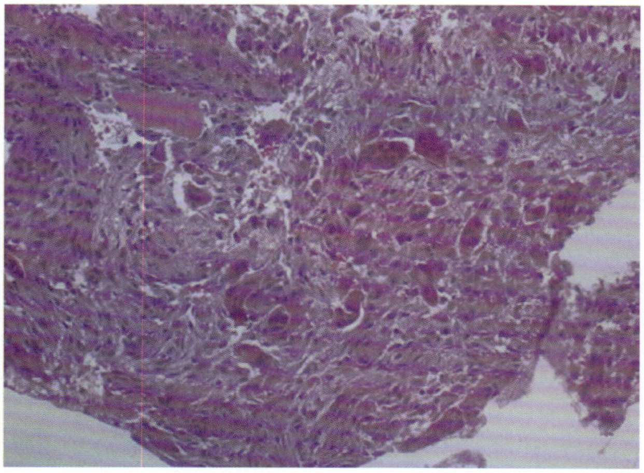

图 62-8 棕色瘤的中倍显微镜照片，单凭组织学就很难与巨细胞瘤相鉴别

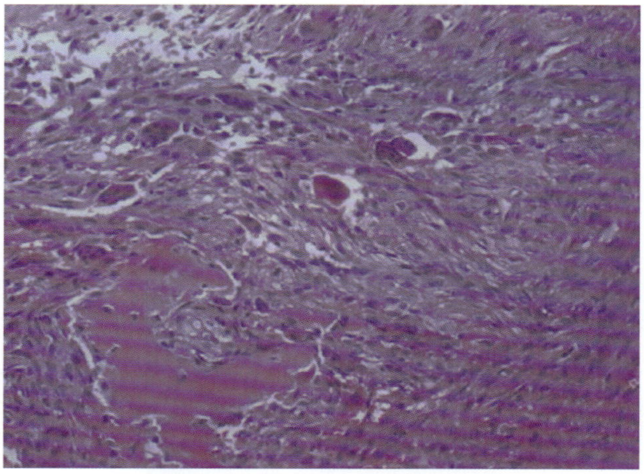

图 62-9 在棕色瘤中，巨细胞往往集中在出血区周围

慢性肾衰竭的骨巨细胞瘤患者必须在认真参考肾功能的实验室指标后才能做出。

2. 在棕色瘤中，多核巨细胞的体积通常比骨巨细胞瘤的更小，细胞核也更少。

3. 低倍显微镜下，骨巨细胞瘤中的巨细胞通常表现为间质细胞的合体细胞的外观，而在棕色瘤中，破骨细胞样巨细胞外观与间质细胞无相似性。

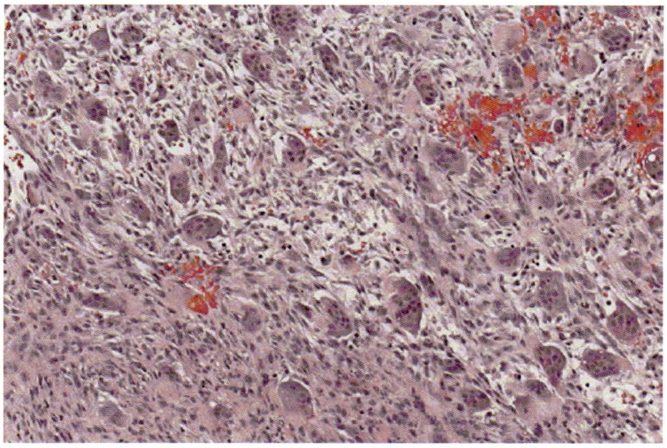

图 62-10　棕色瘤。多核巨细胞数量较多且伴出血。基质主要由梭形细胞组成

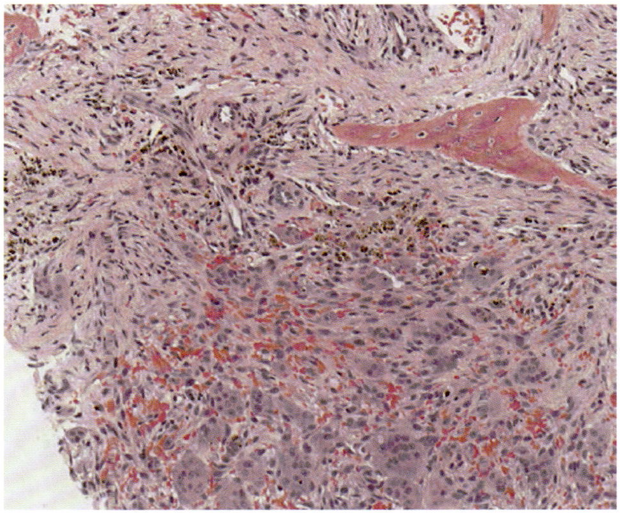

图 62-11　棕色瘤。小且未成熟的骨小梁伴出血、梭状细胞间质含铁血黄素沉积是常见的特征。在出血区周围，有成簇的巨细胞和含铁血黄素沉积

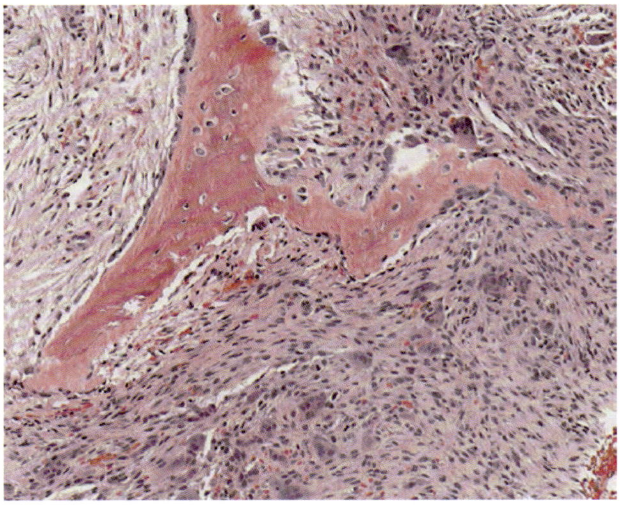

图 62-12　棕色瘤。在病变边缘，宽的、未矿化的类骨质接缝处可见破骨细胞骨吸收和活跃的成骨细胞新骨形成

4. 在棕色瘤中，间质单核细胞类似成纤维细胞。

5. 在棕色瘤中，破骨细胞的细胞核呈卵圆形，与纤维基质细胞的梭形细胞核不同。

6. 然而在某些病例中，多核巨细胞聚集可能提示骨巨细胞瘤的诊断。

7. 血管性纤维间质伴梭形细胞是棕色瘤的特征。

8. 在骨巨细胞瘤中，间质单核细胞呈卵圆形，它们的细胞核与多核巨细胞的细胞核相似。

9. 骨巨细胞瘤单核细胞有丝分裂率较高。

10. 骨巨细胞瘤中的多核巨细胞在病变内散在分布。在棕色瘤中，它们往往聚集在出血区周围。

（二）实性动脉瘤样骨囊肿

1. 通过小块的活检或细针活检取得的标本，进行鉴别诊断极为困难。

2. 棕色瘤呈分叶状表现。

3. 宿主骨无甲状旁腺功能亢进表现。

4. 荧光原位杂交（FISH）检测 *USP6* 重排可能有助于诊断，其在动脉瘤样骨囊肿中呈阳性而在棕色瘤中未发现。

（三）巨细胞修复性肉芽肿

1. 通过小块的活检或细针活检取得的标本，进行鉴别诊断极为困难。

2. 棕色瘤呈分叶状表现。

3. 宿主骨无甲状旁腺功能亢进表现。

十一、预后

1. 预后与甲状旁腺功能亢进的病因有关。

2. 棕色瘤可能会退化，并随着新骨形成而修复。

十二、治疗

1. 在甲状旁腺功能亢进（腺瘤或腺体增生）的病例中，手术治疗往往会减少破骨细胞的活动。

2. 在某些情况下，需要进行手术治疗（棕色瘤的刮除植骨）。

3. 出现病理性骨折时，需要进行固定手术。

（宋光泽　译　陈秉耀　校）

第63章 撕 脱 伤

Liliana G. Olvi，Maria L. Gonzalez，Isabela W. da Cunha，
Eduardo Santini-Araujo，Ricardo K. Kalil

一、定义

1. 撕脱伤被认为是一种特殊的骨折。

2. 在影像学和组织学上，病变可能具有假性肉瘤的外观。

二、别名

1. 皮质撕脱伤。

2. 撕脱性骨折。

三、病因

反复的肌肉收缩或剧烈的肌肉收缩可能会自肌腱附着处拉掉部分骨皮质和骨髓质的骨片，肌腱附着处的抗张力强度要强于骨骼。

四、流行病学

多发生于运动活跃的青少年。

五、发病部位

1. 最常见于胫骨结节，股四头肌肌腱附着处（Osgood-Schlatter 病）；股骨内侧远端干骺端，大收肌腱附着处（股骨远端骨皮质综合征或骨膜硬纤维瘤）。

2. 骨盆周围

（1）坐骨结节（坐骨脱附），腘绳肌的附着处。

（2）耻骨下支，内收肌的附着处。

（3）髂前上棘，股直肌的附着处。

（4）股骨大转子，臀肌附着处。

（5）股骨小转子，腰大肌附着处。

（6）肱骨，胸大肌或肩胛下肌的附着处。

六、临床表现

1. 通常突然而剧烈的疼痛。

2. 骨折附近皮肤略有肿胀。

七、影像学特征

（七）X 线特征和 CT 特征

1. X 线片通常显示广泛的反应性骨增生，可能提示恶性肿瘤。

2. 在坐骨、髂前上棘以及股骨大转子，剧烈的肌肉收缩或重复的肌肉收缩能够将骨皮质的一部分撕脱，X 线片常显示软组织中游离的骨突起（图 63-1 和图 63-2）。

3. 随后出现反应性骨形成，在一些患者中可能会很旺盛。

（二）骨扫描特征

锝的大量摄取。

八、影像鉴别诊断

形成骨的良性和恶性肿瘤（如表面骨肉瘤）

撕脱伤的生长潜力有限，并且随着时间的推移会早期矿化。

九、病理检查

（一）大体特征

通常通过芯针穿刺活检获得组织材料（图 63-3）。

（二）组织学特征

1. 组织学类型类似于一种骨折修复的过程（骨内膜和骨膜骨痂）（图 63-4 ～图 63-6）。

2. 类骨小梁衬有典型的成骨细胞。

3. 可能存在反应性软骨，类似于骨痂。

4. 可能存在典型的有丝分裂，尤其是在演化的早期。

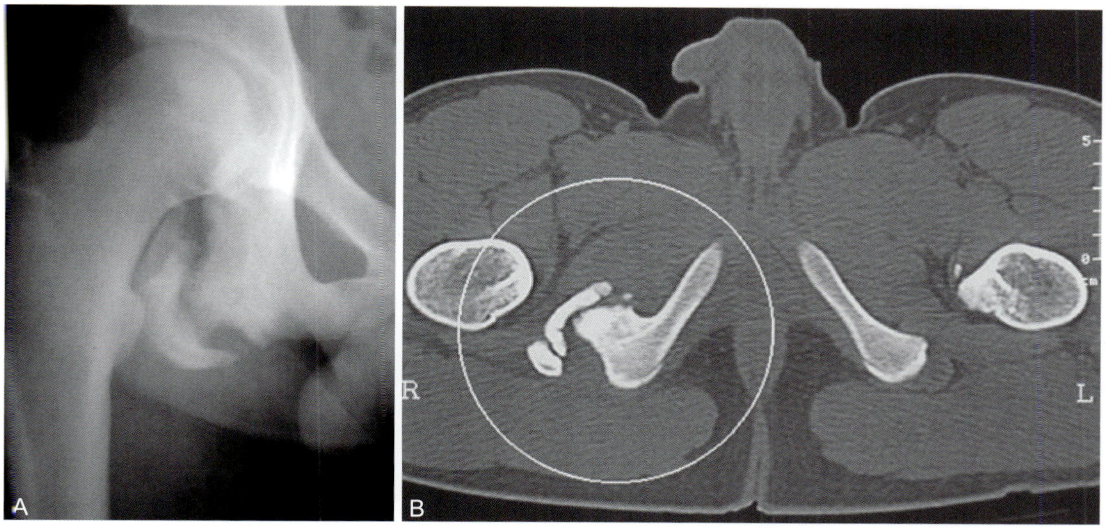

图 63-1 撕脱伤。A、B. X 线片和 CT 扫描显示，在腘绳肌附着处，坐骨结节撕脱性损伤（坐骨脱附）。肌肉收缩撕脱了一部分骨皮质，X 线片显示软组织中松开的坐骨凸起

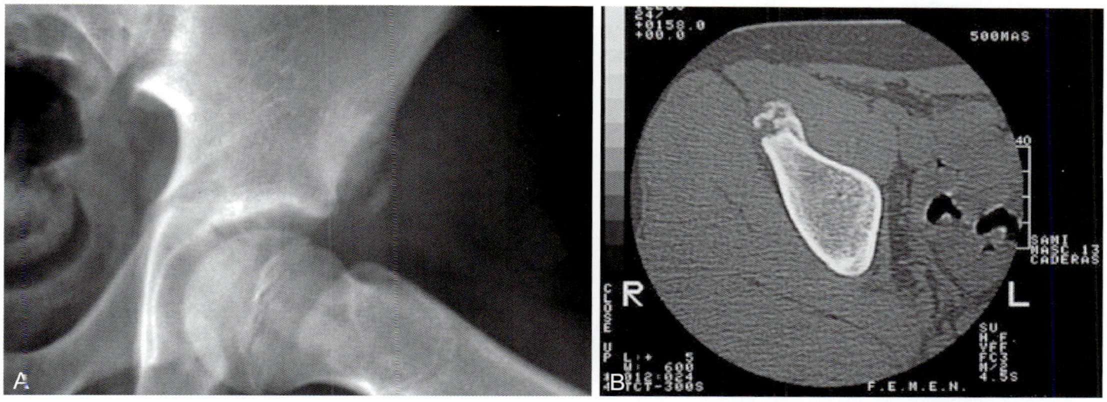

图 63-2 撕脱伤。X 线片（A）和 CT 扫描（B）显示在股直肌附着处髂前下棘的部分骨皮质发生撕脱

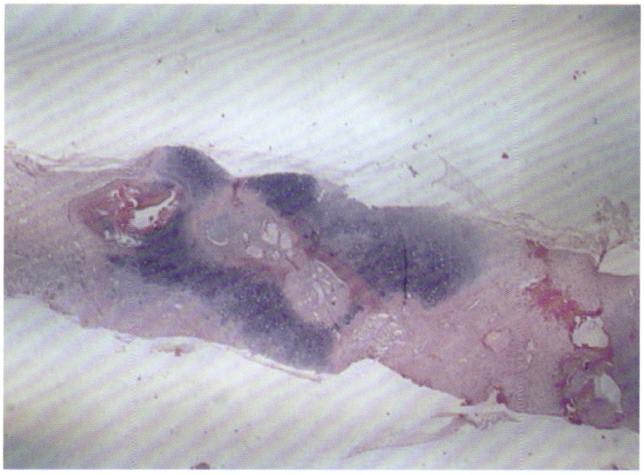

图 63-3 撕脱伤后取芯针穿刺活检组织标本的低倍显微镜照片

十、病理鉴别诊断

骨肉瘤

1. 活跃的有丝分裂活动和类骨质生成可能会导致误诊为恶性肿瘤。

2. 在撕脱伤中从未见过非典型的有丝分裂或细胞多态性。

十一、预后

良性病变，预后良好。

十二、治疗

通常可以根据影像学特征和穿刺活检或手术活检来明确诊断，因此无须进行手术治疗；可以通过影像学检查进行随访。

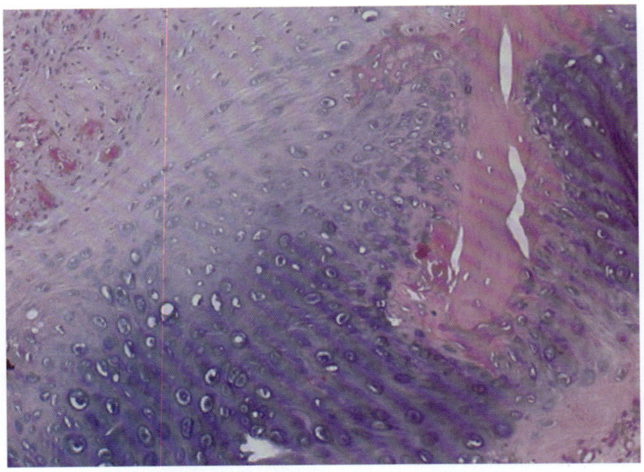

图 63-4 显微照片显示外周肌纤维和软骨样骨痂

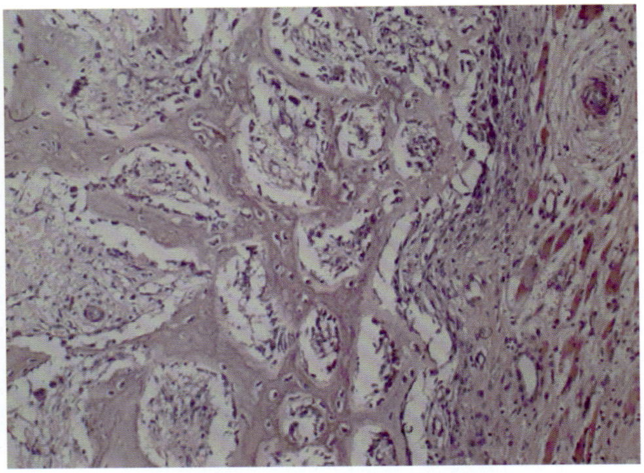

图 63-5 组织学类型类似于形成骨内膜和骨膜骨痂的骨折修复过程

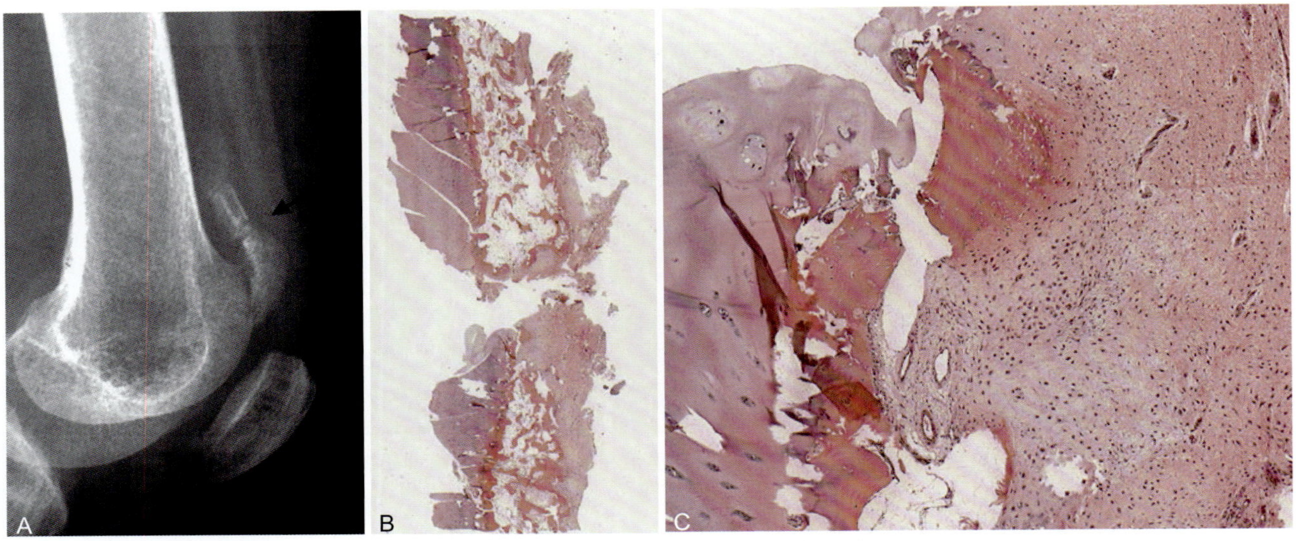

图 63-6 钙化的肌腱附着处的撕脱性骨折。A. X 线片显示骨化的肌腱末端的骨折（箭）；B. 骨折片段两端的全景显微照片；C. 反应性纤维 - 软骨 - 骨样增生

（张迎龙 译 陈秉耀 校）

第64章　奇异的骨旁骨软骨瘤样增生

Liliana G. Olvi，Maria L. Gonzalez，Isabela W. da Cunha，
Eduardo Santini-Araujo，Ricardo K. Kalil

一、定义

奇异的骨旁骨软骨瘤样增生（bizarre parosteal osteochondromatous proliferation，BPOP）是一种产生于骨表面的骨纤维软骨的良性病变，常见于手和足。

二、别名

诺拉病变（Nora's lesion）。

三、病因

曾被认为是一个反应性的过程，可能由创伤引起，但染色体异常表明可能是肿瘤。

四、流行病学

1. 发病率在性别间无差异。
2. 11 ～ 30 岁更常见。

五、发病部位

1. 将近 75%的病例位于手和足等短骨的骨面，更常见于指骨近端。
2. 长骨（通常是桡骨或肱骨）占到约 25%。

六、临床表现

1. 生长迅速。
2. 肿胀和压痛。
3. 很少伴自发疼痛。

七、影像学特征

（一）X 线特征和 CT 特征（图 64-1 ～图 64-5）

1. 异位、边界清楚、钙化的圆形团块附着在骨皮质表面。
2. 受累骨的骨皮质和骨松质与病变不连续。
3. 病变不侵及骺板。

（二）MRI 特征

T_2 加权像可见高亮的软骨病灶。

八、影像鉴别诊断

（一）骨软骨瘤

1. 在骨软骨瘤中，肿瘤下方的骨皮质是不连续的，干骺端骨松质与肿瘤骨松质是连续。
2. BPOP 出现在患骨的表面。

（二）骨化性肌炎，成熟病变

1. 骨化性肌炎最常附着于骨干区的骨皮质。
2. 边缘处矿化程度更高，而中心更加透亮："分区效果"。
3. 没有与其下皮层的广泛附着基础。

（三）骨旁骨肉瘤

极少见于手和足的短骨。

九、病理检查

（一）大体特征（图 64-1B 和图 64-5C）

1. 骨块带有软骨帽，一般比较丰厚，也有随意分布的软骨块。
2. 肉眼可见纤维组织。

（二）组织学特征（图 64-6 ～图 64-11）

1. 病变包括 3 个组成部分：①软骨；②骨；③梭形细胞。
2. 软骨可能会形成帽状或小叶状密集，病变周围的纤维组织更丰富。细胞数量多，并具有丰满的细胞核。双核软骨细胞时常存在。对于这种病变的术语"奇异的"是指软骨组分的特性。
3. 骨成分呈现不规则的软骨内骨化。H & E

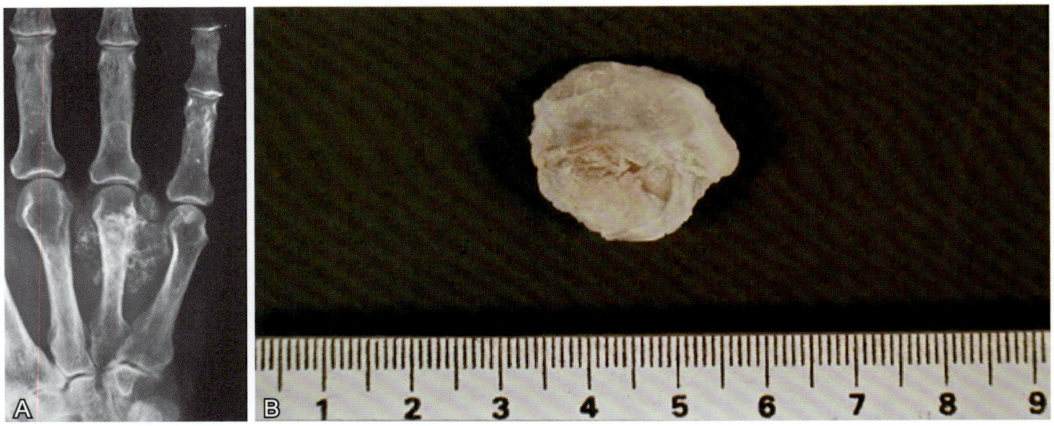

图 64-1　奇异的骨旁骨软骨瘤样增生（BPOP）X 线片和大体特征。A. 掌骨的骨和软骨样病变；B. 界线清楚的骨软骨样结节

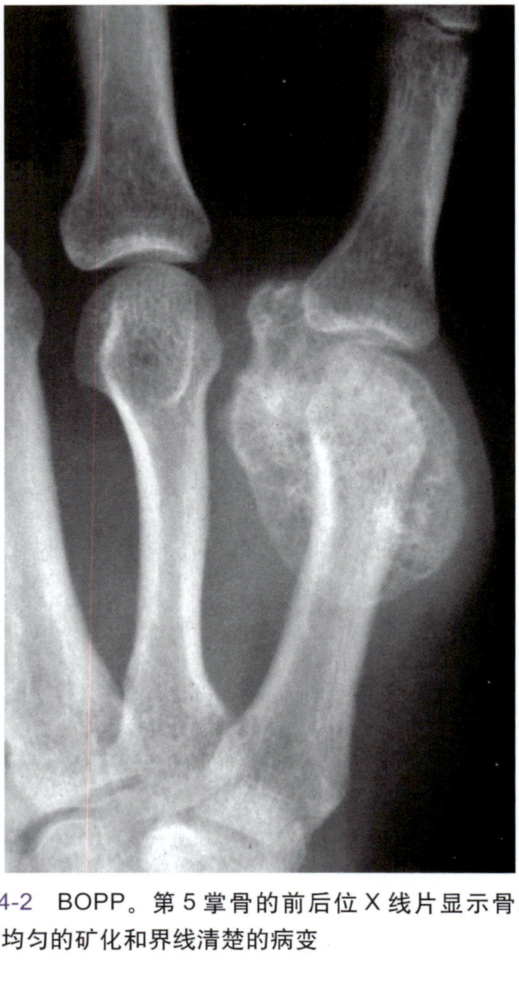

图 64-2　BOPP。第 5 掌骨的前后位 X 线片显示骨表面具有均匀的矿化和界线清楚的病变

切片由于致密的钙化而显示出典型的蓝色调。未成熟的骨小梁周围排列有突出的成骨细胞，并且可能在基质中出现钙化软骨的核心。

4. 纤维成分位于骨小梁和病变边缘之间。反应性纤维组织覆盖在软骨帽的表面。

5. 在以软骨为主的表层下，这 3 种成分杂乱地混合在一起。

6. 病变可能表现出活跃的有丝分裂活性，但未见非典型的有丝分裂，核非典型性不是该病变的特征。

7. 图 64-9 ～图 64-11 代表了 3 个临床病理病例的多学科观点，推荐用于解释骨活检。

十、病理鉴别诊断

（一）成熟期骨化性肌炎

1. 这是一种更具细胞性的病变，具有更规则的由编织骨和平行板层骨构成的壳。

2. 病变与周围的肌肉被黏液状纤维组织区域隔开。

3. 周围肌肉出现萎缩性变化和炎性浸润。

4. 诊断为骨化性肌炎的线索和标志是存在“分区现象”或“分区效应”。

（二）无柄型骨软骨瘤

1. 表面上的软骨帽；软骨帽类似于正常生长的软骨，缺乏细胞异型性。

2. 软骨与其下骨质交界区存在软骨内骨化。

3. 软骨内骨化的骨小梁在其板层骨基质中存在钙化软骨。

4. 肿瘤骨松质具有正常的组织学外观，通常伴有脂肪性骨髓。

5. 其下的骨皮质一定是不连续的，干骺端骨松质与肿瘤骨松质连续，其中包含活跃的红骨髓或黄骨髓。

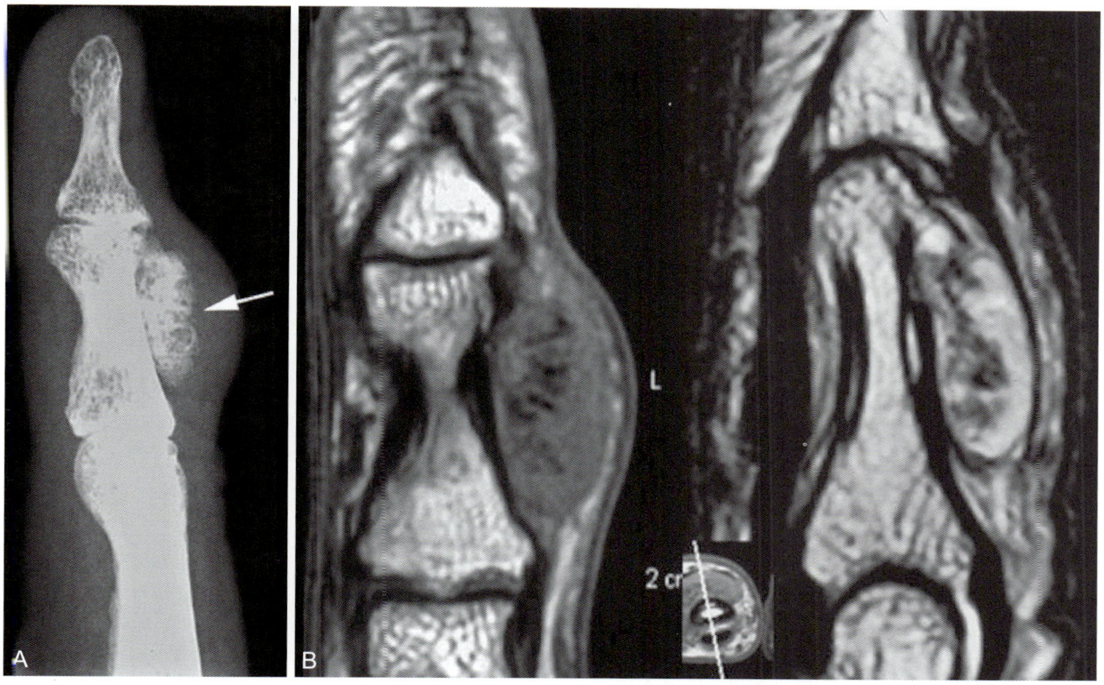

图 64-3　中节指骨的 BPOP。A. X 线片清楚地显示病变在骨旁的位置（箭头）；B. 同一病变的 MRI 显示混杂的信号

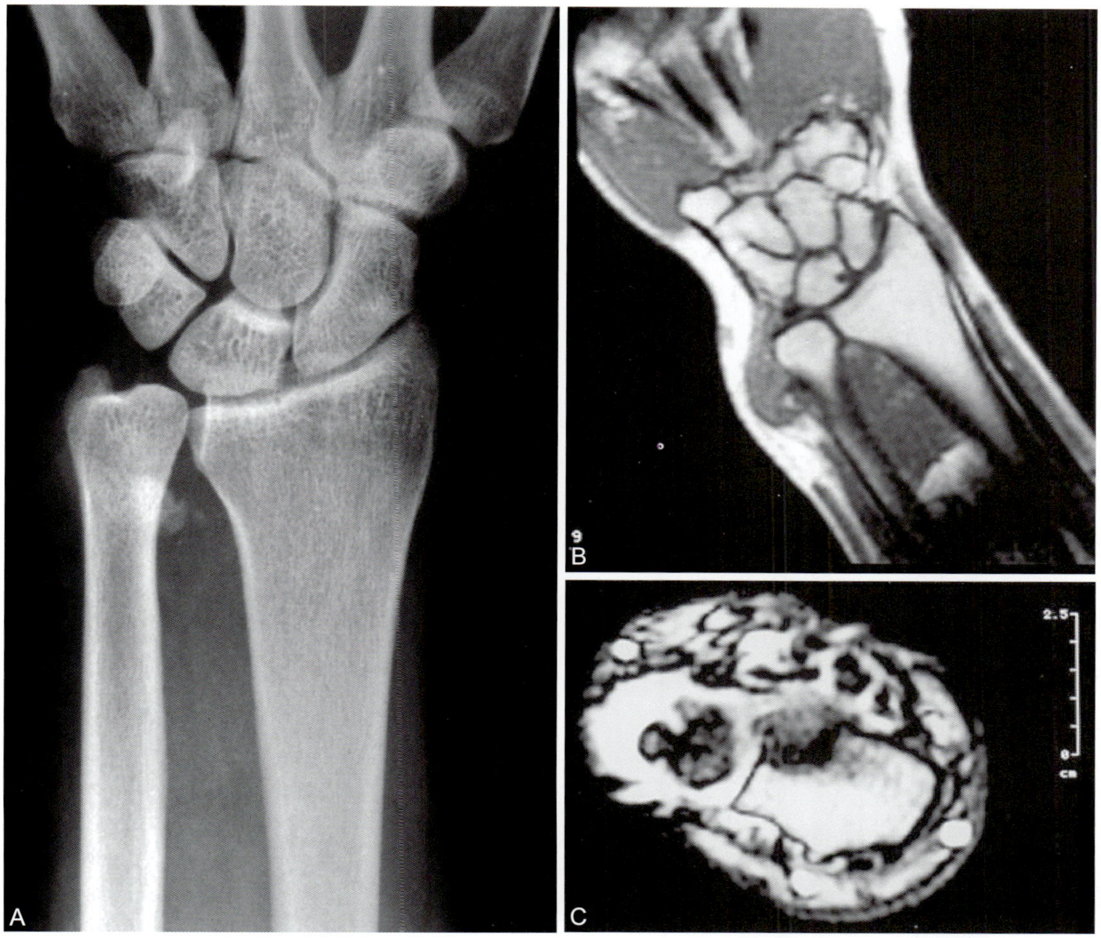

图 64-4　BPOP。X 线片（A）和 MRI（B、C）显示尺骨远端表面界线清楚的高密度病灶

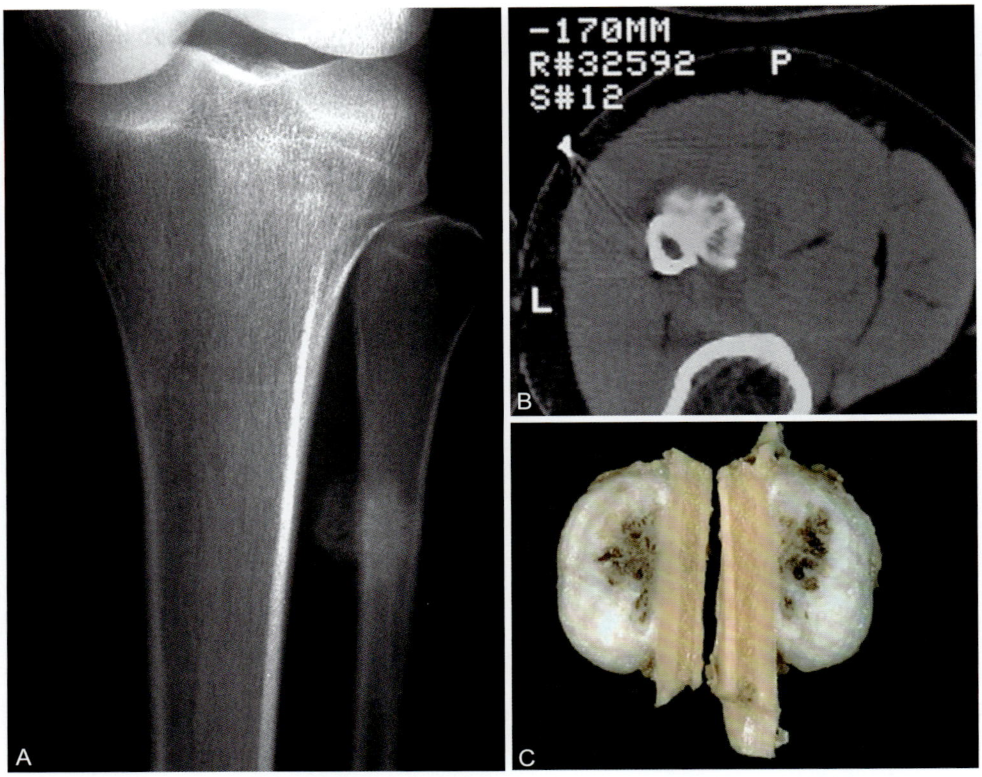

图 64-5 附着在腓骨骨皮质上的 BPOP。A. X 线片；B. CT 扫描；C. 大体外观

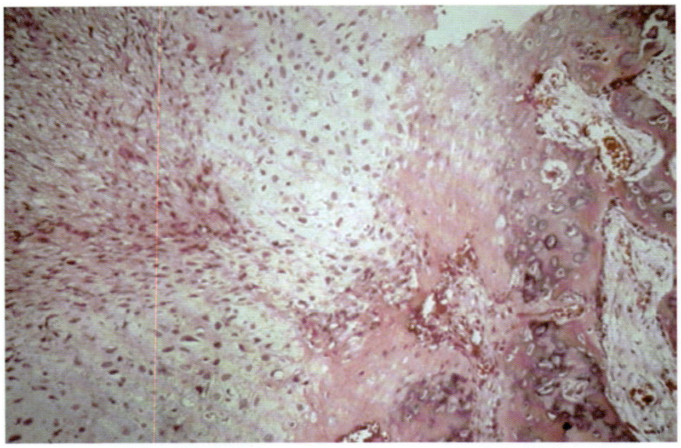

图 64-6 BPOP 肿瘤块被反应性纤维组织覆盖。软骨成分包含大量增生的软骨细胞，其基底部矿化并发生软骨内骨化

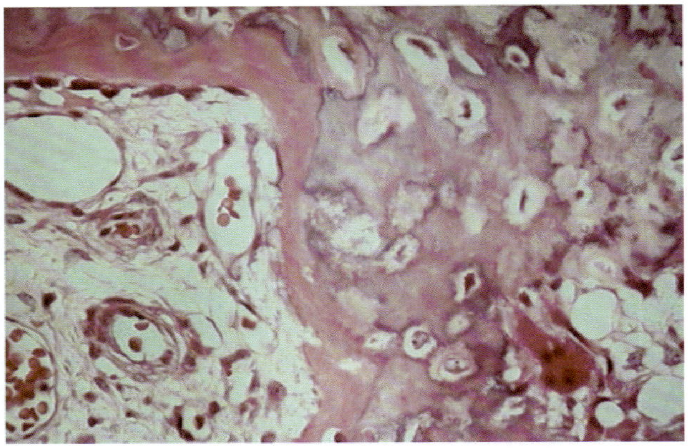

图 64-7 BPOP 软骨内骨化与骨小梁编织交织在一起，并被饱满的成骨细胞包绕

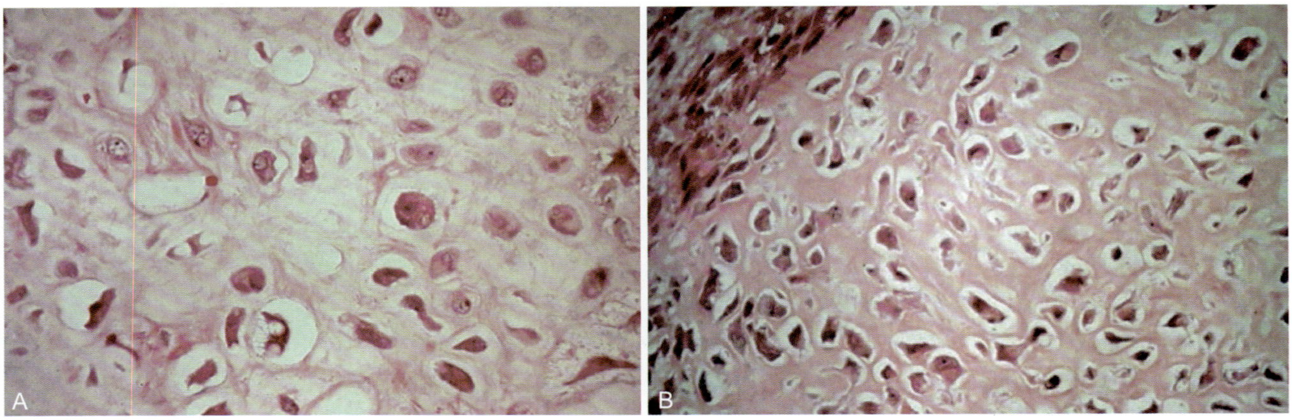

图 64-8 BPOP。软骨成分显示细胞增生，大的软骨细胞类似于软骨肉瘤

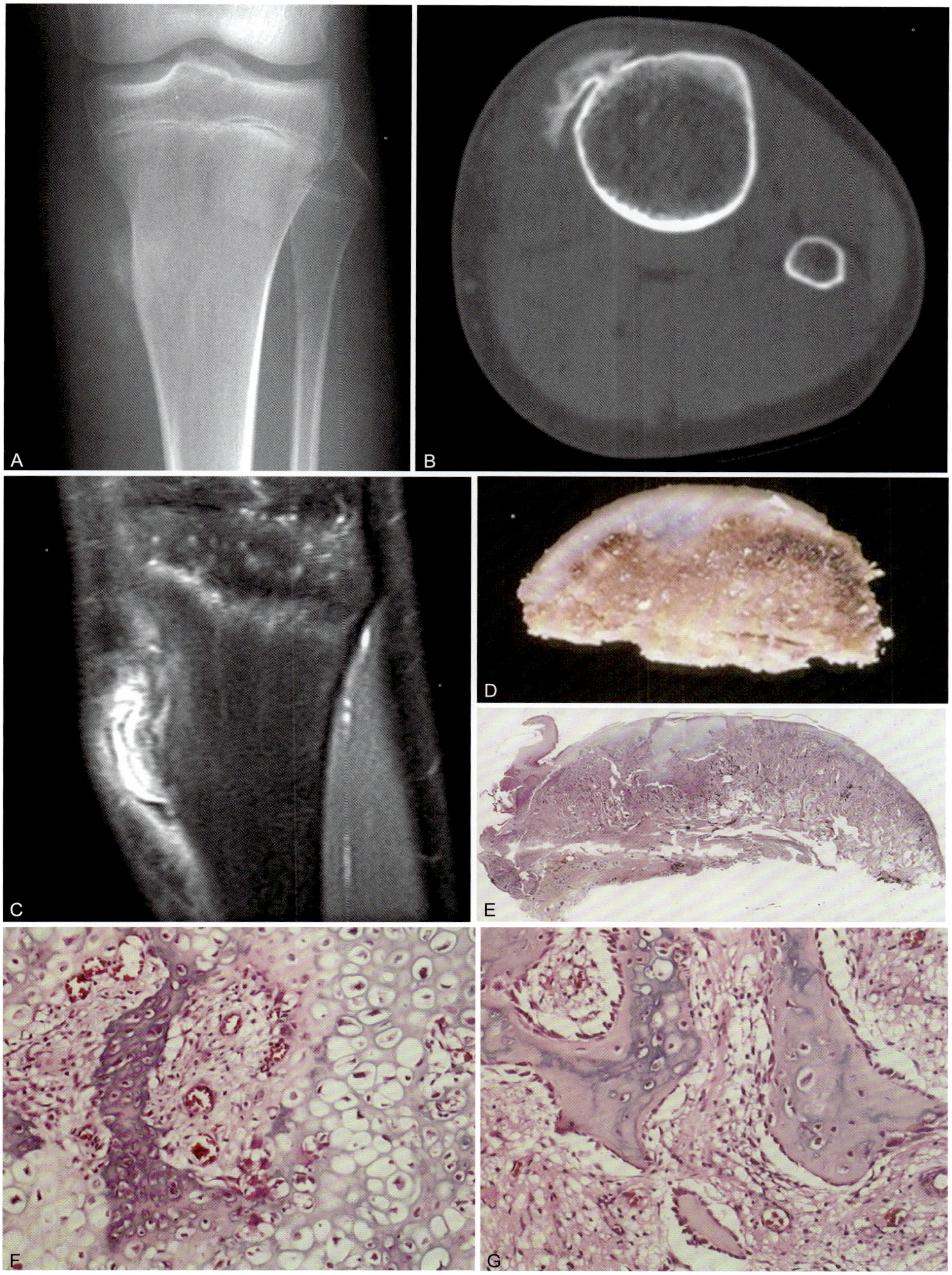

图 64-9　胫骨干骺端表面的 BPOP。A. X 线片；B. CT 平扫；C. T_2 加权 MRI；D 和 E. 大体照片和整个标本的显微镜切片显示软骨的不规则外层和下面的不规则组织，这与骨软骨瘤的规则骨松质不同；F. 高倍显微镜下可见软骨、类骨质和纤维组织随意混合，具有特征性的深蓝色基质；G. 更深层骨化更充分的层面，具有类骨状基质，带蓝色核心，被饱满的成骨细胞所包围

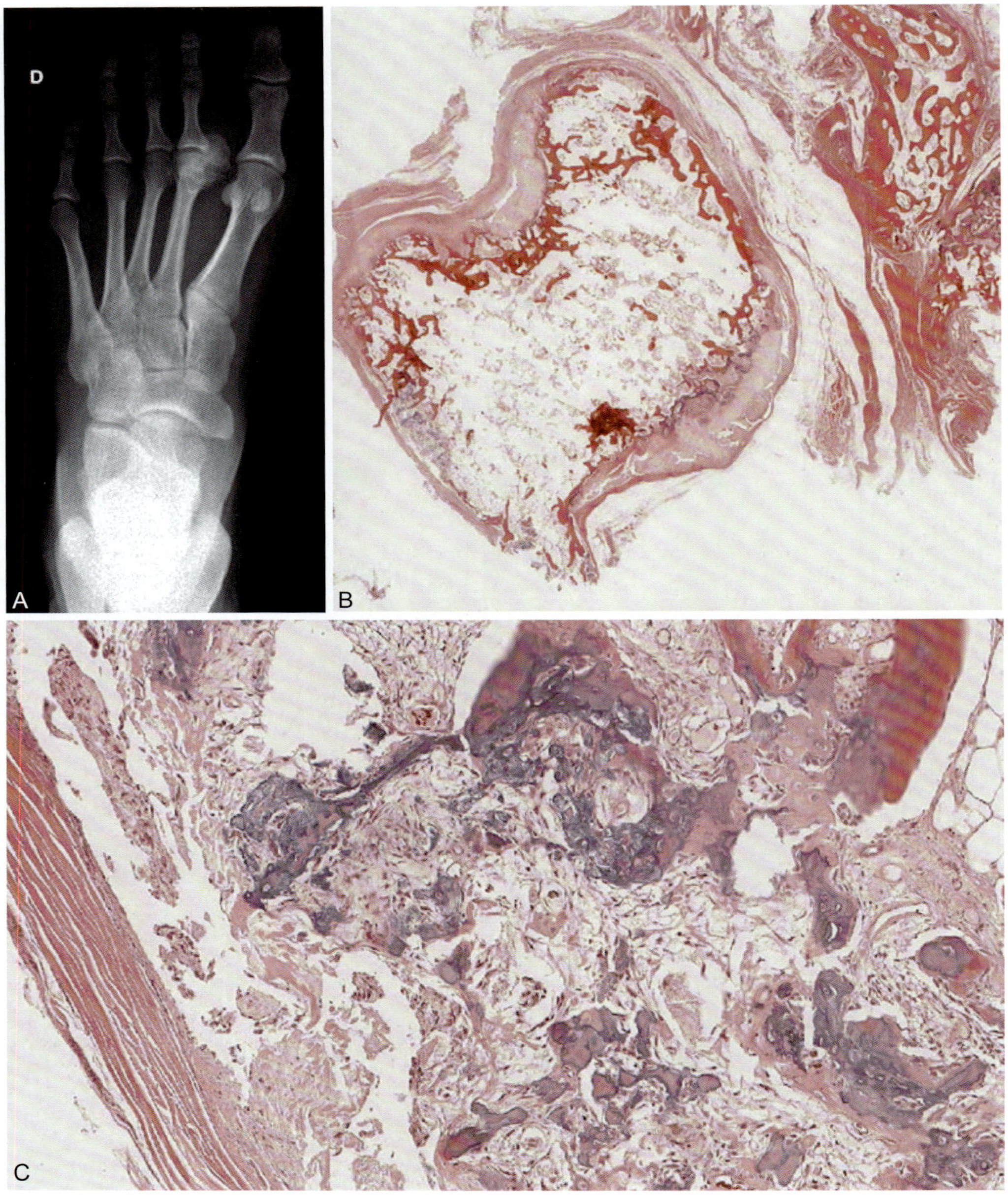

图 64-10 BPOP。A. X 线片可见在足第二跖骨远端下方有钙化病变；B. 整个标本的显微镜切片显示出一个成熟的病变，表面有软骨残留；C. 高倍显微镜下的软骨和类骨质残留物，仍可见深蓝色的基质

6. BPOP 在低倍显微镜下类似于骨软骨瘤，但呈现出更不规则的骨化，在 H & E 切片上呈蓝色，并且存在骨软骨瘤中见不到的梭形细胞增生。

（三）甲下成骨黑色素瘤

1. 一种具有骨化和软骨化生的黑色素瘤。

2. 其下皮肤中黑色素瘤的存在是鉴别诊断的线索。

（四）软骨肉瘤

没有临床和影像学相关性，如 BPOP 软骨成分的软骨细胞出现中度异型性提示可能为表面软骨肉瘤。

（五）骨旁骨肉瘤

1. 广泛的骨小梁形成，倾向于平行排列。

2. 在不同的成熟阶段可能会看到未成熟的编织骨。

3. 骨小梁周围的成骨细胞呈梭形（不活跃），偶尔肥大。

4. 纤维基质中可见许多梭形细胞，很少呈多形性，有丝分裂少见，可见中等量胶原纤维，类

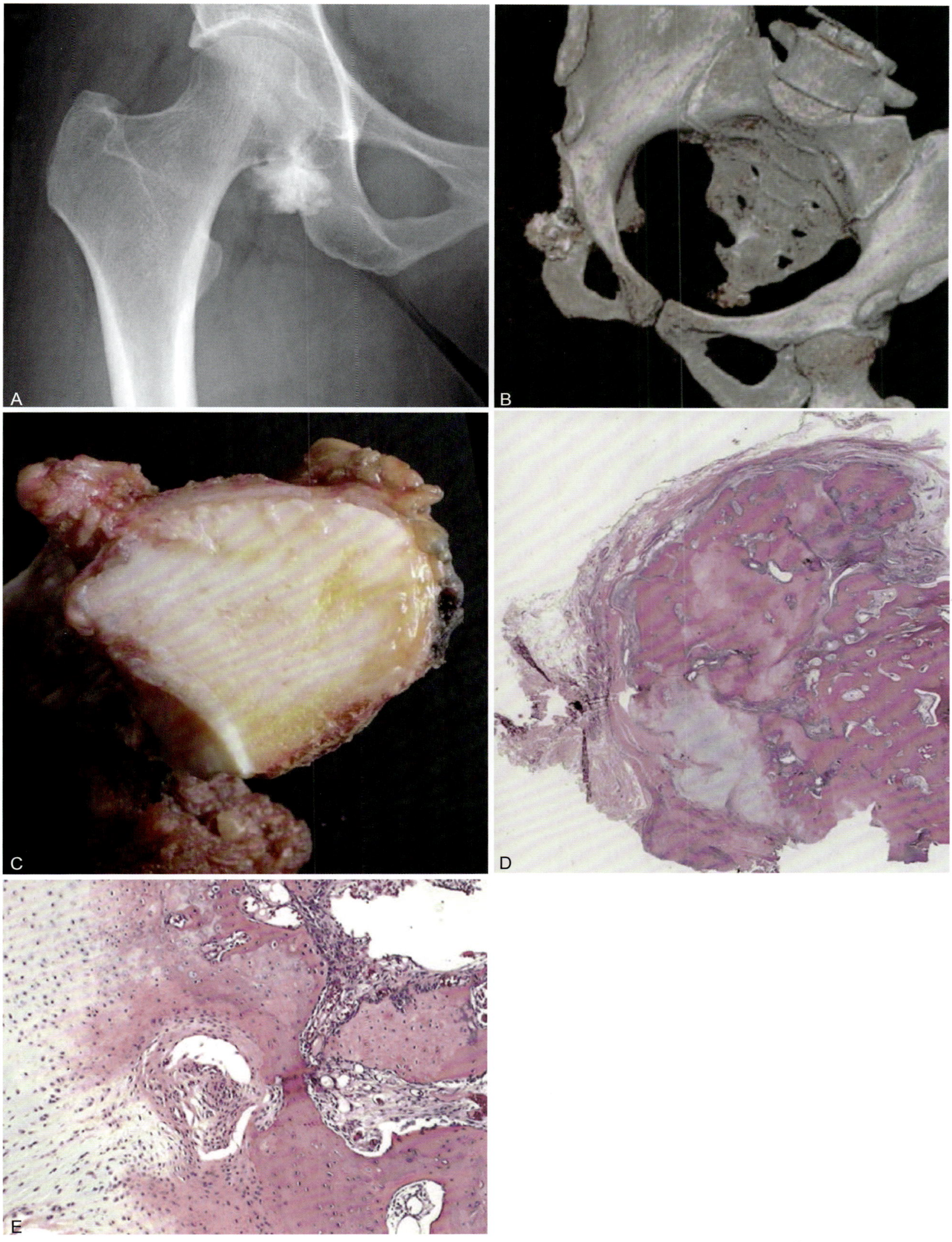

图 64-11　A 和 B. X 线片和多维重建（MPR）CT 扫描显示髋臼外缘有致密的钙化病变；C 和 D. 大体照片和全标本显微镜切片显示致密骨化的外生骨疣伴不规则的软骨病灶；E. 表面区域可见增生的软骨和成熟的骨密质。这种病变可被称为“炮塔形外生骨疣”，可能是由先前典型的 BPOP 演变而来

似于低级别纤维肉瘤。

5. 可存在低级别软骨肉瘤灶，并且这些低级别软骨肉瘤成分形成帽状结构经常部分覆盖肿瘤表面。

十一、遗传学

涉及 1q32[通常为 t（1；17）（q32；q21）] 的易位突变是唯一且反复出现的发现。

十二、预后

1. 在接受治疗的患者中，有 50% 患者出现可见复发。

2. 尚未见发生恶性转化的报道。

十三、治疗

1. 切除。

2. 复发后再次切除。

（张迎龙 译 陈秉耀 校）

第65章　指骨纤维骨性假瘤

Liliana G. Olvi，Isabela W. da Cunha，
Eduardo Santini-Araujo，Ricardo K. Kalil

一、定义

指骨纤维骨性假瘤（fibro-osseous pseudotumor of digits，FPD）是一种罕见的发生在手指近节指骨的良性、局灶性、自限性纤维 - 骨化过程。

二、别名

1. 手足管状骨红色反应性骨膜炎。
2. 骨旁筋膜炎。

三、流行病学

1. 女性居多。
2. 青少年或年轻人。

四、发病部位

1. 近节指骨。
2. 掌骨和跖骨区域。

五、临床表现

1. 疼痛。
2. 手和足（少见）局部呈梭形肿胀。

六、影像学特征

（一）X 线特征和 CT 特征

1. 边界不清且钙化的软组织肿块，无骨化性肌炎的分区模式（图 65-1）。

2. 可能在钙化的肿块和骨皮质之间出现透射线。

3. 成熟病变类似于骨化性肌炎，变小并附着在骨皮质上。

（二）MRI 特征

所有序列中呈现骨皮质上的低强度或等强度信号，周围广泛水肿。

（三）骨扫描特征

热区。

七、影像鉴别诊断

骨旁骨肉瘤

1. 附着在下面骨皮质上的致密骨化的、骨皮质旁、圆形或椭圆形的肿块。
2. 手足少见。

八、病理检查

（一）大体特征

1. 直径< 5cm。
2. 石样质地。

（二）组织学特征

1. 病变类似于骨化性肌炎。
2. 缺乏分区现象或分区效应。
3. 在黏液样基质上松散排列着成纤维细胞，伴大量类骨质沉积、其被活跃的成骨细胞和多核巨细胞包绕（图 65-2 ～图 65-4）。

九、病理鉴别诊断

（一）骨外骨肉瘤

1. 在 50 ～ 60 岁的老年人中更常见。
2. 通常是高级别的恶性肿瘤。
3. “花边状”类骨质。

（二）骨旁骨肉瘤

1. 低级别恶性肿瘤。
2. 广泛的骨小梁形成，倾向于平行排列。
3. 纤维基质中存在大量低级别肉瘤的梭形细胞，类似于低级别的纤维肉瘤。
4. 手足少见。

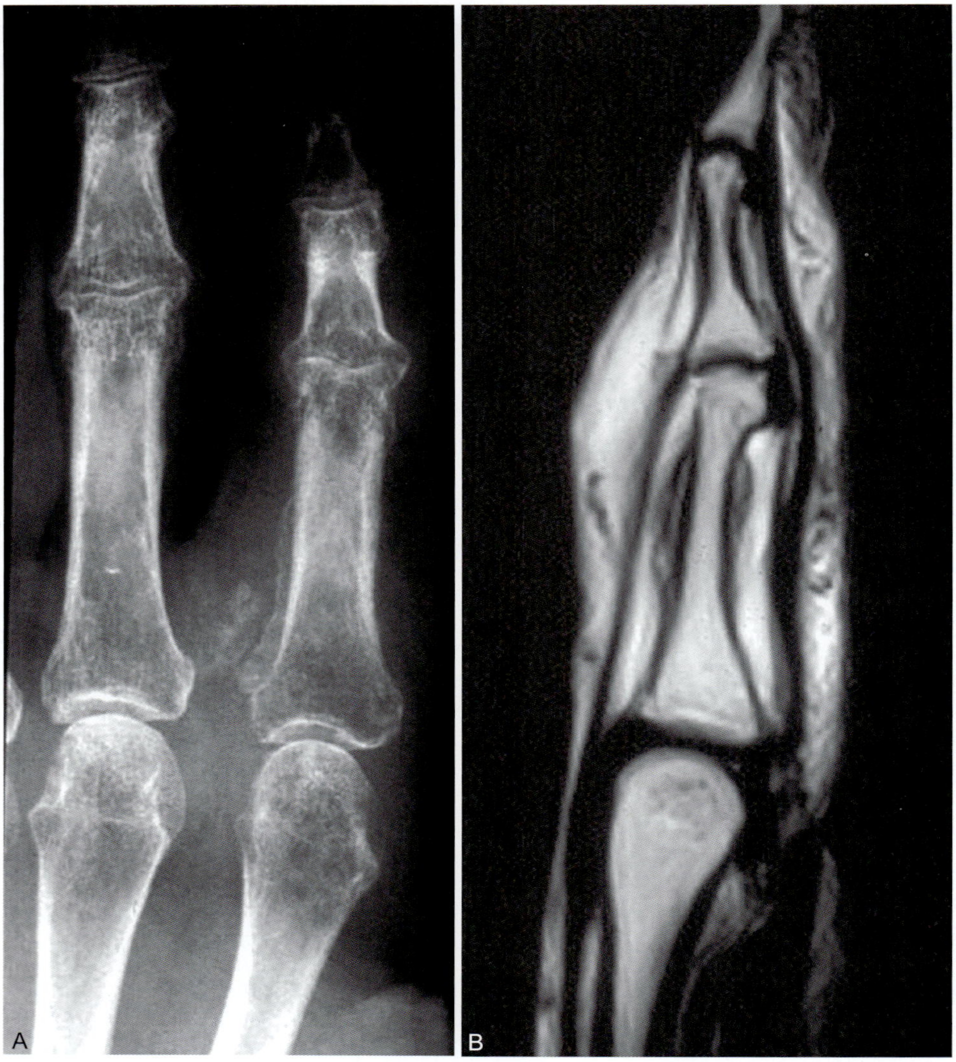

图 65-1 A. 手的近节指骨的 X 线片，显示致密的软组织肿块并伴有骨膜反应；B. 矢状位 MRI 显示指骨软组织肿胀和骨膜反应

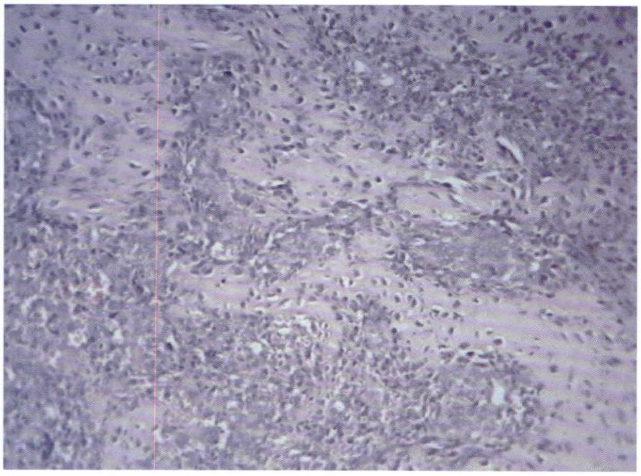

图 65-2 显微镜下显示在编织样类骨状骨小梁边缘可见活跃的成骨细胞。骨髓基质细胞丰富，有些细胞具有一定的异型性

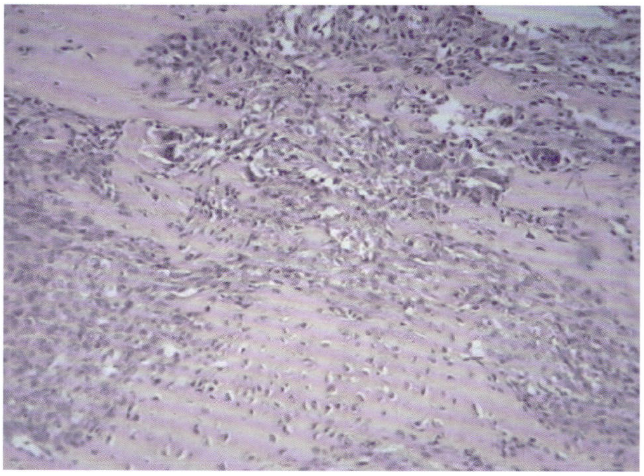

图 65-3 显微镜下显示与先前图像相似的组织学表现，并存在破骨细胞样多核巨细胞

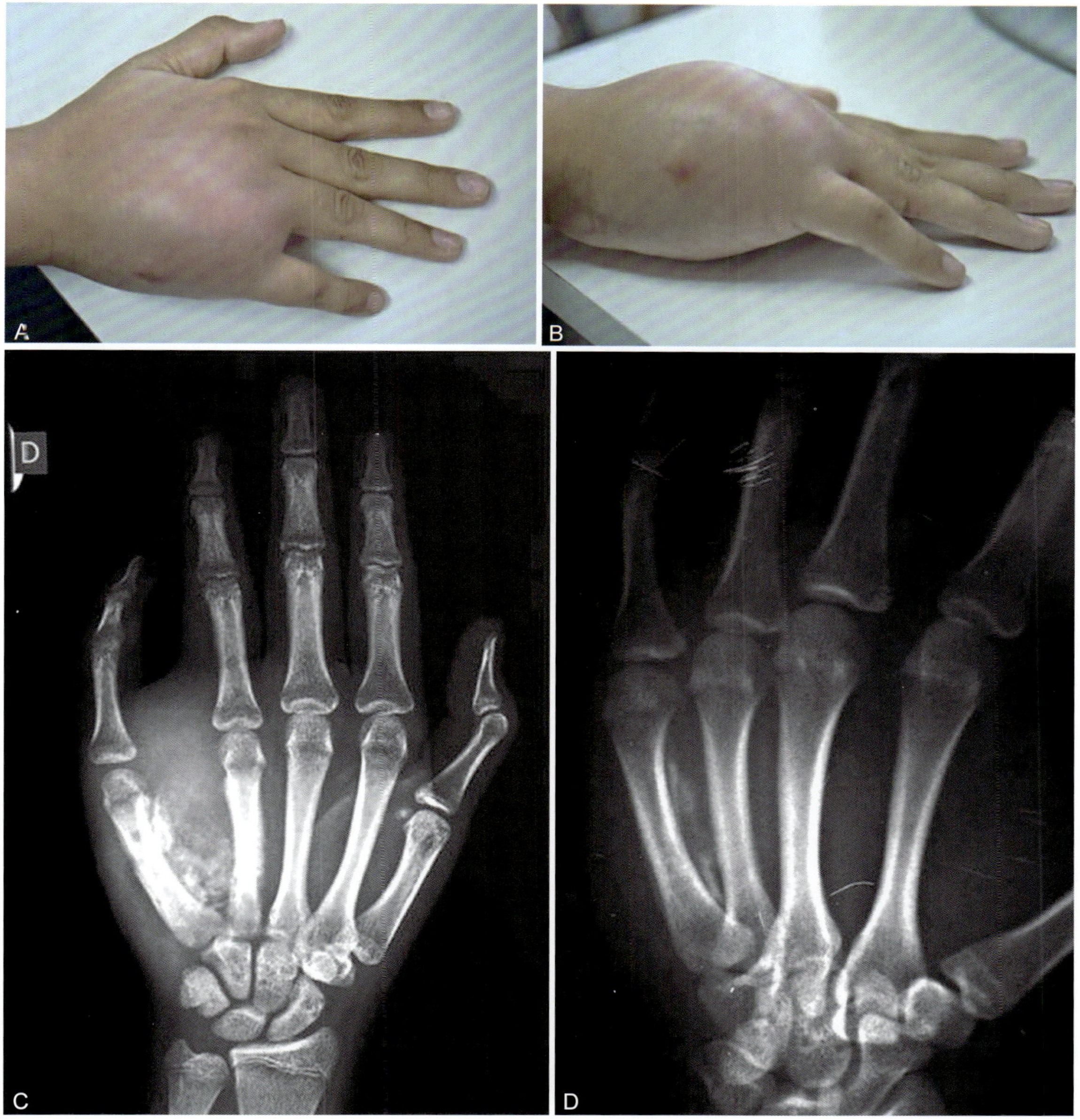

图 65-4　A 和 B. 小鱼际肿胀伴皮肤发红。可见为了明确诊断行穿刺活检导致的小点状瘢痕。C. 前后位 X 线片显示在靠近第 5 掌骨骨膜表面的软组织中可见有钙化的肿块。D. 6 个月后病变的演变

十、预后

1. FDP 预后良好。

2. 在病程早期治疗的病例中可能会观察到复发。

十一、治疗

1. 治疗取决于病变的发展阶段。

2. 切除成熟病变可以治愈。

（张迎龙　译　陈秉耀　校）

第66章　甲下外生骨疣

Liliana G. Olvi，Maria L. Gonzalez，Isabela W. da Cunha，
Eduardo Santini-Araujo，Ricardo K. Kalil

一、定义

在甲下或甲周部位的骨软骨瘤样良性病变。

二、病因

1. 1/3 的患者在该部位有外伤或感染史。

2. 在某些病例中发现 t（X；6）染色体异常，提示是一种肿瘤性而不是反应性的病变。

三、流行病学

1. 在女性中更常见。

2. 近 70%的患者 10 ～ 30 岁发病，但受影响的年龄范围会更广泛一些。

四、发病部位

近 70%的病例位于踇趾远端趾骨的甲床。

五、临床表现

1. 指（趾）甲下方的疼痛性病变。

2. 局部肿胀会抬高指（趾）甲。

3. 可能会合并溃疡和感染。

六、影像学特征

X 线特征

1. 在早期阶段，病变表现为软组织密度，没有附着在下面的骨皮质上，直径通常为 1cm。

2. 成熟的病变具有钙化和骨小梁状结构，并附着于趾（指）骨的骨皮质，趾（指）骨骨髓腔和病变之间不连续（图 66-1 ～图 66-3）。

3. 没有发现趾（指）骨的骨质破坏。

七、影像鉴别诊断

（一）骨软骨瘤

肿瘤下骨皮质通常是不连续的，干骺端骨松质与肿瘤骨松质连续。

（二）骨化性肌炎：成熟病变

1. 最常附着于骨干区的骨皮质。

2. 病变边缘钙化更明显，中心区更具透射性（分区效应）。

3. 缺乏与其下骨皮质的广泛附着基底。

八、病理检查

（一）大体特征

1. 被边界清楚的光滑软骨帽包绕的骨块。

2. 在溃疡病灶中，可见纤维肉芽组织。

（二）组织学特征

1. 在早期阶段，是一种软骨样化生状态的混合物，可见编织骨和梭形细胞增生。

2. 软骨帽细胞丰富，可见异型的软骨细胞（图 66-4）。

3. 骨小梁与松散的血管和梭形细胞增生混合在一起（图 66-5）。

4. 缺乏间变和向成熟骨的演进反映了该病是一种良性肿瘤。

九、病理鉴别诊断

（一）骨化性肌炎：成熟病变

1. 更富细胞性的病变。

2. 由编织骨和平行板层骨组成的更有序的壳状结构。

3. 病变与周围的肌肉被黏液状纤维组织区域隔开。

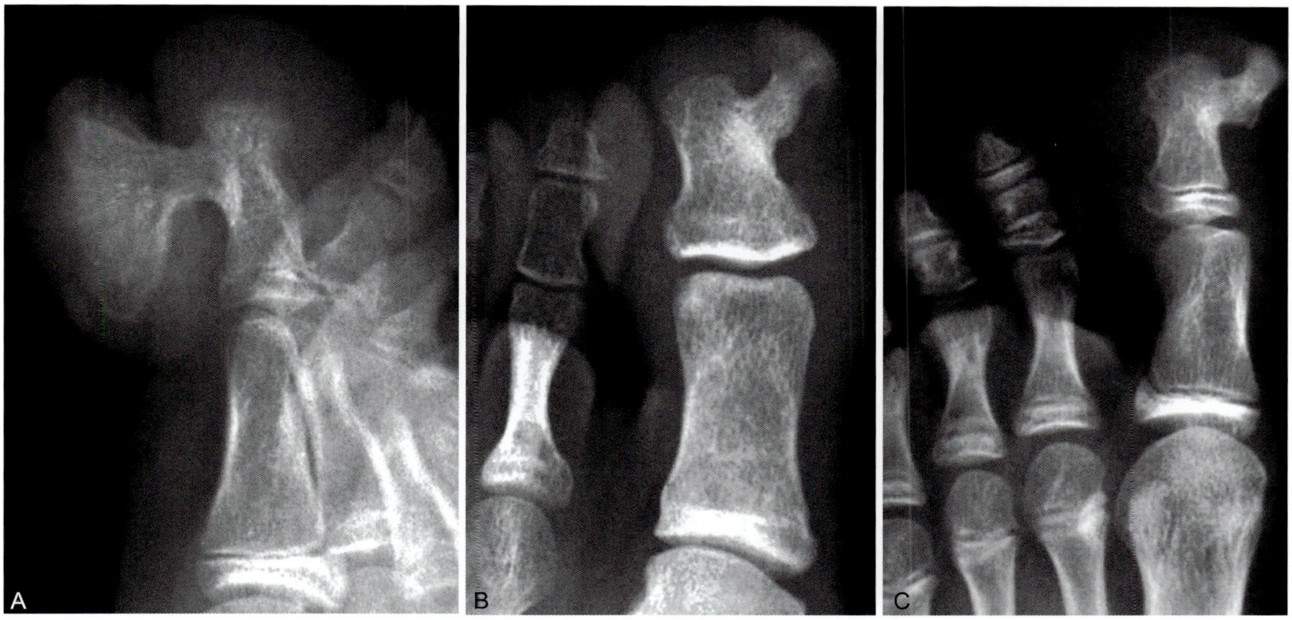

图 66-1 在 3 位不同患者的 X 线片中，均可见位于蹞趾远节趾骨的甲下外生骨疣

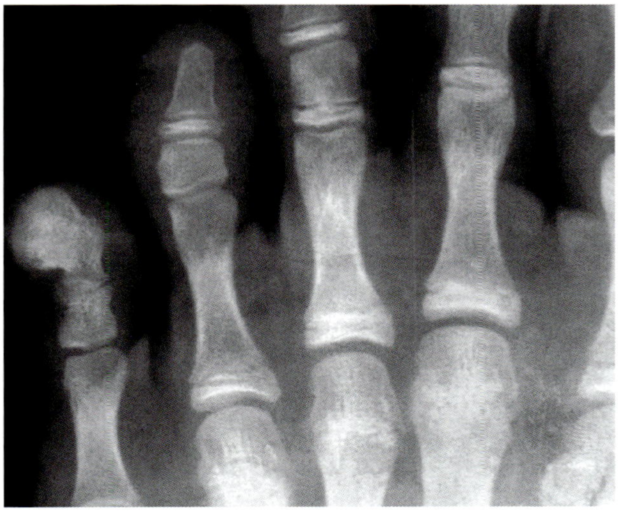

图 66-2 X 线片显示第 5 趾远节趾骨的甲下外生骨疣

4. 周围肌肉显示萎缩性改变和炎性浸润。

5. 存在“分区现象”或“分区效应”是诊断骨化性肌炎的线索和标志。

（二）无柄型骨软骨瘤

1. 表面可见软骨帽，无异型性。

2. 软骨帽的外观与正常软骨相似。

3. 存在软骨内骨化。

4. 软骨内骨化的骨小梁在其骨小梁基质中可见钙化的软骨。

5. 肿瘤下的骨皮质通常是不连续的，干骺端的骨松质与肿瘤的骨松质相连续，其中包含活跃的红骨髓或黄骨髓。

6. 甲下外生骨疣呈现梭形细胞增生，而骨软骨瘤却未见。

（三）甲下成骨黑色素瘤

1. 一种具有骨化和软骨化生特征的黑色素瘤。

2. 其下皮肤中黑色素瘤的存在是鉴别诊断的线索。

（四）软骨肉瘤

软骨帽中软骨细胞的中度非典型性可能导致软骨肉瘤的诊断，但没有临床和影像学的相关性。

十、遗传学

已经报道涉及 X 染色体和 6 号染色体长臂发生平衡易位 [t（X；6）] 的病例。

十一、预后

1. 预后良好。

2. 很少复发。

3. 尚未见恶性转化的报道。

十二、治疗

1. 切除。

2. 复发后再次切除。

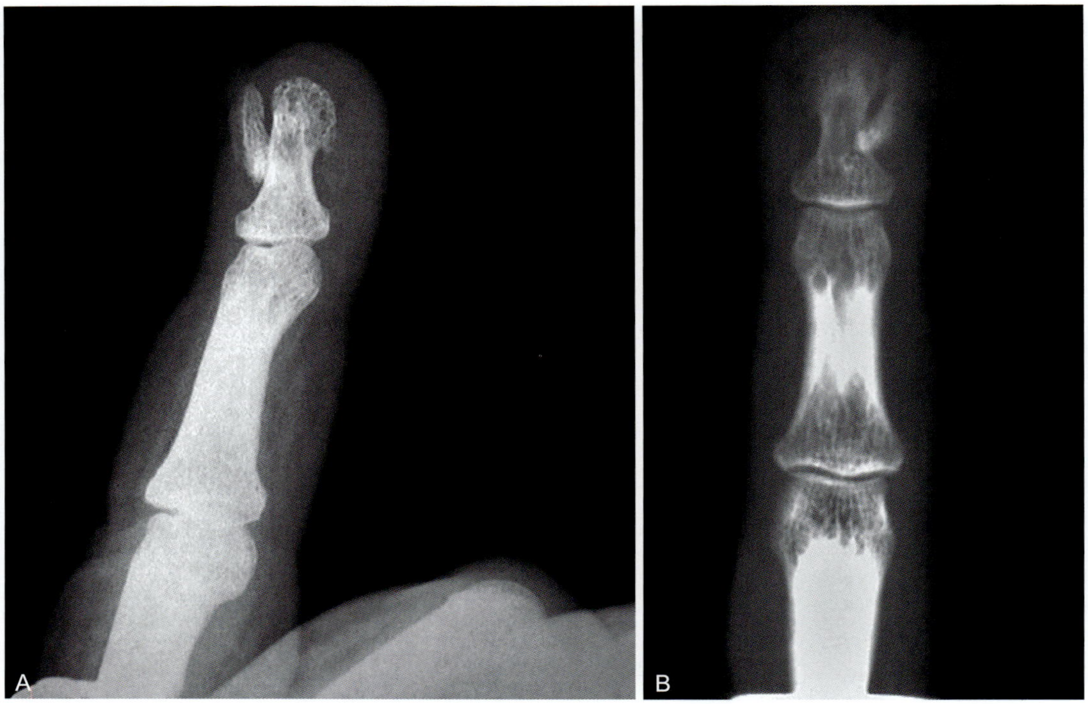

图 66-3 第 2 指骨远节指骨的前后位和侧位 X 线片

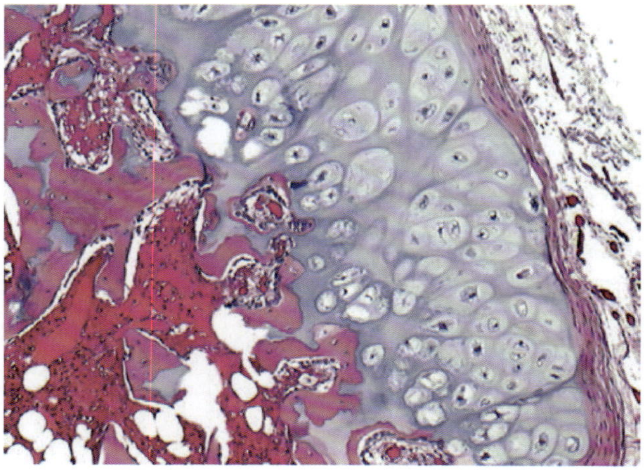

图 66-4 中倍显微镜观：软骨帽和其下的骨

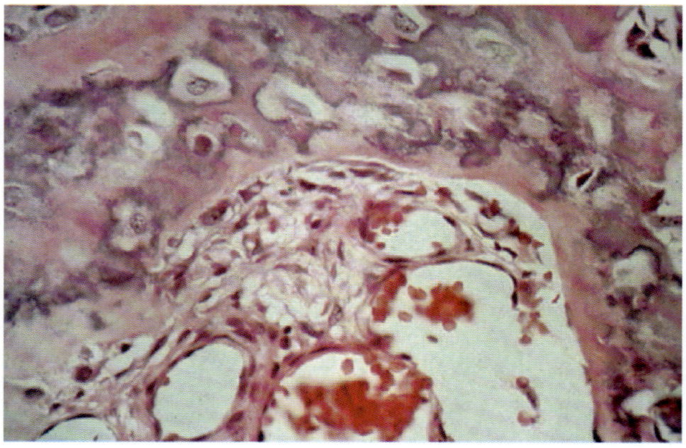

图 66-5 高倍显微镜观：软骨内骨化中可见残留的软骨，反应性编织骨骨小梁被成骨细胞包绕，骨小梁间充斥着血管结缔组织

（张迎龙 译 陈秉耀 校）

第67章 应力骨折

Liliana G. Olvi，Maria L. Gonzalez，Isabela W. da Cunha，
Eduardo Santini-Araujo，Ricardo K. Kalil

一、定义

当骨骼的弹性阻力不足以支撑正常活动的压力时发生的骨折。

二、别名

1. 不全骨折。
2. 疲劳骨折。

三、病因

1. 与反复的应力有关，例如，新兵行军、跳舞、慢跑、远足、体育活动或其他剧烈的训练。

2. 骨质疏松、骨软化症和骨密度增加的疾病会增加骨折的风险。

四、流行病学

在年轻男性中更常见。

五、发病部位

1. 胫骨干。
2. 跖骨。
3. 骶骨翼。
4. 耻骨支。

六、临床表现

1. 无相关外伤史。
2. 持续性疼痛。

七、影像学特征

（一）X 线特征（图 67-1 ～图 67-5）

1. X 线片中很少出现骨折线。
2. 在早期阶段，X 线片通常是阴性的。
3. 横形骨折：在张力侧。
4. 斜行骨折：在受压侧（更大的损伤）。
5. 随后，髓内水平硬化带修复了透亮线。
6. 弥漫性的骨膜反应覆盖了硬化区域。
7. 在骨盆：在骶骨翼可见线性硬化。

（二）CT 特征

1. CT 扫描可见到 X 线片未显示的骨折（图 67-3B）。
2. 骨膜反应。
3. 髓腔硬化。

（三）MRI 特征

1. 高强度信号，提示弥漫性骨髓水肿。
2. 骨折线。
3. 相邻软组织水肿。

（四）骨扫描特征

病变呈放射性浓聚（图 67-4B）。

八、影像鉴别诊断

没有明显的外伤史，常导致临床医师、骨科医师、影像医师和（或）病理学家过度诊断应力骨折为肿瘤。

（一）骨肉瘤

1. 两种病变在年轻人中都很常见。
2. 骨肉瘤通常出现在干骺端。

（二）圆形细胞恶性肿瘤（尤因肉瘤）

弥漫性骨膜反应类似于圆形细胞肿瘤的髓内浸润过程。

（三）转移癌

在耻骨部位更频繁。

九、病理检查

（一）大体特征

骨皮质碎片。

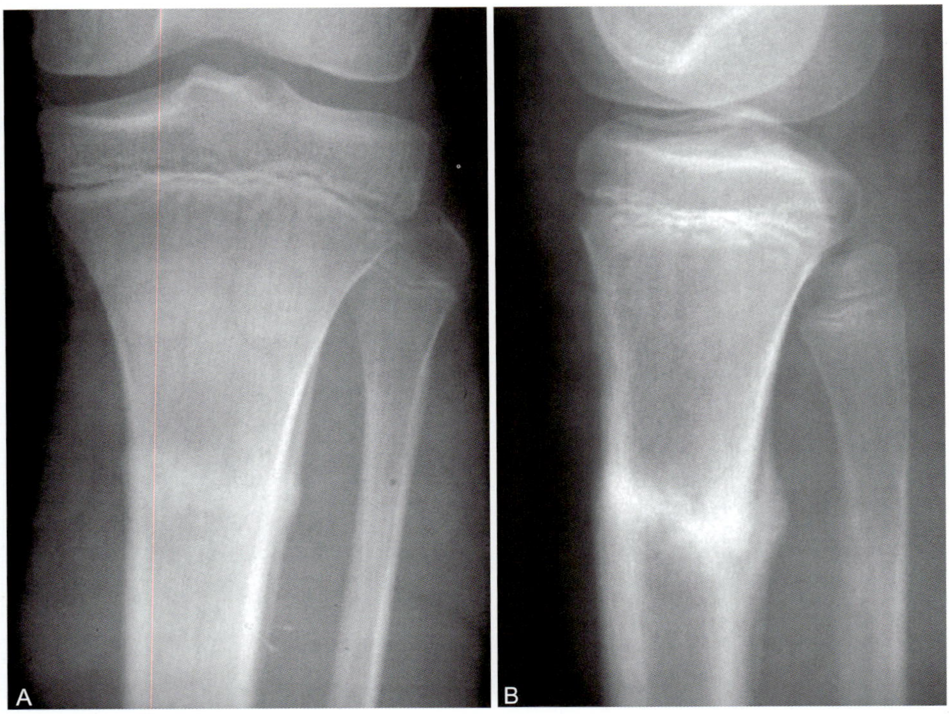

图 67-1 应力骨折最常见的位置之一——胫骨近端。前后位（A）和侧位（B）X 线片可见在干骺端有一条新骨形成的骨折线。还可以看到骨膜反应

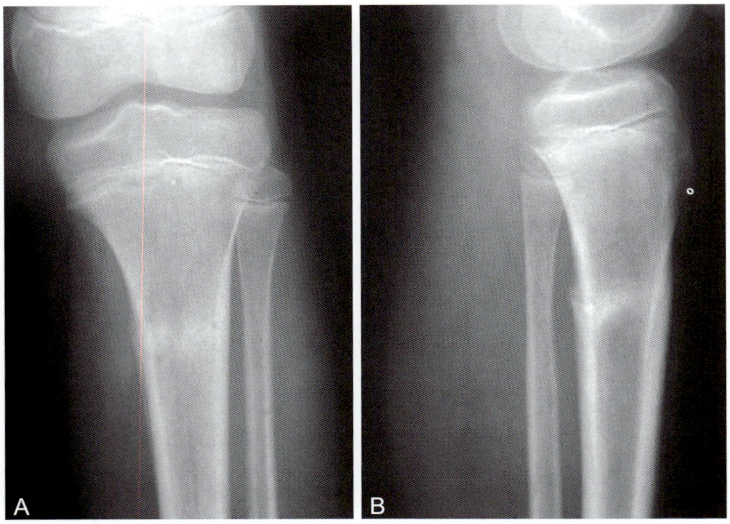

图 67-2 另一位患者的应力骨折 X 线片。骨折线清晰可见，骨膜反应较小

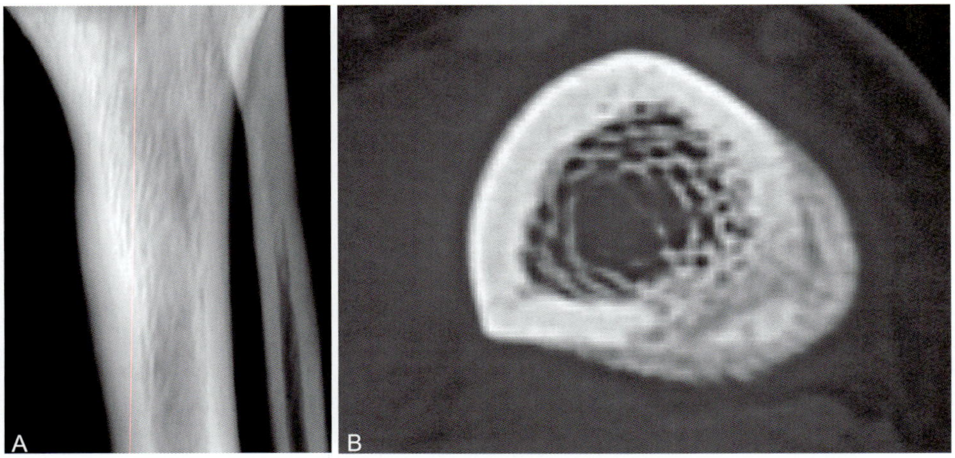

图 67-3 胫骨上段的应力骨折。A. X 线片显示致密的骨痂；B. CT 平扫显示骨膜反应和骨皮质密度的变化

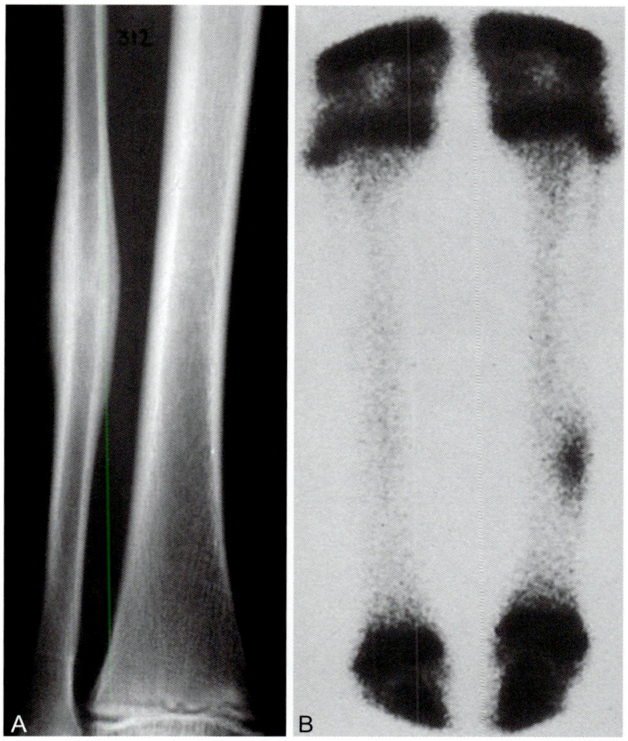

图 67-4 腓骨中段的应力骨折。A. 标准 X 线片；B. 锝扫描显示腓骨骨干有强烈的摄取

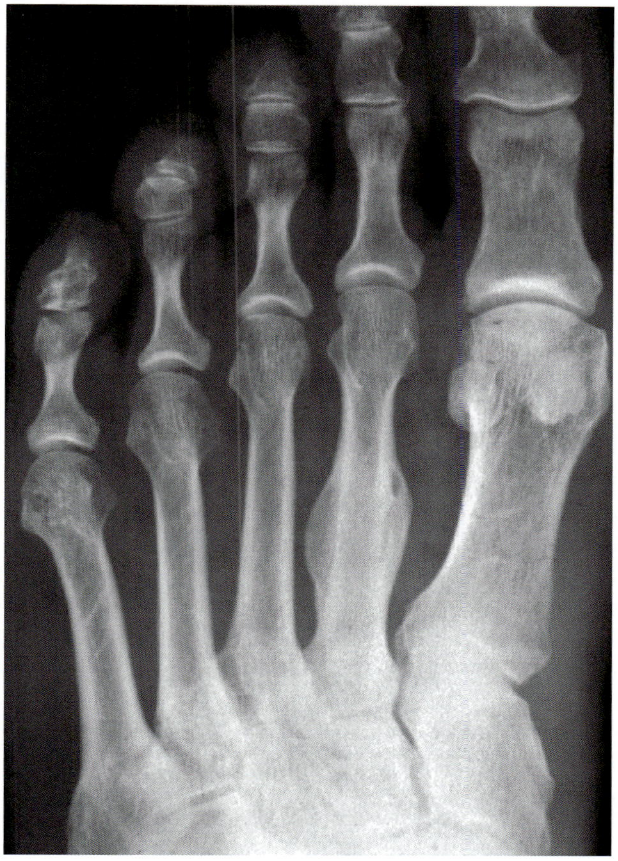

图 67-5 第 2 跖骨干应力骨折的 X 线片

（二）组织学特征（图 67-6 和图 67-7）

1. 骨膜和骨内膜活跃的新骨形成。

2. 坏死的板层骨。

3. 骨小梁间骨髓区域的骨样和钙化编织骨，组织学上类似于未成熟的骨痂。

十、病理鉴别诊断

骨肉瘤

1. 应力骨折和骨肉瘤之间的差异是骨病理学中风险最高的鉴别诊断之一。

2. 应力骨折

（1）骨膜反应。

（2）编织骨小梁渗透入骨髓腔。

（3）无细胞异型性。

3. 骨肉瘤

（1）骨髓腔中的非典型成骨细胞。

（2）肿瘤性骨小梁内衬新生的成骨细胞。

（3）核深染、细胞异型性、活跃的有丝分裂活动。

十一、预后

预后良好。

十二、治疗

1. 支持治疗。

2. 针对骨质疏松相关骨折的特殊病因治疗。

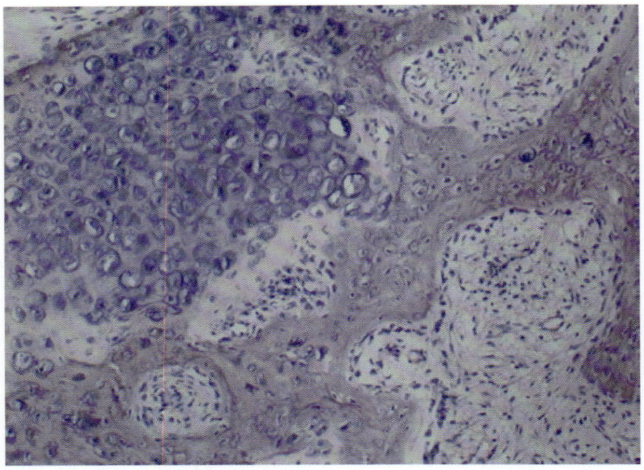

图 67-6 应力骨折的显微镜照片。骨痂中可见纤维组织、软骨和未成熟的骨

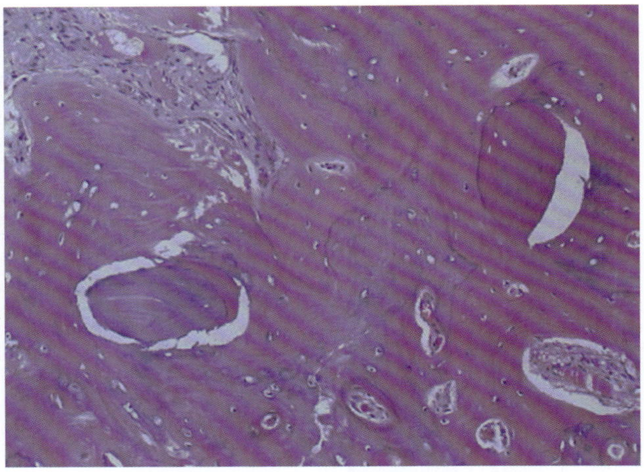

图 67-7 显微镜照片显示反应性的编织骨与坏死骨不同

（张迎龙 译 陈秉耀 校）

第68章 骨 梗 死

Liliana G. Olvi，Isabela W. da Cunha，
Eduardo Santini-Araujo，Ricardo K. Kalil

一、定义

骨梗死是一种局部的骨坏死——骨组织中的细胞（骨细胞、红骨髓和黄骨髓）死亡——与局部血管缺血相关。

二、别名

1. 缺血性坏死。
2. 无菌性坏死。

三、病因

1. 通常是特发性的。
2. 可能与创伤有关。
3. 非创伤性缺血性坏死。
（1）皮质类固醇治疗。
（2）酗酒。
（3）减压病（沉箱病、弯曲）。
（4）镰状细胞病。
（5）凝血病。
（6）辐射损伤、放射治疗。
（7）自身免疫性疾病（如风湿性疾病、动脉炎、系统性红斑狼疮等）。
（8）戈谢病。
（9）胰腺炎。
（10）痛风。

四、发病部位

1. 股骨头是最常见的发病部位。
2. 肱骨头是第二常见的发病部位。
3. 累及长骨的干骺端。

五、临床表现

1. 股骨头位置疼痛。
2. 在其他部位无症状或轻微疼痛。
3. 症状取决于产生骨梗死的原发疾病。
4. 大多数病例无症状，通过影像学检查发现。

六、影像学特征

（一）X 线特征和 CT 特征（图 68-1～图 68-8）

1. 在早期阶段，X 线检查呈阴性。
2. 随后，骨髓腔内可见透亮区，溶骨与硬化混合、不均匀分布。
3. 边界清楚的外周放射性密度增加（硬化），波浪形的边缘。

（二）MRI 特征（图 68-1～图 68-7）

早期阶段
（1）骨髓水肿。
（2）不规则的波浪形的边缘。

（三）骨扫描特征

病灶呈热区。

七、影像鉴别诊断

（一）软骨样肿瘤

1. 在软骨样肿瘤中，钙化散布在整个病变处。
2. 在骨梗死中，沿病变边缘可见钙化。

（二）肉瘤样改变

骨梗死继发动脉瘤样骨囊肿（ABC）可类似肉瘤的表现。

（三）骨内脂肪瘤

带有脂肪抑制图像的 MRI 有助于诊断。

八、病理检查

（一）大体特征

1. 早期阶段　骨坏死区呈黄色乳状，周围充

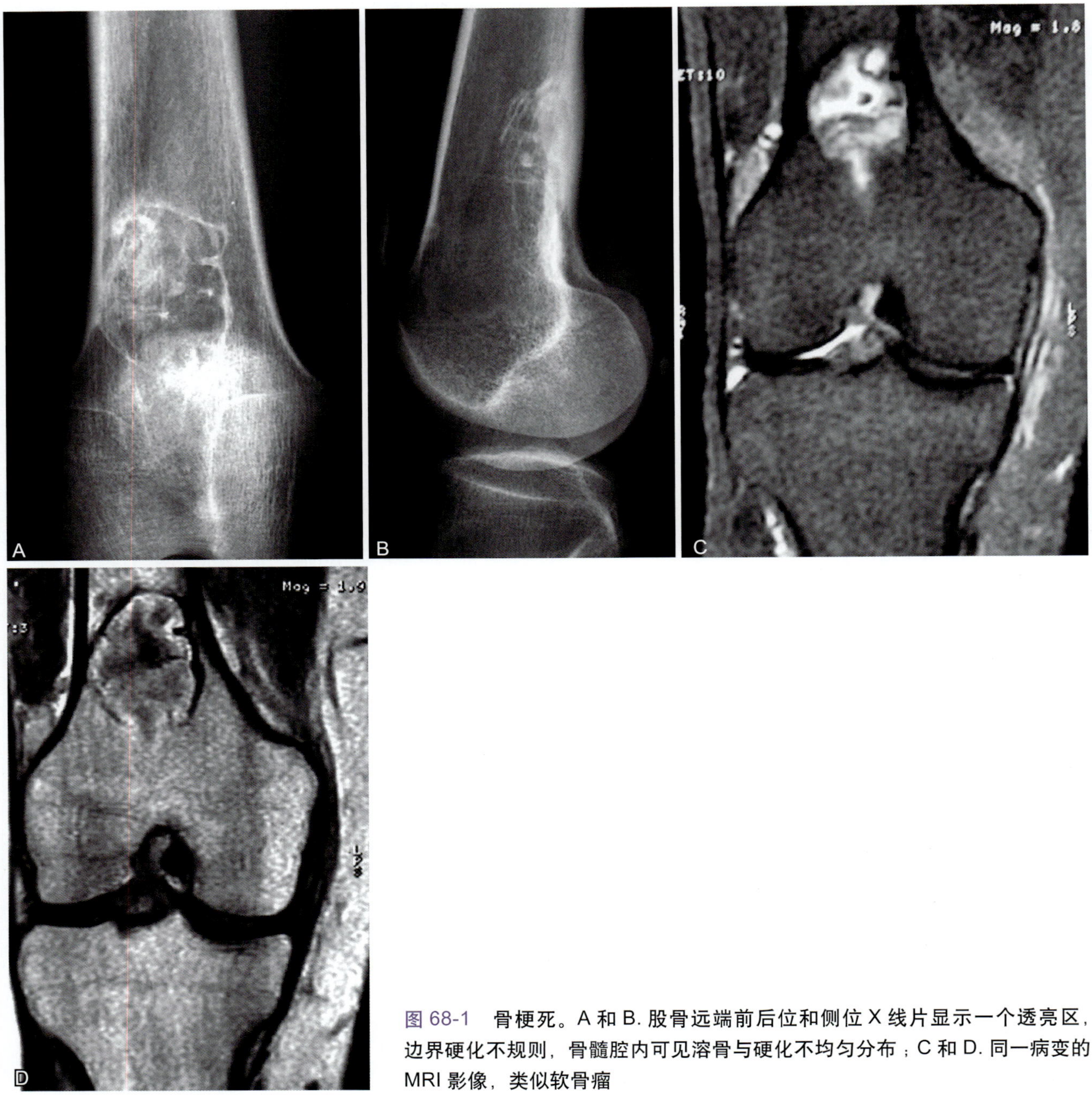

图 68-1 骨梗死。A 和 B. 股骨远端前后位和侧位 X 线片显示一个透亮区，边界硬化不规则，骨髓腔内可见溶骨与硬化不均匀分布；C 和 D. 同一病变的 MRI 影像，类似软骨瘤

血，将坏死组织与周围的活组织分离开。

2. 愈合阶段

（1）中央透光区被波浪状的钙化包围。

（2）骨髓区域纤维化。

（二）组织学特征（图 68-9 ～图 68-12）

1. 早期阶段

（1）黄骨髓、红骨髓和毛细血管内皮细胞坏死。

（2）坏死骨小梁显示骨细胞固缩，随后出现空的骨细胞陷窝。

2. 愈合阶段

（1）肉芽组织在坏死区域周围生长到坏死骨中。

（2）周围骨髓充血，坏死骨和活骨交界处坏死骨小梁的破骨细胞进行骨吸收。

（3）由于缺乏血液供应，坏死区域缺少破骨细胞。

（4）新骨由成骨细胞在病变周围坏死、未吸收的骨小梁上形成（“爬行替代”），这一点很容易被分割中心坏死骨基质和活性表面骨的阻滞型沉

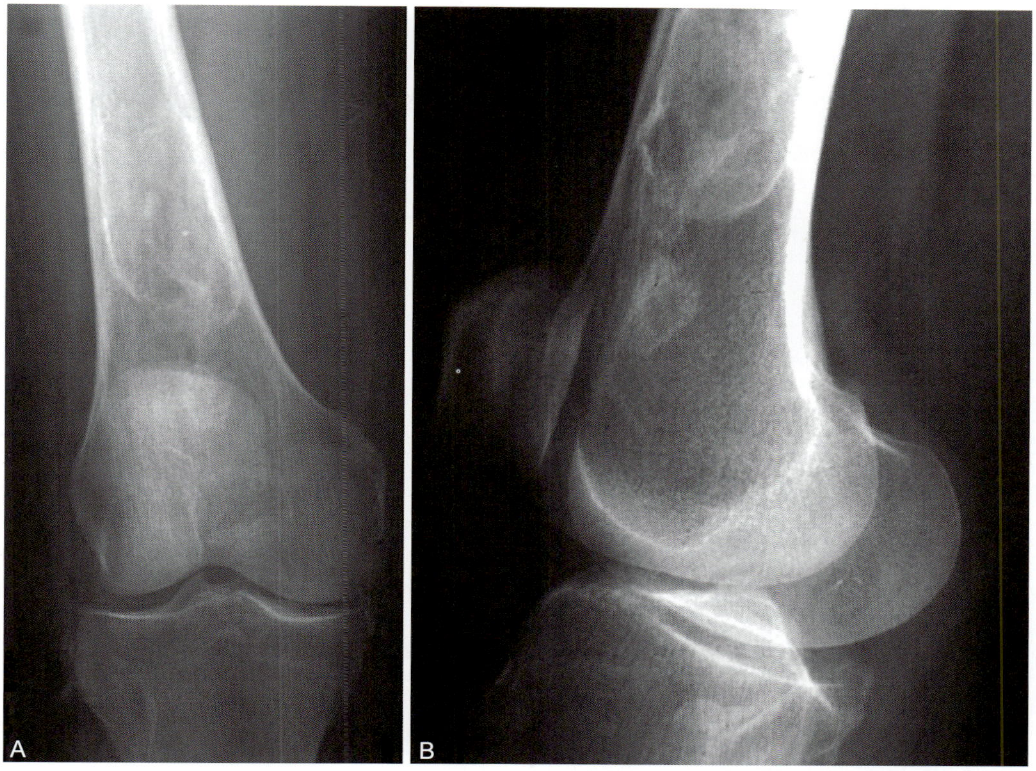

图 68-2 陈旧性多灶性髓内骨梗死的前后位和侧位 X 线片，显示一个边界清晰、放射密度致密的病变

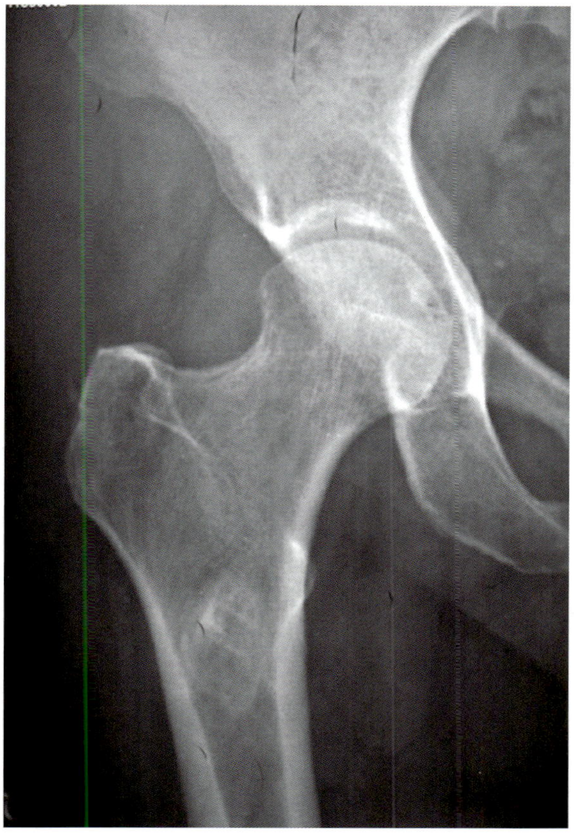

图 68-3 骨梗死。股骨近端干骺端的 X 线片，发现边界清楚的硬化性病变伴周围放射线密度增加

积线存在所证实。这一过程导致骨松质密度增加和影像中的放射性密度增加。

（5）新鲜的未成熟新生骨形成（如骨折骨内骨痂）。

（6）无定形钙化是由于坏死脂肪细胞破裂释放的脂肪的皂化和纤维化骨髓腔中钙皂的形成引起。这也有助于增加 X 线片中的放射性密度。

九、病理鉴别诊断

在所有这些鉴别诊断中，结合临床和影像学检查结果是必不可少的。

（一）过度脱钙

1. 骨梗死有空的骨细胞陷窝。

2. 过度脱钙的组织没有骨脂性骨髓的坏死和钙化。

（二）骨内脂肪瘤

骨内脂肪瘤可出现与骨梗死类似的钙化。

（三）动脉瘤性骨囊肿（ABC）

骨梗死可继发 ABC。

十、预后

1. 预后良好。

2. 偶尔，在骨梗死基础上可发生肉瘤（图 68-13 ～图 68-15）。

3. 在长骨干骺端梗死中，根据是否出现疼痛或溶骨增加，考虑或否定肉瘤变的诊断。

十一、治疗

1. 在股骨头，治疗选择全髋关节置换术。
2. 在其他部位不需要治疗。

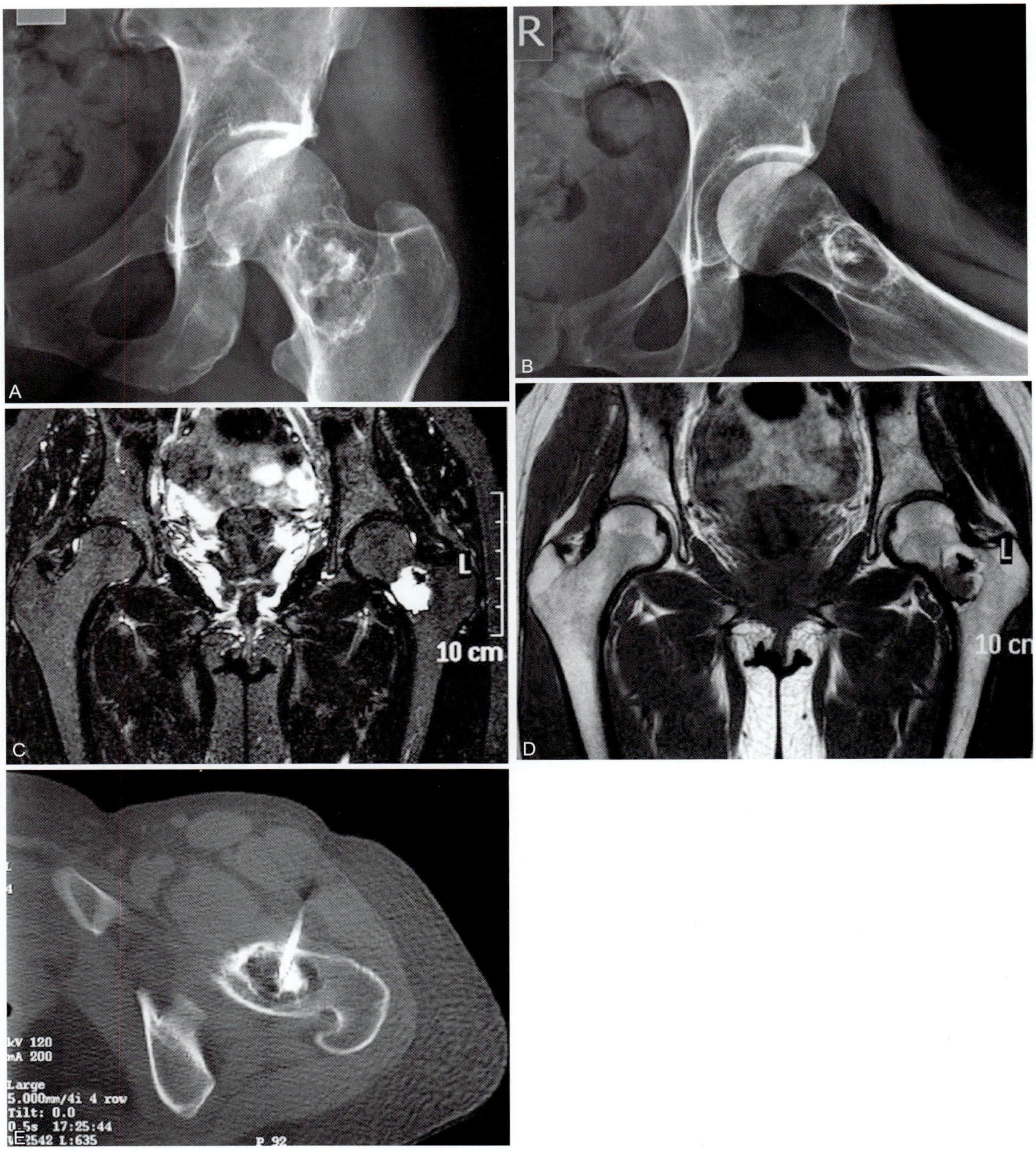

图 68-4　股骨颈骨梗死。A 和 B. X 线片显示一个界线分明的溶骨性病变，由于骨髓坏死，中心有斑点状钙化；C 和 D. 在脂肪抑制的 MRI 上表现为高信号，在 T_1 加权像上表现为低信号，呈“双边征”；E. CT 引导的穿刺活检

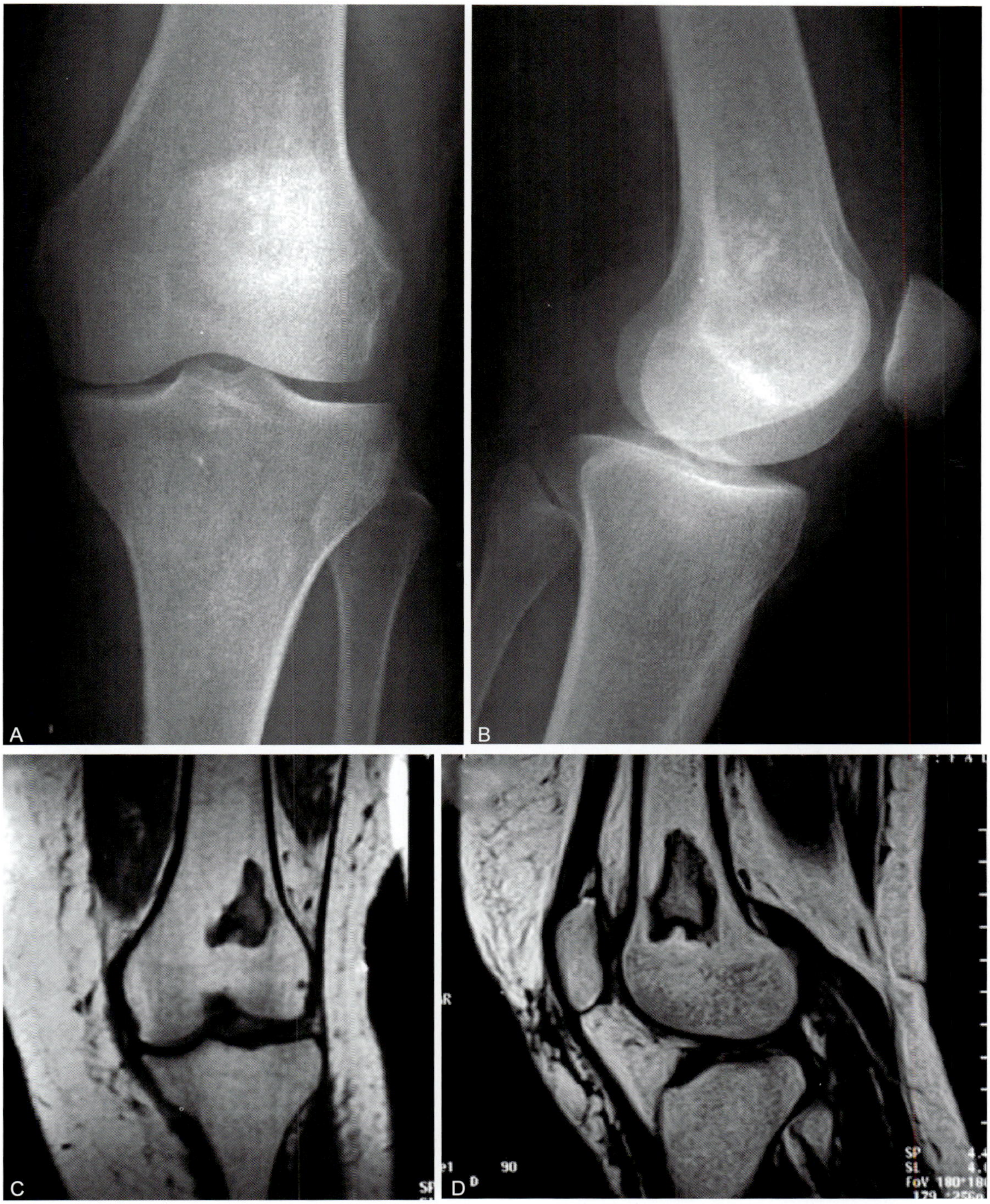

图 68-5 股骨下端骨梗死。A 和 B. 在普通 X 线检查中，早期病变可能不明显，可以发现细微的斑点状钙化；C 和 D. 冠状位和矢状位 T_1 加权 MRI 显示边界清晰的区域，同时具有波浪形的边缘

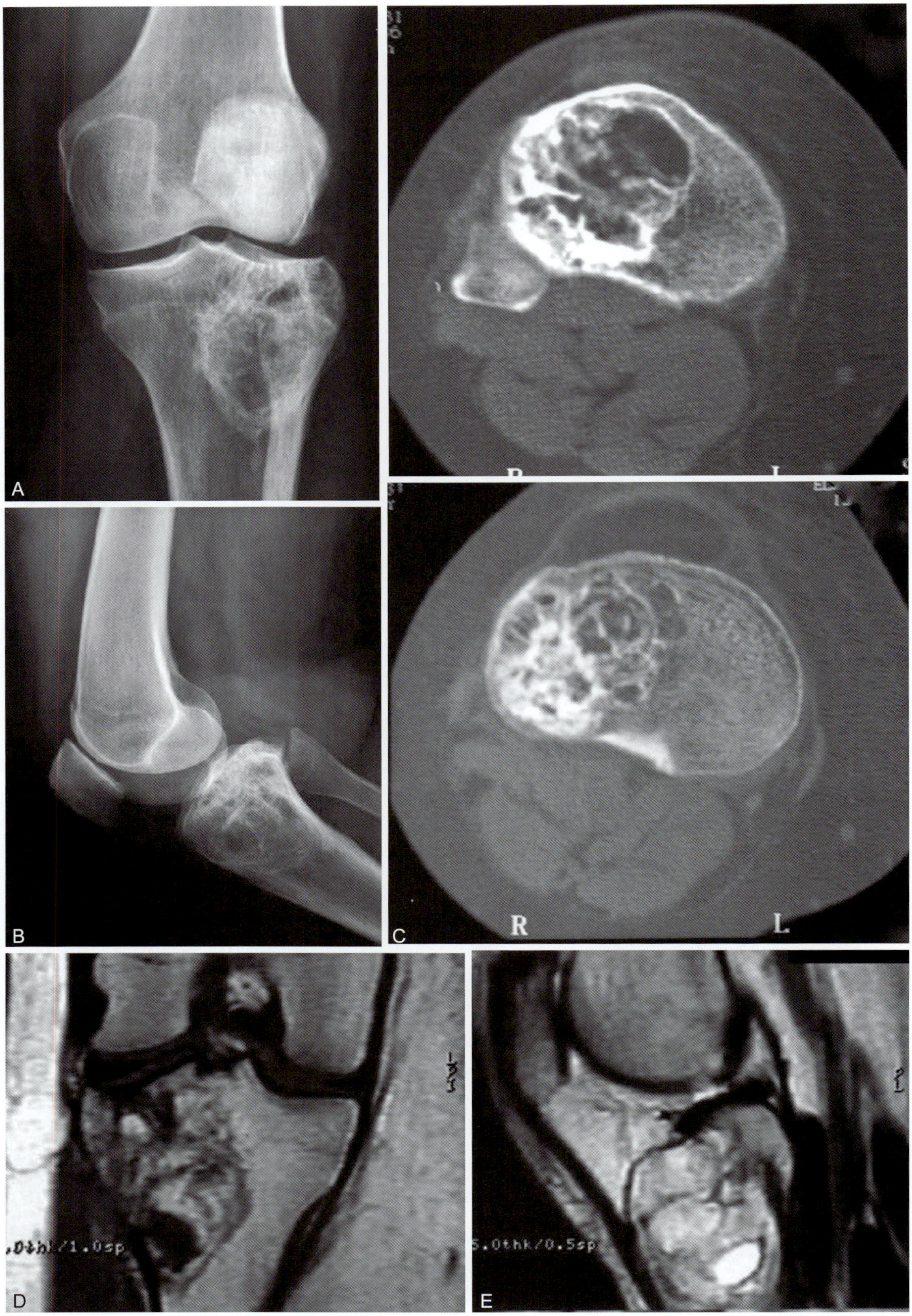

图 68-6 骨梗死。A 和 B. 胫骨近端边界清楚的不均质病变；C. CT 扫描显示骨小梁硬化和继发性囊性改变；D 和 E. 冠状位 T_1 加权 MRI 在囊性区域呈低信号，矢状位 T_2 加权 MRI 在相同区域呈高信号

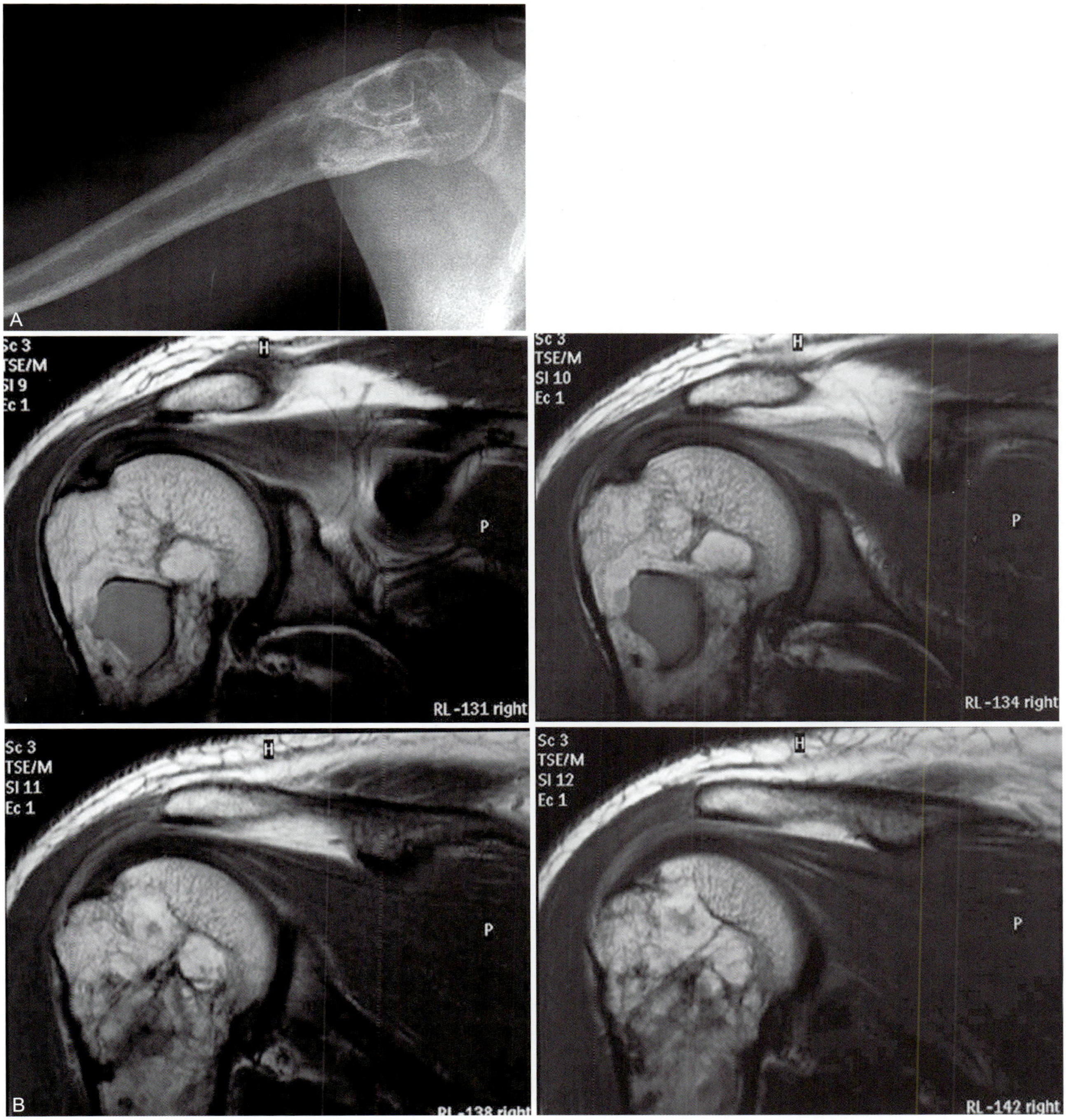

图 68-7 骨梗死。A. X 线片显示肱骨近端有不规则的髓质硬化；B. MRI 显示较大的不均质病变，继发囊性变

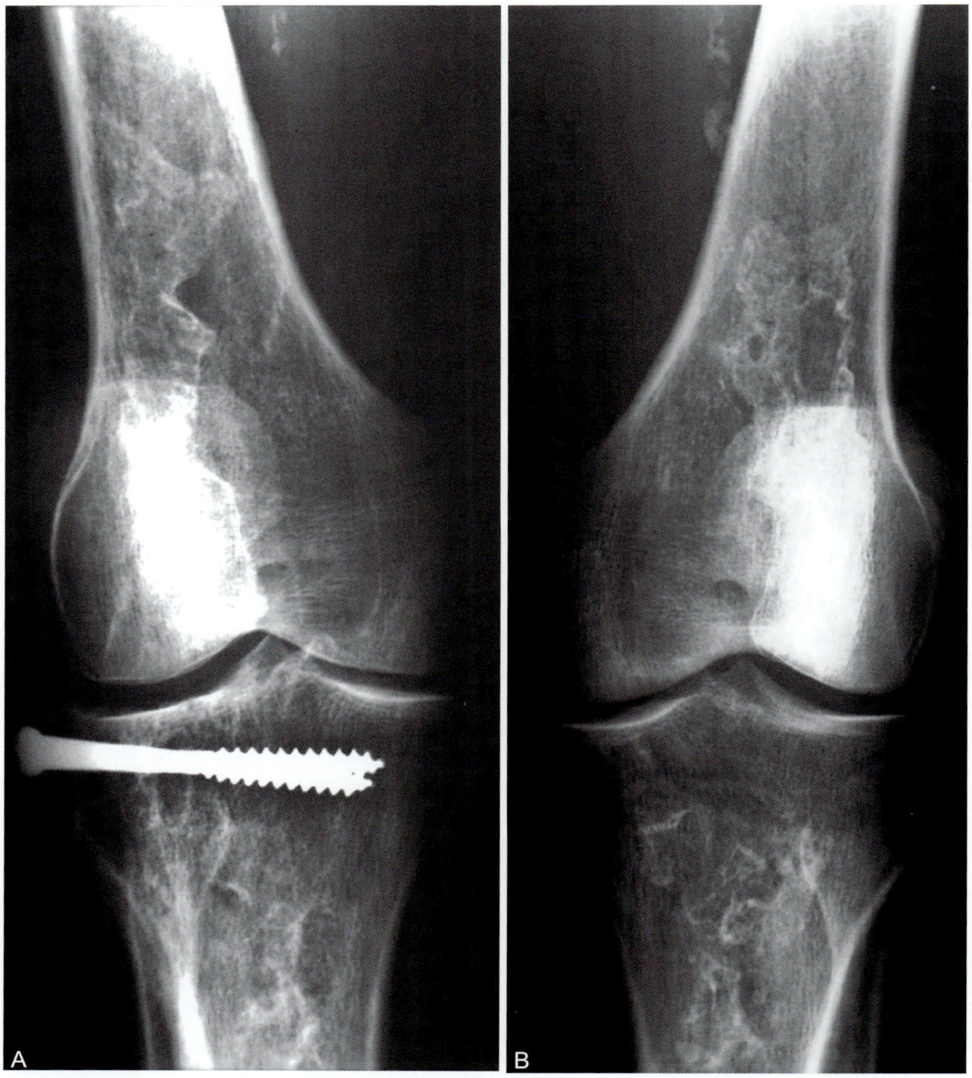

图 68-8 X 线片显示双侧对称分布的多灶性骨梗死，典型的坏死脂肪钙化形成“烟缕状”的影像学表现。病变无症状。由于韧带损伤，行 X 线检查才发现

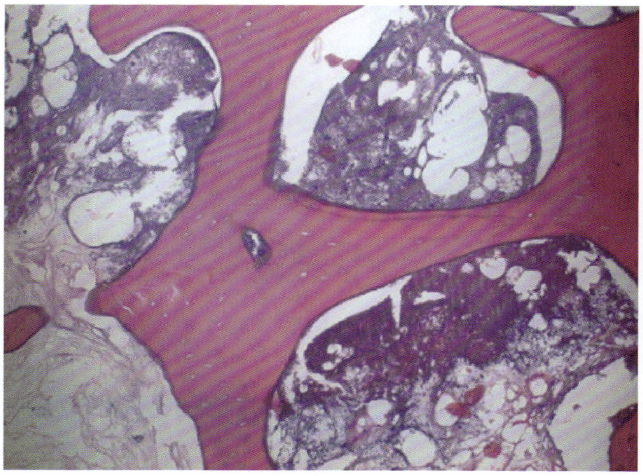

图 68-9 显微镜照片可见坏死的骨小梁。注意骨陷窝中缺少骨细胞。由于坏死脂肪细胞破裂释放的脂肪皂化作用，骨髓间隙可见无定形的钙化

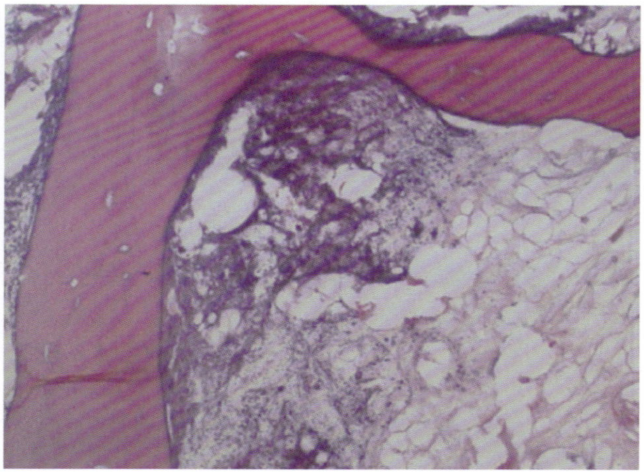

图 68-10 高倍显微镜放大显示骨髓腔中钙皂形成

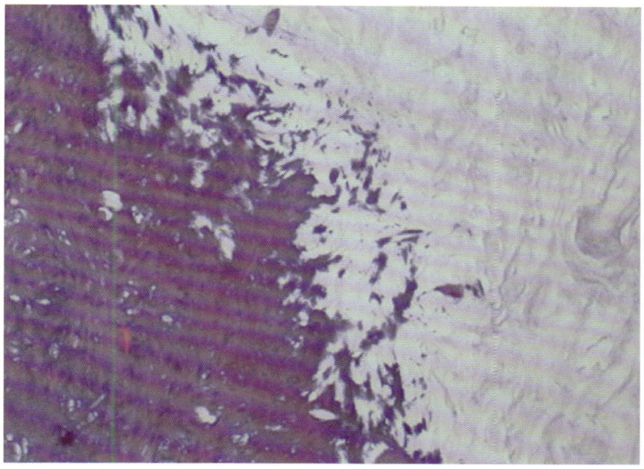

图 68-11 高倍显微镜下显示纤维化的骨髓腔中钙皂的形成，这导致 X 线片中的放射性密度增加

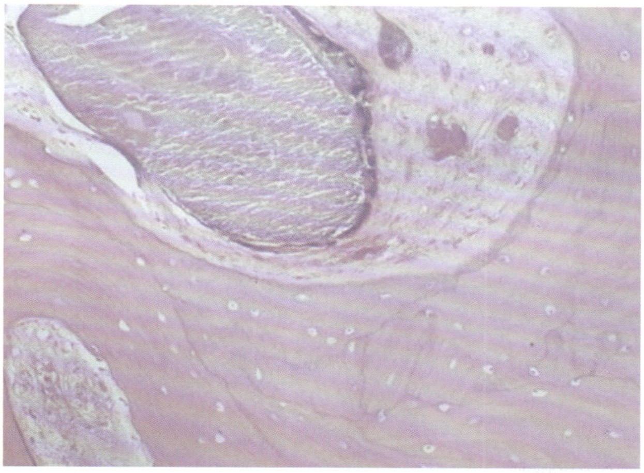

图 68-12 骨梗死的显微镜下特征，包括空陷窝和脂性骨髓的坏死，被无定形、无细胞的碎片填充。注意重塑线条的增加

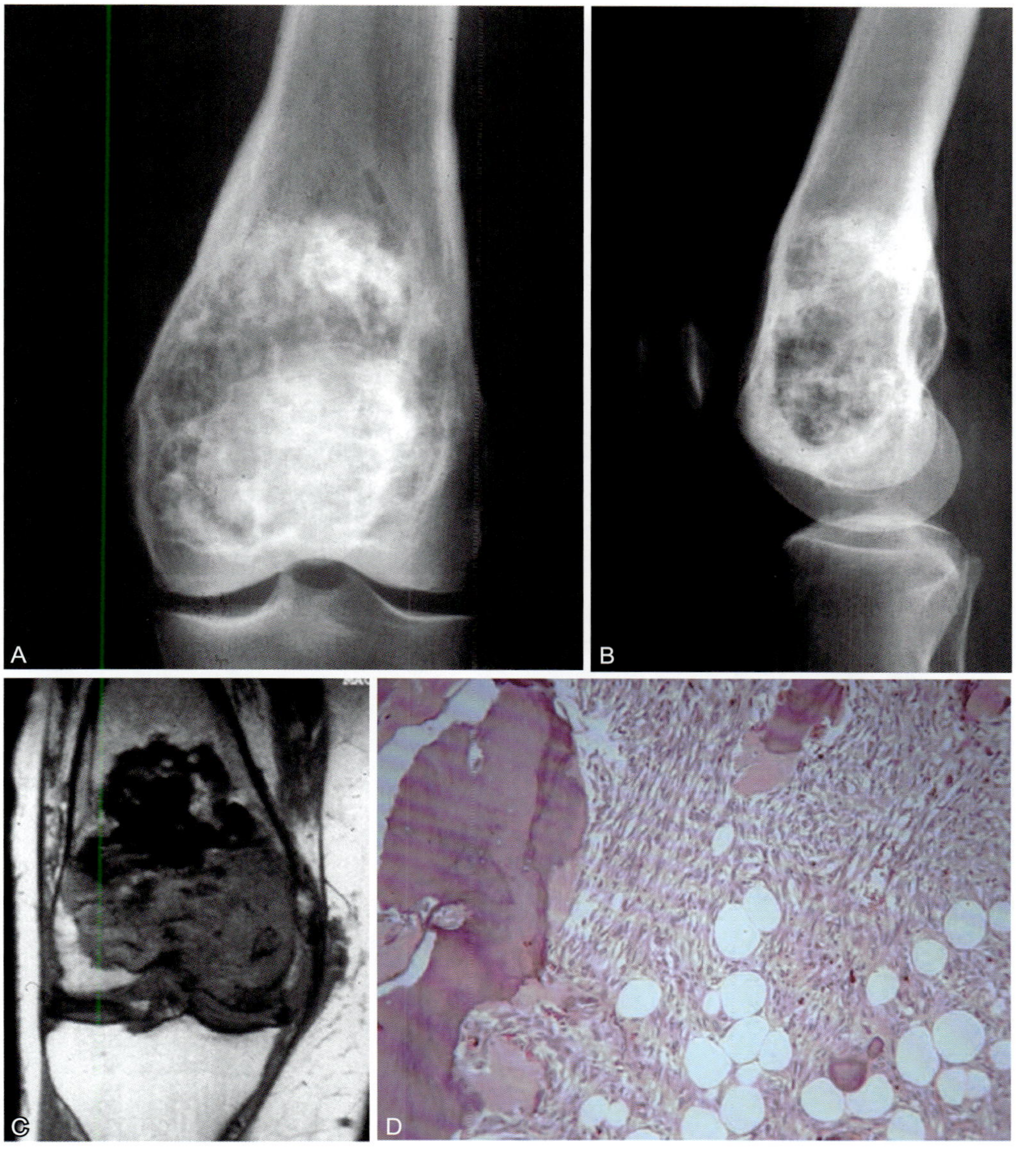

图 68-13 发生于骨梗死的肉瘤。A 和 B. 股骨远端 X 线片显示一个巨大的溶骨性病变，伴有密集的钙化点，类似软骨肉瘤；C. 同一病变的 MRI 检查；D. 显微镜下左侧为坏死骨，右侧为肉瘤

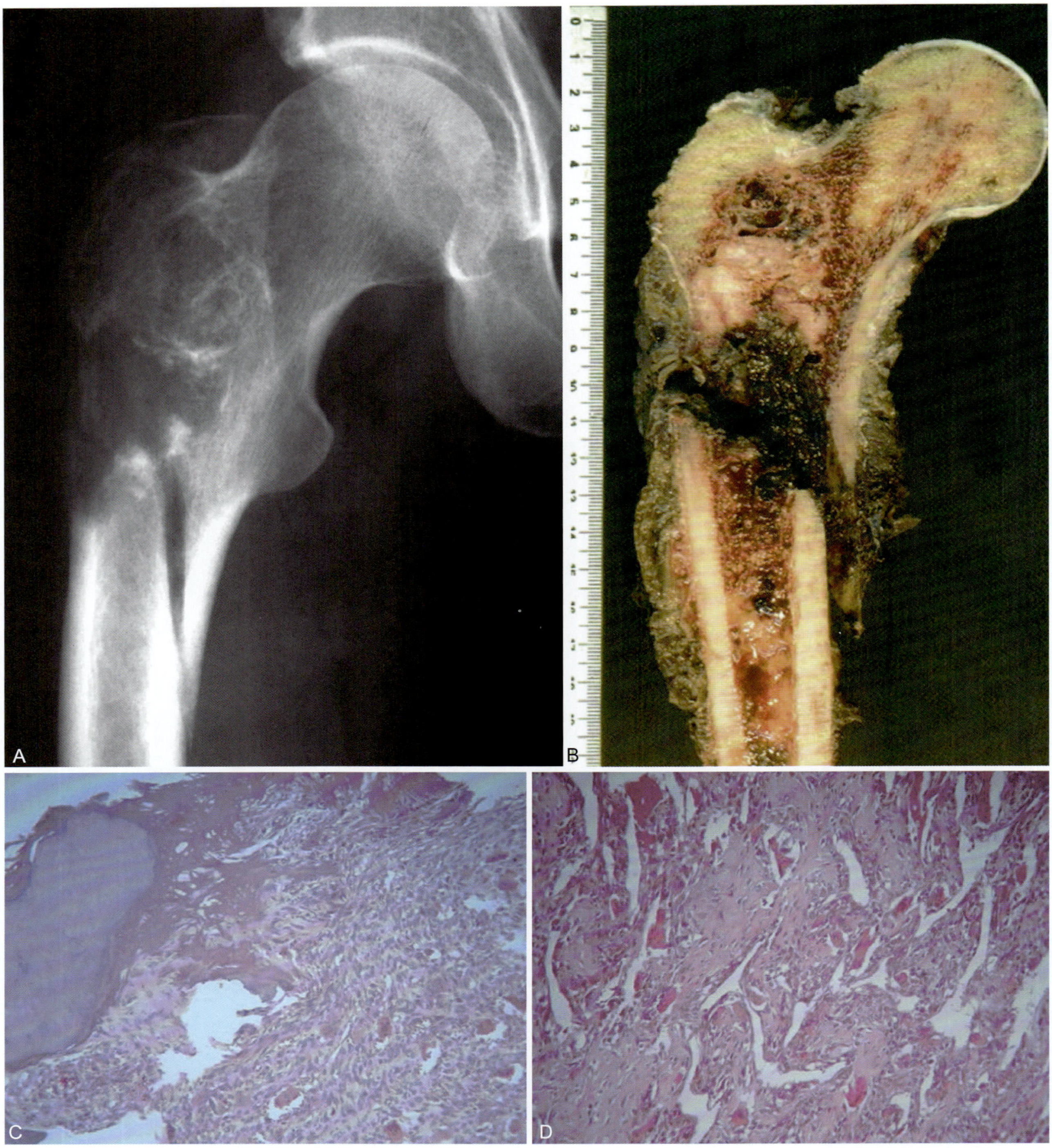

图 68-14 A. X 线片显示股骨近端溶骨性病变合并病理性骨折。注意远端的点状钙化和顶部的骨小梁钙化；B. 大体标本显示手术标本顶部可见骨坏死的空泡样外观，而肉瘤转化区合并有骨折；C. 骨梗死（左）和肉瘤转化（右）的显微特征；D. 典型骨肉瘤特征

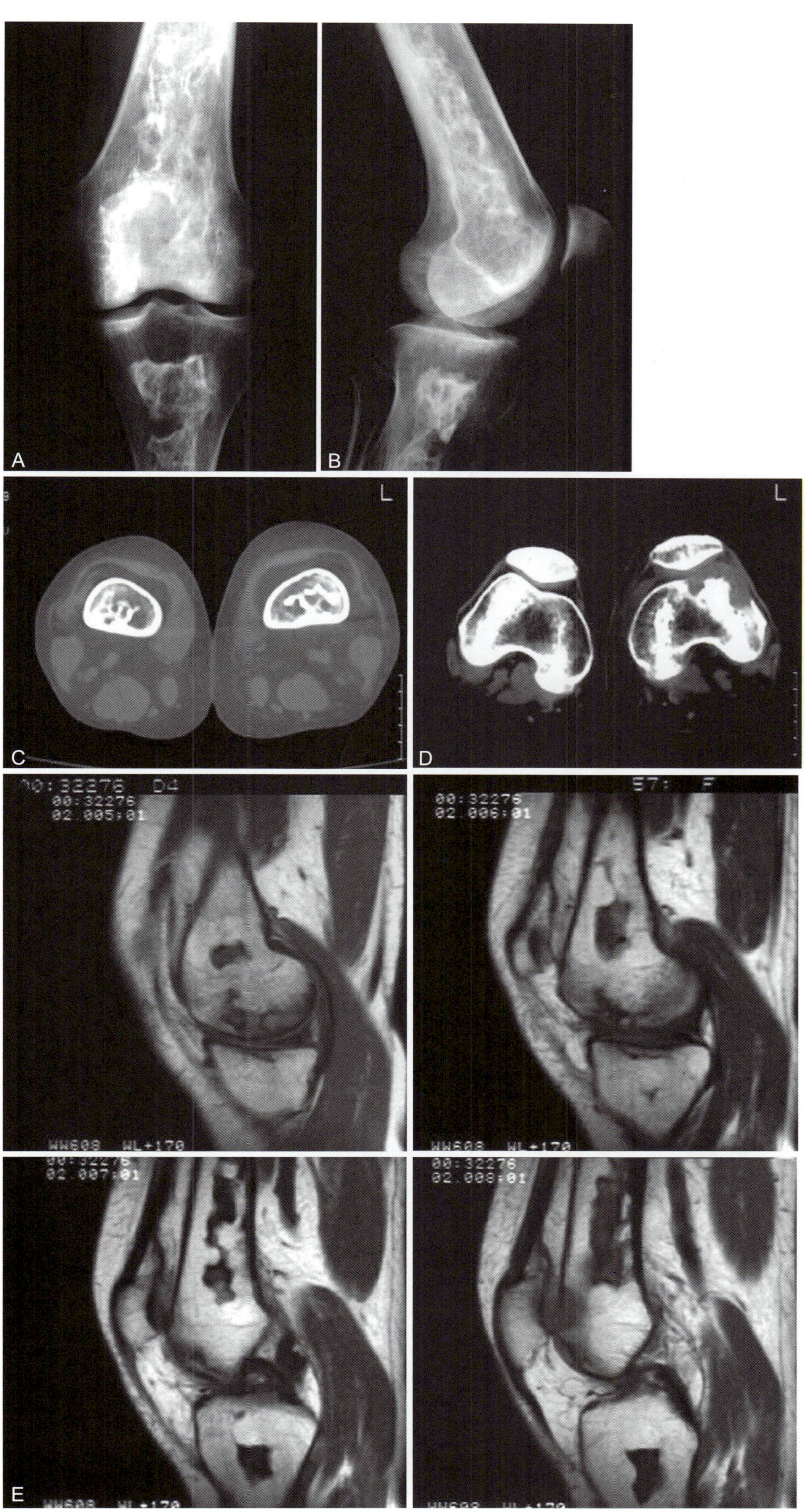
A
B
L
C
L
D
E

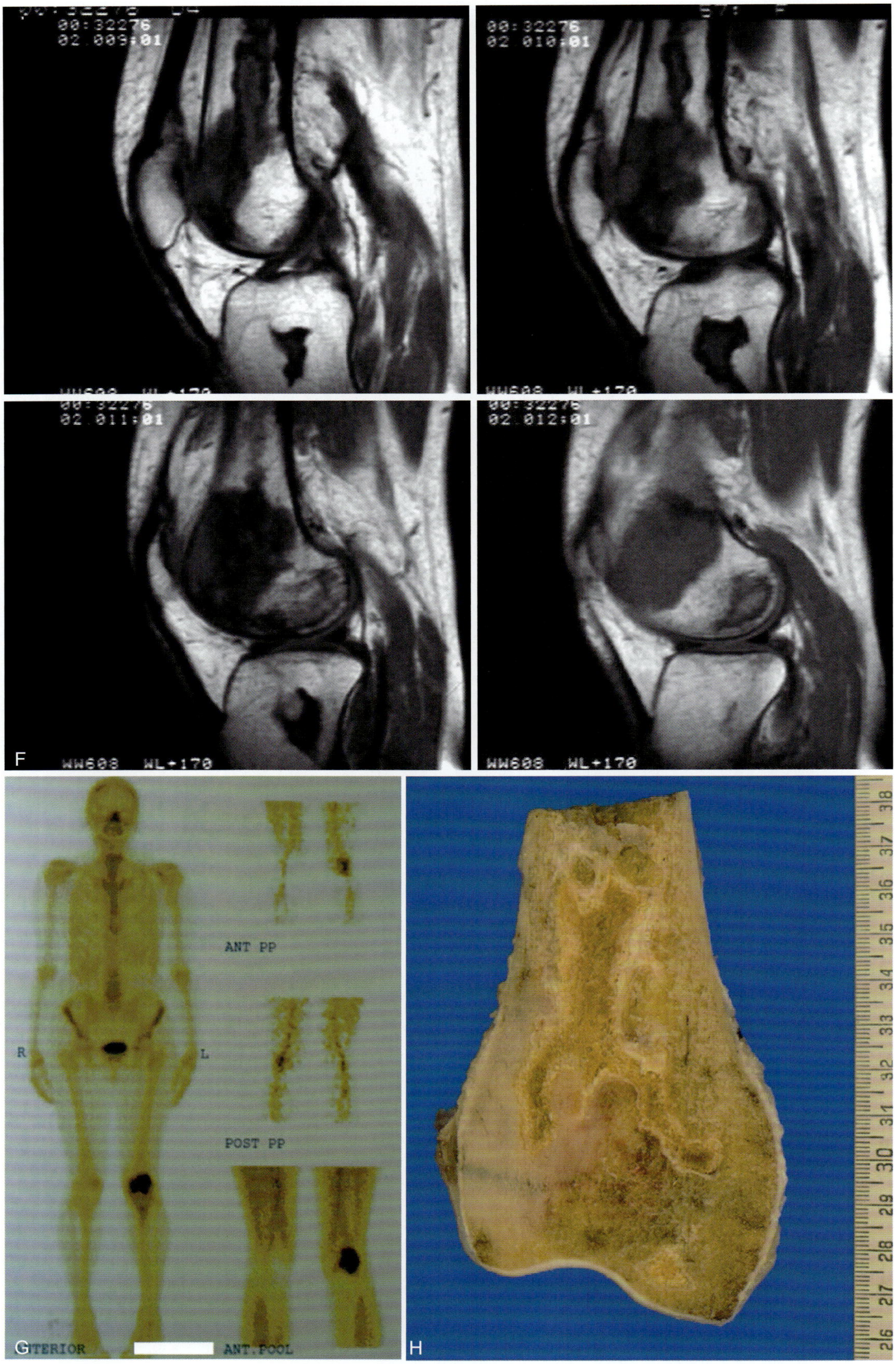
00:32276
02.009:01
02.010:01
02.011:01
02.012:01
WW608 WL+170
F
ANT PP
POST PP
R
L
ANT.POOL
G
H

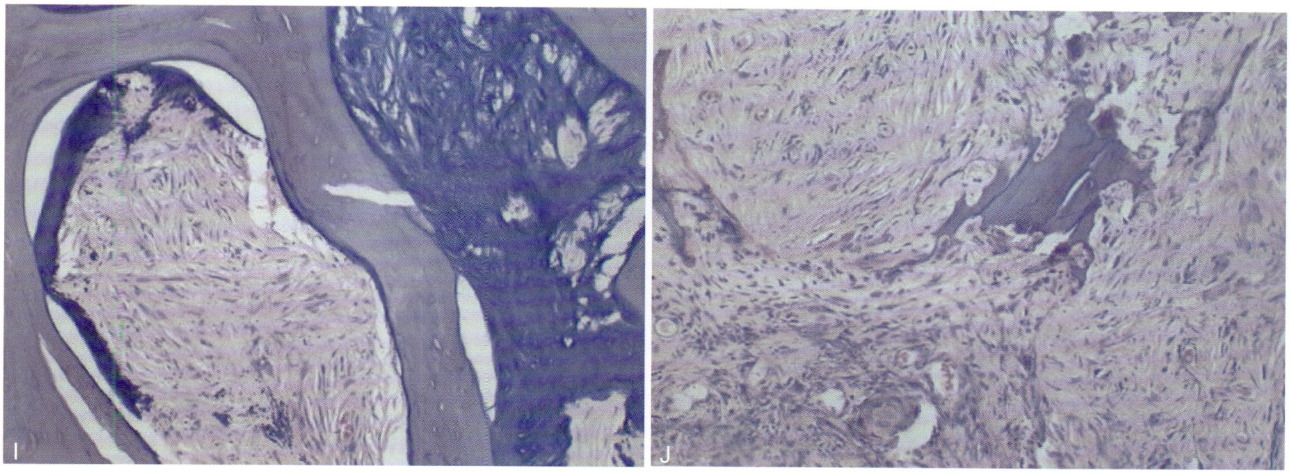

图 68-15 发生于骨梗死的肉瘤。A 和 B. X 线片显示一位 56 岁女性接受类固醇治疗后多发性骨梗死的典型特征；C. CT 扫描显示脂性骨髓钙化；D. CT 扫描显示左股骨末端有溶骨性骨折；E. T_1 加权 MRI 显示典型的锯齿状低强度影像；F. 肿瘤发生在股骨远端骨骺干骺端，超过先前的梗死区；G. ^{99m}Tc 在骨梗死区无摄取，在肉瘤区可见浓聚摄取；H. 大体标本显示典型的波浪形黄色骨梗死外观，白色组织对应肉瘤变；I 和 J. 发生于骨梗死的纤维肉瘤的显微特征

（张迎龙 译 陈秉耀 校）

第69章　骨Paget病与合并Paget病的肉瘤

Liliana G. Olvi，Maria L. Gonzalez，Isabela W. da Cunha，
Eduardo Santini-Araujo，Ricardo K. Kalil

一、定义

破骨细胞和成骨细胞过度活跃导致的慢性骨疾病，导致骨重塑异常。

二、别名

畸形性骨炎。

三、病因

1. 骨 Paget 病的病因尚不完全清楚。

2. 该病表现为局部的骨重建紊乱，这些区域呈现异常活跃的骨转换，焦点是同时活跃的骨吸收和骨合成，完全不受控制。

3. 在早期阶段，破骨细胞数量的增加导致局部骨吸收明显增加。这些破骨细胞比正常破骨细胞大，细胞核数目增多。Paget 破骨细胞的细胞核通常呈现核仁样包涵体，在超微结构上表现为副黏病毒样包涵体；这些包涵体出现在约 43% 的患者中。这一结果提示病毒感染（麻疹病毒或犬瘟热病毒）可能引发疾病（图 69-18C）。

4. 在进展期，病变转为一种混乱的骨形成增加。骨的形状、大小和承载能力也会改变。

5. 基因突变可参与 Paget 病发病，同样也和高磷血症有关。

6. 这些患者存在 *SQSTM1* 基因突变，该基因编码 p62，导致更严重的疾病。

7. 无论是否有可检测的基因突变，Paget 病中的破骨细胞比正常骨中的破骨细胞数量更多、细胞核更多、骨吸收能力更强。这种突变可能导致正常 RANKL（核因子 - κ B 配体受体激活剂）激活机制的改变。

8. 其他可能的因素是病毒感染和未知的环境因素。

9. 在某些发生类似于 Paget 病病变的转基因小鼠实验模型中可能存在副黏病毒，这提示了一种病因学关系。

四、流行病学

1. 超过 30% 的病例发生在北欧人，特别是英国人和来自英国的移民，如新西兰人和澳大利亚人。在黑种人和亚洲人中并不常见。

2. 单灶性病变比多灶性病变更常见。

3. 男性多于女性，2∶1。

4. 超过 40 岁的患者发病率更高。

五、发病部位

1. 髋骨和股骨是最常见的部位，其次是腰椎、颅骨和胫骨。

2. 可能涉及任何骨骼。

3. 小部分患者是多骨发病，有些会是全身性的。

六、临床表现

1. 通常无症状，在一些因其他原因进行 X 线或骨扫描检查的患者中，可能是偶然的放射影像发现。

2. 40% 的患者存在疼痛，疼痛弥散于受影响的骨骼。疼痛加剧使人怀疑是肉瘤或转移癌。

3. 受累骨出现骨膜触痛和温度升高。

4. 超过 25% 的患者出现骨畸形（长骨弯曲）。

5. 可能会发生病理性骨折，通常创伤很小。更常见于股骨和胫骨。

6. 继发性关节炎。

7. 脊柱畸形伴椎管狭窄。

8. 颅骨受累可能导致头痛、耳聋和其他神经压迫症状。

9. 在受影响的颌骨中，牙齿可能会出现咬殆和咀嚼问题。

10. 一些大面积或多部位患者会发生心力衰竭，因为骨髓腔的高血管化引起的循环过载导致心血管功能发生重要变化。这在心功能减退的患者中尤其常见。

11. 血清碱性磷酸酶升高至正常水平的 25 倍是最相关的生化异常。其活性与单灶性病变的扩展、多灶性病变涉及的骨骼数量以及组织学活性有关。

12. 酸性磷酸酶可能略有增加。

13. 尿羟脯氨酸水平会升高。

14. I 型前胶原氨基末端和羧基末端前肽水平可能在疾病相应阶段增加。

15. 钙和磷水平可能正常，但长期卧床休息的患者血清钙水平会升高。

16. 肉瘤合并 Paget 病有以下表现。

（1）症状迅速恶化，受影响区域疼痛加剧。

（2）约 1% 的 Paget 病患者可能会发现合并 Paget 病的肉瘤，男性患者略占多数，年龄通常在 50 ～ 70 岁。

（3）在单纯 Paget 病本就很高的碱性磷酸酶水平通常会突然升高。

（4）最常见的部位是股骨、肱骨、骨盆和胫骨。

（5）病理性骨折是常见病。

（6）最常见的恶性变是骨肉瘤，其次是纤维肉瘤。不常见的有软骨肉瘤、未分化高级别肉瘤和淋巴瘤。

（7）大多数肉瘤发生于多骨 Paget 病。

七、影像学特征

（一）X 线特征（图 69-1 ～图 69-17，图 69-19 ～图 69-22）

1. 单骨病变和多骨病变的 X 线表现类似。

2. 最常见的发病部位是腰椎、骨盆、颅骨、股骨和胫骨。

3. Paget 病变的影像表现与疾病分期及其组织病理学相关并重叠。

4. Paget 病通常是一种进展缓慢的病变。在同一位患者的同一个 X 线片中可以同时观察到不同发病阶段的不同影像学表现。

5. 早期阶段

（1）边缘锐利、溶骨、透光性病变。在颅骨中，被称为局限性骨质疏松。

（2）在长骨中，透光性病变首先出现在受累骨的一端，并向近端或远端延伸。

（3）病变与正常骨皮质之间的过渡是尖锐的楔形，像“草叶”或“火焰”，在未受累区域存在正常的骨。这种影像学特征是非常典型的，几乎是 Paget 病特征性的诊断信息。

（4）在这个早期阶段，骨皮质受累、重塑，经常模糊不清。骨的直径可能会增大。骨骺受累可导致关节不协调，继发性关节炎可能在更晚期发生。

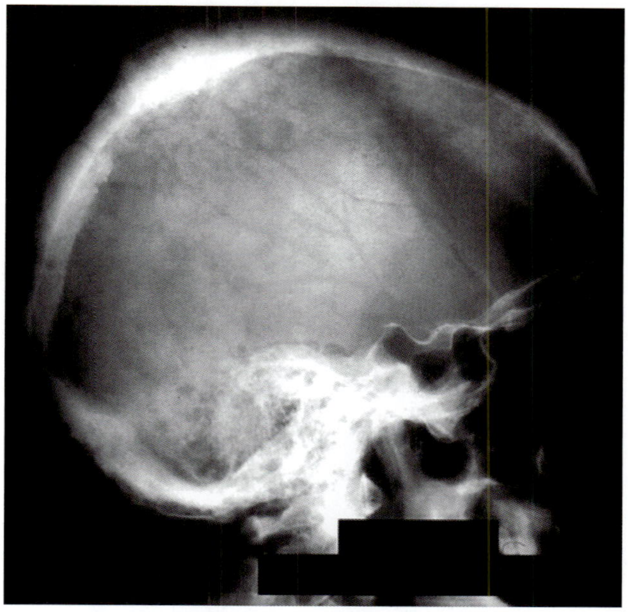

图 69-1　头骨 Paget 病。X 线片显示一个大的、界线不清的溶骨区，伴棉絮样浑浊

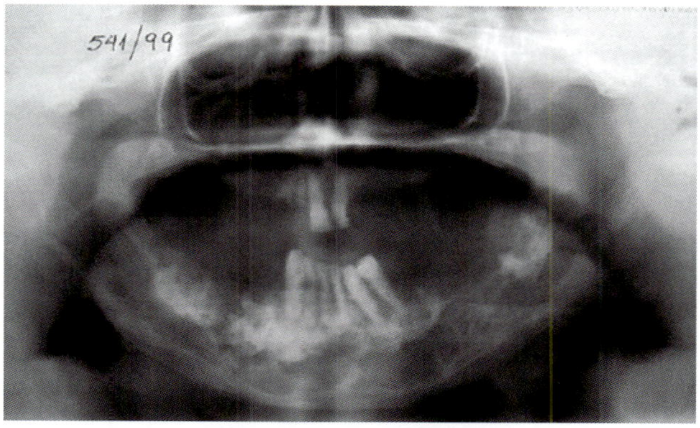

图 69-2　伴有典型根尖周牙畸形生长的下颌骨 Paget 病

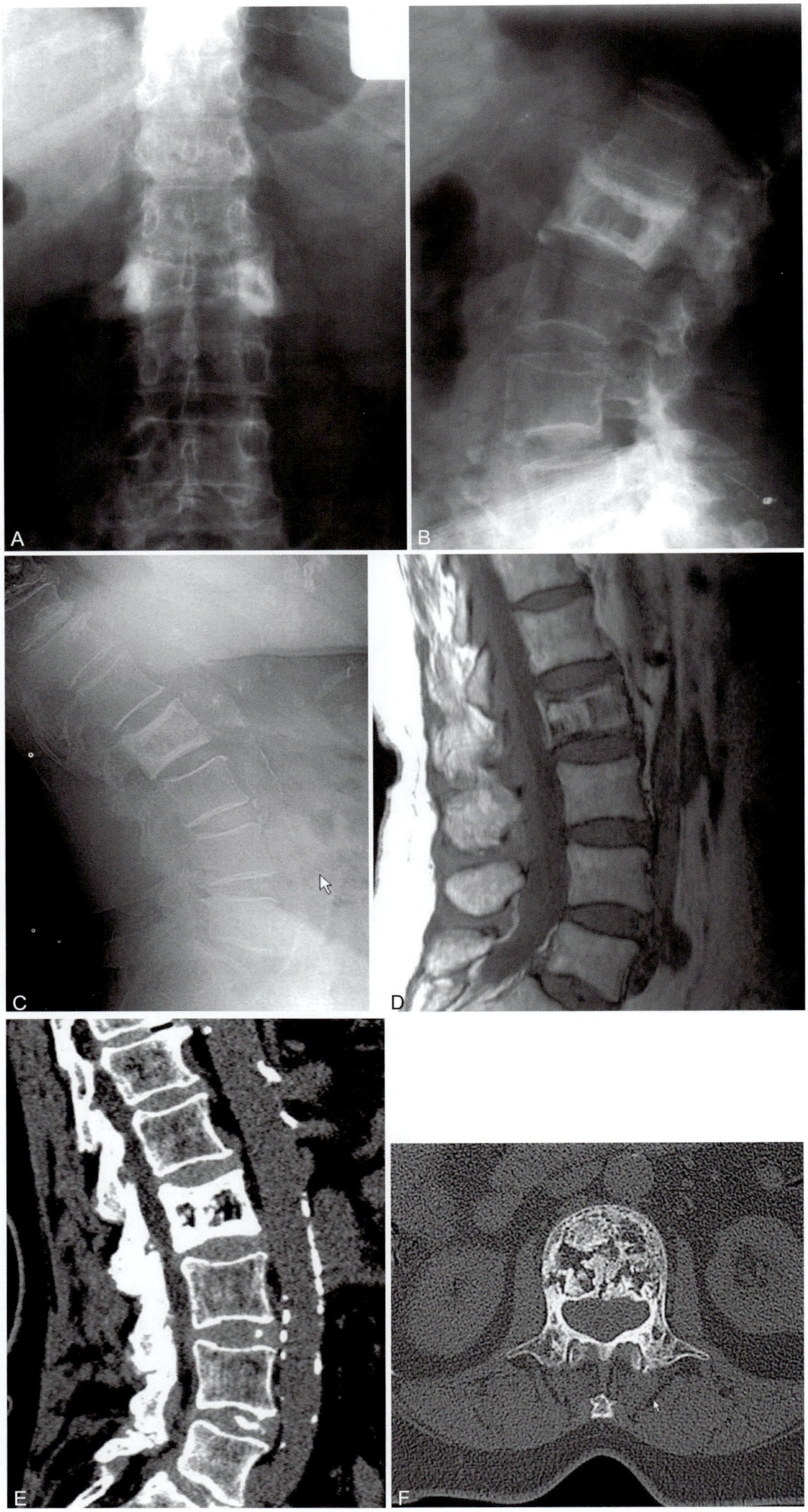
A
B
C
D
E
F

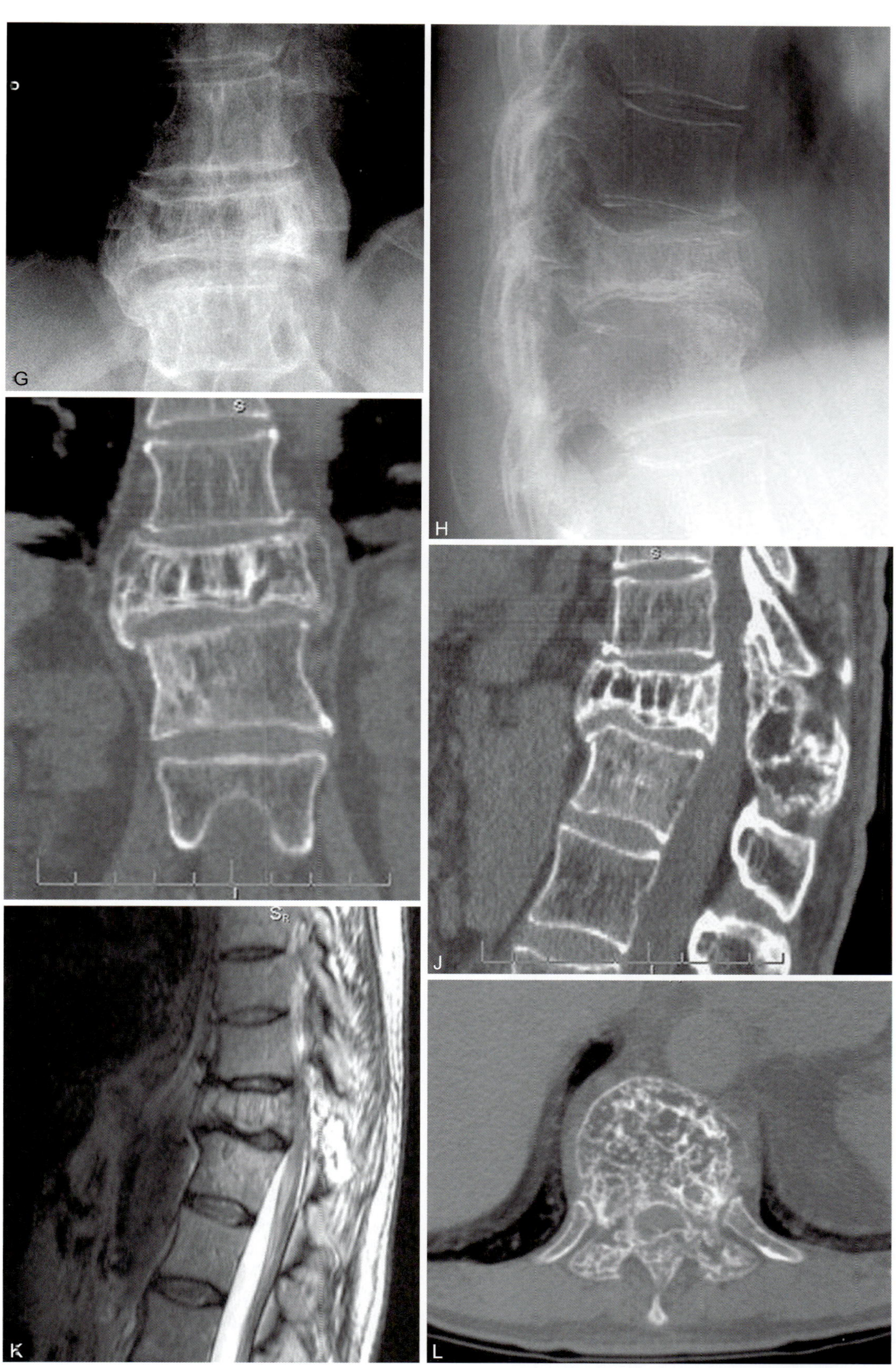

图 69-3　椎骨 Paget 病。前后位（A）和侧位（B）X 线片显示椎体增大伴骨小梁粗大和边缘硬化，呈典型的“相框”型。X 线片（C）、MRI（D）和多平面重建 CT（E）更清楚地显示“相框”模式。轴位 CT 扫描（F）显示骨小梁粗大。在更晚期的椎骨 Paget 病中，X 线片（G 和 H）、重建 CT（I 和 J）、MRI（K）和轴位 CT（L）可清楚地显示椎体直径增大和骨小梁增粗

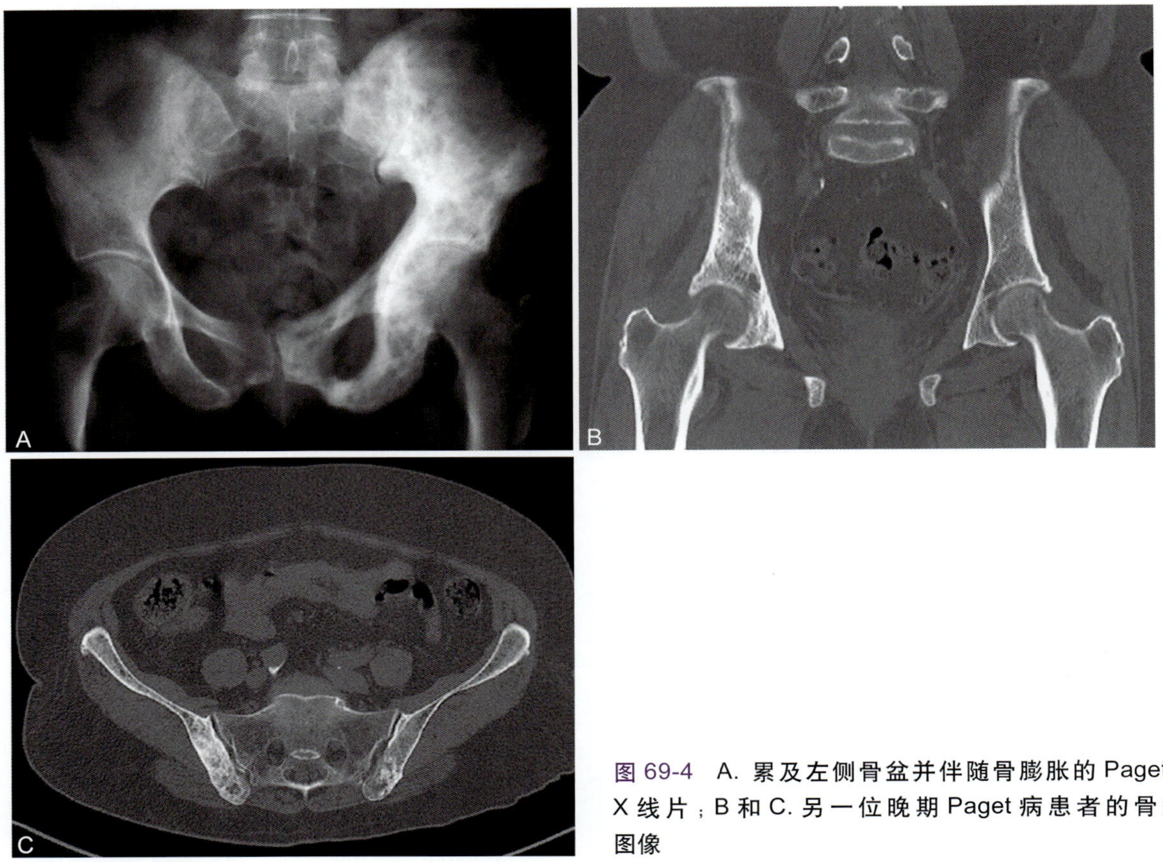

图 69-4　A. 累及左侧骨盆并伴随骨膨胀的 Paget 病的 X 线片；B 和 C. 另一位晚期 Paget 病患者的骨盆 CT 图像

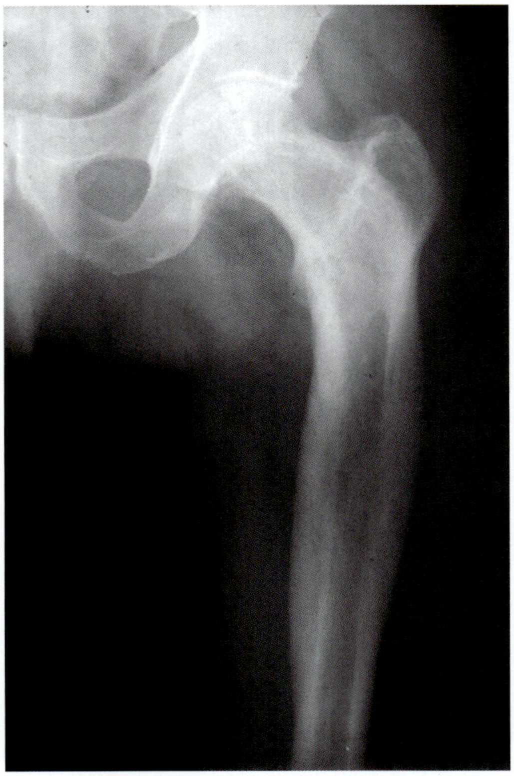

图 69-5　X 线片显示股骨骺 - 干骺端的 Paget 病，可见骨皮质和骨髓质增厚。股骨近端较早期的弓状弯曲也很明显

6. 中间阶段

（1）当破骨细胞吸收和成骨细胞成骨改变达到平衡时，X 线表现也会发生相应变化，透射率和放射密度增高可反映这种组织病理变化情况。

（2）随着骨小梁的改变，骨髓质和骨皮质之间的边界趋于消失。

（3）骨膜和骨内膜表面不规则。

（4）骨松质呈现较厚、不规则和较粗的骨小梁。

（5）骨皮质增厚及骨膨胀发生，伴随着骨直径增加。

（6）正常骨和 Paget 骨之间的过渡通常是突然的。

7. 晚期“燃烬”阶段

（1）骨增厚，骨密度增加。

（2）颅骨增厚，呈“棉絮”状。

（3）由于病骨的力学性能改变而导致的弓状骨畸形（在股骨和胫骨更常见）。

（4）在脊柱，受累椎体在各个方向直径均增大。这在前后位和侧位 X 线片中与上下未受累的椎体相比非常明显。

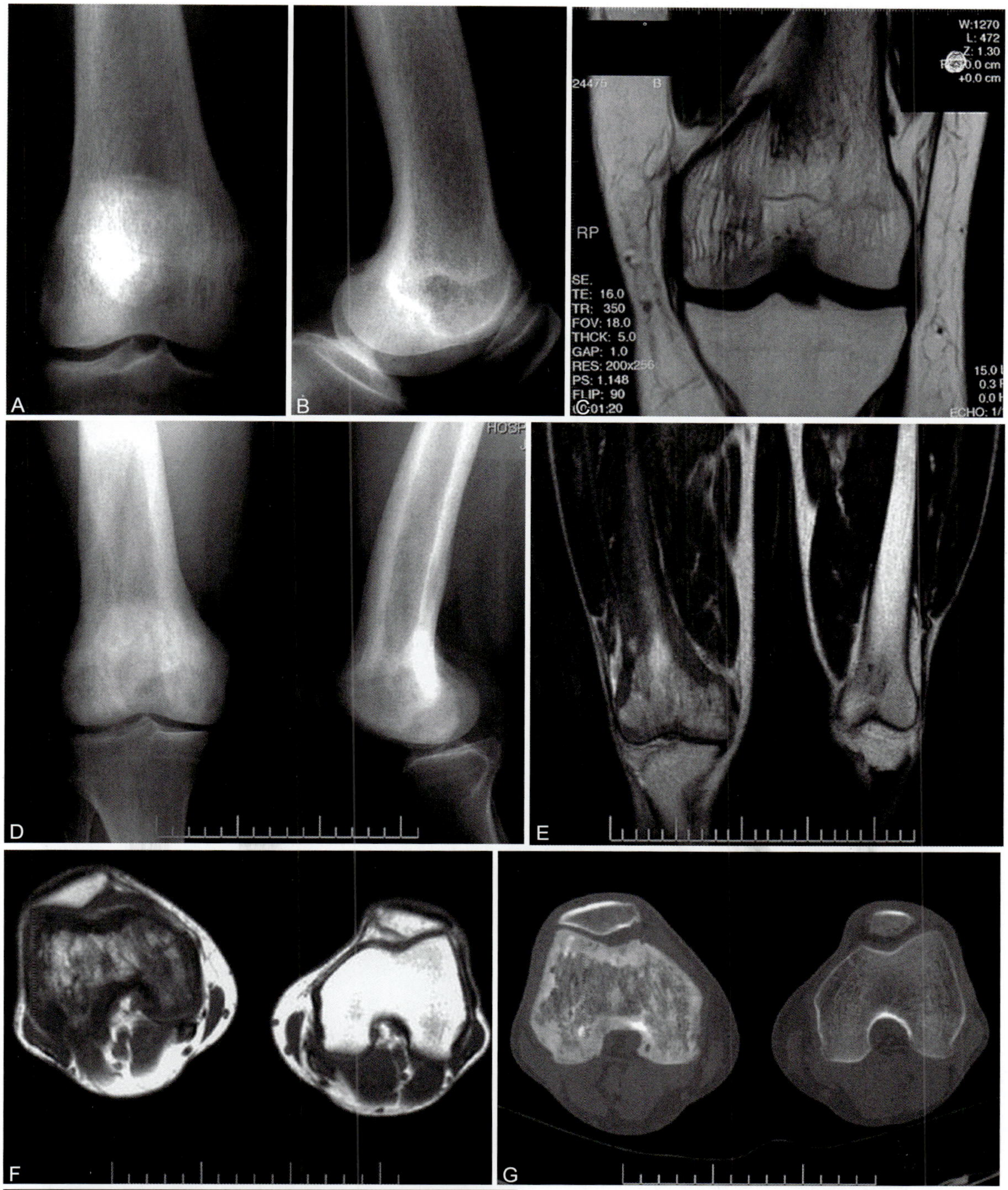

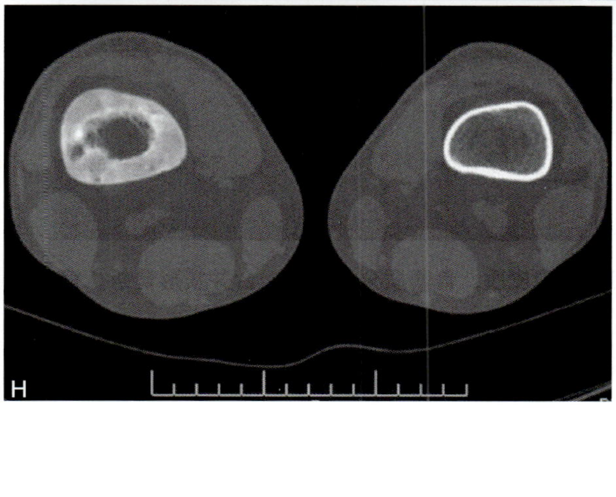

图 69-6　A 和 B. 前后位和侧位 X 线片：股骨远端早期 Paget 病。C. MRI：与未受影响的胫骨骨小梁不同。D ～ H. 另一 Paget 病股骨：其病变范围更广。X 线片显示右股骨受累（D），其可通过 MRI（E 和 F）及 CT（G 和 H）与正常的左股骨做比较

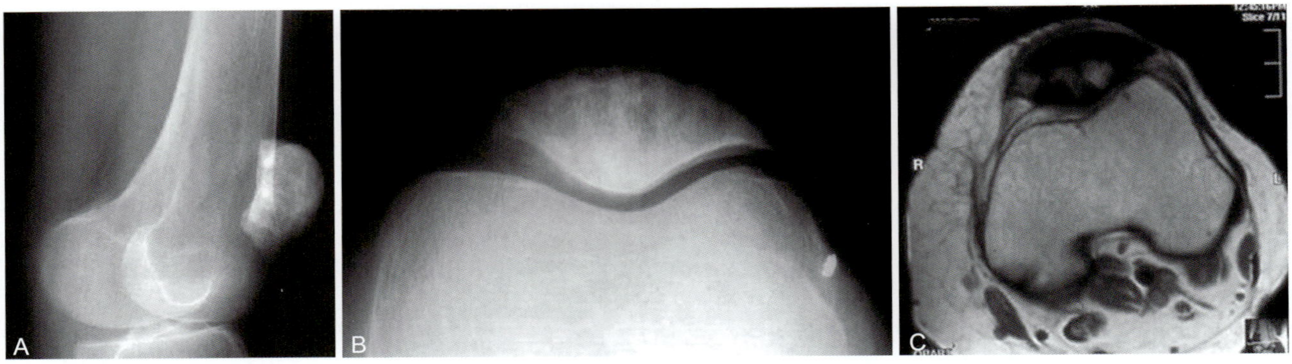

图 69-7 受 Paget 病影响的硬化型髌骨的 X 线片（A 和 B）和 MRI（C）

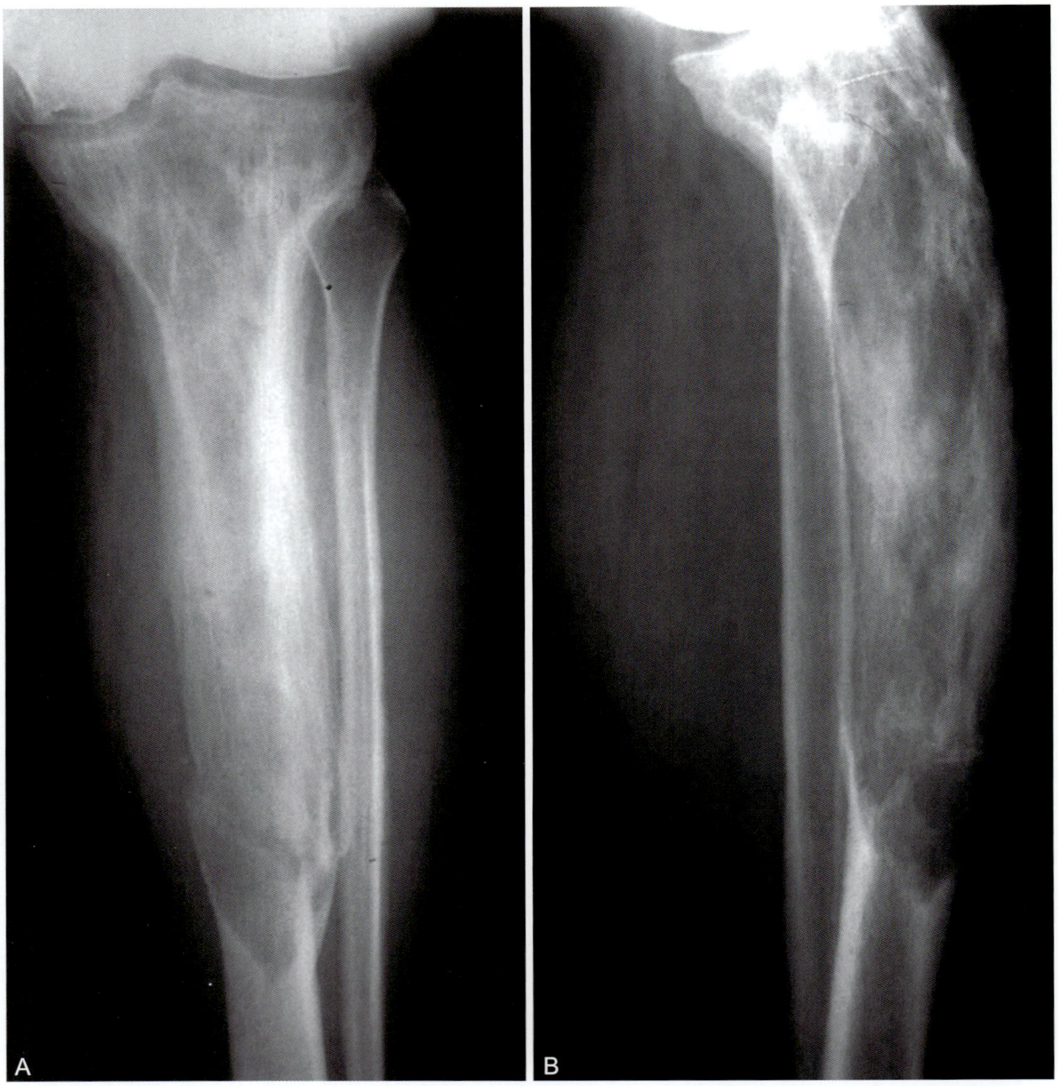

图 69-8 广泛性 Paget 病累及胫骨，前弓畸形，骨小梁粗大，骨皮质、骨髓质分界不清，合并横形骨折。病变的远端显示出类似“火焰”样的形状

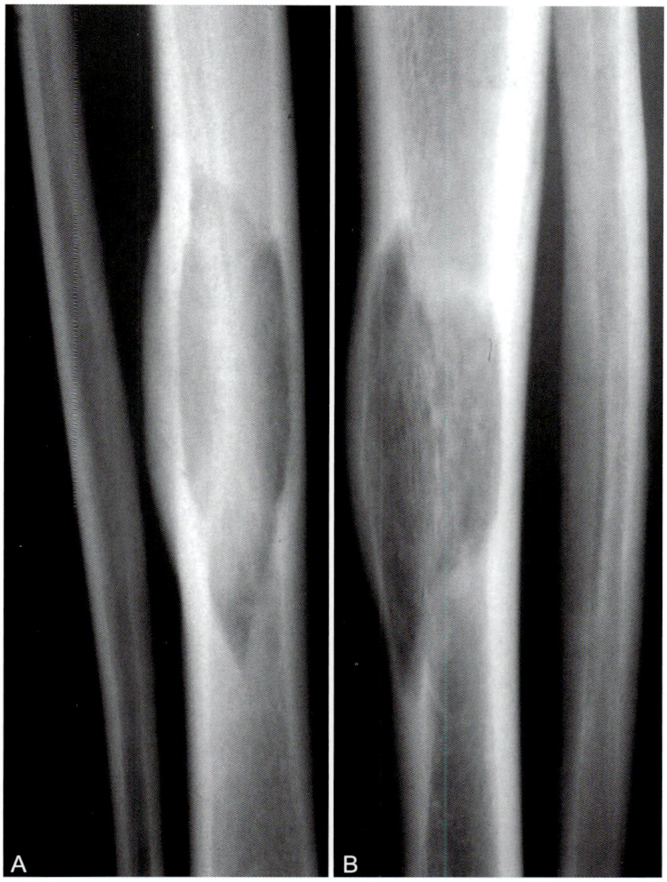

图 69-9　Paget 病。胫骨可见明显的透光性缺损，近端和远端边缘呈“火焰”样

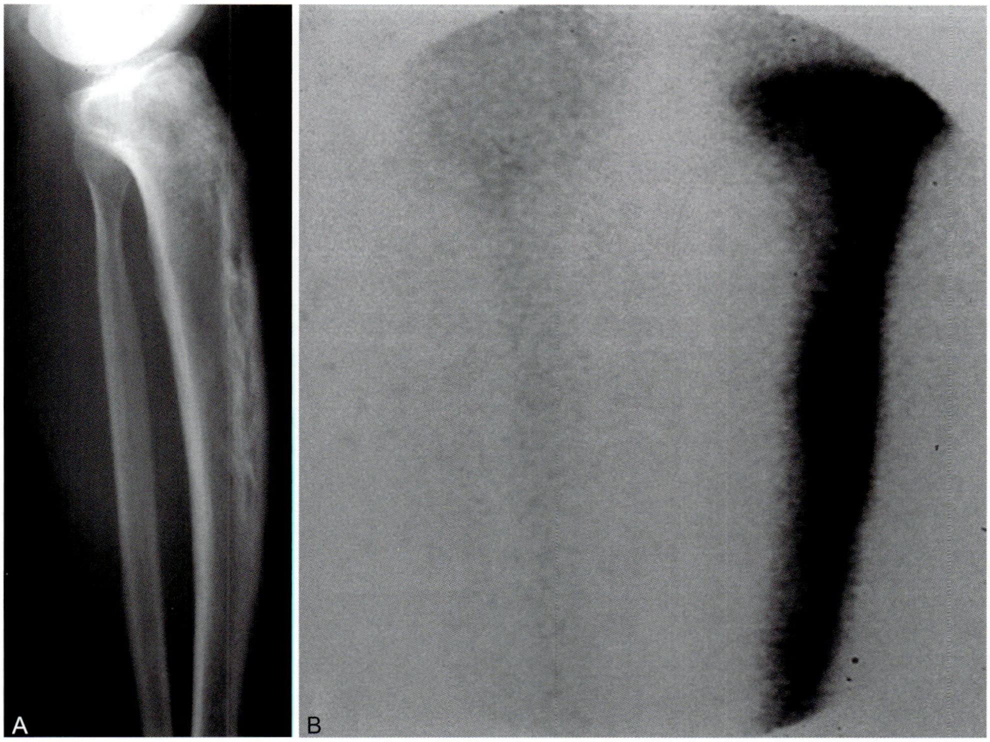

图 69-10　A. 胫骨 Paget 病的侧位 X 线片，可以看到一些弯曲；B. 在晚期病变中可见 ^{99m}Tc 高摄取

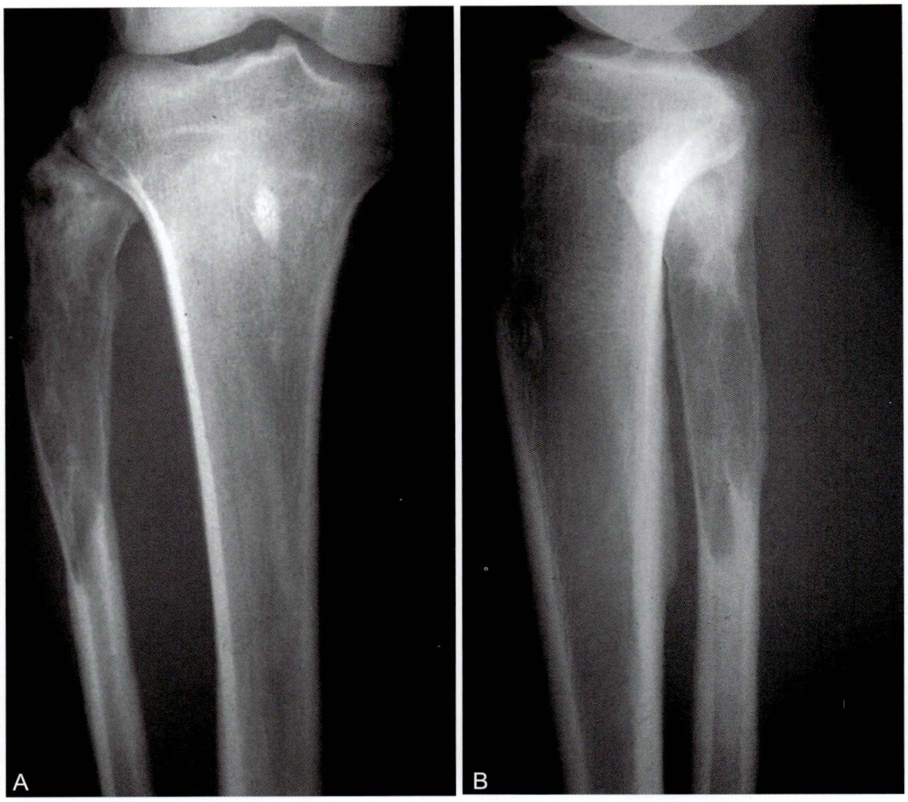

图 69-11 以溶骨性为主的腓骨近端 Paget 病

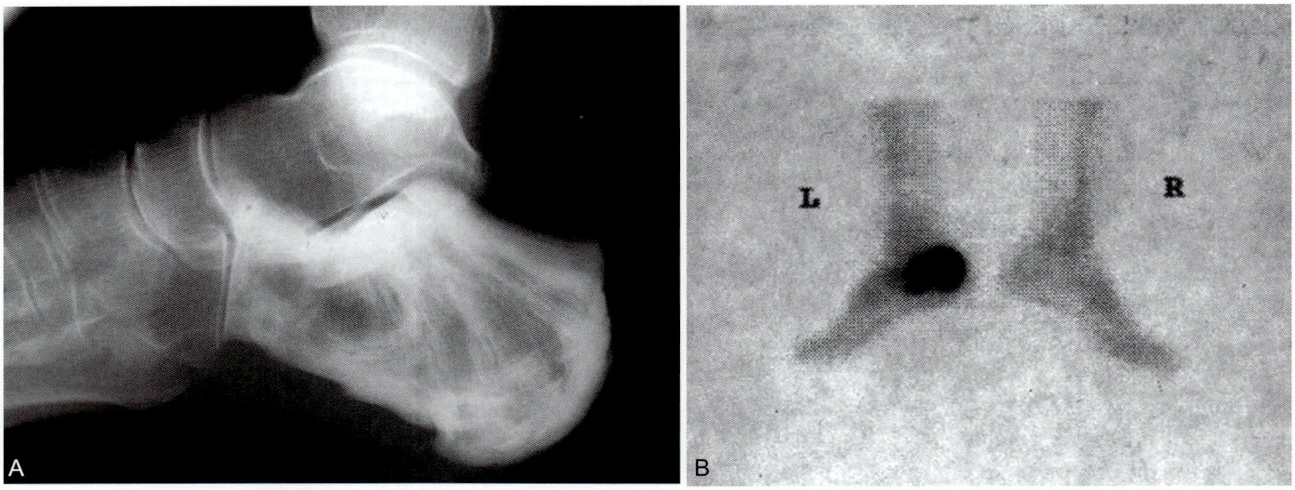

图 69-12 A. 左跟骨单发 Paget 病的 X 线片，可见粗大、硬化的骨小梁；B. 骨扫描显示 ^{99m}Tc 摄取增加

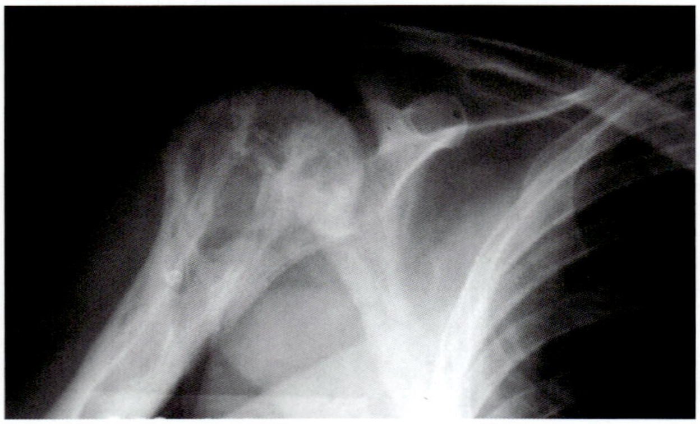

图 69-13 肱骨近端 Paget 病，骨皮质和骨髓质受累、重塑、增厚、界线不清

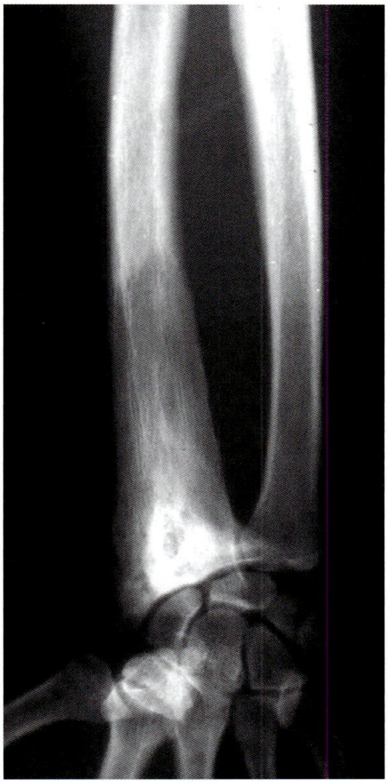

图 69-14　以溶骨为主的桡骨远端 Paget 病

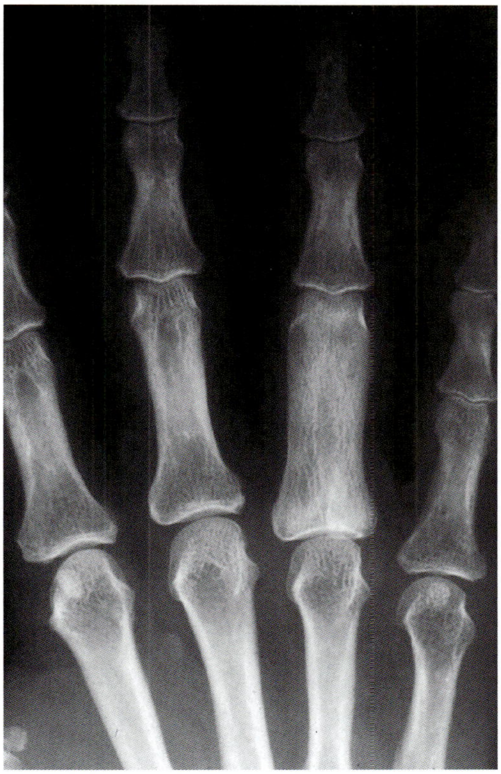

图 69-15　X 线片显示单发骨 Paget 病的右手第 4 指的第 1 指骨病变。指骨扩张，骨皮质、骨髓质之间的界线消失

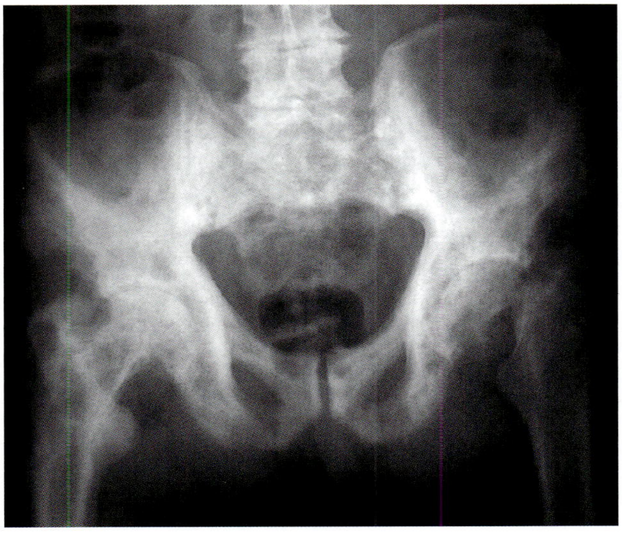

图 69-16　骨盆和股骨广泛的 Paget 病，放射密度增加、骨膨胀

（5）在受累椎体中，骨小梁粗糙。

（6）椎体可能显示周围放射性密度增加，类似“相框”或“窗框”图案。

（7）在骨盆，无名线硬化是其特征。

（8）横形骨折常见于长骨，其特征是“香蕉”或“粉笔”样骨折。这一特征是由于骨结构的病理性重塑而产生的，这种重建不能支持力的定向传导。骨不会发生螺旋形断裂。

（9）骨折可能与重要骨痂骨折有关。

8. Paget 肉瘤（图 69-19 ～图 69-22）

（1）受累骨显示典型的 Paget 病的 X 线特征。

（2）经常破坏骨皮质并累及周围软组织。

（3）溶骨或硬化性骨质破坏。影像学表现主要取决于肿瘤的组织学类型。

（4）20% 的患者在肉瘤区（通常在肱骨）发现病理性骨折。

（5）所有在 X 线片上从硬化型转变为溶骨型的 Paget 骨中，必须怀疑是否为与 Paget 病相关的肉瘤。

（二）CT 特征

对显示受累骨中的肉瘤改变或转移癌非常有用。

（三）MRI 特征

有助于显示 Paget 肉瘤的软组织受累情况。

（四）骨扫描特征（图 69-17）

1. 摄取增加。
2. 有助于证明多灶性疾病。
3. 晚期，无组织病理学活性，可能不显示摄取。

八、影像鉴别诊断

（一）骨性纤维发育不良

1. 胫骨和腓骨骨皮质病变。
2. 经常导致受累骨前弓变形。
3. 不是骨髓质病变。
4. 这种骨皮质病变主要局限于儿童胫骨。
5. 很少有大的病变累及整个骨的宽度。

（二）骨淋巴瘤

骨密度均匀增加，最常见于骨盆或椎体，可能提示淋巴瘤的诊断。

（三）椎体血管瘤

不会像 Paget 病那样扩大椎体的直径。

（四）其他鉴别诊断

1. 慢性骨髓炎。
2. 转移癌。
3. 甲状旁腺功能亢进。
4. 纤维发育不良。

九、病理检查

（一）大体特征

1. 通常，标本通过芯针活检获得。
2. 外科切除标本可见骨扭曲和充血外观。
3. 颅骨增厚可能导致脑神经孔受累，并伴有

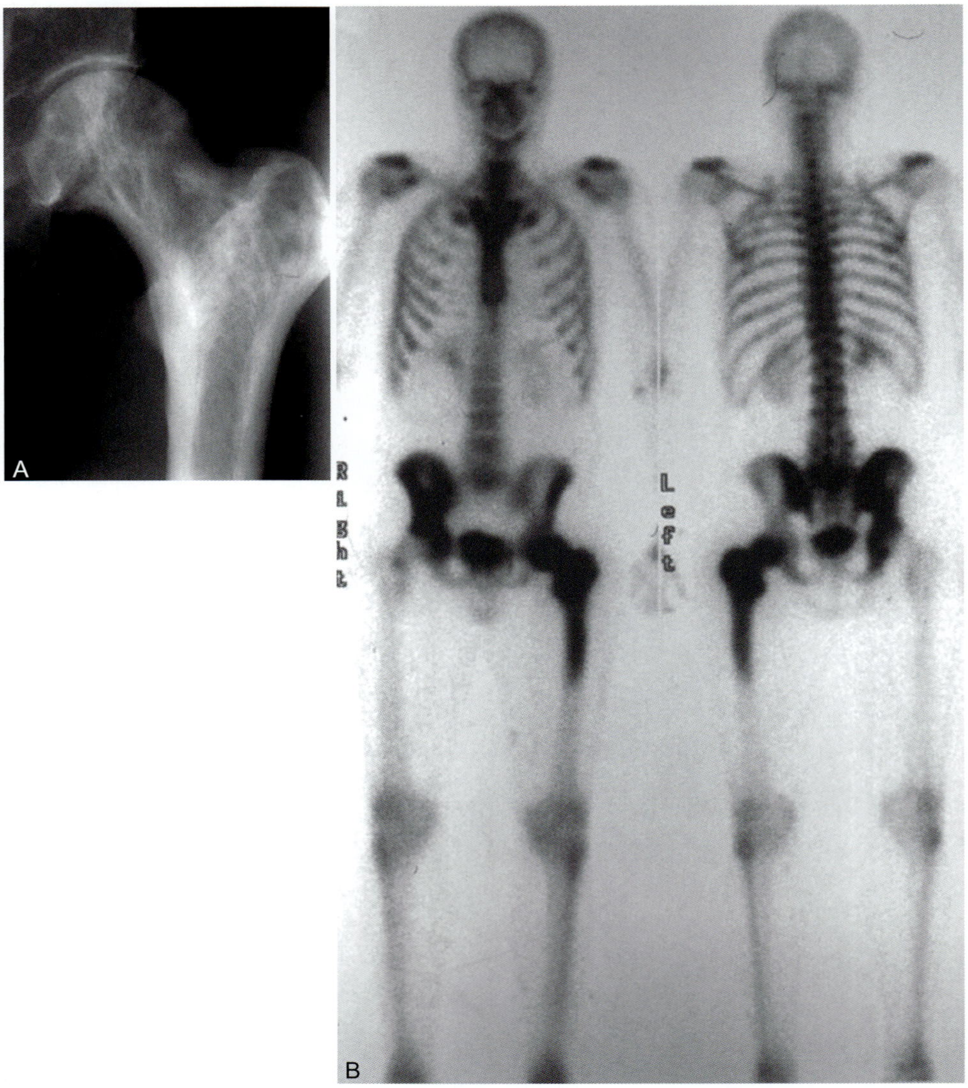

图 69-17 多骨 Paget 病股骨受累，骨扫描显示多个摄取增多灶

神经损伤。

（二）组织学特征（图 69-18）

1. 溶骨期

（1）正常的骨髓被疏松、水肿的纤维组织中非常明显的血管增生所取代。见不到炎性浸润。这种特征出现在破骨细胞出现之前，这些破骨细胞可能稀少或丰富。

（2）非常活跃的破骨细胞吸收，破坏了正常

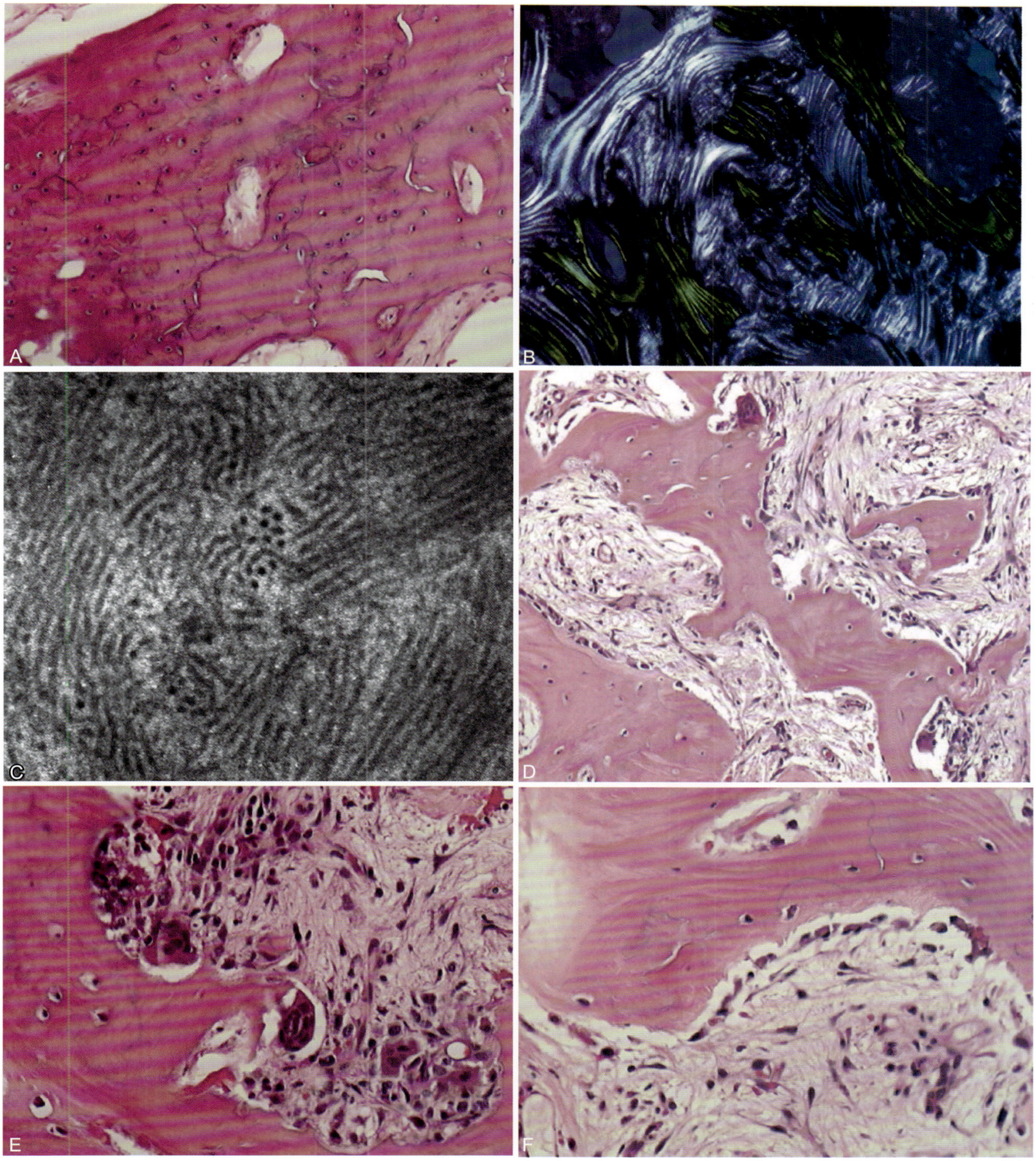

图 69-18　由 H&E 染色（A）和偏振光显微镜（B）可见无序骨形成导致的骨小梁典型“马赛克”结构。超微结构（C）可见，Paget 破骨细胞的细胞核通常呈现副黏病毒样包涵体。D ～ F. 骨髓呈纤维状且充血，骨小梁由成骨细胞和破骨细胞包围

的板层骨。

(3) 由具有突出高尔基体的活跃成骨细胞形成的未成熟编织骨。

2. 成骨期

(1) 宽骨小梁具有特征性的“马赛克图案”，这是由于大量的转换型连接线造成的。几乎所有的骨基质都是层状结构。

(2) 可能存在薄骨小梁。

(3) 破骨细胞骨吸收后（遗留 Howship 陷窝）成骨细胞活性增强，但活跃骨重塑中的破骨与成骨是脱节的，这导致骨小梁呈现出“马赛克”“七巧板”或“拼布”样，这是该病基本的特征。成骨细胞的活动填充再吸收骨小梁的表面。在这一过程中，当破骨细胞停止活动，随之同一部位的成骨细胞开始活动，就会出现连接线。这些被称为反转线的连接线呈扇形，因为它们代表了先前的破骨细胞的吸收活动。另一种类型的连接线被称为阻滞线，当成骨细胞活动产生新骨覆盖在原先的骨小梁上时出现。成骨细胞具有丰富的高尔基体。

(4) 区分反转线和阻滞线的线索是利用偏振光显微镜观察胶原板层的方向。用这种方法，可以看到在阻滞线的任一侧板层是连续的，但是在反转线的任一侧它们不是连续的。这种无序的重塑决定了骨骼结构在负重能力上存在很大的缺陷。这种结构缺陷会导致出现裂缝、弯曲变形和病理性骨折。

(5)破骨细胞比正常细胞大,有更多的细胞核。它们的核含有显著的核仁。H&E 染色切片有时可见核内嗜酸性包涵体。电子显微镜研究显示，这些与黏液瘤病毒相关的微管包涵体，在约 43% 的 Paget 病患者中发现。

(6) 骨髓腔内可见疏松纤维结缔组织中血管增生明显。

3. 晚期

(1) 更明显的“马赛克图案”，带有波浪起伏的连接线。这种模式可能是诊断非活动性病变的唯一线索。偏振光显微镜有助于研究骨小梁的板层结构。

(2) 更多静态骨重建。

(3) 血管狭窄和纤维化。

(4) 在这一阶段，可见骨髓向正常结构转化。

4. Paget 肉瘤（图 69-19 ～图 69-22）

(1) 大体特征

1) 手术标本显示 paget 病骨内有破坏性病变，通常伴有软组织侵犯。

2) 骨肉瘤中伴骨化的白色 - 褐色组织。

(2) 组织学特征

1) 和非 Paget 病来源的同一类型普通肉瘤相比较，细胞间变、肿瘤不典型及细胞多形性更为明显。

2) 最常见的肿瘤类型是骨肉瘤，其次是纤维肉瘤。不常见的品种有软骨肉瘤、未分化高级别肉瘤和淋巴瘤。

3) 与 Paget 病相关的骨肉瘤的组织学特征是，大量破骨细胞样巨细胞与非典型成骨细胞交替出现，进一步加剧 Paget 病的无序重构过程。

4) Paget 骨的邻近区域显示破骨细胞数量增加。

5) 在少数病例中（尤其是纤维肉瘤），肉瘤附近的纤维骨髓中可发现更多间变成纤维细胞，其数量和活性均增高。

6) 并非所有与 Paget 病相关的肿瘤都是高度恶性的。虽然极为罕见，但无恶性肿瘤组织学征象的骨巨细胞瘤可发生于 Paget 骨，需要与巨细胞型骨肉瘤相鉴别。

十、病理鉴别诊断

(一) 纤维发育不良

1. 更常见于多骨型。

2. 组织学上，病变由在致密的、胶原化的、血管化良好的基质中的温和增生的饱满成纤维细胞组成。

3. 梭形细胞呈网状或螺旋状排列，无细胞异型性、深染或核多形性。

4. 在纤维组织内，存在数量不等的非连续、不成熟的编织类骨或骨小梁，边缘缺乏成骨细胞。

5. 在典型的纤维发育不良中，高倍显微镜下可以看到扁平或梭形的成骨细胞包围不成熟的骨小梁。

6. 不同大小的骨小梁以随意、无功能的方式排列。它们有着特殊的形状：曲线形、C 形、U 形，有时还有环形。

7. 在较成熟的病变中，骨小梁可能呈现 Paget

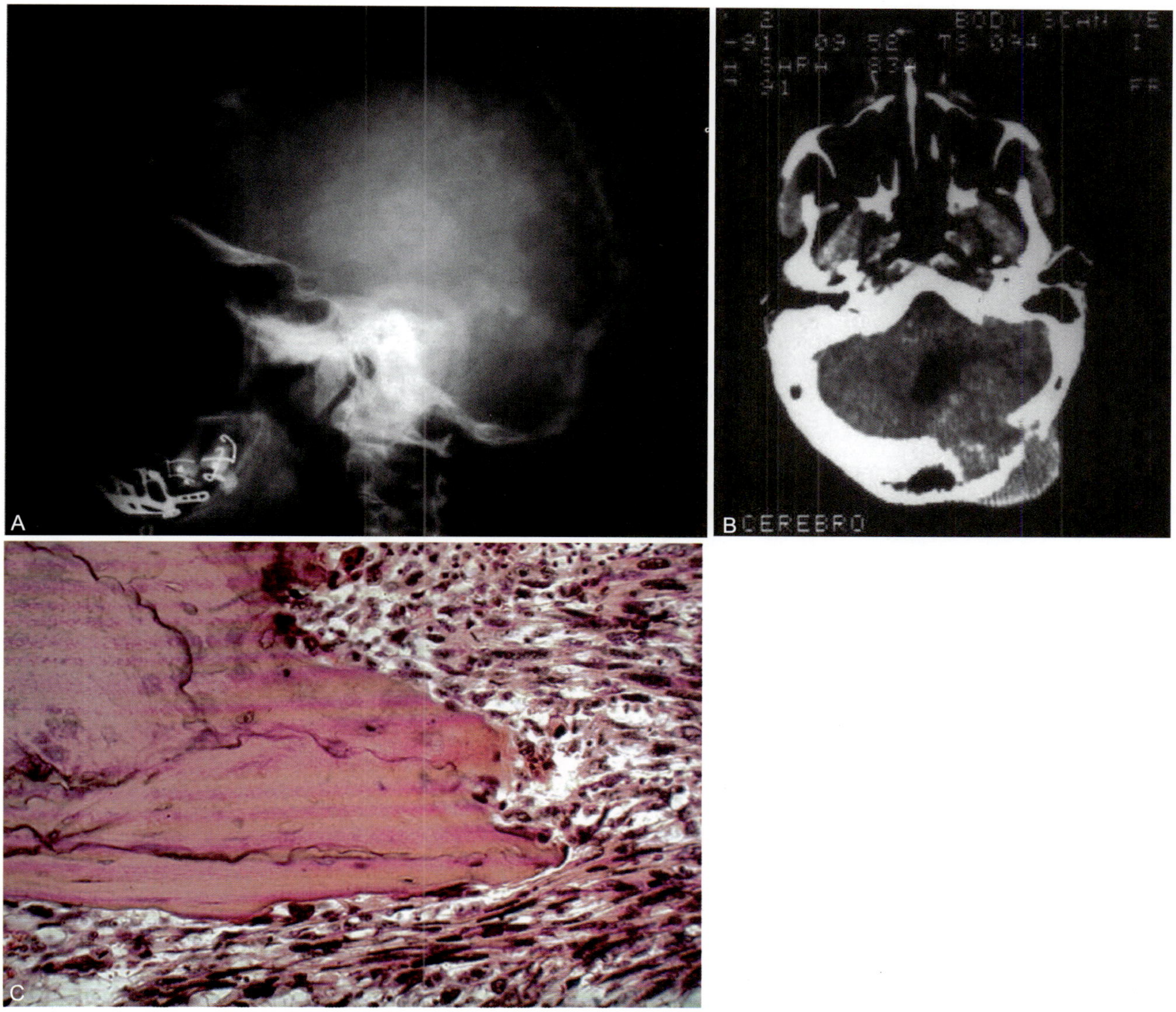

图 69-19　颅骨 Paget 肉瘤。A. X 线片显示枕骨有一大片溶解区；B. CT 扫描显示骨质破坏，延伸至枕部软组织，并有颅骨硬化；C. 显微镜图片揭示为继发于 Paget 病的纤维肉瘤

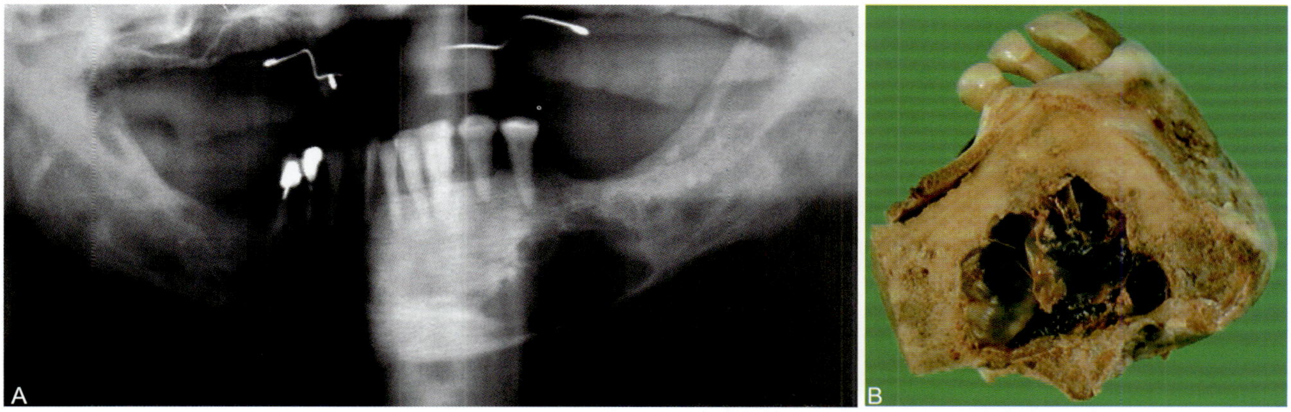

图 69-20　下颌骨 Paget 肉瘤

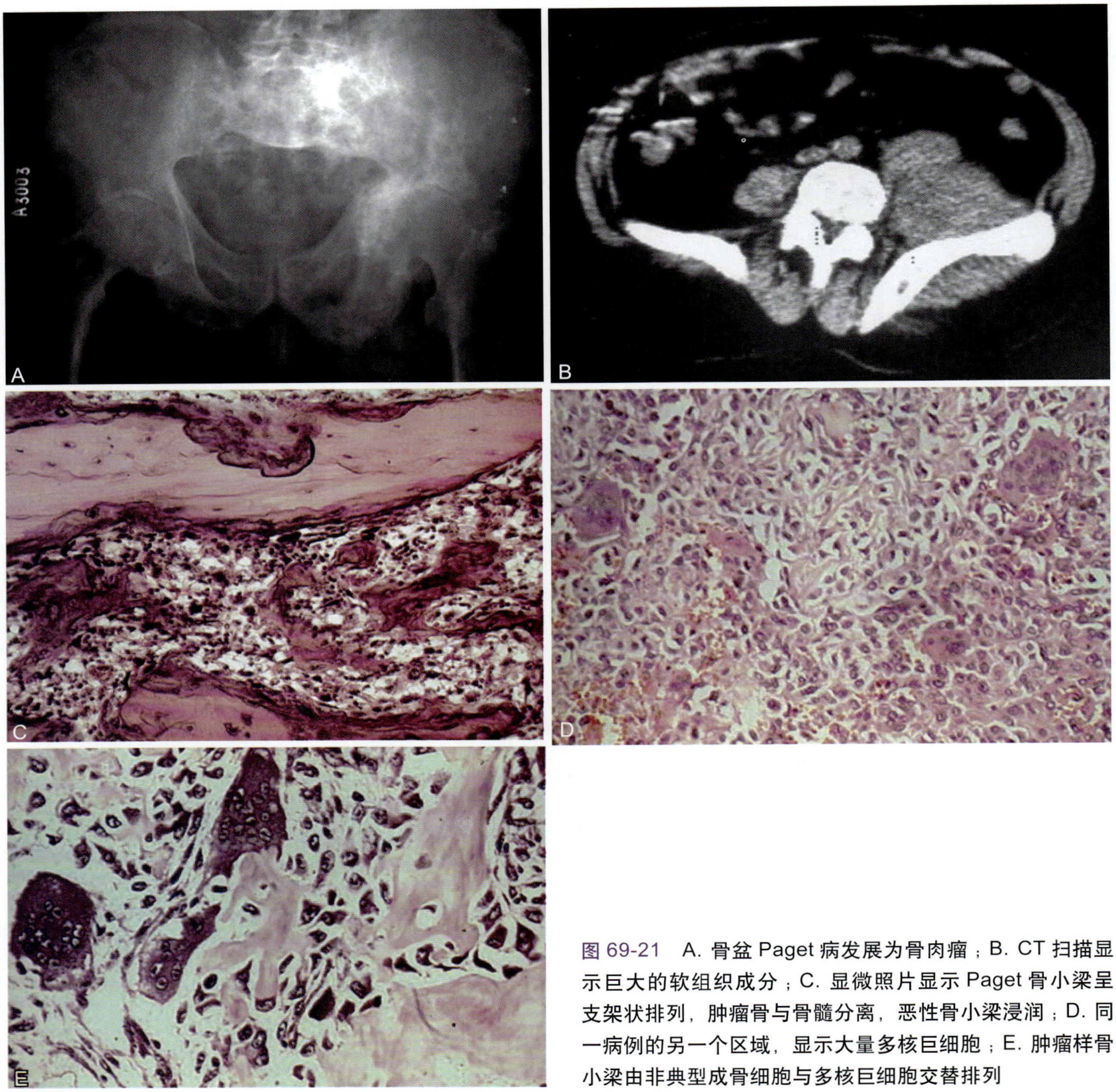

图 69-21 A. 骨盆 Paget 病发展为骨肉瘤；B. CT 扫描显示巨大的软组织成分；C. 显微照片显示 Paget 骨小梁呈支架状排列，肿瘤骨与骨髓分离，恶性骨小梁浸润；D. 同一病例的另一个区域，显示大量多核巨细胞；E. 肿瘤样骨小梁由非典型成骨细胞与多核巨细胞交替排列

骨样外观，存在与 Paget 病骨小梁的外观相似的反转连接线。

8. Paget 病骨小梁较粗，伴有活跃的破骨细胞骨吸收。Paget 病的骨基质是板层的，而纤维发育不良的骨小梁弯曲、变薄、不成熟，完全由编织骨形成。

9. Paget 病有一种特殊的“马赛克”模式板层骨，在纤维发育不良中从未见过。

10. Paget 骨小梁边缘包绕丰富的成骨细胞，与破骨细胞重吸收区交替出现。

11. Paget 病的骨髓腔血管丰富，存在一种特殊的疏松水肿的纤维组织。

12. Paget 病的骨骼分布与纤维发育不良相似，但 Paget 病影响老年人。

（二）骨纤维发育不良（OFD）

1. 纤维发育不良和 OFD 可能具有相似的组织学特征。

2. OFD 表现为不成熟、弯曲的骨小梁，周围有明显丰满的成骨细胞。

3. 致密的胶原基质中的梭形细胞。

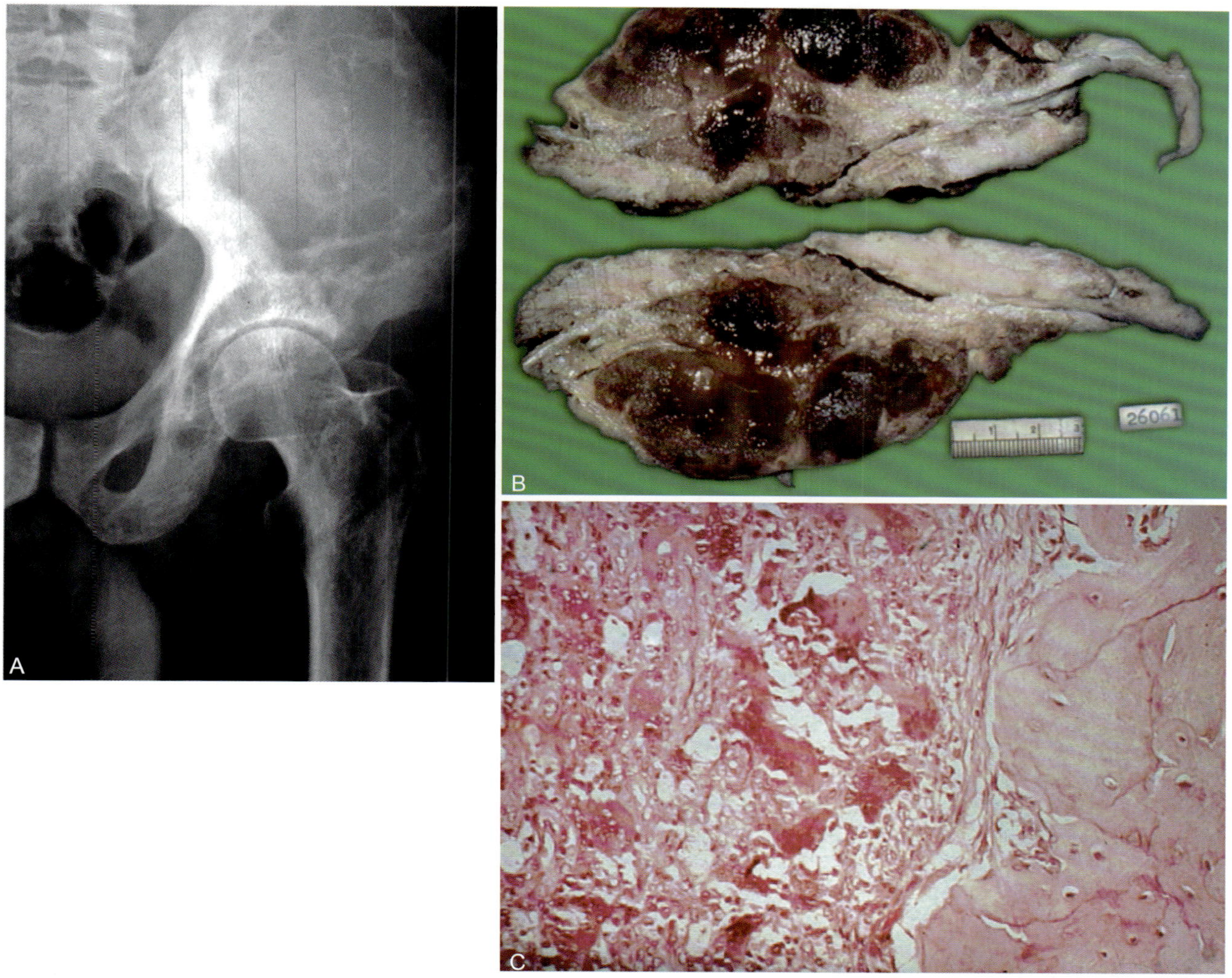

图 69-22　A. 髂骨内巨大的溶骨性缺损，对应于在 Paget 病进展来的巨细胞瘤；B. 大体标本；C. 显微镜特征

4. 表达角蛋白和上皮膜抗原（EMA）的梭形细胞。

5. OFD 是一种主要位于儿童胫骨的骨皮质病变。

（三）甲状旁腺功能亢进

1. 在 Paget 病变的早期，与甲状旁腺功能亢进相鉴别需重点考虑。

2. 在 Paget 病中，破骨细胞比正常破骨细胞更大、核更多，有时超过 20 个核。

3. Paget 病的破骨细胞活动几乎从不在骨皮质产生“隧道吸收”或“切割锥”。

4. 在甲状旁腺功能亢进症中，骨小梁旁纤维化明显，类似于 Paget 病的骨髓纤维化。

5. 在甲状旁腺功能亢进症中，骨髓的血管生成活跃持续存在，而在 Paget 病的早期阶段，血管生成明显增强，这时容易造成混淆。

6. 鉴别诊断有时可能非常困难、需要进行完整的实验室和影像学检查。

7. 原发性甲状旁腺疾病引起的甲状旁腺功能亢进或肾衰竭导致的甲状旁腺功能异常，血生化表现为高钙血症、高磷血症和甲状旁腺激素水平升高。

（四）慢性骨髓炎

1. 骨髓纤维化和不同类型的骨重建，无“马赛克”模式。

2. 淋巴细胞和浆细胞向炎性骨髓腔浸润。

（五）转移癌

1. 在一些转移癌（通常是乳腺癌）中，骨髓区域可能发生促结缔组织增生性基质反应。

2. 细胞异型性和免疫组织化学（细胞角蛋白

和其他抗体）可能有助于建立鉴别诊断。

3. 任何已知原发性癌患者必须考虑转移的可能性。

十一、辅助诊断技术

网织蛋白染色和光偏振技术突出显示“马赛克图案”和骨板层结构的破坏。

十二、预后

1. Paget 肉瘤的预后较差。

2. 对于无法手术切除、伴病理性骨折、多中心病变以及存在组织学间变和多形性的病例预后尤其差。

十三、治疗

1. 降钙素和双膦酸盐通过减少 Paget 病的骨转换来减轻症状。

2. 最近的一些研究表明，双膦酸盐疗法与镇痛药或抗炎药相比没有临床优势。

3. 手术治疗病理性骨折。

4. 截骨治疗严重畸形，但考虑到 Paget 病的力学特性和活跃的骨重建，这种治疗可能很困难。

5. 严重的关节疾病行关节置换。

6. 与 Paget 病相关的肉瘤可通过手术切除、截肢或关节离断术进行治疗。放射治疗和化学治疗也同样适用。

（张迎龙　译　陈秉耀　校）

第70章 戈 谢 病

Michael J. Klein

一、定义

戈谢病是一种遗传性糖脂代谢紊乱性疾病，由于葡萄糖神经酰胺（葡糖脑苷脂）代谢障碍导致其储存在网状内皮系统的巨噬细胞中，产生相应的终末器官病变。

二、别名

1. 葡糖脑苷脂储存障碍。
2. 葡萄糖神经酰胺酶缺乏。
3. 酸性 β - 葡糖脑苷脂酶缺乏。

三、病因

1. 由于葡糖脑苷脂酶的缺乏，导致葡糖脑苷脂在人体巨噬细胞内聚集，有时葡糖脑苷脂酶正常，但是其辅助因子皂素 C 缺乏。由此导致葡糖脑苷脂聚集引起那些包含组织细胞的器官的并发症。

2. 肝、脾和骨髓通常受到影响，引起肝、脾大和成骨畸形，并增加骨梗死及骨端无菌性坏死的风险。在有些亚型会影响中枢神经系统，会显著缩短寿命。

3. 尽管仅葡糖脑苷脂的聚集与疾病的严重程度并不完全相关，但原发性酶缺陷是其发病的基础。

四、流行病学

1. 常染色体隐性遗传。
2. 男、女发病率无明显差异。
3. 根据是否有中枢神经系统症状分为 3 个亚型。

1 型：无中枢神经系统受累，幼年或成年发病，不影响寿命。

2 型：中枢神经系统严重受累，婴儿期即可发病，且通常在婴儿期死亡。

3 型：中枢神经系统受累程度较轻，幼年发病，患者的寿命通常是 20 ～ 40 岁。

五、好发部位

1. 作为一种系统性疾病，任何带有骨髓腔的骨头均可发病。

2. 组织学证据证实可累及任何有骨髓组织的部位。骨骼可表现为塑形畸形，尤其是生长最活跃的骨骼，因此，在临床上通常影响股骨远端和胫骨近端。

3. 有末端循环障碍的骨的凸面末端易继发缺血性坏死。

4. 骨梗死通常发生在长骨的髓腔，周围骨皮质不受影响。

5. 戈谢组织细胞的肿瘤样聚集（戈谢瘤）可表现为单发或多发骨的病损。

六、临床表现

1. 肝、脾大伴贫血和血小板减少可见于 I 型疾病。骨受累常见于III型疾病。

2. 骨病的严重程度与其他脏器和骨髓的病变程度不一定一致。

3. 骨骼在发育过程中发生畸形。

4. 骨髓腔扩张导致骨量减少，进而引起继发性骨折的风险增加，尤其是椎体压缩骨折。

5. 骨危象或类似镰状细胞病的急性疼痛，可导致与感染相混淆。

6. 骨末端缺血性坏死可导致关节活动受限、关节塌陷。

7. 患者患单克隆免疫球蛋白病的发病率增加，血液系统恶性肿瘤的发病率增加，尤其是骨髓瘤。

七、影像学特征

（一）X线特征

1. 大范围的透亮区形成扇贝样边缘，骨皮质萎缩，不累及骨端（图 70-1）。

2. 长骨畸形伴随骨干的膨胀和干骺端弧度的减少（锥形烧瓶样畸形）（图 70-2）。

3. 继发骨梗死，骨骼出现不规则的密度增加或透亮区（图 70-3）。

4. 反应性骨膜炎伴骨化导致“骨中骨”形态。

5. 椎体塌陷导致的楔形变，继发脊柱畸形。

6. 骺端坏死伴放射性密度增加，并随之出现股骨头、肱骨头、股骨远端和胫骨平台的塌陷（图 70-4）。

（二）MRI特征

1. MRI显示骨膜下积液。

2. 可显示骨髓转换的范围。

3. 可显示骨梗死的数量和纤维化的存在。

4. 信号改变可用于评估治疗的效果。

八、影像鉴别诊断

（一）尼曼-匹克病

1. 可存在锥形烧瓶畸形。

2. 通常有严重的智力低下。

3. 缺血性坏死不太常见。

（二）珠蛋白生成障碍性贫血

1. 头颅通常有毛发竖立外观。

2. 骨髓外造血导致肝、脾大。

3. 缺血性坏死较少见。

4. 骨塑形畸形不太常见。

（三）Legg-Calvé-Perthes病

1. 儿童股骨头缺血性坏死。

2. 单侧多发，患侧与健侧的骨骺大小不同。

3. 硬化伴或不伴骨骺塌陷。

4. 不累及其他部位。

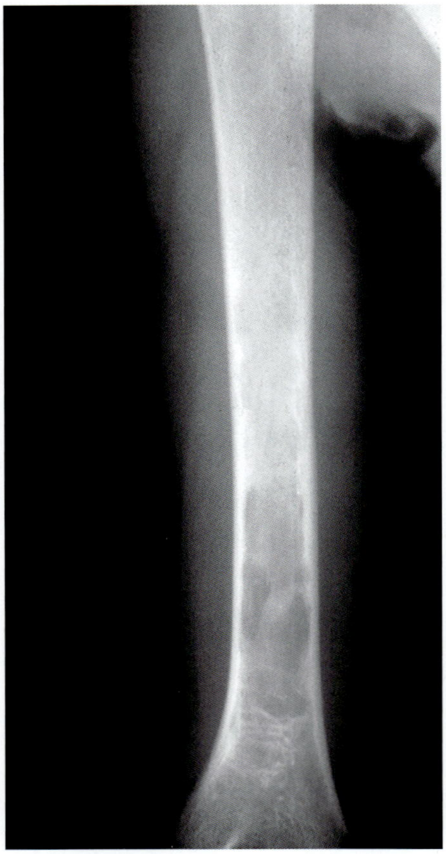

图 70-1　戈谢病累及肱骨，注意肱骨下段骨干的透亮影、骨皮质扇贝样改变，远端的骨小梁结构被保留

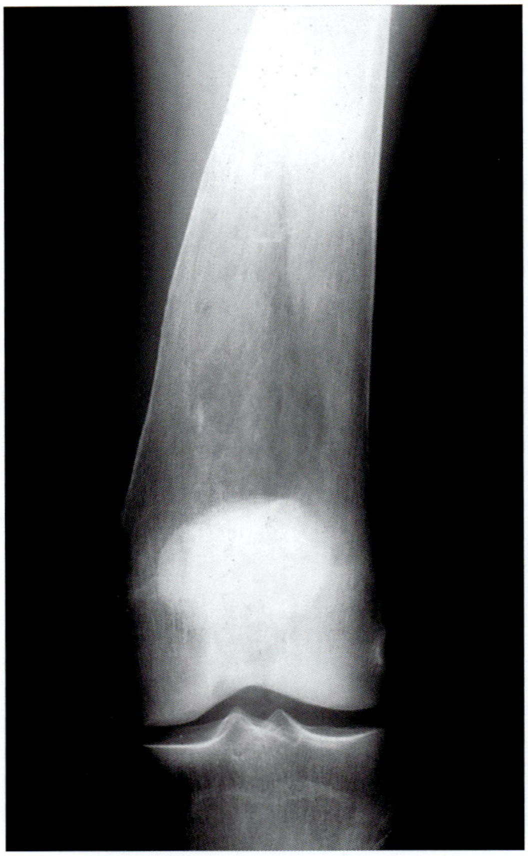

图 70-2　戈谢病引起股骨畸形及骨皮质变薄，股骨完全透亮，骨皮质增宽，产生所谓锥形烧瓶样畸形

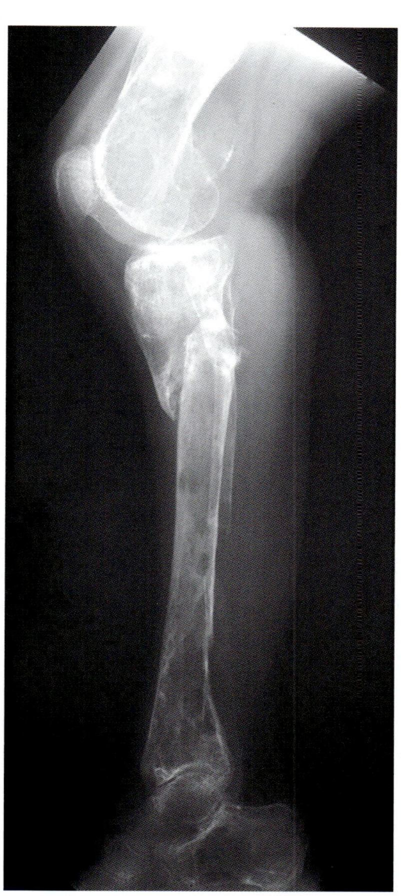

图 70-3 继发于戈谢组织细胞沉积导致的改变，下肢骨出现放射密度增高及透亮区，胫骨及腓骨骨皮质极度菲薄，导致病理性骨折。股骨远端呈现“骨包骨”结构，提示陈旧性反应性骨膜炎

（四）Hurler 综合征

1. 四肢骨骼短小。

2. 椎体前下“喙”样骨质改变。

3. 骨盆可能发育不良。

4. 肝、脾大。

5. 智力低下。

（五）Morquio 综合征

1. 扁平椎。

2. 椎体呈卵圆形，中央偏前呈“鸟嘴”样。

3.“酒杯”样骨盆。

（六）骨髓瘤

1. 全身性骨量减少。

2. 骨质破坏，可能伴有周围软组织肿块。

3. 如果没有伴发骨折，放射性核素扫描通常不呈热区。

4. 与戈谢病相比，发病年龄相对较大。

九、病理检查

（一）大体特征

1. 在大标本中，骨密质变薄、髓腔扩张。

2. 戈谢病所致骨梗死外观类似其他骨梗死，没有出血期。特殊的外观反映的是病期而不是病因（图 70-5）。

3. 骨端的骨坏死看上去很像其他病因的骨坏死，继发改变包括受累关节部分或完全塌陷，疾

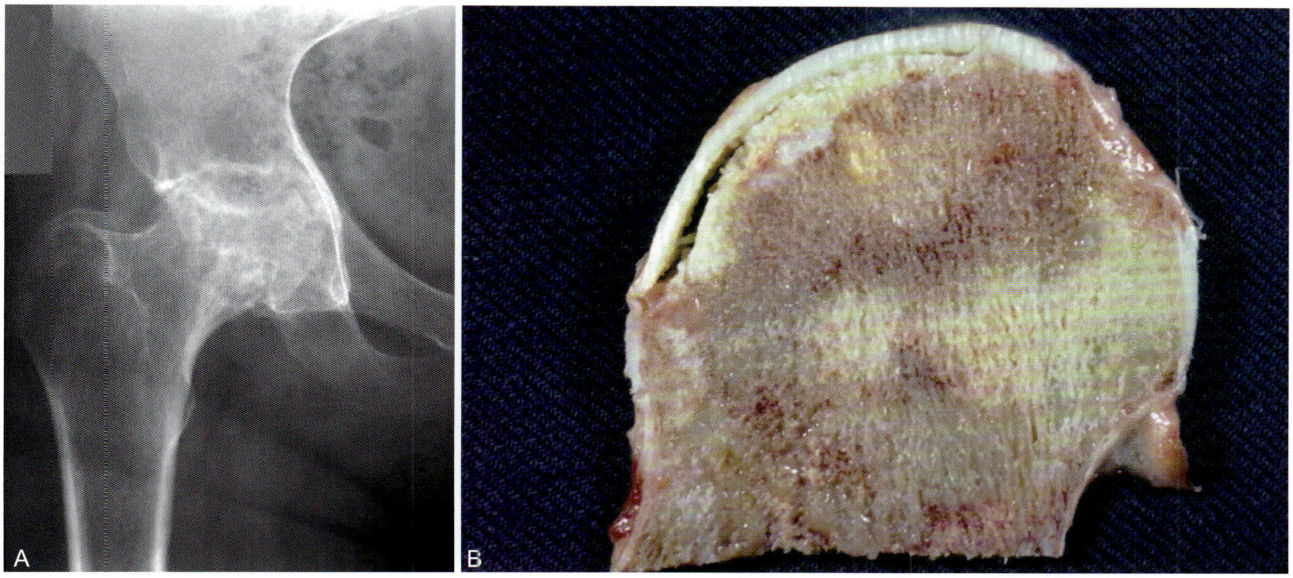

图 70-4 A. 戈谢病伴缺血性坏死。右髋关节前后位普通 X 线片显示股骨头上部硬化与溶骨混合改变，伴关节间隙变窄，但没有骨赘形成。这对应的是 2 期股骨头坏死，关节面表层塌陷。B. 戈谢病伴缺血性坏死。切除的大体标本如图 A 所示，显示不规则坏死与存活区，关节下骨与关节软骨之间存在空隙，这就是所谓的新月征，在常规 X 线片上也可显示

病取决于坏死的分期。

（二）组织学特征

1. 标志性的表现是巨大储积巨噬细胞（直径可达 80μm）（图 70-6）的存在，包含苍白、嗜酸性、有条纹的像皱纹纸的细胞质（图 70-7）。

2. 巨噬细胞可单独、成群或大片存在，它们通常与造血细胞混合存在。

3. 戈谢细胞的胞质呈 PAS 阳性，淀粉酶阴性，苏丹黑弱阳性。

4. 可能伴有骨髓梗死。

5. 骨皮质通常薄而萎缩。

6. 在骨端的缺血性坏死中，坏死区表现类似其他原因引起的骨坏死，但在仍有活性的区域中通常在骨髓腔中可以看到有功能的戈谢细胞。

7. 偶尔，骨内的戈谢细胞聚集形成类似原发性骨肿瘤的占位性病变（图 70-8）。

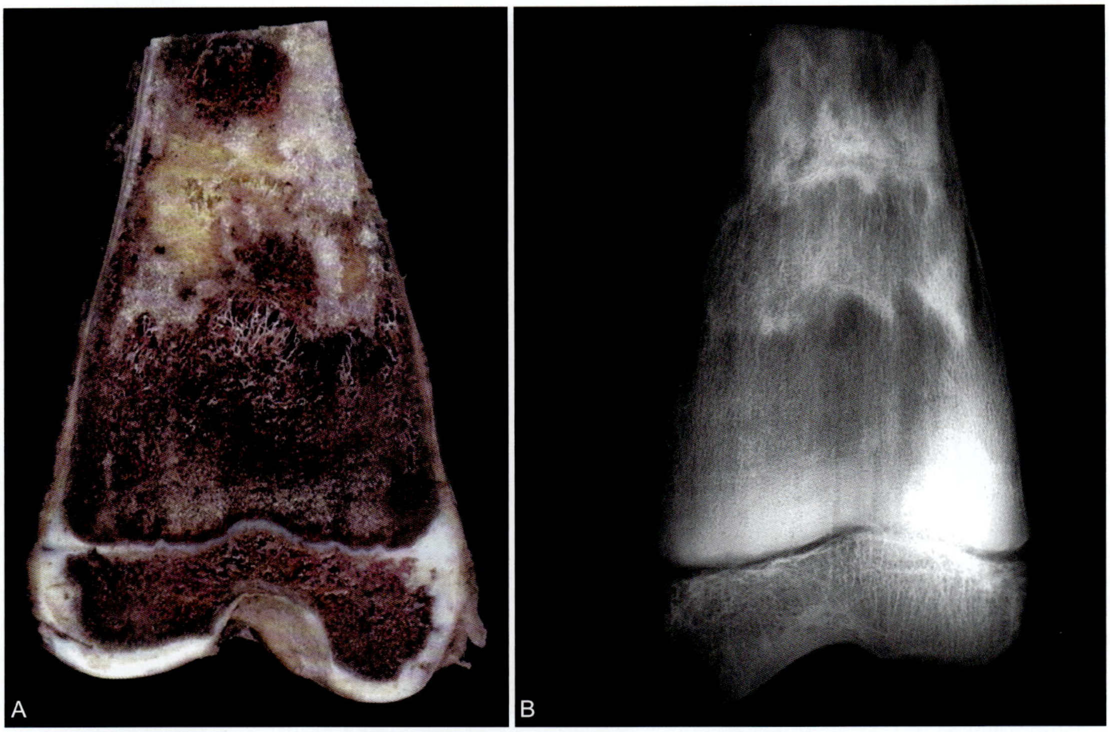

图 70-5 A. 取自 1 例酶疗法失败的戈谢病患儿的尸检标本，干骺端顶部不是凹面而是凸起，形成烧瓶样畸形，骨皮质菲薄如纸。在儿童这一部位，骨髓通常应是黄色的，但在这里是红色的，因为更近端骨髓戈谢组织细胞沉积导致的骨髓转换。注意不规则的白色及黄色区域，代表骨髓梗死。B. 同一标本的 X 线片，显示骨皮质薄到几乎看不到，存在不规则的放射密度增高区，对应死骨及髓内脂肪坏死后的矿化（来自 Klein 等，经许可）

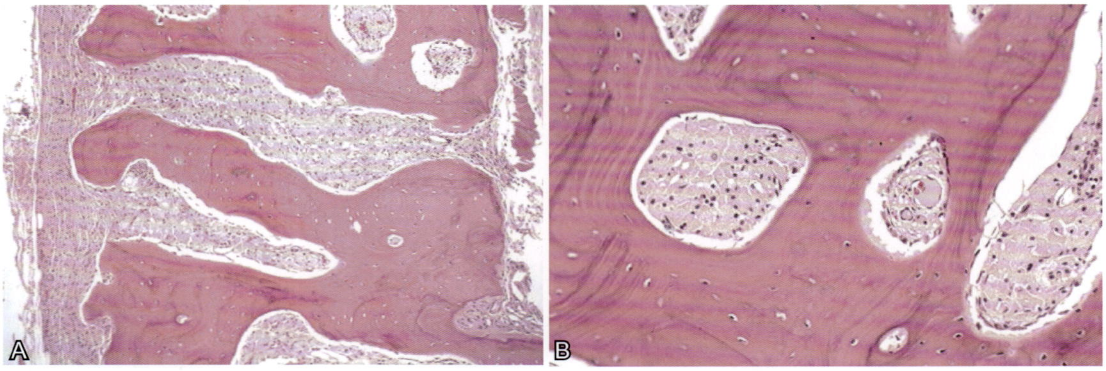

图 70-6 A. 图 70-5A 所示标本的骨皮质在显微镜下显示为纤细的条纹状排列的骨膜反应，构成残存骨皮质的主体。骨膜下结缔组织、Volkmann 管和哈弗斯管由包含葡糖脑苷脂酯的存储组织细胞（戈谢细胞）填充（HE，63×）。B. 在高倍显微镜下，相同表现可见大的粉红色的存储组织细胞（戈谢细胞）充满哈弗斯系统（HE，157×）

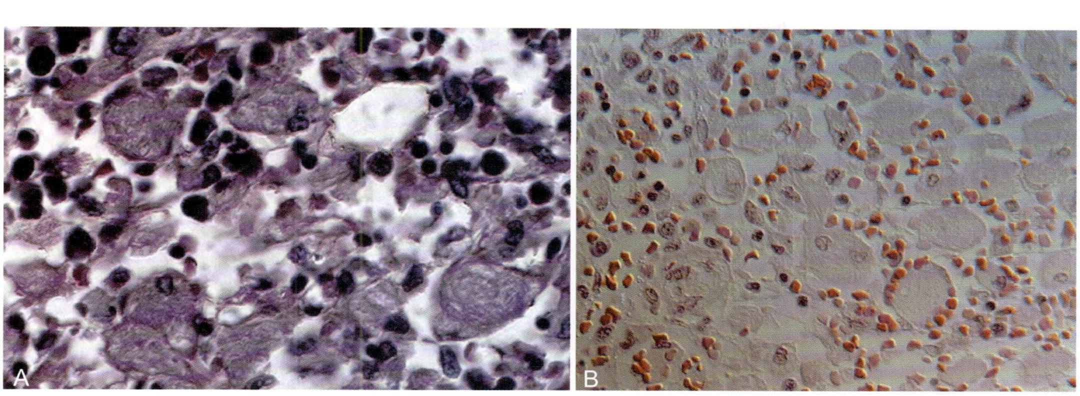

图 70-7 A. 戈谢细胞混合少量正常的骨髓细胞，突出了胞质的“皱纹纸”外观（HE，700×）；B. 戈谢细胞混合少量红细胞，存储组织细胞胞质的皱纹外观被清楚显示（偏振差显微镜，HE，787×）

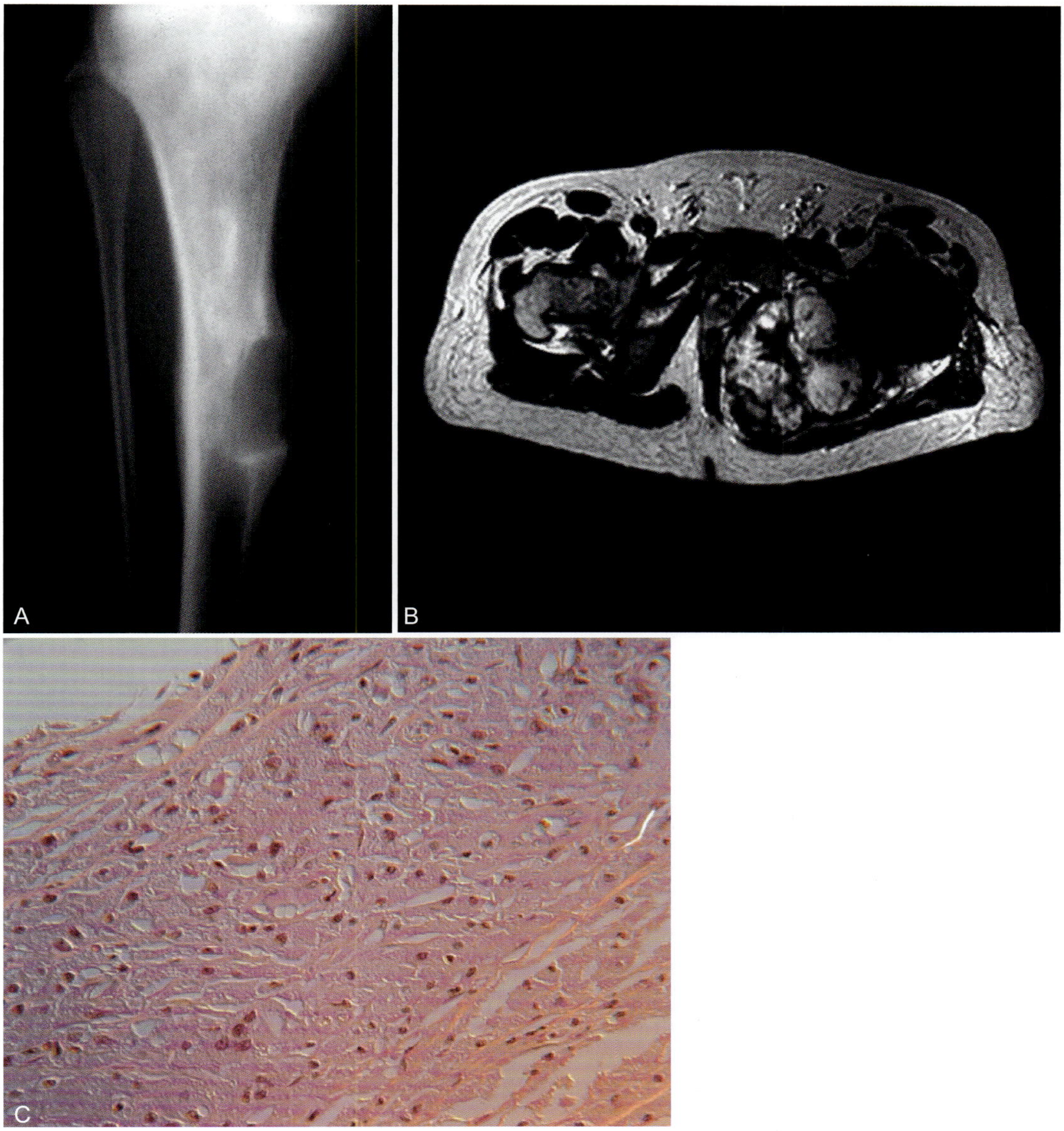

图 70-8 A. 戈谢细胞聚集，像一个占位性的原发性骨肿瘤（所谓戈谢瘤），伴规整但不完全的骨膜反应；B. 另一患者 T_2 加权轴位 MRI 显示邻近股骨的戈谢假瘤的高信号；C. 图 B 患者穿刺活检显微镜下戈谢细胞表现，在增强显微技术下显示为细胞边缘模糊、胞质粉红并有些皱褶（干涉差显，HE，250×）（图 B 和 C 来自 Hermann 等，经许可）

（三）病理鉴别诊断

1. 尼曼 - 皮克病和黏多糖贮积症都有体积巨大的巨噬细胞，但细胞质为空泡或泡沫状的，而不是条纹状和褶皱状的。

2. Erdheim-Chester 病和黄瘤病可见含有脂质的多功能组织细胞，PAS 染色阴性。

3. 某些具有高细胞转化率的造血系统疾病，可能含有与戈谢细胞相同的细胞。这可能源于细胞的破坏，细胞膜碎片短暂释放过量的葡糖脑苷酯。

十、辅助诊断技术

遗传学

1. 编码葡糖脑苷脂酶的基因位于染色体 1q21 上，已明确的突变约有 100 个。

2. 即使是同卵双胎，其基因型与表型严重程度的相关性也不尽相同。

十一、预后

1. Ⅰ型戈谢病不影响患者正常寿命，但骨骼的病变可致残，从而影响患者的生活质量。患者可能有生长障碍，罹患多发性骨髓瘤、白血病和淋巴瘤的风险也显著增加。

2. Ⅱ型戈谢病最终导致死亡，多在 2 岁之内。

3. Ⅲ型戈谢病进展较慢，患者多在 20 多岁时死亡。

十二、治疗

1. 酶替代疗法减少Ⅰ型戈谢病的并发症发生率，可提高患者的生活质量。但不幸的是，这种酶不能透过血脑屏障，在其他类型的戈谢病中无法发挥作用。

2. 底物还原疗法被认为是戈谢病（特别是有神经症状的患者）和其他溶酶体储存障碍疾病的潜在治疗方法，但迄今为止，它主要局限于临床前研究。

3. 支持治疗很重要，尤其是对于疼痛和戈谢危象。

4. 脾切除术可能会加速其他部位病变的进展，已不再推荐用于戈谢病的治疗。

（李青松　译　陈秉耀　校）

第71章 痛 风

Michael J. Klein

一、定义

该病为继发于高尿酸血症的一种代谢紊乱，其中尿酸单钠晶体（图 71-1）可引起关节发生急性炎症反应，或在软组织或骨骼中引起巨噬反应和异物反应。

二、别名

1. 尿酸晶体蓄积症。
2. 足痛风。

三、病因

1. 高尿酸血症可导致血液中的尿酸达到饱和状态并沉淀尿酸单钠 - 水合物结晶。这些晶体沉积在关节液中会引起急性炎症反应。如果沉积在骨骼或软组织中，会引起组织细胞 / 异物肉芽肿反应。急性活动性炎症反应降低滑膜液中的 pH，而 pH 的降低又使尿酸更不易溶解。

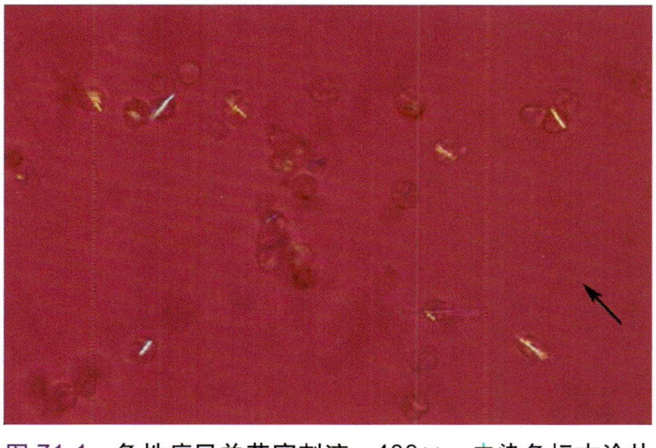

图 71-1 急性痛风关节穿刺液，400×。未染色标本涂片在偏振光显微镜下应用一阶补偿器观察，视野中可见大量中性粒细胞摄取尿酸单钠晶体。晶体呈针状，平行于补偿器超常轴（黑箭指示的方向）呈亮黄色，表明是负向双折射征，垂直于该轴的呈蓝色，介于中间的是其他颜色或趋向消失

2. 高尿酸血症可是家族性的，也可是偶发性的；也可继发于细胞增生性和继发性嘌呤利用障碍的疾病（如白血病、骨髓增生异常综合征、银屑病），或者甚至可能与利尿药治疗有关。

3. 只有少数的高尿酸血症患者会进一步表现出痛风症状，因此其他诱发因素也应引起重视，包括饮食、饮酒、年龄和一些其他的未知因素。

4. 从本质上来说高尿酸血症可能是由次黄嘌呤 - 鸟嘌呤磷酸核糖基反式滑液清除基因的 X 连锁突变引起的。

5. 该病最严重的临床表现形式为 Lesch-Nyhan 综合征，主要表现为智力障碍和自残倾向，但不完全的综合征也被承认。

四、流行病学

1. 原发性高尿酸血症占 90%。
2. 大多数原发性高尿酸血症继发于肾尿酸排泄减少。
3. 少数原发性高尿酸血症继发于遗传性 X 染色体连锁突变。
4. 继发性高尿酸血症占 10%，通常是由于细胞转换增加，也可能是由于肾衰竭或高嘌呤饮食。
5. 某些遗传性疾病（如糖原贮积症）可能与痛风的发病相关。

五、发病部位

1. 最常见的受累部位是第 1 跖趾关节。
2. 也可能会累及足的其他关节。
3. 膝关节通常会受累。
4. 高尿酸血症如果持续数年未经治疗，尿酸

盐晶体可在软组织沉积，形成痛风石。最常见于尺骨鹰嘴囊、跟腱和上肢伸肌腱表面。

六、临床表现

1. 可出现急性剧烈的疼痛，伴有关节红肿。

2. 可存在软组织结晶沉积物。

3. 可表现为慢性关节病，关节通常均可受累，但很少会表现为双侧对称或同时发生同等严重的病变。

4. 男性多发。

七、影像学特征

（一）X 线特征

1. 疾病早期的影像学检查通常为阴性，因此影像学检查正常不能排除诊断。

2. 当痛风累及骨骼时，常有关节边缘关节下骨侵蚀，通常边界清晰。如果晶体沉淀物完全在骨内，则可能出现囊肿样改变。有时会伴有骨膜反应（图 71-2）。

3. 关节周围软组织内可能会有软组织肿块，这些病变可能继发钙化。

4. 关节间隙通常保留。

5. 继发于失用或炎症的关节周围骨质疏松不常见，因为疾病在静止期时关节可以无症状。

6. 关节间隙变窄不常见，除非到疾病的晚期。

（二）CT 特征

1. CT 对痛风的诊断价值有限。

2. CT 比常规 X 线片更敏感，它可以帮助检测小钙化。

3. 双能 CT 可通过原子序列区分病变的性质，目前双能 CT 和传统 CT 扫描相结合可以更好地识别出尿酸单钠结晶。

（三）MRI 特征

1. 通常不用于评估痛风。

2. 痛风在 T_1 加权图像上呈中 - 低信号，在 T_2 加权图像上信号多变。

3. 继发性脂肪沉着或含铁血黄素可表现为持续的低信号。

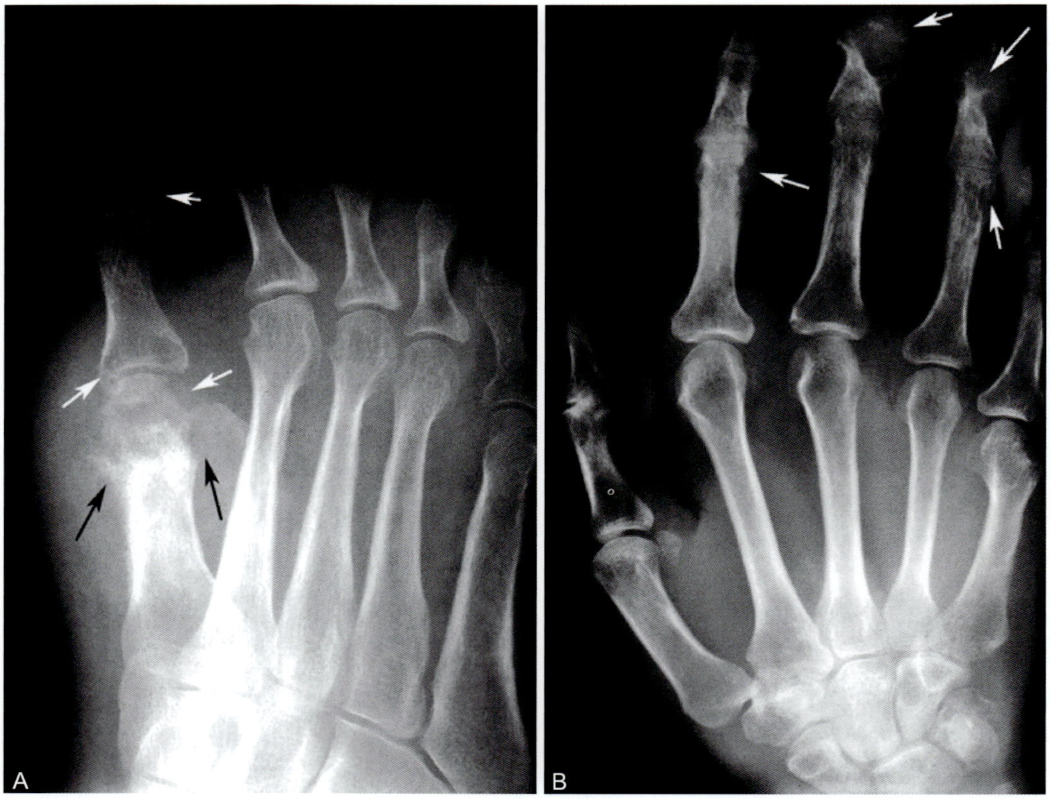

图 71-2 这位 43 岁的患者因糖尿病继发慢性肾衰竭后发展成高尿酸血症，X 线片显示手足关节周围骨质侵蚀但关节间隙保留，末节指（趾）骨内可见沙粒状的尿酸盐沉积（白箭）。同时，在右侧第 1 跖骨（黑箭）可见明显的骨膜反应延伸至软组织、继发于骨膜下尿酸盐沉积

八、影像鉴别诊断

（一）传染性关节炎

1. 通常仅累及单个关节。

2. 无边缘腐蚀现象。

3. 疾病早期可出现关节间隙变窄。

（二）假性痛风（焦磷酸钙沉积性关节炎）

1. 通常仅累及单个关节。

2. 在传统的影像学检查中，组织沉积物中可见钙化，而痛风通常没有。

3. 通常无边缘侵蚀现象。

（三）类风湿关节炎

1. 通常是对称的。

2. 通常仅累及手的掌指关节和指间关节。

3. 通常伴有关节骨质疏松。

4. 女性多发。

九、病理检查

（一）大体特征

1. 关节腔的滑液多为浑浊的，呈黄白色和乳白色，类似于乳状、牙膏状或液态石膏样物质。

2. 慢性痛风伴有沙粒样沉淀物质，常有明显的软组织畸形，有时会导致邻近骨的侵蚀（图 71-3）。

3. 痛风石多为白色，性状类似于牙膏或粉笔（图 71-4）。

4. 痛风石可见于软组织或骨骼，在外周更为常见，尤其是在体温低于核心体温的身体部位。

（二）组织学特征

1. 滑液中的白细胞计数通常升高，几乎 90% 为多形核白细胞。

2. 白细胞内也有类似滑膜液中的针状晶体。这些针状晶体即使在明亮的视野中也极易识别。

3. 在偏振光显微镜下，尿酸钠 - 水合物结晶具有高度的各向异性。也就是说，当视野很暗时，它们非常明亮。如果显微镜载物台是可旋转的，明亮的晶体会在两个平面内消失，这两个平面相当于晶体的光轴（也就是说，在光轴上它们是各向同性的）。

4. 如果在正交偏光显微镜之间引入一阶补偿器（波片），当晶体的长轴与补偿器的超常（慢）波方向对准时，晶体就会呈现亮黄色。与补偿器

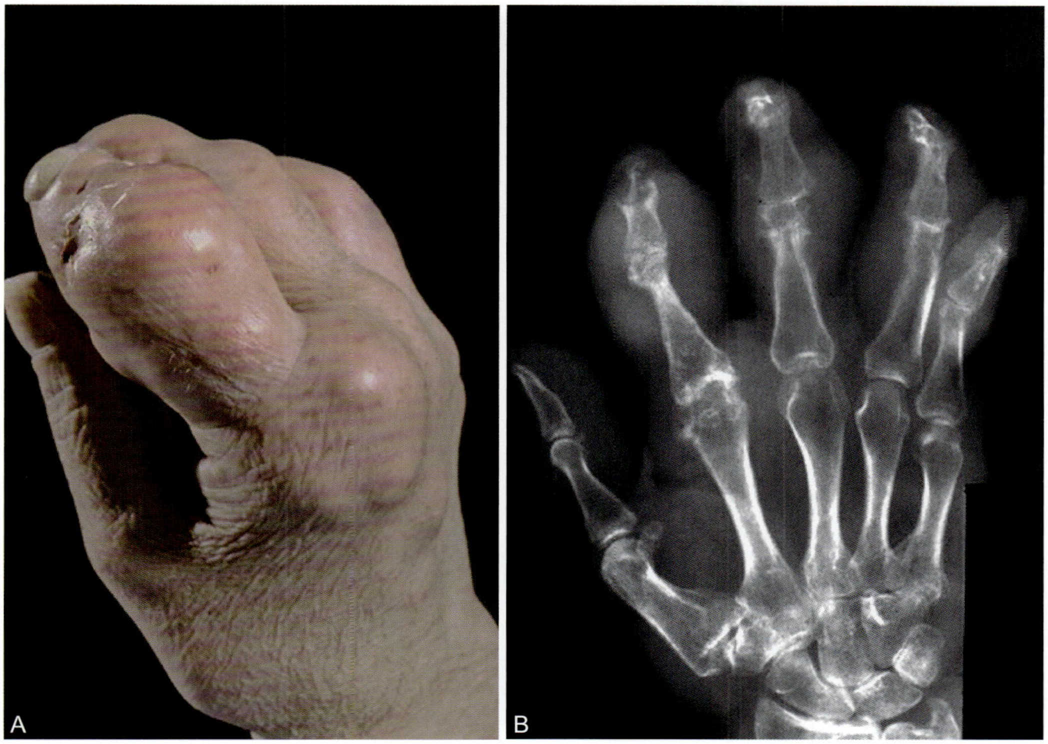

图 71-3 未经治疗的慢性痛风患者右手的痛风，指间关节和掌指关节被不规则侵蚀，个别关节间隙变窄。在 X 线片上（B）有明显的软组织肿胀影，手部大体照片（A）可见明显的尿酸盐在软组织内沉积，表面有皮肤红斑和表皮萎缩，在结晶体引流的地方出现皮肤缺损

的普通(快)波方向平行的长轴排列的晶体呈蓝色。这就证实了它们负向双折射的事实（图 71-5）。

5. 当尿酸钠 - 水合物结晶存在于已固定的组织标本中时，苏木精 - 伊红染色呈棕绿色(图 71-6)。

6. 急、慢性炎性细胞渗入皮下，使滑膜肥厚，并出现绒毛样改变。尿酸单钠晶体是水溶性的单尿酸盐，常可从组织中溶解，显微镜下常呈放射状条纹和粉红色，边界有组织增生和异物肉芽肿反应(图 71-7)。软组织痛风石具有相同的组织学特征。

7. 制作组织切片的过程中不使用含水化合物，可以使组织中的尿酸单钠晶体得以保存。也可以在加工前用 100% 乙醇进行固定，从而防止晶体溶解。组织切片中的晶体可以被 DeGolantha 银染剂染成黑色（图 71-8)。

8. 通过预处理或组织固定得以保存的尿酸单钠晶体仍保持其很强的各向异性和负向双折射(图 71-9)。

（三）病理鉴别诊断

1. 焦磷酸钙沉积症　当其关节液中出现游离晶体时，可能出现类似痛风的表现（“假痛风”)。但出现这些晶体的同时常伴有退行性关节病和甲

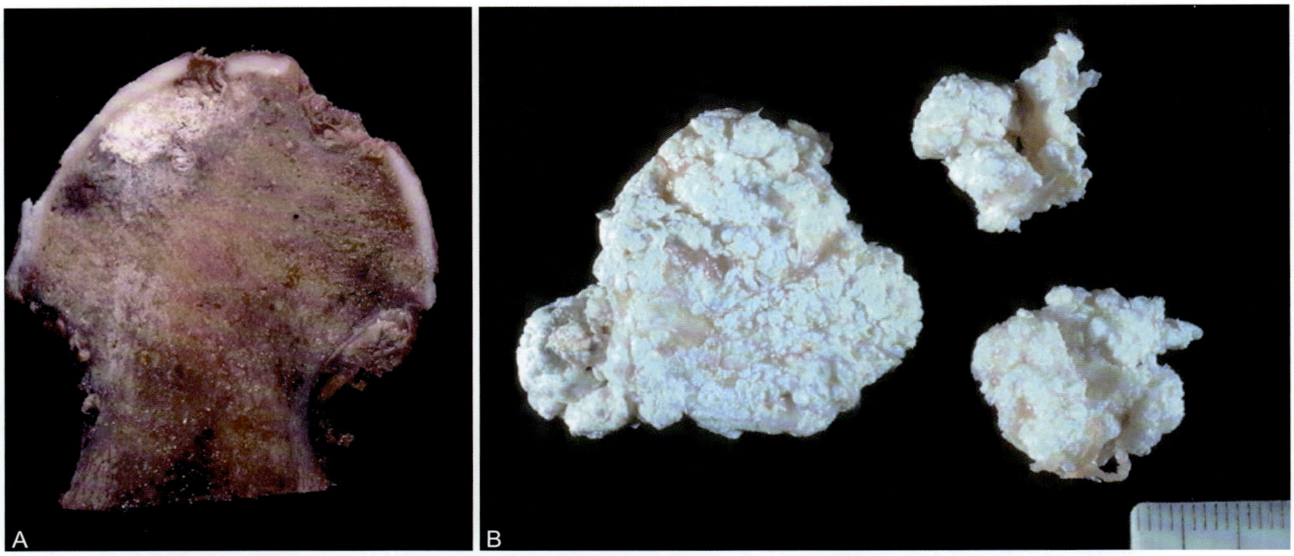

图 71-4　A. 股骨头关节下黄褐色的尿酸盐沉积，伴关节软骨塌陷；B. 沉积于同一关节滑膜碎片内的松脆的、白垩质的白色尿酸盐结晶

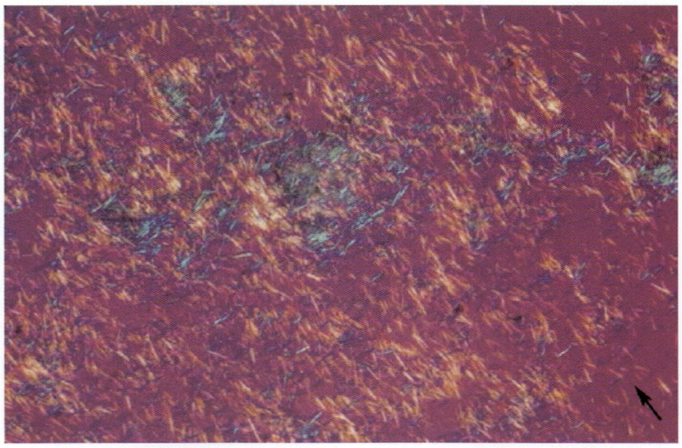

图 71-5　制作痛风结节未染色切片，在偏振光显微镜下用一阶补偿器观察（400×)，可见针状的强各向异性的晶体呈负向双折射（黑箭是慢补偿器光轴的方向）

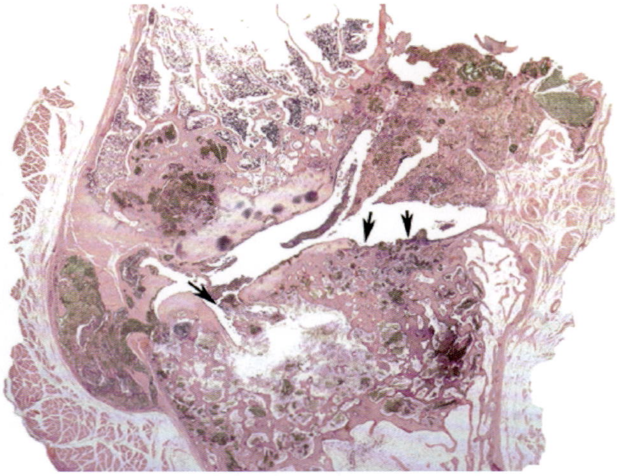

图 71-6　切除指间关节中的晚期痛风结节，在关节边缘和关节面下可见褐绿色结晶，关节软骨灶性破坏（箭）(HE，10×)

状旁腺功能亢进。因为晶体中含有钙，所以当它们形成聚集体时，在 X 线片上可以被识别（图 71-10）。通常见于滑膜和半月板(图 71-11)。很少情况下，它会产生沙粒状的沉积物，可能被误认为是骨形成病变（假性痛风）。它们是弱各向异性和正双折射，通常是菱形的(图 71-12 ～图 71-15)。因其含有钙，通常是嗜碱性的。如果切片仅用伊红染色，在偏振光显微镜下可以看到更明亮的晶体，因为在苏木精-伊红（HE）染色切片中，苏木精涂层会阻止充足的光线进入晶体（图 71-13 和图 71-14）。

2. *羟基磷灰石沉积病*　可表现为伴有滑膜中羟基磷灰石晶体沉积的退行性关节疾病，也可表现为伴有异物反应的软组织晶体沉积。大量的软组织沉淀物有时被称为肿瘤性钙质沉着症。这些可以是散发的或家族性 / 遗传性的。散发病例常为创伤后遗症，常发生在易受创伤的身体部位

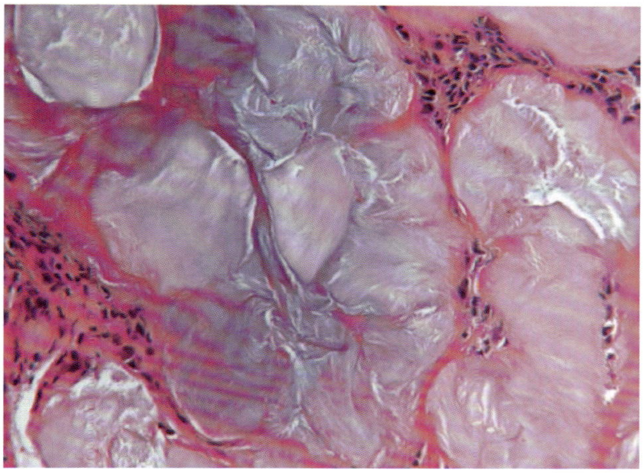

图 71-7　用水处理过的痛风石，结晶被溶解，遗留双染的、条纹状的影子，仍被异物反应层包绕（HE，250×）

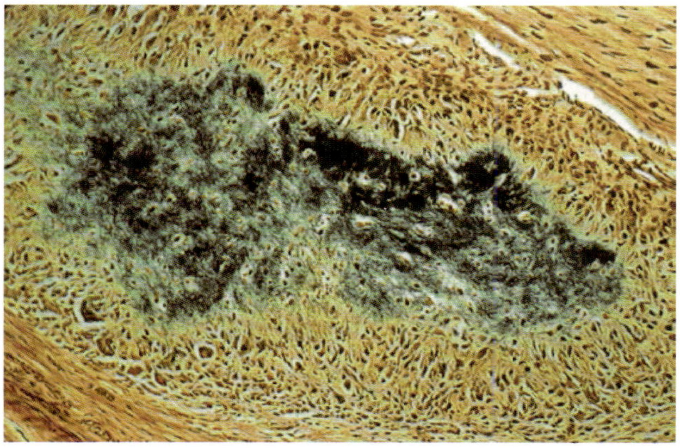

图 71-8　痛风结节，针状的尿酸盐结晶呈黑色，周边有明显的异物巨细胞反应（尿酸盐 DeGolantha 染色，200×）

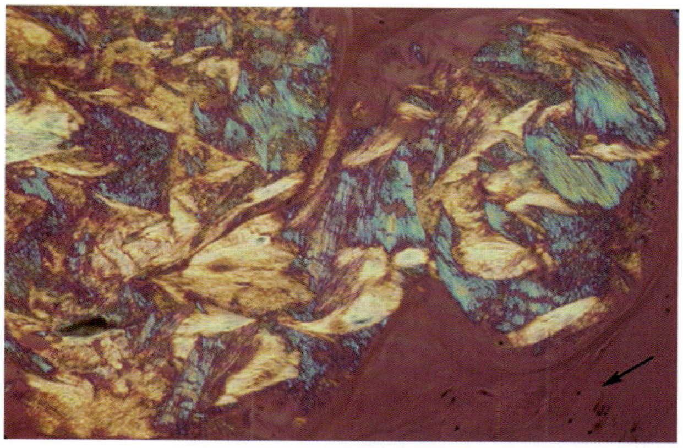

图 71-9　痛风结节。酸性伊红染色和无水乙醇固定保留了尿酸单钠 - 水合晶体，如果用含水物固定和染色会被溶解（250×，一阶补偿器偏振光显微镜观，箭头指的是慢补偿器光轴的方向）

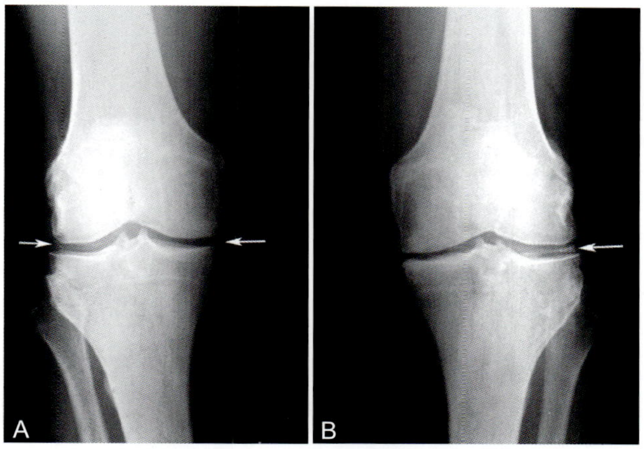

图 71-10　软骨钙质沉积。焦磷酸钙沉积在退变性关节病、代谢性骨病等疾病中非常普遍。在本图的双膝正位 X 线片上，在半月板位置可以看到高密度的软骨钙沉积（箭）

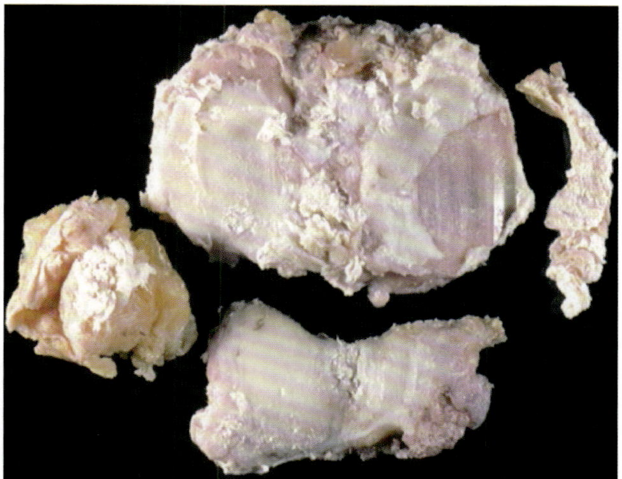

图 71-11　软骨钙质沉积。在滑膜、半月板、股骨髁间区、胫骨嵴可见焦磷酸钙沉积，这些沉积物呈白垩质，大体观类似痛风石

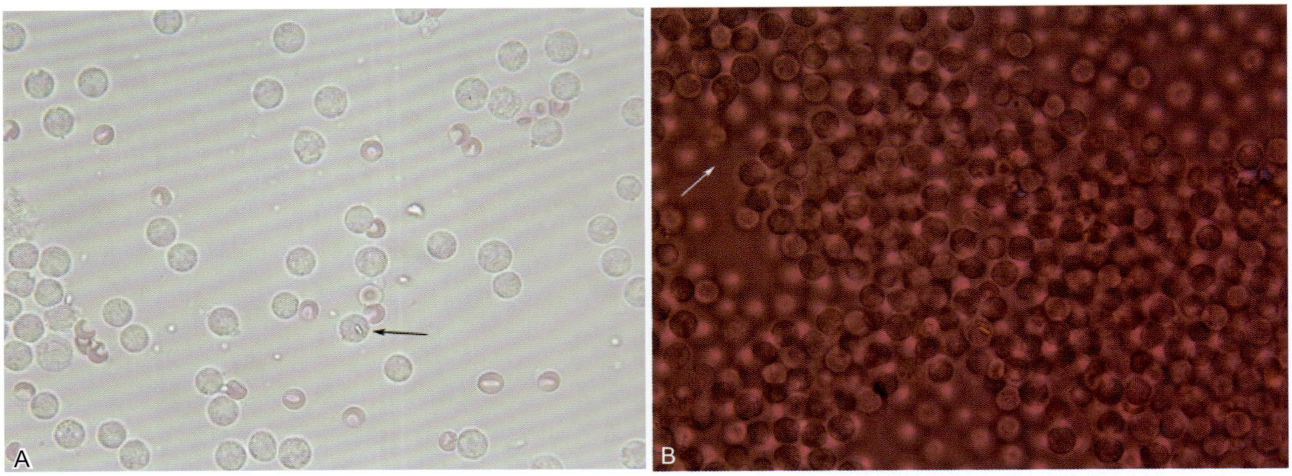

图 71-12 表现为急性关节痛的焦磷酸钙沉积症（假性痛风）。左侧，关节穿刺液在明视野下（500×）可见红细胞和中性粒细胞，包含稀少的、短菱形的结晶，提示为焦磷酸钙二水化物（黑箭）；右侧，在补偿偏振光显微镜下（400×），在中央偏下的一个中性粒细胞中可见弱各向异性、正向双折射的菱形结晶（黄色），白箭指的是慢补偿器光轴的方向

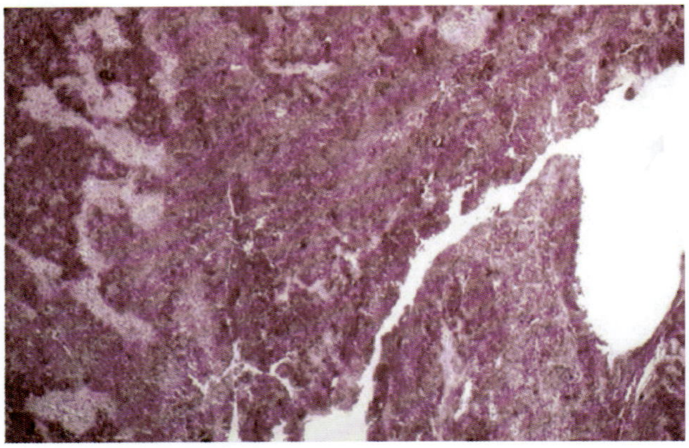

图 71-13 焦磷酸钙沉积症。结晶体呈紫色、颗粒状、弥散分布，伴组织细胞反应，这在痛风结节中很少见（HE，50×）

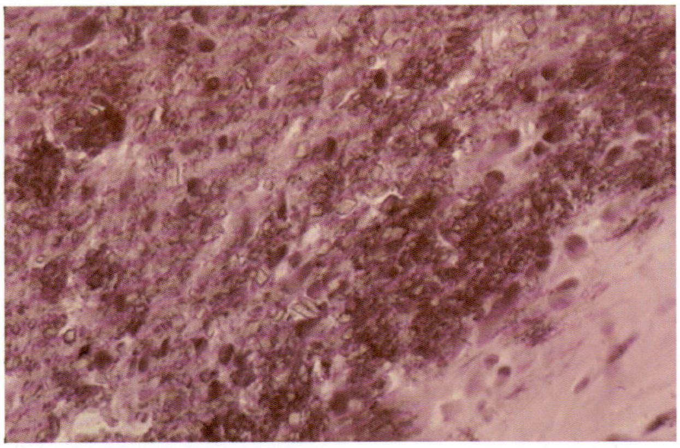

图 71-14 在高倍显微镜下，大多数焦磷酸结晶被苏木精着色，但少数结晶相对透明而未着色（HE，400×）

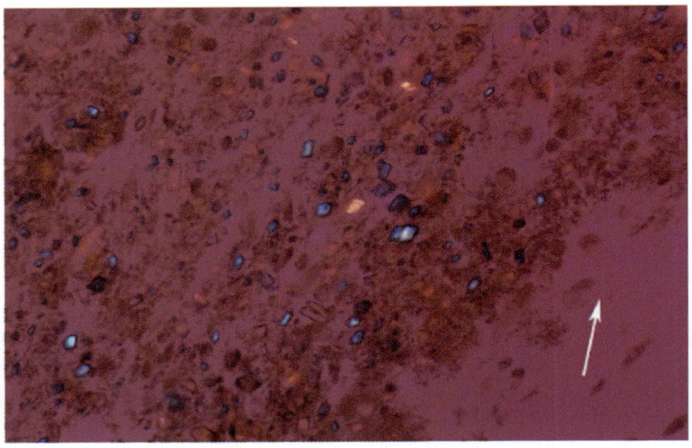

图 71-15 与图 71-14 同一视野在补偿偏振光显微镜下，慢补偿光轴方向被白箭标记（400×），长轴平行于该方向的结晶体呈蓝色（正向双折射），其各向异性弱于尿酸盐结晶

（图 71-16）。其组织学表现为大关节内或周围的羟基磷灰石沉积，可能与其病因有关。晶体的范围从非常小和无定形到较大和不规则形状。由于其中富含钙，可出现苏木精深染（图 71-17）。它们在偏振光中不是各向异性的。罕见情况下，可因其软组织中的软骨化生表现为各向异性。

3. 草酸盐沉着症 草酸钙晶体的组织沉积可能因谷丙转氨酶的酶活性缺陷，导致乙醛酸无法正常转化为甘氨酸，是一种家族遗传缺陷。乙醛酸被氧化成草酸盐，可能沉积在肾、骨骼、关节和软组织中。这种类型的患者常在儿童时期即出现肾衰竭。饮食摄入过多或单纯的慢性肾衰竭常可引起草酸盐沉积。影像学表现取决于肾衰竭的程度，但很难作为痛风的鉴别诊断依据。偏振光显微镜下可见明亮的各向异性晶体，可能单独呈针状，但常形成星团样聚集（图 71-18）。可以没有细胞反应或呈现从组织细胞增生到异物肉芽肿型的组织反应。

十、预后

1. 经过治疗，疾病预后总体良好。急性发作期可以用秋水仙碱治疗，抗炎治疗也有效。

2. 痛风结节的沉积和疾病进展可导致关节畸形、活动不便和疼痛。如果沉积物发生在肾实质内或肾盂内，如尿路结石，则会造成肾功能损害，甚至导致慢性肾衰竭。

十一、治疗

1. 促尿酸排泄类药物增加肾尿酸的排泄，但必须同时增加水化以避免增加尿酸盐肾结石的发生率。即使没有进行促尿酸排泄治疗，也应进行充分的液体摄入。

2. 别嘌醇可以阻止尿囊素转化为尿酸。尿囊素即使在较高浓度下也是可溶的，且易于排出。

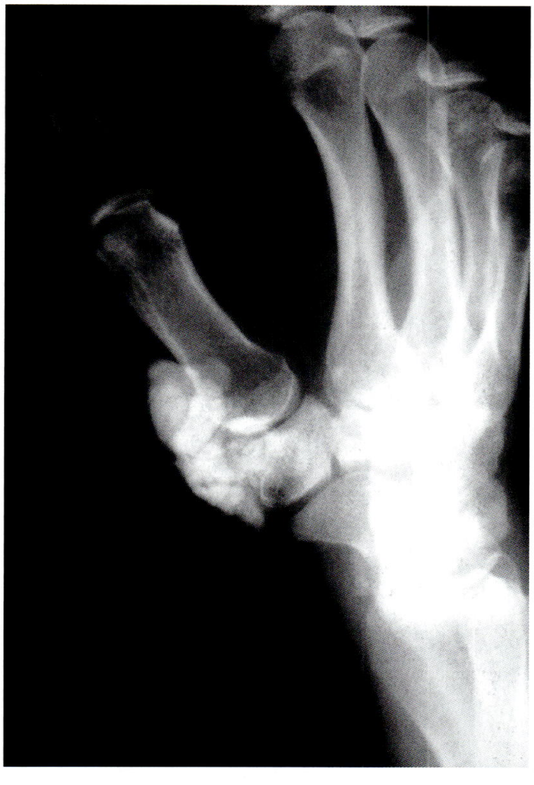

图 71-16 羟基磷灰石沉积病。在拇指掌指关节及周围有广泛的不透射线的沉积物

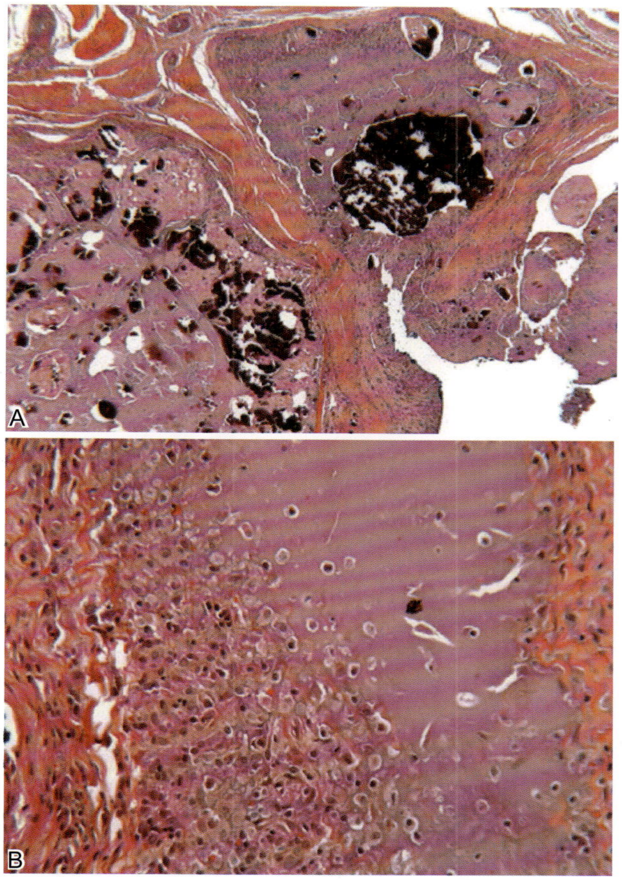

图 71-17 羟基磷灰石沉积病。A. 低倍显微镜下（25×）暗黑色无定形的钙质沉积于关节囊内及关节囊下；B. 高倍显微镜下（250×），在滑膜组织细胞正中有一片软骨化生

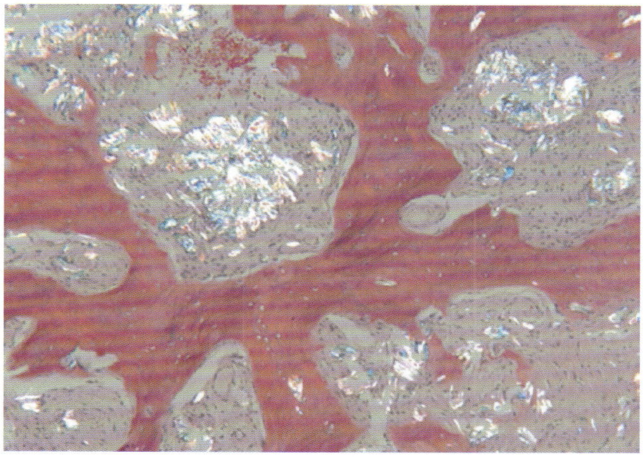

图 71-18 先天性草酸过多症。图片是在没有补偿器的情况下的部分偏振光视野，表现为骨及髓腔内非常明亮的双折射晶体，伴不同数量的纤维化。虽然晶体主要是层状的，但也有少量针状的，在没有补偿器时，由于多个晶体间的重叠，通常看不到干扰色

（李青松 译 陈秉耀 校）

第72章 骨 髓 炎

Michael J. Klein

一、定义

骨和骨髓的炎症，常继发于致病微生物。

二、别名

1. 化脓性骨感染。
2. Brodie 脓肿。

三、病因

1. 尽管任何身体部位的炎症都可能继发于物理或化学创伤，但大多数骨髓炎都继发于致病微生物。最常见的病原体是细菌，而分枝杆菌、真菌甚至病毒都可能致病。

2. 骨内感染的形成不仅需要有病原体，还需要有该病原体进入骨骼的途径。正常情况下骨骼与外界环境隔离，感染性病原体必须直接进入骨骼，例如，开放性创伤或逐层侵犯骨骼的软组织感染，或身体其他部位的感染通过血液进入骨骼。

四、流行病学

1. 发病人群的性别、种族或民族没有差异。

2. 发病率与年龄无明显相关性，但感染部位和感染源类型常与年龄相关。

3. 患有影响微循环或免疫系统疾病的患者更容易发生骨髓炎，包括糖尿病、慢性肾功能不全或镰状细胞病，以及接受类固醇治疗的患者和老年人。

4. 静脉注射吸毒者因接触受污染的针头，更容易发生骨髓炎。

五、发病部位

1. 在婴幼儿中，感染方式常为血行播散，由于骨的血液供应特点，干骺端常受到影响。此外，血管在继发骨化中心之前发育，因此血源性感染常向骨骺端扩散并伴有关节感染。

2. 在有继发骨化中心的儿童和青少年中，血源性感染通常始于干骺端，这可能是因为干骺端的动静脉吻合形成环路，其血流在生长板附近有短暂停滞。

3. 在成人血源性骨髓炎中，感染可能会累及干骺端、骨干或骨骺。靠近骨端的感染常可扩散到邻近的关节。

4. 创伤，特别是受污染的开放性骨折，可能发生在任何年龄，可导致外部的细菌或真菌直接进入骨组织。

5. 与周围血管疾病相关的皮肤溃疡反复感染是老年人和糖尿病患者骨髓炎的常见来源。

6. 儿童长骨感染的发生率较高，成人中轴骨受累的发生率较高，尤其是椎骨。

7. 某些患者群体可能感染特定病原。引起骨髓炎最常见的血源性病原体是金黄色葡萄球菌。在成人静脉注射吸毒者中，假单胞菌常见。沙门菌在镰状细胞病患者中多发。

六、临床表现

1. 感染部位可出现红、肿、热、痛和功能障碍。
2. 发热、寒战、不适和恶心。
3. 经皮肤渗出。

七、影像学特征

（一）X 线特征

1. 在出现症状和发生 X 线表现之间通常间隔 1 ～ 2 周，因为感染导致骨骼改变需要时间。如果有明显的软组织水肿，可能会出现肌间脂肪平面的丢失（图 72-1A）。

2. 随病程进展，通常会出现与骨质吸收相关的放射线透亮区,这可以是局限的也可以是广泛的，有时伴随窦道形成可出现小灶状透亮（图 72-1B）。

3. 可见到骨硬化，特别是转化成慢性感染时。硬化可以在骨内或来源于骨膜新生骨。

4. 继发于失用或炎症的关节周围骨质疏松不常见，因在疾病静止期常无关节症状。

5. 关节间隙通常保留。间隙变窄不常见，除非在疾病的很晚期。

（二）骨扫描特征

1. 即使常规 X 线片无异常表现，但骨髓炎受累区域周围的摄取量通常增加。

2. 骨扫描特异性低，解剖定位不理想，但如果扫描结果为阴性，几乎可以排除感染。

（三）CT 特征

1. 因为 CT 比常规 X 线片更敏感，所以早期细微的骨吸收、死骨碎片和窦道比常规 X 线片更明显。

2. CT 比其他成像方式能更好地检测骨皮质被破坏。

3. CT 比 X 线片可以更早地发现脓液。

（四）MRI 特征

1. 从早期检测敏感度、对比度和解剖细节等方面考虑，MRI 是 X 线片检查后的首选检查（图 72-1A）。

2. MRI 对液体非常敏感，可以很好的显示出异常区域。但如果治疗后组织血流持续增加，可能会给人一种治疗失败的假象。如果液体持续存在，MRI 在检测感染复发方面也可能不敏感。

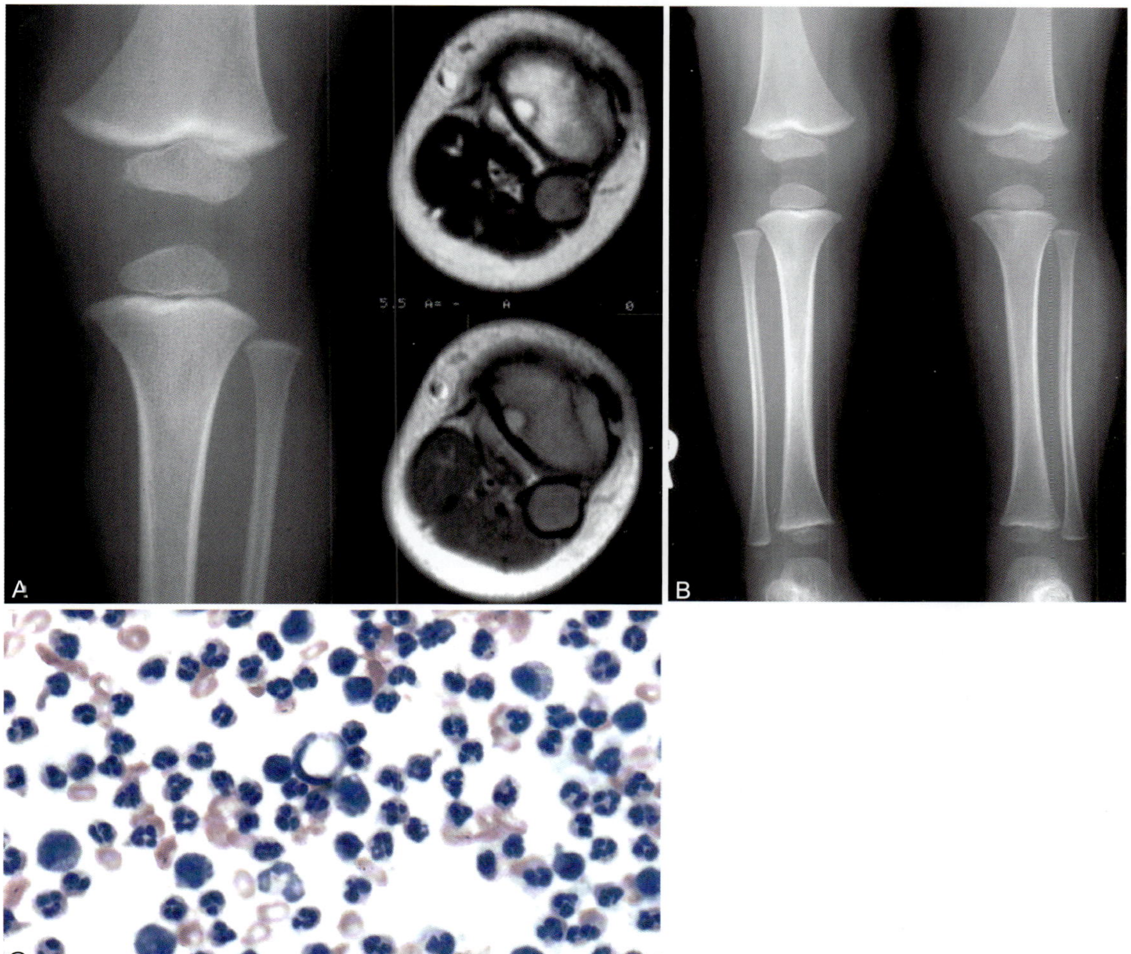

图 72-1 A. 急性骨髓炎。在最早期，X 线片（左侧）上骨骼无异常，MRI 横断面（右侧）骨髓里的液性信号显示胫骨后内侧有局限性病变。B. 10d 后，胫骨近端骨吸收产生胫骨干骺端左侧的骨缺损区。C. 干骺端缺损中的液性渗出中几乎所有的细胞都是中性粒细胞

八、影像鉴别诊断

（一）骨折

1. 无移位骨折（青枝骨折）可能有类似的局部症状。

2. 骨折线在 MRI 上可以得到最好的显示，表现为骨皮质断裂伴水肿。

3. 骨折线在最初的 X 线片上可能看不到，但在随后的 X 线片上可见。

（二）肿瘤

1. 肿瘤可引起干骺端破坏和骨膜反应，但感染引起的骨膜反应常是连续的或实性的，在肿瘤中常是不连续的。

2. 肿瘤在 MRI 上显示为软组织肿块。

3. 如果是骨肉瘤，软组织肿块可能含有矿化基质。

4. 骨脓肿（图 72-2）可与骨样骨瘤鉴别。骨

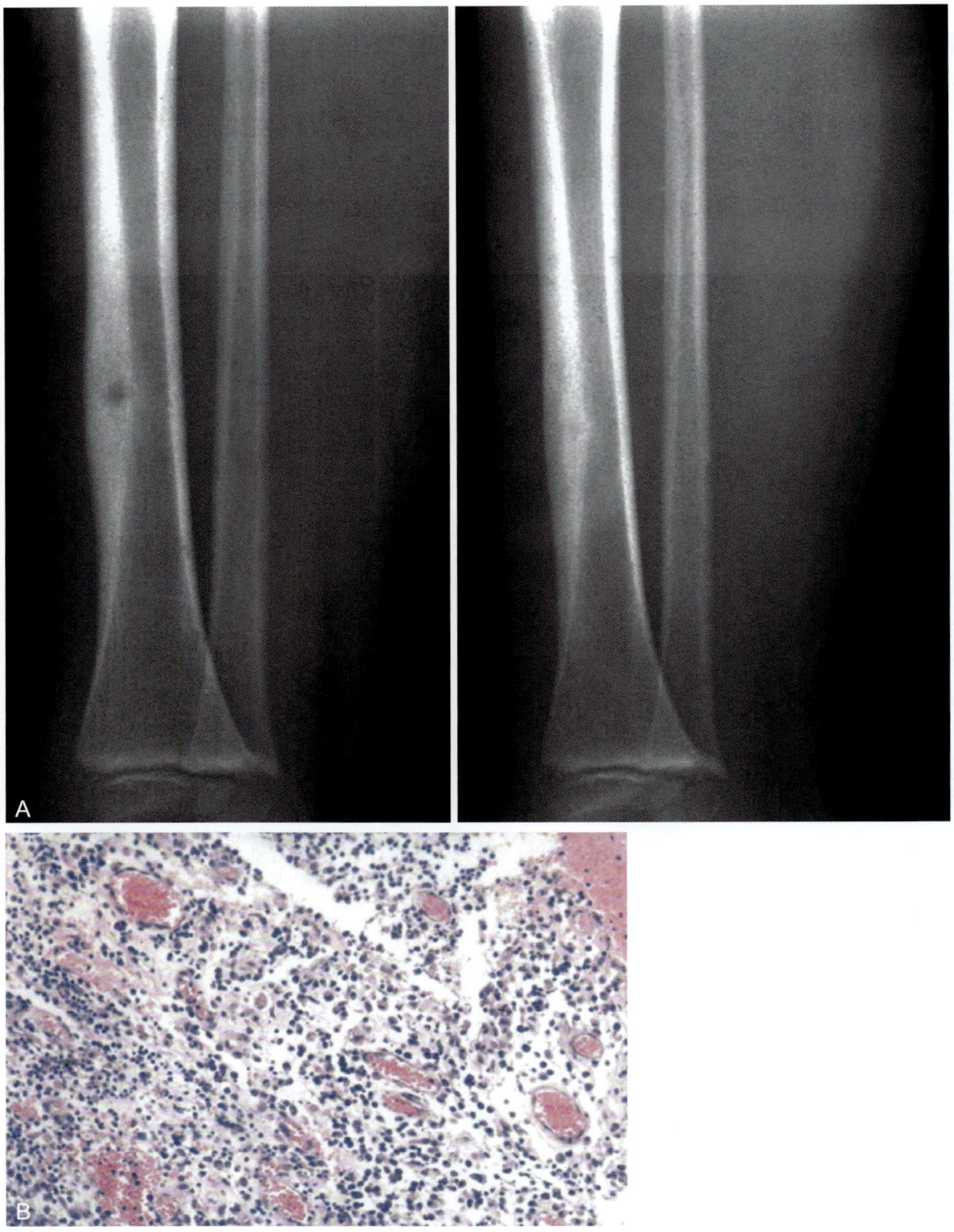

图 72-2 A. 亚急性骨髓炎。在胫骨骨皮质内形成所谓的 Brodie 脓肿，表现为边界清晰的透亮灶，周边刺激产生规整的硬化性的骨膜皮质反应。临床表现类似骨样骨瘤。B. 显微镜下骨脓肿的内容物可能是炎性的，甚至是纤维性的。这例患者，脓肿的主要成分是中性粒细胞，这有助于在病理上做出鉴别诊断（200×）

样骨瘤的中心（尤其是矿化不良）在磁共振液敏序列上显示高信号，而脓肿中的坏死骨为低信号，同时可能看到伴发的窦道（图 72-3）。CT 扫描也可以显示骨样骨瘤内的矿化和周围的硬化。

5. 罕见情况下，骨结核的表现可类似肿瘤。当患者骨骼发育成熟且病变累及骺端时，其表现类似于原发性骨巨细胞瘤。

（三）朗格汉斯细胞组织细胞增生症

1. 影像学上很难与骨髓炎区分，有许多类似的表现，但朗格汉斯细胞组织细胞增生症通常无窦道形成。

2. 骨膜反应倾向于层状，但通常是连续的。

3. X 线片表现为透亮性病变，边界清楚，越靠近边缘透亮性逐渐降低（“斜边”）。

九、病理检查

（一）病理生理学

1. 骨感染引起的病理变化与脏器或软组织感染有明显的区别，这是由于骨骼的硬度和相应的血管分布共同起作用。骨髓腔通过滋养血管获得血供，这些滋养血管来自供养骺端的关节周围动脉、干骺端滋养动脉或骨干滋养动脉。骨密质由节段性骨膜穿支血管供应，骨膜穿支血管供应骨皮质的外 1/3，并与供应骨皮质内 2/3 的贯穿滋养动脉的侧支和供应骨髓腔的骨髓滋养血管的侧支相吻合。

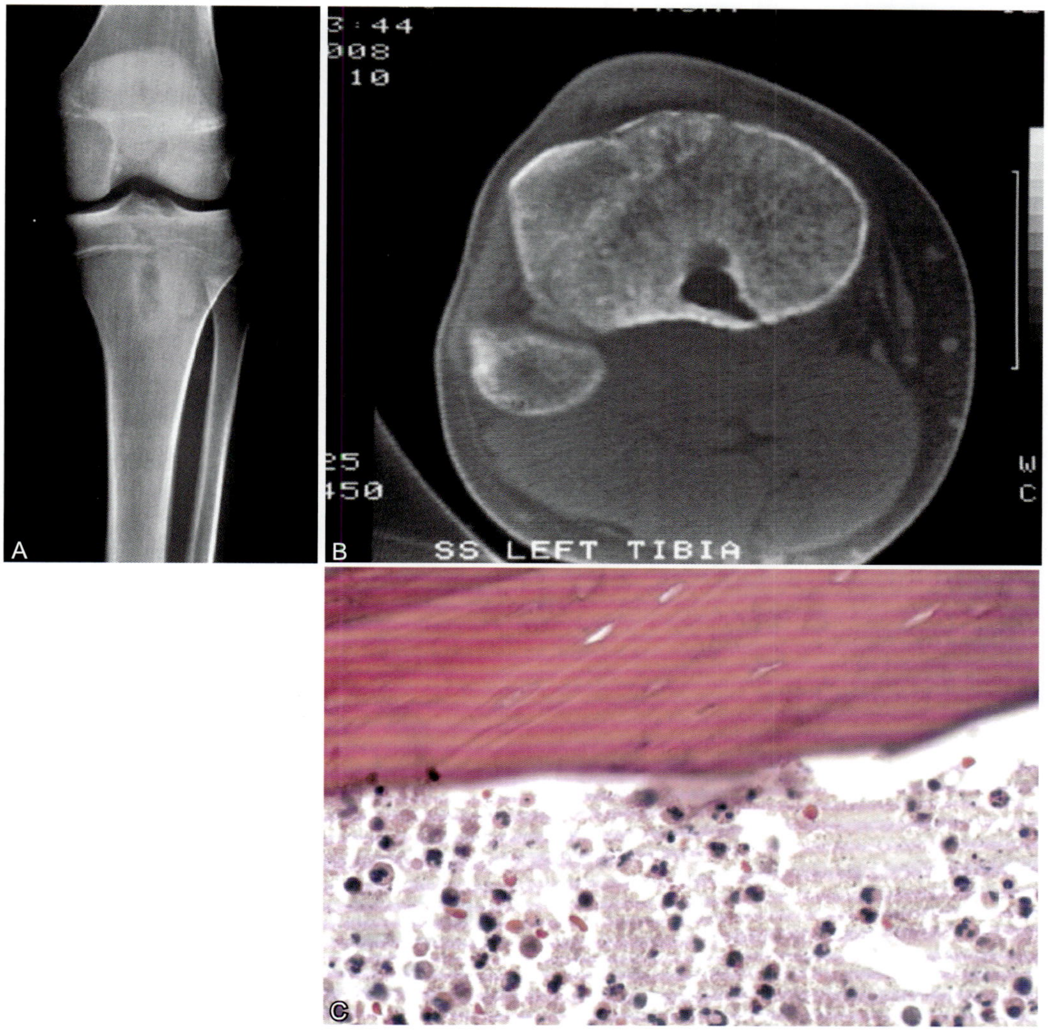

图 72-3 A. 因为病灶的体积太大，在 X 线片上考虑是感染导致的骨脓肿而不是骨样骨瘤，病灶跨过正接近闭合的生长板累及骺端；B. CT 扫描有助于明确诊断为感染，因为可清楚见到有窦道通向后侧骨皮质；C. 清除的病灶在组织学上表现为急性炎性渗出伴死骨形成

2. 骨感染导致本就坚固的髓腔内的压力增高，由于没有多余的空间容纳脓性分泌物，所以会导致软性结构的压迫，包括感染区域的血管系统。如果血管系统没有侧支循环（骨髓腔内的血管就是如此），会导致骨的骨髓感染性梗塞。

3. 骨皮质具有双重循环，除非其血液供应完全中断，否则不会坏死。如果脓液产生足够的压力，就会突破骨髓腔进入骨膜下并压迫穿通血管。这种情况可能导致致密骨的失活，从而形成死骨。

4. 如果骨的不同区域具有间隔和各自独立的血供(比如活跃生长的骺板将骨骺和干骺端分开)，感染通常是单间室的。

5. 当脓液聚集在骨膜下间隙时，不仅下面的骨皮质可能失活，骨膜也可在失活的骨皮质外面形成反应性的新骨壳或者称为包壳。脓液继续积聚可能导致足够大的压力将骨膜从包壳上再次分离，引起原有包壳的坏死和新的包壳形成。

6. 脓液也可以完全穿过骨膜进入软组织，甚至穿透皮肤，形成窦道。虽然窦道由肉芽组织覆盖，但表面的皮肤可能会增生并使窦道上皮化，形成一个慢性的、经久难愈的引流窦口。

（二）大体特征

1. 大体表现取决于疾病的阶段。一般来说，病理标本只有在疾病的后期才能见到，此时骨病变已到晚期并且不可逆。在早期阶段，会产生脓液，脓液可用作培养，但通常不会出现在病理解剖台上。

2. 送到实验室的骨标本如果足够大，就有解剖标志展示骨与感染源的相互作用。骨髓在四肢骨应为黄色，在中轴骨造血区应为红色，感染后通常表现为灰色，因为纤维组织的混入和炎症浸润。炎症活动区可能有囊化并含有脓液。

3. 与周围正常骨质相比，死骨通常灰暗、无光泽，大段的死骨常见于骨皮质长期慢性感染者。

4. 新生反应骨或包壳，是沉积在旧骨皮质外面的骨质。它比较致密，但通常比下面的骨皮质具有更多的孔洞。沉积在骨小梁表面的包壳在组织学上更好识别。反应骨可以非常丰富以致完全形成一个新骨皮质，或者显著增加骨的直径。

5. 窦道代表着化脓性炎症的外口，其可被观察到穿透骨皮质，甚至延伸到皮肤。

（三）组织学特征

组织学变化与感染的阶段和类型一致。

1. 在早期阶段，细菌感染会导致急性炎症反应，此时主要的炎症细胞是中性粒细胞，渗出液的积聚会增加骨内的压力（图 72-1C）。

2. 如果骨内压力继续增加，则骨髓质循环受损，导致部分或全部骨松质和骨髓坏死。在组织学上表现为正常骨细胞的消失或空的骨细胞陷窝。在此之前，骨髓会显示出脂肪坏死和正常骨髓组织的缺失。

3. 微生物培养比组织病理学检测更容易确定细菌的存在，如果在 HE 染色切片上看不到细菌时，感染组织的革兰氏染色也很少显示出致病菌（图 72-4），分枝杆菌感染时尤其如此（图 72-5）。

4. 某些类型的慢性骨髓炎表现为致密硬化、骨重塑和主要由浆细胞和淋巴细胞组成的炎症浸润，微生物培养往往呈阴性（图 72-6）。

5. 在血液循环保持完好的区域的边缘，各种细胞因子可激活破骨细胞，引起坏死骨小梁的再吸收。此外，如果血液循环对压力增加取得代偿而保持了血管结构的完整性，对压力的释放会允许其他细胞成分进入坏死区域，这可导致死骨骨小梁表面的成骨细胞活动（图 72-7）。

6. 随着感染时间更长，淋巴细胞、浆细胞和纤维化占据优势，但仍可有灶状的中性粒细胞聚集（慢性活动性骨髓炎）（图 72-8）。

7. 在感染晚期，坏死骨和纤维组织占优势。炎性细胞的数量和类型随致病菌的类型和数量不同而不同，但不论哪种炎症细胞仍都可见到。

8. 活检的结果会因取样区域的不同而有显著差异。

（四）病理鉴别诊断

1. *骨坏死* 无论原因是什么，失活骨在组织学上看起来都是一样的。大关节凸面的缺血性坏死会产生骨细胞缺失的骨小梁和无细胞的骨髓。此外，愈合过程使缺血坏死病灶周围的骨血供重建，伴随骨髓纤维化和同时发生的坏死骨小梁上的新骨生成（“爬行替代”）。这些表现都能在骨髓炎中发现。幸运的是，临床表现和大体标本的特征通常足以将骨坏死中的这些发现与感染区分开来。感染累及骨的关节端，表现为急性加重并发展为化脓性关节炎。感染不会局限于关节下骨，在关节感染的早期关节软骨就被破坏，而在缺血

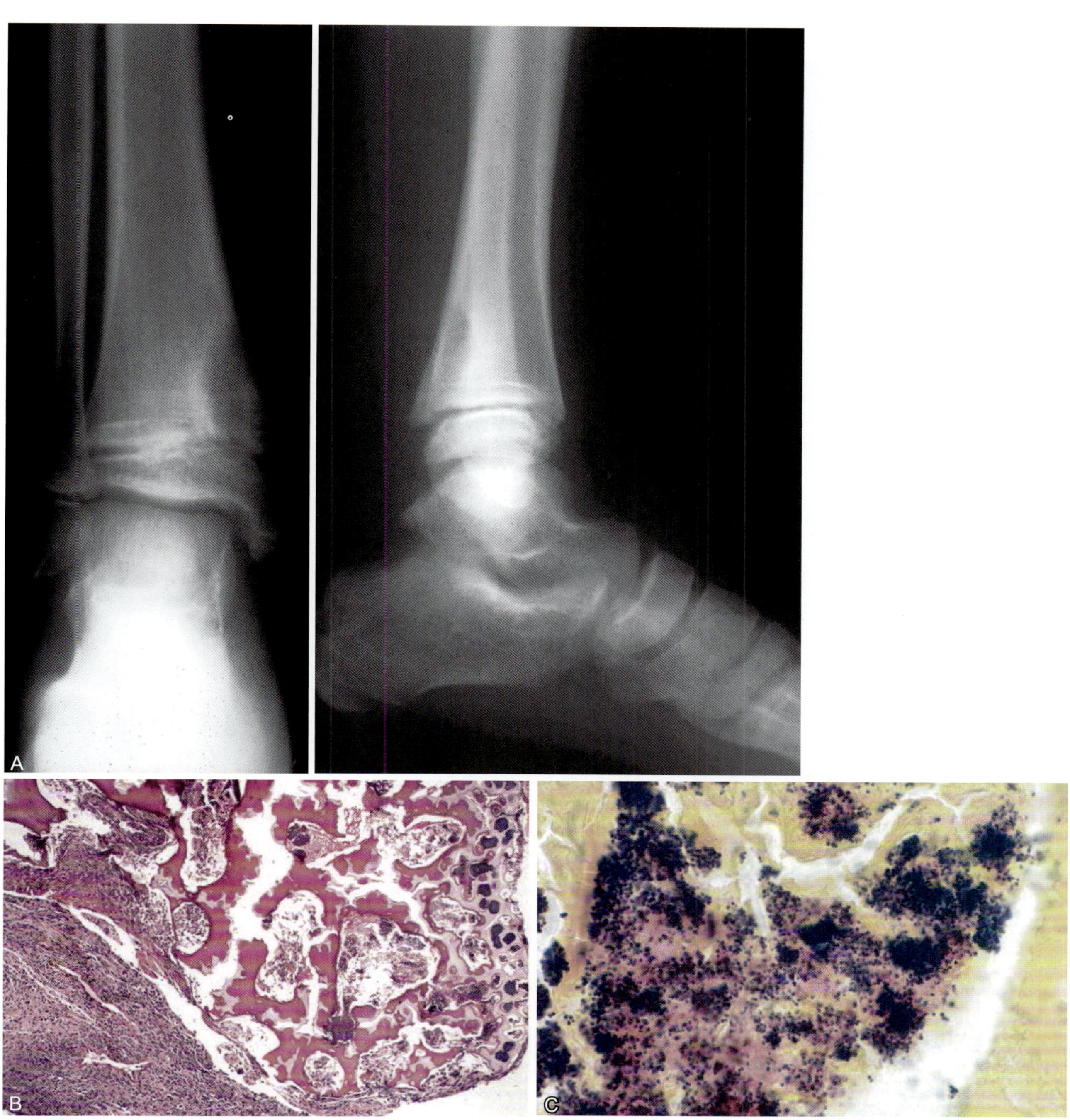

图 72-4 A. 9 岁男孩干骺端骨脓肿，正、侧位 X 线片显示为偏心透亮的病灶，单纯 X 线表现需要与肿瘤相鉴别，但该患儿临床上有发热、红肿和局部压痛；B. 行开窗引流术，清除病灶为浓稠的急性炎症组织（左下）和骨松质（软骨和骨小梁混合，右上），嗜碱性团块为充满凝固酶阳性的金黄色葡萄球菌的血栓；C. 革兰氏染色可清楚显示骨松质中的革兰氏阳性球菌团块（500×），这是非常少见的组织学发现

性坏死中关节软骨保持活性和完整。

2. *骨折* 到目前为止，骨坏死最常见的原因是骨折部位的骨失活。大多数情况下骨折的诊断不需要获取组织标本，通常只有在开放性骨折或病理性骨折需排除肿瘤的情况下才能获得组织标本。与感染一样，骨折的组织学特征因取样时间和取样部位而异。通常在骨折的早期阶段，仅凭组织学特征就可能被误认为是感染，这种情况尤其是发生在髋关节和膝关节的骨关节炎相关的微骨折类型中。由于炎症是组织对损伤最早的反应之一，中性粒细胞的聚集常与急性微骨折有关，这些无菌的“微脓肿”可能被误认为是感染。避

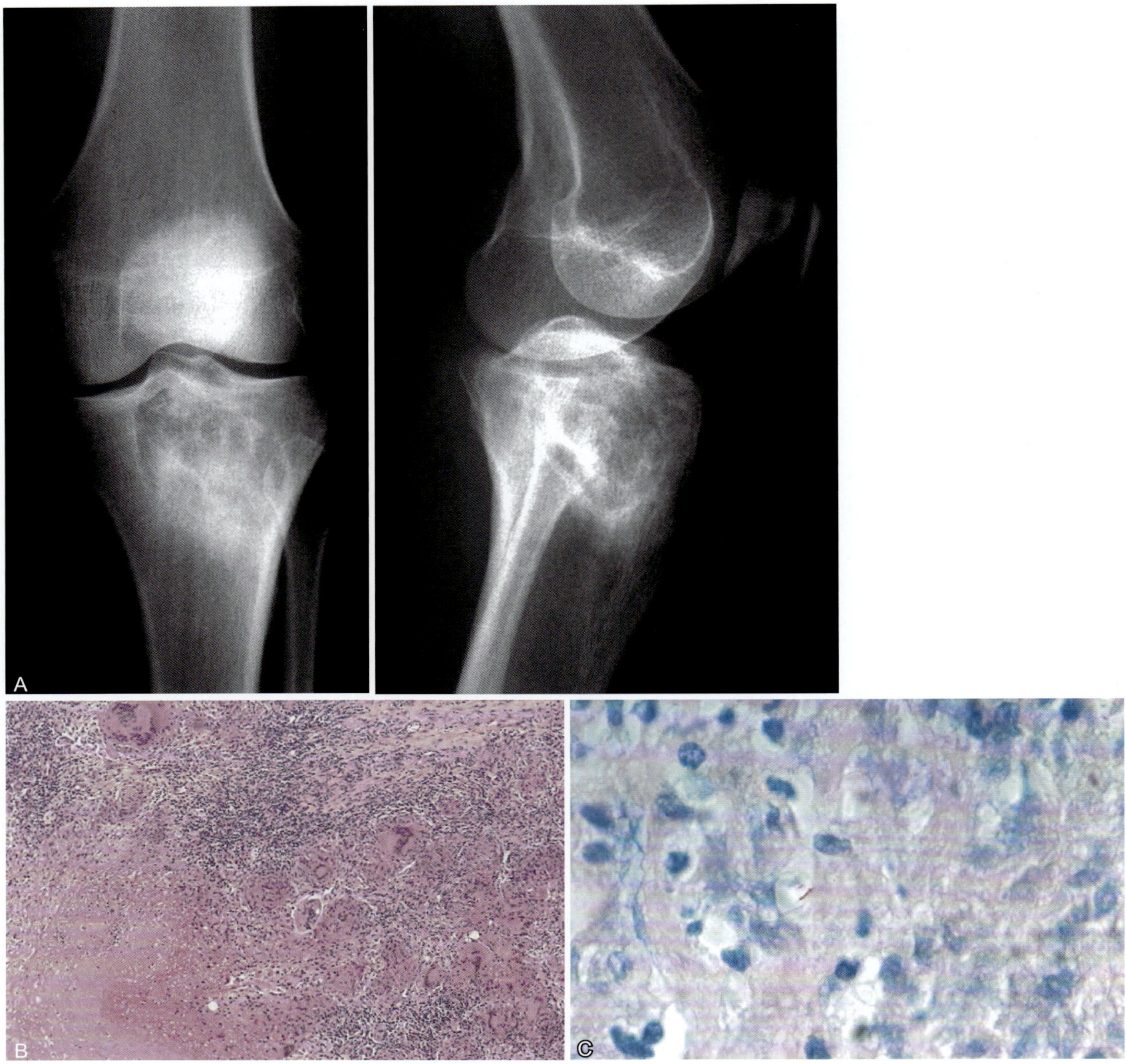

图 72-5 A. 28 岁女性患者诉膝关节关节炎样疼痛、局部压痛、活动受限数月。X 线片上可见胫骨上端边界清楚的溶骨破坏，不伴骨膜反应并延伸至膝关节，考虑是骨巨细胞瘤。B. 病理活检显示为淋巴细胞背底中的坏死的肉芽肿性炎症。C. 抗酸杆菌染色显示稀疏的串珠样的抗酸杆菌（787×），细菌培养结核杆菌阳性，X 线胸片无异常

免这样的错误非常重要，因为感染对获取这些标本的全关节置换术是手术禁忌。

十、预后

1. 骨髓炎在早期比晚期更容易治愈。

2. 骨感染的预后取决于致病菌的类型、感染部位、宿主因素和病程长短。

3. 在诸如肢体延长术和带血管游离皮瓣移植（主要是为骨科肿瘤的保肢手术而发明）等外科技术发展之前，至少 30% 的骨髓炎病例被认为是无法治愈的。

4. 对于所有病例，治愈率现在都在 90% 以上。

十一、治疗

1. 急性感染早期采用全身抗生素治疗。

2. 在抗生素治疗的基础上，如果存在临床指

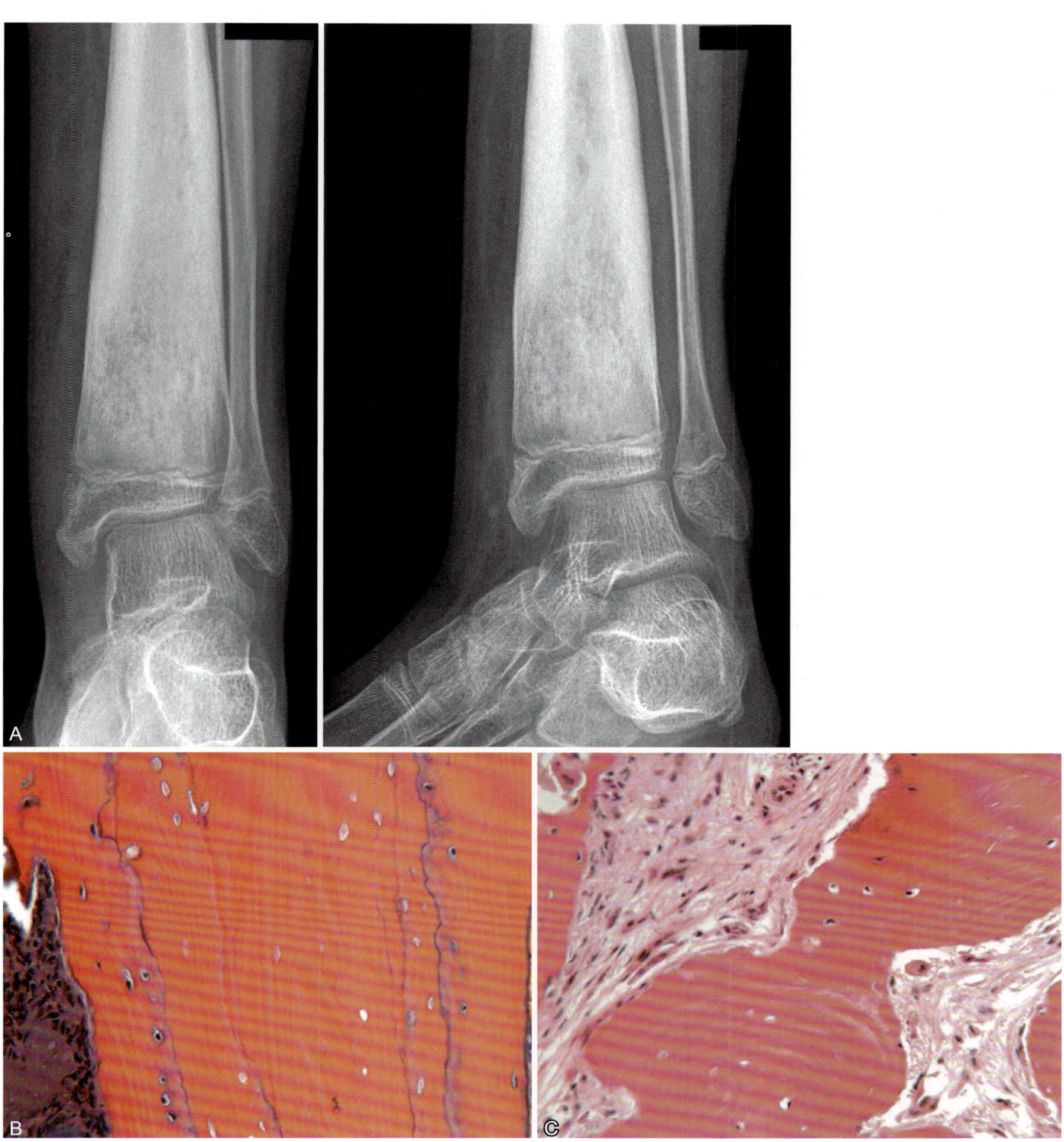

图 72-6 A. 12 岁女孩已经历小腿疼痛数月，伴间断低热，小腿远端压痛并伴软组织肿胀。X 线片显示胫骨远端弥漫性硬化，包含少量不规则透亮灶。胫骨远端塑形异常，表现为正常的锥形过渡消失并前后位直径增加，有规整的骨膜新生骨形成。B. 包含胫骨骨皮质的活检显示骨密质波浪状增厚和重新塑形，表现为长的连接线将板层骨分割为数层，最内侧和最外侧骨板有活性而中间骨板坏死（爬行替代）。C. 活检标本中的骨松质骨小梁较正常更粗，骨小梁保持部分活性，有些表现出活跃的破骨吸收（左上）有些是陈旧的静止区（左中），骨小梁间隙被包含散在炎症细胞的血管化纤维组织活跃替代。反复细菌培养均阴性

征，可联合手术治疗。

3. 辅助抗生素治疗，包括含抗生素的骨水泥或珠链，在必要时可使用。

4. 因为存在含有细菌的失活组织碎片，治疗慢性和已形成病灶的骨髓炎是非常困难的。晚期或慢性感染可能需要更为复杂的外科手术。

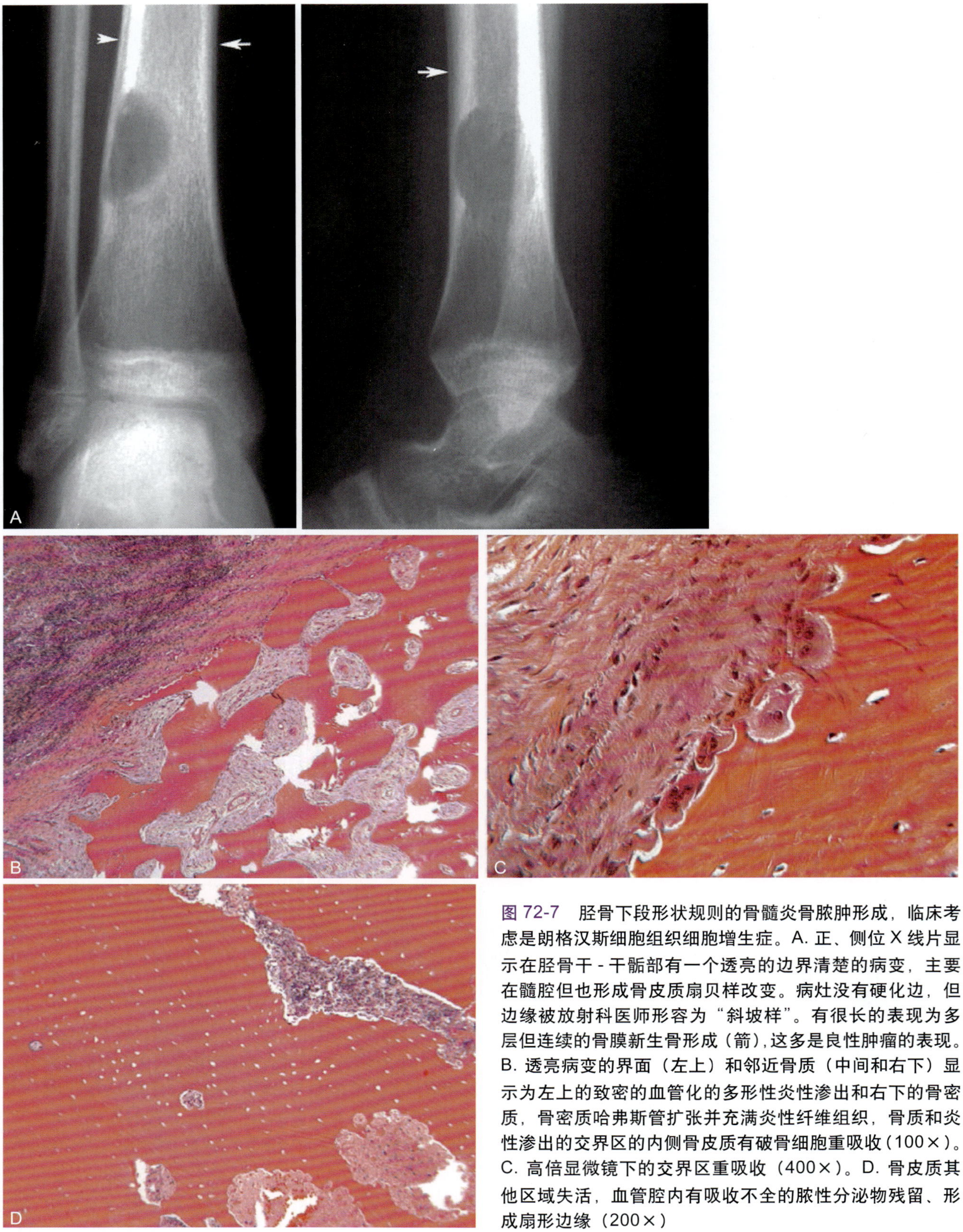

图 72-7 胫骨下段形状规则的骨髓炎骨脓肿形成，临床考虑是朗格汉斯细胞组织细胞增生症。A. 正、侧位 X 线片显示在胫骨干 - 干骺部有一个透亮的边界清楚的病变，主要在髓腔但也形成骨皮质扇贝样改变。病灶没有硬化边，但边缘被放射科医师形容为“斜坡样”。有很长的表现为多层但连续的骨膜新生骨形成（箭），这多是良性肿瘤的表现。B. 透亮病变的界面（左上）和邻近骨质（中间和右下）显示为左上的致密的血管化的多形性炎性渗出和右下的骨密质，骨密质哈弗斯管扩张并充满炎性纤维组织，骨质和炎性渗出的交界区的内侧骨皮质有破骨细胞重吸收（100×）。C. 高倍显微镜下的交界区重吸收（400×）。D. 骨皮质其他区域失活，血管腔内有吸收不全的脓性分泌物残留、形成扇形边缘（200×）

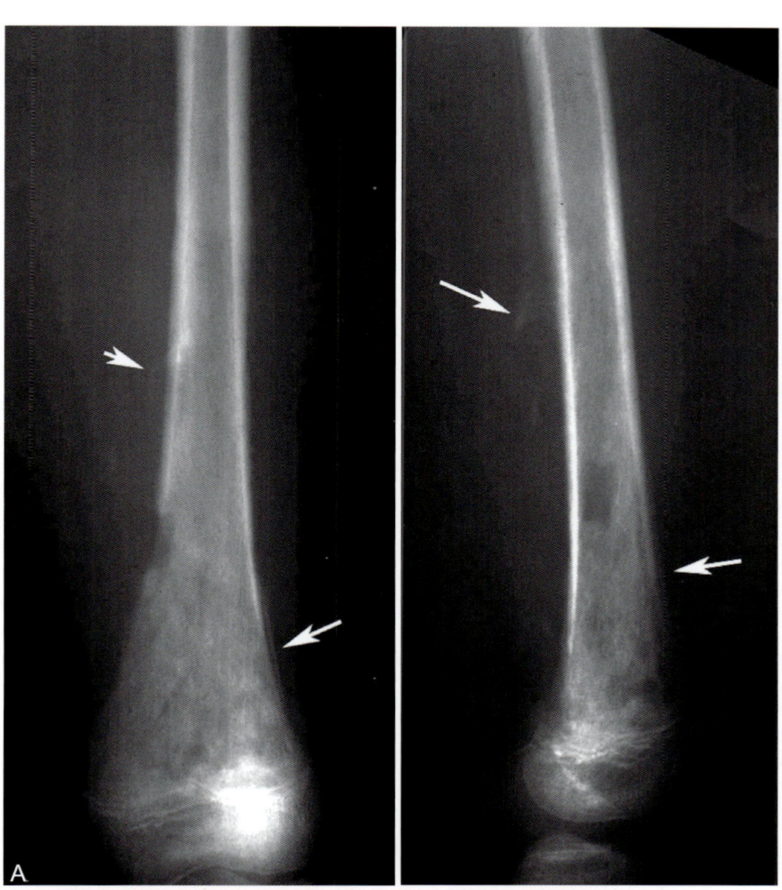

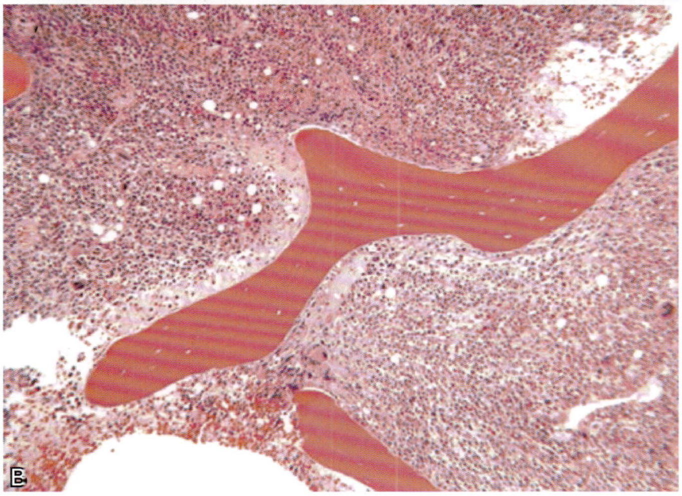

图 72-8 A. 11 岁女孩股骨远端慢性活跃骨髓炎。X 线片显示为边界不清的渗透样骨破坏、伴斑点状阴影。有弥漫的骨膜反应（箭），至少部分中断，在侧位 X 线片上形成典型的 Codman 三角。这类似典型的快速生长尚无基质形成的高度恶性肿瘤的表现，特别是尤因肉瘤。正、侧位 X 线片上均有显示的矩形的透亮区是活检的部位，不是病变造成的改变。B. 活检的骨内膜组织（250×）显示为骨坏死（死骨片形成），中间是大的骨小梁，造血骨髓中的急性炎性渗出，这些渗出消除了大部分骨髓脂肪，但没有完全取代骨髓组织（注意有少量骨髓巨核细胞残留）

（李青松 译 陈秉耀 校）

第73章　骨淀粉样变性

Edward McCarthy

一、定义

1. 淀粉样变性是指各种组织和器官中细胞外间隙内蛋白质的病理性沉积。

2. 这种异常可以发生在很多种临床疾病中，目前从生化上至少鉴定出 15 种淀粉样蛋白。

3. 所有这些蛋白的一个共同特征是在刚果红组织染色后呈现双折射性。

二、病因

1. 最常见的淀粉样变性表现为浆细胞性恶液质，沉积的淀粉样蛋白是 AL- 免疫球蛋白轻链。

2. 累及骨与关节的第 2 种重要的淀粉样变性是长期透析导致的淀粉样蛋白沉积。这种淀粉样蛋白是 β_2- 微球蛋白，β_2- 微球蛋白正常情况下是由淋巴细胞和其他高转换率细胞产生的低分子量蛋白，作用是稳定位于细胞表面的主要组织相容性复合体抗原。每天生成 180 ～ 250mg 这种蛋白，以免疫复合体的形式自细胞膜析出。正常情况下，几乎所有的 β_2- 微球蛋白都经肾小球滤过并在肾小管中分解。这种蛋白不能很好地通过透析膜，因此沉积在组织中。

三、浆细胞异常患者淀粉样变性的临床特征

流行病学

1. 淀粉样变性并发于 5% ～ 15% 已确诊的多发性骨髓瘤患者，几乎所有这些患者有本周蛋白尿。在这种情况下，淀粉样变性通常是全身性的，沉积部位累及诸如软组织、肺、皮肤、舌和胃肠道。

2. 第 2 种情况是在没有明显的骨髓瘤的情况下发展成淀粉样变性。但几乎所有这些患者都存在单克隆丙种球蛋白病，提示他们是浆细胞性恶液质。有时淀粉样变性可表现为溶骨性骨破坏，偶尔呈单发性，被称为骨淀粉样瘤。

四、临床表现

（一）发病部位

体内任何骨都可受累（图 73-1），但最常见的是颅骨和脊椎。

（二）流行病学

1. 平均发病年龄是 57 岁。

2. 男、女均可发病。

（三）X 线特征

影像学上通常表现为膨胀性溶骨性病变，但可以存在类似软骨钙化的点状高密度影（图 73-2）。

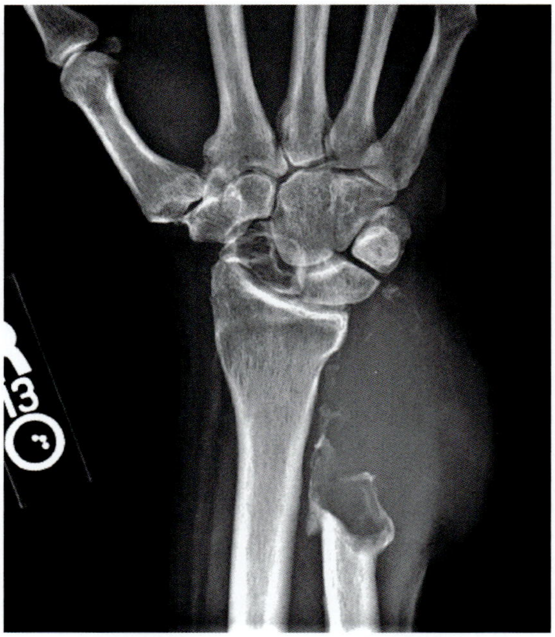

图 73-1　腕关节 X 线片显示尺骨远端膨胀性的淀粉样变性肿块

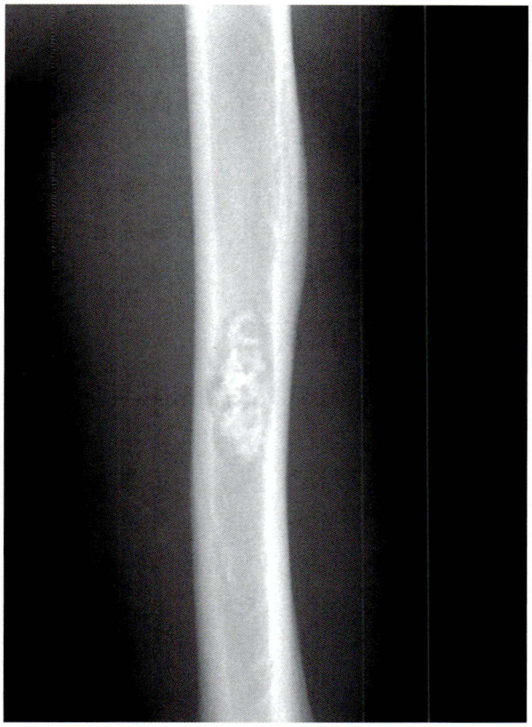

图 73-2 X 线片显示肱骨淀粉样瘤，表现为溶骨性病灶、溶骨灶内有灶状高密度影

五、影像鉴别诊断

（一）转移癌

患者通常有原发肿瘤病史。

（二）骨髓瘤

由于患者有单克隆丙种球蛋白病，骨病灶可能被误作骨髓瘤病灶。

六、病理检查

（一）组织学特征

1. 骨髓腔内蜡样的嗜伊红物质沉积，伴异物巨细胞反应（图 73-3）。

2. 嗜伊红物质经高锰酸钾抵抗的刚果红双折射鉴定为 AL 淀粉样蛋白。

3. 淀粉样蛋白沉积病灶内可存在点状无定形钙化，其周边可出现化生骨。

4. 浆细胞是单克隆的，伴 κ 和 λ 轻链免疫染色，这提示骨的淀粉样瘤代表伴大量淀粉样蛋白沉积的浆细胞瘤。

（二）治疗和预后

孤立性骨淀粉样瘤几乎总是发展成播散性淀粉样变性或多发性骨髓瘤。发展成其他肿瘤的时间间隔是 3 个月至 9 年。多数患者在 3 年内死亡。

七、慢性肾衰竭患者淀粉样变性的临床特征

（一）流行病学

1. 在长期透析患者这几乎是普遍现象，在透析 10 年或以上，会有 70% ～ 80% 的患者出现这种情况。

2. 淀粉样沉积的临床表现通常延迟至至少透析 5 年后才发生。

（二）发病部位

1. 淀粉样蛋白沉积于骨和骨外软组织，是肾性骨病的另一表现形式（图 73-4）。

2. 虽然淀粉样沉积可发生于全身，但骨关节的表现一般是最严重的。

3. 肱骨头和股骨头是最常累及的部位，但手和脊柱也可受累。

4. 腕管综合征是多种淀粉样变性的共同表现，在这型是最常见的临床现象，淀粉样蛋白沉积于腱膜组织。

八、影像诊断

（一）X 线特征

1. 通常是侵蚀性关节病。

2. 软骨下骨囊肿是另一表现，淀粉样蛋白积聚于关节软骨下的骨髓腔，导致侵蚀性关节病。

（二）MRI 特征

淀粉样物沉积于大关节周围，特别是肩关节，

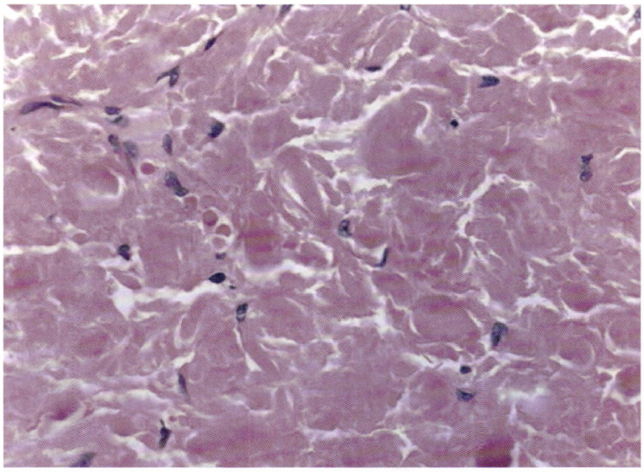

图 73-3 淀粉样变性的显微照片显示无定形的蜡样嗜伊红物质

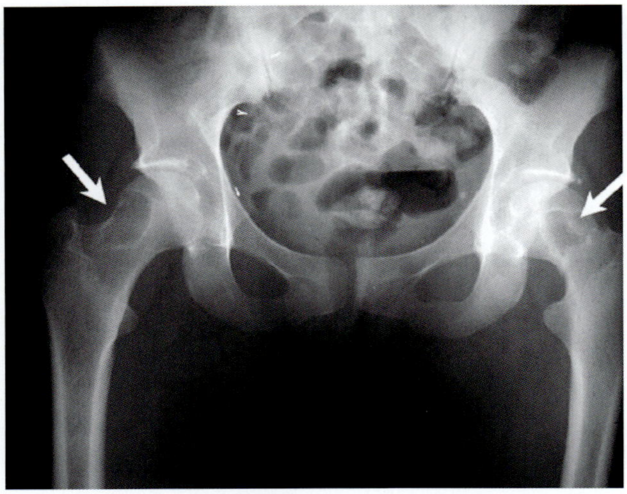

图 73-4 慢性肾衰相关淀粉样变性患者的骨盆 X 线片，在双侧股骨头内有侵蚀病灶（箭）

引起软组织肿块。这在 T_2 加权序列上更好显示。

（三）影像鉴别诊断

这种改变会与肾性骨营养不良重叠。

（四）病理学特征

1. 和其他类型的淀粉样变性一样，嗜伊红物质沉积在骨髓腔、滑膜和关节周围软组织。

2. 刚果红染色阳性。

九、治疗及预后

1. 淀粉样变性导致的关节破坏可通过全关节置换来治疗。

2. 为阻止淀粉样变性进一步发展，可行肾移植。

（李青松　译　陈秉耀　校）

第74章　肥大细胞增多症

S. Fiona Bonar，Edward McCarthy

一、定义

肥大细胞增多症是一种罕见的疾病，包括表现不同的一组疾病谱，是由骨髓来源的、同基因转化的肥大细胞在一种或多种组织中异常聚集导致的功能障碍，最常累及皮肤及骨髓。

二、一般特征

（一）概述

1. 肥大细胞增多症包含很广泛的疾病谱，从局限性病变到更为广泛的功能障碍，从惰性病灶到可累及多系统的高度侵袭性的致命疾病。

2. 有两个主要类别：①皮肤肥大细胞增多症（此处不做过多阐述）。②系统性肥大细胞增多症，主要累及骨髓。

（二）分类（WHO 2017）

1. 肥大细胞增多症的分类包括3种主要类型，以发病率从高到低的顺序列出。

（1）皮肤肥大细胞增多症。

（2）系统性肥大细胞增多症（systemic mastocytosis，SM）

1）惰性SM，包括孤立的骨髓亚型。在惰性SM中，疾病局限于骨髓、类胰蛋白酶水平降低或正常（称为孤立性骨髓肥大细胞增多症）。

2）冒烟型SM（14%）。在冒烟型SM中，内脏器官肥大细胞负载升高，并且这种致瘤进程扩展到其他髓细胞家系。

3）系统性肥大细胞增多症伴关联血液肿瘤（systemic mastocytosis with an associated hematologic necplasm，SM-AHN）。

4）侵袭性系统性肥大细胞增多症。在侵袭性系统性肥大细胞增多症中，骨髓涂片中肥大细胞占比具有预后差异性，占比＞5%～19%的患者可能会转变为显性肥大细胞白血病。

5）肥大细胞白血病。

（3）肥大细胞肉瘤。

2. 少数情况下，肥大细胞聚集、形态正常，缺乏异常的CD2和CD25表达的病例，被证明是“良好分化的肥大细胞增多症”，目前尚未纳入系统性肥大细胞增多症的分类中。

三、别名

肥大细胞疾病。

四、病因

1. 病因未知。

2. 在大多数情况下，发病机制与位于染色体4q.12的原癌基因c-KIT的激活突变相关，该基因编码跨膜类胰蛋白酶受体。

（1）KIT受体在造血中起重要作用并存在于肥大细胞、造血干细胞、生殖细胞、Cajal间质细胞和黑色素细胞。

（2）正常的肥大细胞增生、分化和激活取决于结合c-KIT配体、干细胞因子（stem cell factor，SCF）和KIT受体的结合。

（3）SCF调节能力或KIT受体异常严重影响肥大细胞的生长、分化、凋亡和激活。

（4）肥大细胞的病理性累积和组织受累随之而来。

3. 几种突变已被证实

（1）最常见的是KIT D816V（在密码子816缬氨酸代替天冬氨酸）。

（2）在成人和儿童中高达80%的病例中被发现。

4. 在 SM-AHN 中发生相似的突变，其中同克隆造血非肥大细胞群可能表现出其他基因突变。

五、流行病学

1. 肥大细胞增多症被认为是罕见的，估计每1000 ～ 8000 人中会有 1 人到皮肤科门诊就诊。

2. 其中＞ 80%是皮肤肥大细胞增多症。

3. SM 的确切患病率未知，因为惰性 SM 可能不能得到诊断。

4. 人口学研究发现，在 15 岁以上的人群中 SM 的患病率为 $13/10^5$。

5. 患病率随年龄增长而增加，但在高龄人口不再如此，或许可能这个年龄段的人就诊的需求下降。

（1）71%患有惰性 SM，其中 2%是冒烟型。

（2）22%的患者仅患有皮肤病变，很可能与惰性 SM 相关，但没有进一步确认。

（3）累及骨的肥大细胞增多症很少见。

6. 没有性别偏好的证据。

7. 在任何年龄均可见到肥大细胞增多。

（1）SM 通常在青春期后出现，成人发病年龄范围为 18.6 ～ 74.5 岁、中位年龄为 54.7 岁。

（2）皮肤肥大细胞增多症最常见于儿童，80%的病例出现在 1 岁内，90%仅限于皮肤。80%的患者会自愈。

六、好发部位

1. SM 中普遍存在皮肤和骨髓受累，50% 的患者有皮肤病变。

2. 在侵袭性肥大细胞增多症中，脾、淋巴结、肝和胃肠道均可受累。

3. 在肥大细胞白血病中，可出现全身器官受累。

4. 90%的 SM 病例发生骨受累。有可能弥漫性或局灶性，可影响任何骨骼，但主要发生在红骨髓，因此中轴骨、骨盆和长骨的近端最容易患病。

七、临床表现

（一）概述

1. 除了皮肤病变外，10%的肥大细胞增多症患者可全身患病，体征和症状在分布、严重程度和性质上千变万化。

2. 肥大细胞通常广泛分布于全身。这些细胞是免疫系统的敏感“哨兵”，能检测到外来蛋白质并启动局部炎症反应。该功能可能是通过胞质颗粒中大量的化学介质来介导，其中包括组胺、5-羟色胺和肝素。因为释放这些物质，肥大细胞增多症的局部或全身性症状包括荨麻疹、皮肤潮红、恶心和腹泻。

3. 儿童在婴儿期或幼儿期可以有一个或多个斑疹病变，也可以有皮肤瘙痒和划痕症。这些皮肤病变在儿童后期消失。但 SM 是一个影响更广泛的疾病。

4. 临床表现主要有 4 类

（1）全身症状：疲劳、体重减轻、发热和出汗。

（2）皮肤变化

1）出疹、荨麻疹、血管性水肿和皮肤划痕症。

2）最常见的表现称为泛发性肥大细胞增多症（色素性荨麻疹），是儿童皮肤局部肥大细胞的增生。

（3）组胺、类胰蛋白酶（一种主要的蛋白酶）、糜蛋白酶、肝素、血小板活化因子、前列腺素 D2、细胞因子和趋化因子的分泌和释放介导的症状。

1）皮肤：潮红、瘙痒、荨麻疹和血管性水肿。

2）心血管：低血压、晕厥和心动过速。

3）胃肠道：腹痛和腹泻。

4）呼吸系统：哮喘和咽喉水肿。

5）鼻眼区域：瘙痒。

（4）肌肉骨骼系统的影响

1）骨痛。

2）骨量减少和（或）骨质硬化。

3）骨折。

4）关节痛 / 肌痛。

5. 各种形式的皮肤划痕症。

6. 侵袭性 SM 的症状和体征可能反映为肥大细胞浸润所引起的器官损害，比如肝大、脾大和淋巴结肿大，单独或同时出现。

（二）血液学检查

1. 肥大细胞增多症的血液学检查结果

（1）嗜酸性粒细胞增多（常见）。

（2）贫血。

（3）白细胞计数增多。

（4）中性粒细胞减少。

（5）血小板减少。

（6）循环血肥大细胞（仅在肥大细胞白血病中）。

2. 肥大细胞分泌和介导释放的客观证据

（1）血清类胰蛋白酶增加至少高于基线 20% +2ng/ml；在 SM 中，血清类胰蛋白酶＞ 20ng/ml。

（2）24h 尿组胺的代谢产物增加。

（3）24h 尿前列腺素 D_2 和 $PDGF_{2\alpha}$ 增加。

3. 有 30%的 SM 患者患有非肥大细胞克隆性疾病（SM-AHN），这类疾病可能会出现在诊断 SM 之前或同时，或者治疗后暴露出来。

AHN 最常表现为骨髓肿瘤，尤其是慢性髓性白血病。

（三）系统性肥大细胞增多症的骨并发症和骨骼表现

1. 在 70% ～ 90%的病例中可见。

2. 通常无症状。

3. 如果有症状，通常是非特异性的

（1）疼痛（28%）通常定位不良。

（2）弥漫性骨质减少和骨质疏松很常见。

4. 病理性骨折占 16%。

5. 可能会发生骨骼畸形。

6. 关节痛并不罕见。

7. 骨塑形增加

（1）骨转换标志物升高。

（2）骨转换增加似乎与肥大细胞负荷相关。

8. 肥大细胞介质具有复杂的作用，因此骨塑形导致骨质疏松还是骨硬化是变化不定的，通常是并存的。

9. 偶尔，骨骼受累而无皮肤受累。患者可能会出现体重减轻、虚弱和由于骨髓替换导致的血液学异常。

八、影像诊断

（一）概述

1. 变化主要发生在中轴骨、骨盆和长骨的近端。

2. 这些变化本质上是非特异性的，多模式成像是最有用的。

3. 变化可能会随时间变化，反映疾病进展和（或）治疗。

4. 表现可以是局限或弥漫的。

5. 可以以溶骨为主（放射线透亮），也可以以硬化为主，或者两者混合存在。

6. 弥漫性疾病主要影响中轴骨

（1）弥漫性疾病通常表现为骨量减少或骨质疏松。影像学上的溶骨性改变可以是广泛的骨量减少，类似骨质疏松的表现，溶骨性病灶也可能发生。这种改变可能部分归因于肥大细胞释放的肝素，肝素是一种强效的骨吸收因子。这些骨量减少患者的骨骼重塑会增加，这一发现提示轻度肥大细胞增多症可能是导致许多被称为特发性骨质疏松患者的病因。

（2）许多患者也会出现骨质硬化。

有时，患者出现弥漫性骨密度增加（6%）。可能是肥大细胞组胺分泌增加，会导致骨髓纤维化和骨形成反应。骨硬化症最常见于侵袭性 SM（这些病例的 1/3）（图 74-1 和图 74-2）。

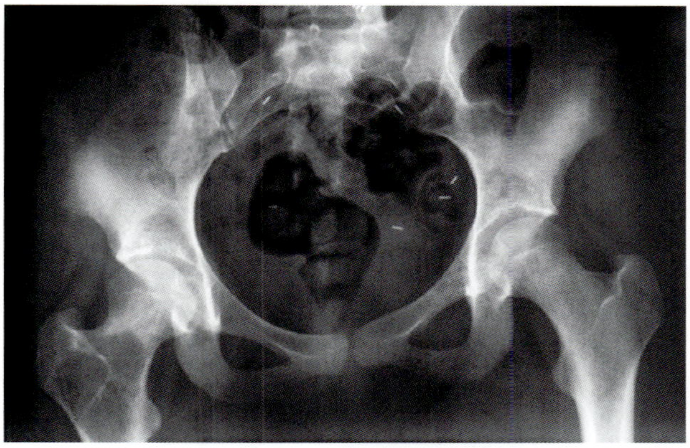

图 74-1 骨盆 X 线片，局部呈弥漫性、界线不清的密度增高

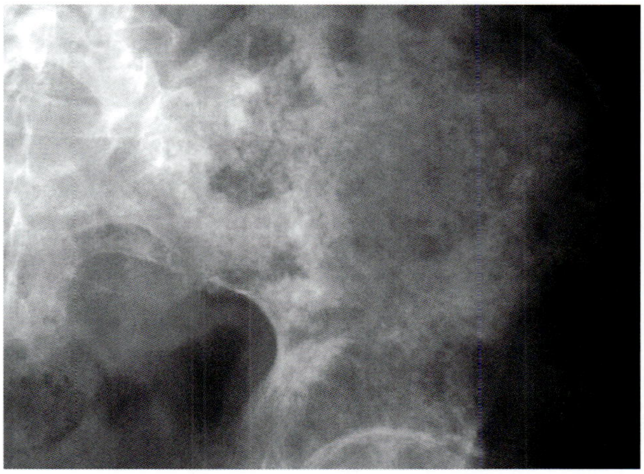

图 74-2 骨盆 X 线片，右股骨近端界线清楚的溶骨性病变

7. 局灶性病变可呈现透明区域，直径可长达5cm。边缘清楚或模糊，可以有环状硬化。

（1）硬化累及骨髓质和骨皮质。

（2）分布通常是局灶性的。

（3）可能导致骨小梁形成。

（4）可出现骨皮质增厚和骨髓腔变窄。

（二）CT 特征

1. CT 扫描比 X 线片更敏感。

2. CT 可确定骨髓受累情况和病变范围。

3. CT 可以将透明病变与硬化性病变区分开。

4. CT 可清楚显示骨皮质增厚和髓腔变窄。

（三）MRI 特征

1. MRI 是明确病变范围最灵敏的技术。

2. 区分是局灶性还是弥漫性疾病。

3. 病变通常是 T_1 低信号和 T_2 高信号。

4. 骨髓纤维化和骨硬化时，T_1 加权图像和 T_2 加权图像都是低信号。

5. 病变可增强，但是没太大意义。

（四）骨扫描特征

1. 骨扫描有助于突出病变范围。

2. 在某些情况下，可以看到超扫描现象（在没有肾病的情况下骨骼较肾的核素摄取比例升高）。

3. 该成像在以下几个方面很有价值

（1）明确病变的类型和范围。

（2）确定有骨折风险的骨。

（3）指导活检。

（4）疾病分期。

（5）监测治疗效果。

（五）影像鉴别诊断

1. 肥大细胞增多症在影像学表现上的多样性可类似很多先天性、遗传性和代谢性骨病和许多其他肿瘤，特别是转移瘤。

2. 弥漫性射线透过增加需考虑一系列疾病

（1）骨质疏松（所有常见病因）。

（2）骨软化症。

（3）镰状细胞病。

（4）甲状旁腺功能亢进。

（5）骨髓瘤。

（6）珠蛋白生成障碍性贫血。

3. 透光性和硬化性提示需考虑其他因素

（1）转移。

（2）Erdheim-Chester 病。

（3）结节性硬化。

（4）骨髓纤维化。

（5）氟骨症。

（6）骨 Paget 病。

（7）肾性骨营养不良。

4. 局灶性射线透明灶需考虑以下因素

（1）骨髓瘤。

（2）转移。

（3）很多其他原发的良性和恶性骨肿瘤。

5. 局灶性硬化需考虑以下因素

（1）转移。

（2）骨岛。

（3）血管瘤。

（4）骨质疏松。

（5）结节病。

（6）良性脊索细胞病变（椎体内病变）。

（7）骨内冬眠瘤。

6. 弥漫性硬化应考虑以下因素

（1）骨髓纤维化。

（2）氟骨症。

（3）硬化性骨纤维发育不良，包括骨硬化症。

九、病理检查

（一）大体特征

几乎不做手术切除，因此标本几乎没有以至于没有记录。

（二）组织学特征

1. 正常和反应性肥大细胞具有圆形至卵圆形的细胞核，染色质成群分布，核质比低，核仁缺乏或模糊，丰富的嗜伊红胞质。

2. 肥大细胞单独分散在组织中，不出现聚集。

3. 在骨髓穿刺涂片中，肥大细胞居中排列，圆形至卵圆形的细胞核，胞质丰富、Romanowsky 染色可见包含浓密的异染颗粒。

4. 在系统性肥大细胞增多症中，肥大细胞可成簇分布或出现浸润。

（1）它们可局灶或弥散分布。

（2）聚集可出现在骨小梁旁、血管周围和间质内。

（3）通常伴有网状蛋白纤维增加，很多出现明显的纤维化。

（4）细胞倾向于呈纺锤形形态。

（5）经常出现其他异型性：①染色质异常。②核分叶。③多核化。

（6）伴随骨重塑出现成骨与破骨活性增强。

可以看到毫无关联的骨小梁硬化和变薄，分别反映骨质硬化和骨量减少。

（7）常见混合的淋巴细胞和（或）嗜酸性粒细胞。

淋巴细胞可能围绕肥大细胞群，或肥大细胞包绕淋巴细胞。

（8）当混合其他细胞成分时，局部病变通常含有大量的嗜酸性粒细胞和成纤维细胞。当在骨髓活检标本中被发现时，这些病变曾被称为“嗜酸性纤维组织细胞病变”。

（9）在骨穿刺标本中，非典型肥大细胞具有：①细长核。②不规则、不成熟的核染色质。③分叶核，有或无多核化。④低颗粒胞质和大的胞质扩张。

（10）正常和瘤性肥大细胞氯乙酸酯酶染色阳性。

（11）一个常见的特征，通常会掩盖典型的肥大细胞形态的常见表现是骨髓纤维化。这个过程发生在骨小梁附近，通常伴随同一部位的骨形成。这个组织学表现对应于有些病变在 X 线片上可以看到的骨密度增加（图 74-3 和图 74-4）。

（三）辅助诊断技术

1. 免疫组织化学检查

（1）正常的肥大细胞表达 CD117 和肥大细胞类胰蛋白酶。

（2）肿瘤性肥大细胞表达 CD117、肥大细胞类胰蛋白酶和 CD2，CD25 可以表达或不表达。

（3）早期髓细胞和红细胞前体可能显示弱 CD117 表达。

（4）CD30 异常表达发生在惰性 SM 和侵袭性 SM 中。

（5）在所有病例，均应仔细鉴定其他骨髓细胞的形态以排除 SM-AHN，特别是要仔细检查有无异常的骨髓生成。

（6）在这种场景下淋巴瘤和浆细胞骨髓瘤也有可能发生，但要少得多。

（7）在某种程度上，纤维化可能会掩盖异常的肥大细胞，但这很容易通过表达 CD117、肥大细胞类胰蛋白酶、CD2 和 CD25 的免疫表型鉴定出来。

（8）流式细胞仪分析是一种昂贵的检查工具。

1）异常的肥大细胞可通过 CD2 和（或）CD25 异常表达来鉴定。

2）流式细胞仪似乎对 CD25 的异常表达更敏感。

3）CD30 的共表达主要见于晚期 SM 并作为次要诊断标准，类似于 CD25。

4）流式细胞仪还可用于 SM-AHN 中非肥大细胞群的表征分析（图 74-5 和图 74-6）。

2. 遗传学

（1）可以对 c-KIT 外显子 17 进行 PCR 和直接测序，用于检测密码子 816 处的激活点突变。

（2）其他的突变分析有助于诊断 SM-AHN。

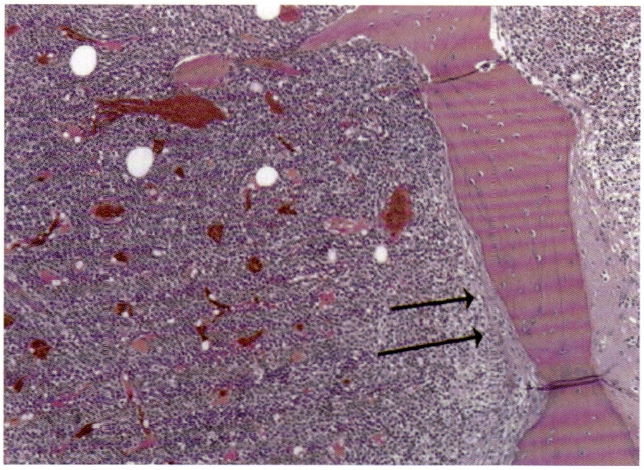

图 74-3　肥大细胞增多症的低倍显微镜照片，肥大细胞紧邻骨小梁，引起骨小梁旁纤维化（箭）

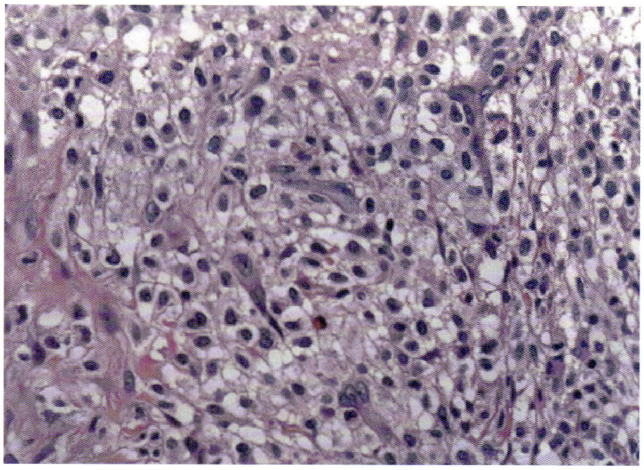

图 74-4　肥大细胞增多症的显微照片。肥大细胞是形态单一、圆形、细胞质苍白、细胞核居中

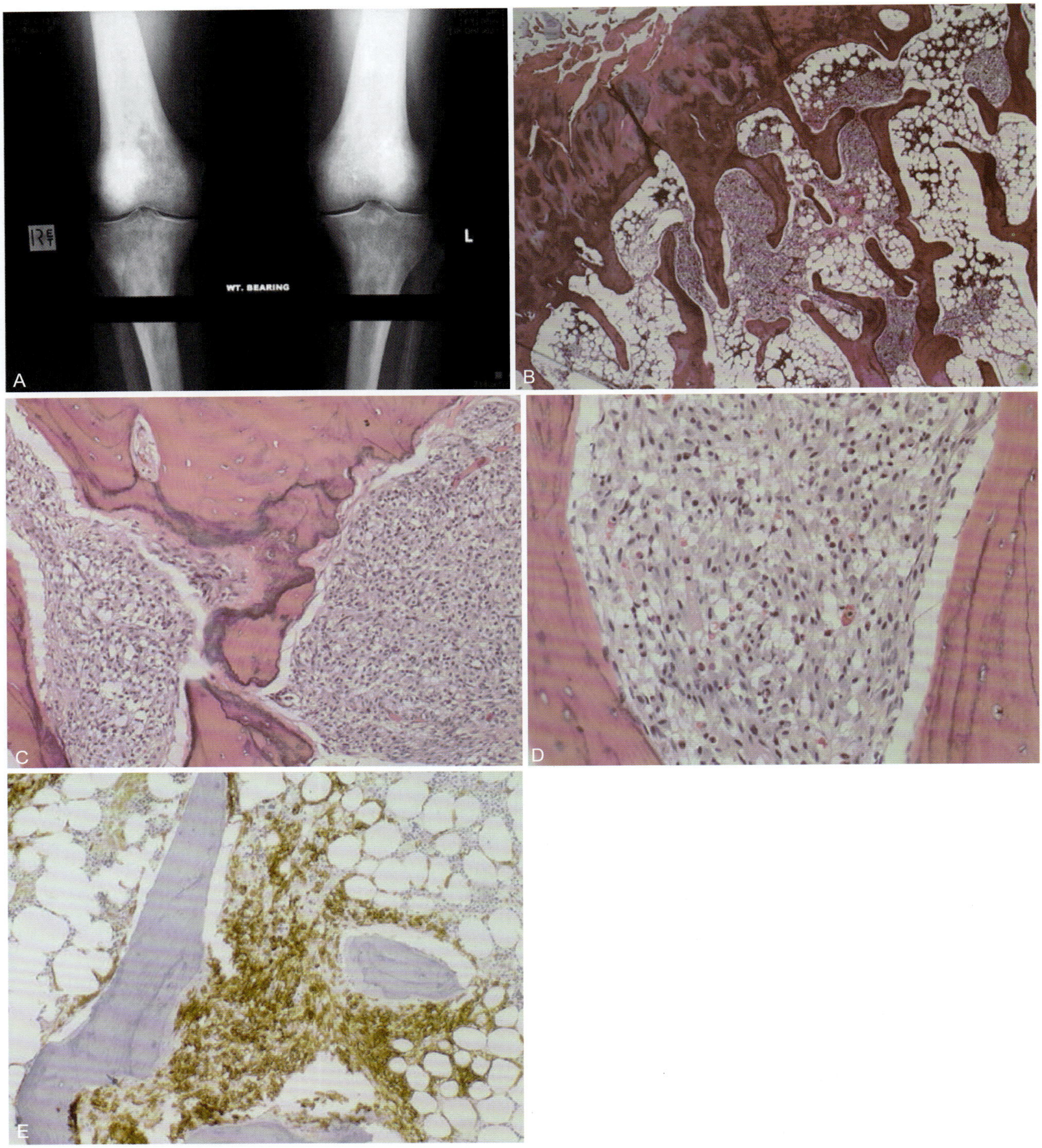

图74-5 惰性SM。A. 一名中年妇女的双膝X线片显示不同程度的硬化广泛累及长骨，正常的骨轮廓排除了骨骼发育不良。关节间隙均匀变窄提示伴发骨关节炎。B. 关节置换术中取下的股骨髁的切片显示在软骨下区域存在厚的、有些硬化的骨小梁，骨小梁旁和间质内细胞浸润。存在潮痕样重叠的软骨细胞克隆形成和软骨的裂开及纤维化，这是骨关节炎的特征。C. 硬化骨小梁由包含明显拼接线的并列骨板构成，带有部分 Paget 病样的结构。在骨小梁之间，成片分布的细胞很显眼，它们有正常的核质比，大多数细胞具有部分上皮细胞样形态，倾向于呈纺锤形。D. 在更高倍数显微镜下，证实了大多数细胞呈纺锤形的趋势，细胞质丰富，异型性不明显，很容易发现掺杂其中的嗜酸性粒细胞。E. CD117 表达显示骨小梁旁存在大量的肥大细胞

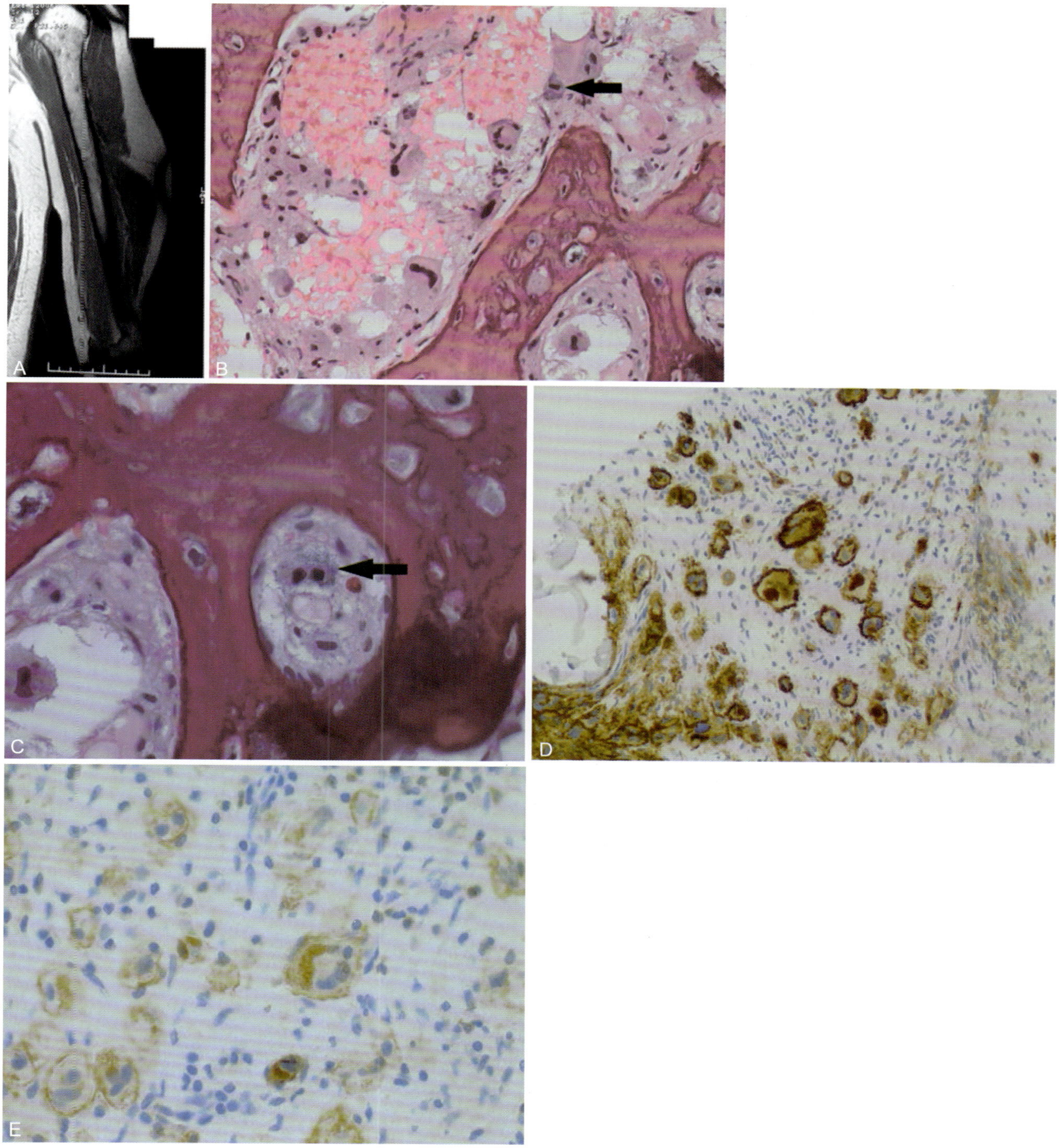

图 74-6　惰性 SM。A. 一位主诉非特异性臂痛的 35 岁男性肱骨冠状位 T_1 加权 MRI 显示骨髓细微异常，表现为脂肪性骨髓中散布小片状低 T_1 信号骨髓。B. 活检显示有反应性的编织骨形成，可见骨小梁间隙增大和不典型的肥大细胞（包括多叶核和多个核形态）。在细胞质内可见稀薄的异染颗粒（黑色箭头）。C. 在更高倍数显微镜下，在这个双核细胞（黑箭）中异染颗粒更容易辨认。D 和 E. 肥大细胞中 CD117（D）和 CD25（E）表达呈强阳性，后者提示系统性肥大细胞增多症的诊断。尽管患者患有皮肤划痕症，但肥大细胞浸润仅限于骨髓，诊断为惰性的系统性肥大细胞增多症

同时通过染色体分析和（或）FISH 检测发现其他遗传或分子异常，可以描述并确认非肥大细胞群。

3. 系统性肥大细胞增多症的诊断标准 WHO 2017 版中，SM 确诊需满足一个主要标准和一个次要标准，或同时满足 3 个以上的次要标准。

（1）主要标准：在骨髓和（或）其他皮肤外器官切片中肥大细胞多灶性密集浸润（肥大细胞总数≥ 15 个）。

（2）次要标准：①在骨髓和（或）其他皮肤外器官切片中＞ 25%的肥大细胞具有纺锤形或非典型形态，或骨髓穿刺涂片中＞ 25%的肥大细胞不成熟或不典型。②在骨髓、血液或其他皮肤外器官中检测到 *KIT* 在密码子 816 的激活点突变。③在骨髓、血液或其他皮肤外器官中的肥大细胞除表达肥大细胞类胰蛋白酶、CD117 和氯乙酸酯酶等标志物外，还检测到 CD25 和（或）CD2 表达。④总血清类胰蛋白酶持续＞ 20ng/ml（排除了骨髓瘤）。

（四）病理鉴别诊断

1. 播散性淋巴组织增生失调 这些疾病的 T 淋巴细胞和 B 淋巴细胞染色呈阳性。

2. 反应性肥大细胞增生

（1）骨髓内肥大细胞可呈弥散性、间质内或散在分布。

（2）肥大细胞具有圆形核和含密集颗粒的胞质。

（3）CD117 和类胰蛋白酶呈阳性。

（4）CD2 和 CD25 阴性。

（5）未发现 *c-KIT* 突变。

3. 单核细胞或组织细胞增生

（1）CD117 和类胰蛋白酶阴性。

（2）CD68 阳性。

（3）朗格汉斯细胞组织细胞增生症（细胞具有核沟）。

（4）表达 S100 蛋白，CD1A 和 langerin。

（5）对所有病例，必须排除并存的克隆性造血非肥大细胞谱系疾病。

1）骨髓和外周血涂片形态评估。

2）流式细胞术研究。

3）必要时进行基因研究。

4）骨髓瘤变是最常见的：①仅 CD117 弱表达。②骨髓异常增生伴一个或多个细胞谱系的发育异常。③伴随的克隆性细胞生成异常可能存在或不存在。

（6）在慢性嗜酸性粒细胞白血病中：①肥大细胞的数量可能会增加。②没有聚集。③不存在密码子 816 突变。④通常是 FIP1L1-PDGFR，一种融合基因重排。

（7）肿瘤性嗜碱性粒细胞和原始粒细胞可能与肥大细胞相似。

1）这些细胞 CD117、CD2、CD25 和氯乙酸盐酯酶阴性。

2）髓过氧化物酶为阳性。

（8）髓性肥大细胞白血病

1）可能显示 CD117 和类胰蛋白酶阳性。

2）不会出现肥大细胞的密集成簇分布。

十、预后

1. 儿童皮肤肥大细胞增多症是一种良性疾病，＞ 80%的病例出现自行消退。

2. 在成年人中，皮肤受累通常与 SM 有关，通常是惰性型。

3. 总体来说，预后不良的因素包括以下几个方面。

（1）高龄。

（2）缺乏皮肤病变。

（3）贫血。

（4）血小板减少。

（5）体重减轻。

（6）低白蛋白血症。

（7）乳酸脱氢酶升高。

（8）细胞过多。

（9）定性外周血涂片异常。

（10）碱性磷酸酶升高。

（11）肝、脾大。

（12）肥大细胞的百分比和形态也是生存的独立预测因子。

（13）惰性 SM 患者预期寿命正常。

（14）侵袭性 SM 患者可在数年内快速进展死亡。

（15）肥大细胞白血病或肥大细胞肉瘤患者可在数月内快速进展死亡。

十一、治疗

1. 不能治愈，所有治疗都是姑息性的。

2. 治疗旨在预防和减轻肥大细胞介质释放的影响，以控制症状。

（1）避免触发。

（2）预防：①抗组胺药；②色甘酸钠；③质子泵抑制药；④白三烯拮抗药；⑤ Omalizumab（中和自由 IgE）显示出希望；⑥双膦酸盐可用于骨质疏松的治疗。

3. 对侵袭型使用减细胞疗法

（1）干扰素 α-Ⅱ B 或克拉屈滨。

（2）新型酪氨酸激酶抑制药在晚期 SM 中显示出疗效，尤其是米哚妥林，它可抑制各种突变的新生细胞的生长并抑制 IgE 依赖的组胺释放。

4. 在 SM-AHN 中，治疗分别针对相应肿瘤。

5. 特殊情况时可考虑同种异体干细胞移植。

（李青松　译　陈秉耀　校）

第75章　Erdheim-Chester病

Edward McCarthy

一、定义

1.Erdheim-Chester 病，也被称为脂质肉芽肿，是一种相对罕见的疾病，其特点是组织细胞在骨和骨外部位增生。

二、别名

脂质肉芽肿。

三、病因

1. 可能被认为是一种脂质储存疾病，泡沫状富含脂质的组织细胞积聚在骨髓中。

2. 脂质外渗导致胆固醇肉芽肿和炎症反应。

四、临床特征

（一）流行病学

Erdheim-Chester 病发生于 40 ～ 70 岁的成年人。

（二）发病部位

1. 骨。

2. 实质性器官，如肺、心脏和肾，也可能发生黄色肉芽肿性炎症。

（三）临床表现

有些患者无症状，有些脏器受累的患者可有相应部位的轻微症状，大多数表现为骨的局部疼痛和压痛。

五、影像学诊断

X 线特征

1. 长骨，尤其是股骨和胫骨，常有影像学改变。

2. 骨髓腔内可见片状或弥漫性骨硬化，这一特征在骨干和干骺端最为突出（图 75-1）。

3. 由于骨膜新生骨沉积，导致骨皮质增厚。

4. 骨骼受累是多灶性的，通常是双侧对称的（图 75-2）。

5. 骨扫描显示广泛对称性病变（图 75-3）。

六、影像鉴别诊断

1. *慢性骨髓炎*　非多病灶。

2. *转移癌*　通常有原发性肿瘤病史。

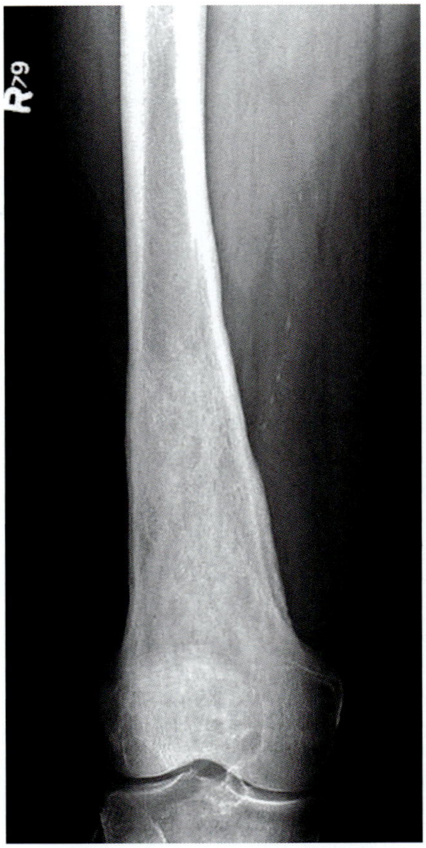

图 75-1　股骨远端 Erdheim-Chester 病，可见一个界线不清的放射密度增加区域伴骨皮质增厚，这种变化与慢性骨髓炎类似

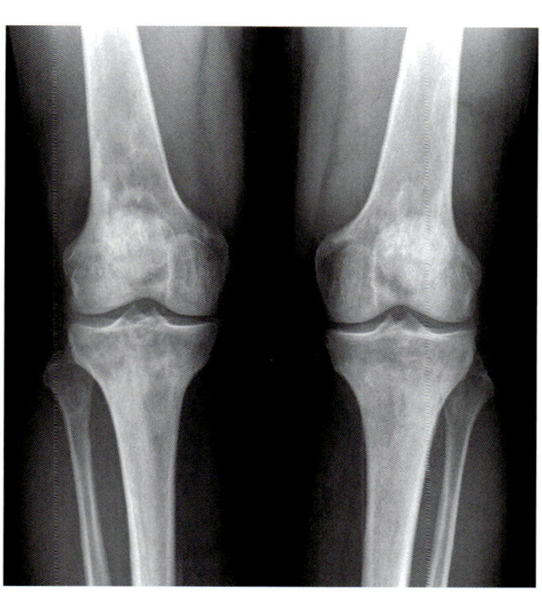

图 75-2　Erdheim-Chester 病显示双侧股骨和胫骨同等受累

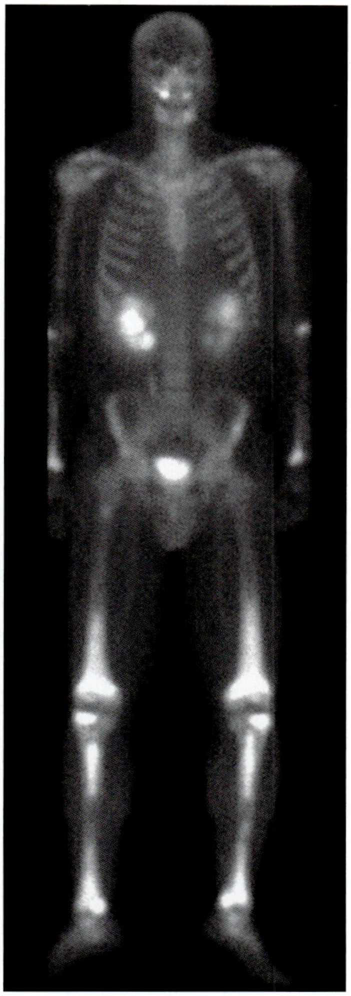

图 75-3　Erdheim-Chester 病的骨扫描显示下肢弥漫性对称摄取

七、病理检查

（一）概述

1. 骨髓被泡沫组织细胞和黄色肉芽肿性炎症组织广泛替代（图 75-4）。

2. 可见反应性骨小梁增厚，与影像学表现一致。

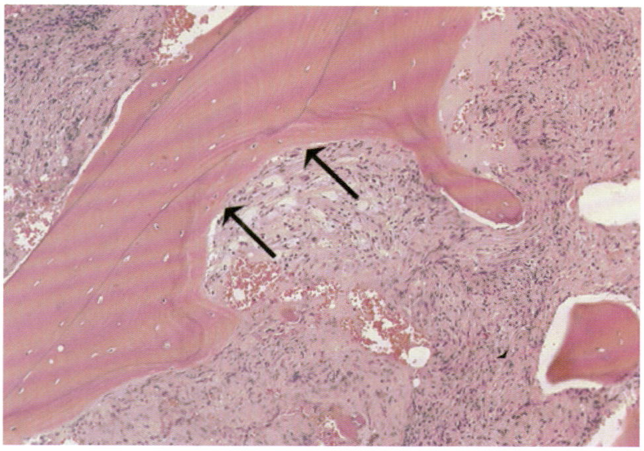

图 75-4　Erdheim-Chester 病的显微照片，显示骨髓被炎症组织替代，骨小梁增厚，伴有同一部位的骨形成（箭）

（二）病理鉴别诊断

1. 慢性骨髓炎。

2. 朗格汉斯细胞肉芽肿：S100 和 CD1a 呈阳性。

（李青松　译　陈秉耀　校）

第76章　Rosai-Dorfman病

Edward McCarthy

一、定义

Rosai-Dorfman 病是一种罕见的、以组织细胞增生导致淋巴结肿大为特征的全身性疾病，部分患者会出现淋巴结外表现。

二、别名

窦组织细胞增生伴巨大淋巴结病。

三、临床特征

（一）流行病学

1. 发病非常罕见。
2. 发病人群多为青少年或年轻人。

（二）发病部位

1. 颈部淋巴结发病最严重，腋窝和纵隔淋巴结也可受累。
2. 淋巴结外部位（占患者的 40%）包括眼睛、上呼吸道、皮肤、中枢神经系统和骨骼。
3. 包括四肢及中轴骨在内的任何骨都有可能受累。
4. 桡骨、尺骨和颅骨是最常见的骨骼发病部位。

（三）临床表现

1. 淋巴结肿大伴发热、白细胞计数增多、红细胞沉降率加快及多克隆高球蛋白血症。
2. 骨发病患者有骨痛。

四、影像学诊断

（一）影像学特征

1. 骨病变表现为边界清楚的溶骨破坏区，类似于嗜酸性肉芽肿的表现。
2. MRI 的 T_2 加权序列显示局灶区域高信号（图 76-1）。
3. 骨受累有时是多灶性的。

（二）影像鉴别诊断

转移性癌：与原发性骨肿瘤或感染相鉴别。

五、病理检查

1. 组织学上，组织细胞具有大的囊状的细胞核和泡沫丰富的胞质。
2. 这些细胞 S-100 染色呈阳性（图 76-2）。
3. 这种疾病中组织细胞的特征是穿入现象，即胞质内存在结构完整的淋巴细胞（图 76-3）。

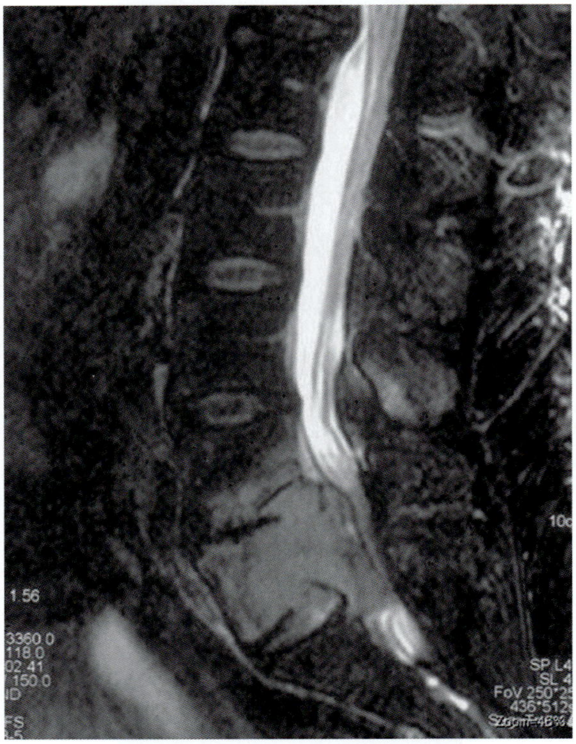

图 76-1　脊柱 Rosai-Dorfman 病：MRI 显示椎体中局灶性病变并侵及软组织

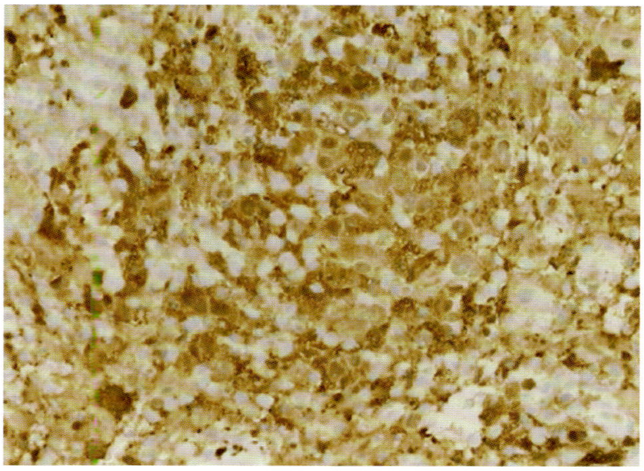

图 76-2　Rosai-Dorfman 病细胞 S-100 染色呈弥漫阳性

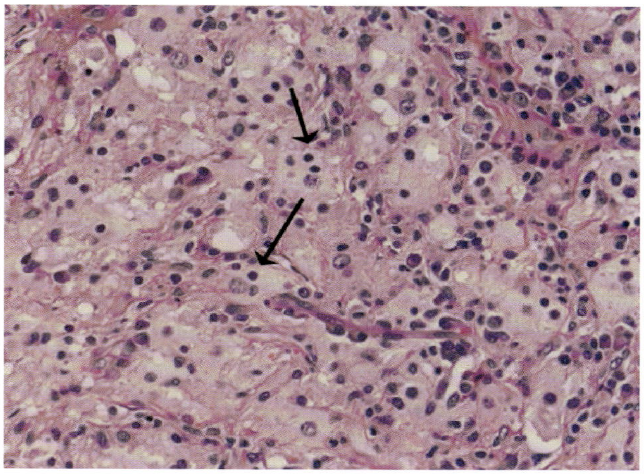

图 76-3　Rosai-Dorfman 病的高倍显微照片，显示穿入现象，大的组织细胞胞质内包含淋巴细胞（箭头）

此特征在受累的淋巴结中更突出，结外病变相对少见。

4. 淋巴浆细胞样组织细胞反应几乎总是存在。

5. 纤维化也很普遍，特别是在淋巴结外部位。

病理鉴别诊断

1. 朗格汉斯细胞组织细胞增生症　朗格汉斯细胞 CD1a 染色呈阳性，此特点在 Rosai-Dorfman 病中不存在。

2. 骨髓炎　细菌培养为阳性，不存在穿入现象。

六、治疗和预后

1. Rosai-Dorfman 病是一种自限性疾病。

2. 如果存在严重的骨破坏，可能需要外科手术固定。

3. 在许多情况下，疾病会迅速转归而完全消除。

4. 在有些情况下，尤其是淋巴结外广泛受累的情况下，该疾病会呈现惰性过程并持续数十年。

5. 一些重症患者对化学治疗敏感。

（张跃钟　译　陈秉耀　校）

第77章　暂时性骨质疏松

Edward McCarthy

一、定义

暂时性骨质疏松是一种局限性骨质疏松的综合征。但是，与失用性萎缩不同的是，该综合征与局部失用或固定无相关性。

二、别名

局部迁移性骨质疏松，局部骨质疏松，骨髓水肿综合征。

三、病因

病因未知，可能是由局部骨髓水肿及短暂缺血开始，继而出现骨质流失。

四、临床特征

（一）发病部位

暂时性骨质疏松通常会影响髋关节，膝关节是另一个常见的受累部位。

（二）临床表现

1. 髋部暂时性骨质疏松的患者通常为27～61岁的男性或妊娠6～9个月的女性。

2. 有些患者有外伤史。

3. 患者表现出急性髋部疼痛、跛行和肢体活动受限。

4. 症状一般先进展几个月，然后开始好转。一般在4～11个月（平均6个月）临床痊愈。

5. 孕妇分娩后症状消失。

6. 多达41%的患者在同侧髋关节或其他部位复发，称为区域转移性骨质疏松。

五、影像学诊断

影像学特征

1. X线片特征

（1）该综合征早期X线片无明显改变。

（2）疾病发展到晚期，股骨头及股骨转子间区域显示弥漫性、界线不清的骨质疏松（图77-1）。

2. MRI特征

（1）疾病很早期MRI即可显示出变化。

（2）T_1加权图像显示低信号，同时T_2加权图像（图77-2）显示高信号，表明骨髓水肿。

（3）这些改变涉及整个股骨头，通常延伸到转子间区域。

六、影像鉴别诊断

（一）弥漫性肿瘤扩散性疾病

病灶可出现在骨骼的任何位置，而不只是在关节周围。有时需要活检才能鉴别。

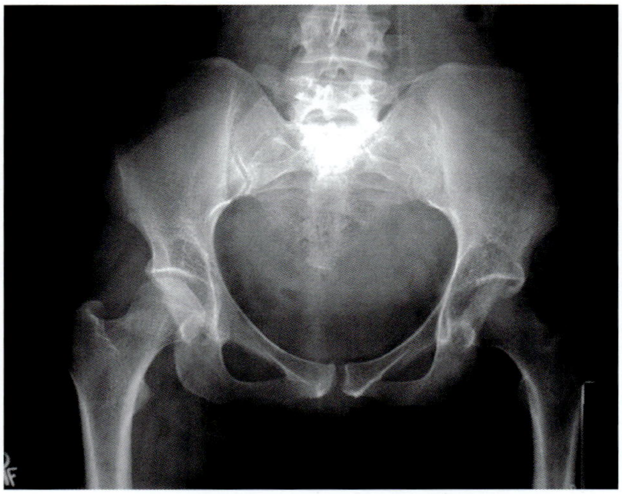

图77-1　一位最近分娩的妇女的骨盆X线片。其左股骨近端和股骨颈有局灶性骨质疏松

（二）骨坏死

骨坏死在 MRI 上有一个界线分明的低信号区，而不是弥散的高信号。

七、病理特征

1. 暂时性骨质疏松的特征是骨髓水肿（图 77-3）。

2. 骨髓水肿表现为在骨髓脂肪细胞之间的无定形、淡染的嗜酸性物质。

3. 存在扩张、充血的小血管腔。

4. 骨小梁中出现许多骨小梁再吸收后遗留的空腔，在极严重的情况下整个骨松质结构消失。可同时存在层状的新生编织骨。

八、病理鉴别诊断

（一）应力骨折

存在软骨和断裂的骨小梁。

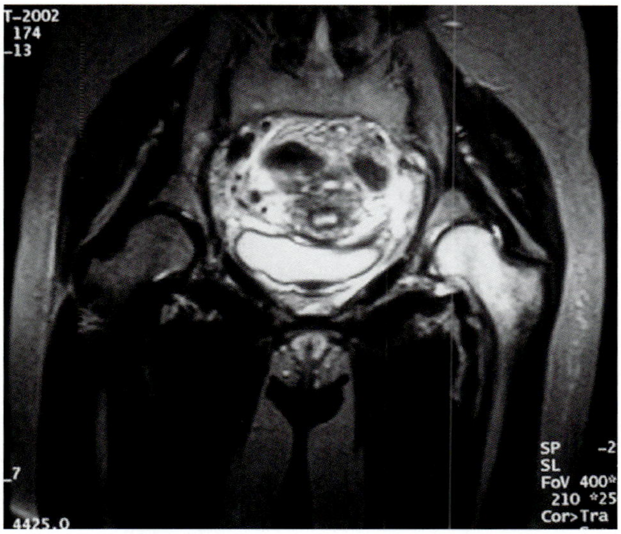

图 77-2　同一患者的 T_2 加权 MRI 显示在股骨近端对应于 X 线片中低密度区域显示高信号

（二）骨坏死

1. 骨细胞没有坏死。

2. 有骨髓坏死。

九、预后

病变可自行消退，但有可能复发。一些外科医师通过穿刺活检减压来治疗这种疾病。

十、治疗

暂时性骨质疏松的治疗是疼痛治疗和抗骨质疏松。双膦酸盐类药物可用于减轻骨质疏松。一些外科医师通过髓芯减压治疗。

十一、图片

参见图 77-1 ～图 77-3 用于说明暂时性骨质疏松。

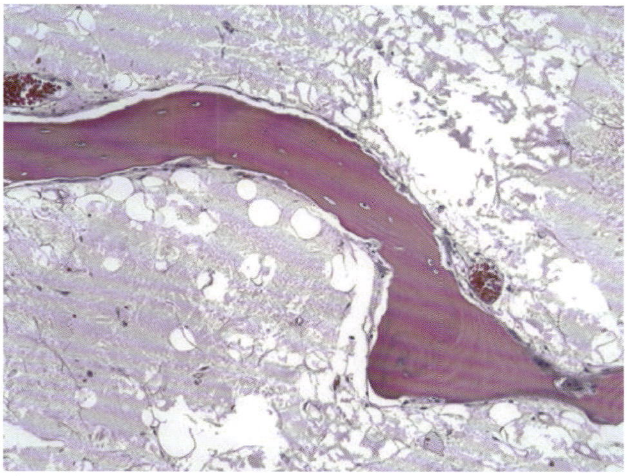

图 77-3　骨髓水肿的显微照片，骨髓腔中为粉红色的嗜酸性物质

（张跃钟　译　陈秉耀　校）

第78章 创伤性骨溶解

Edward McCarthy

一、定义

创伤性骨溶解是一类邻近关节的关节面和骨质快速破碎并以骨或软骨碎片的形式飘散进关节腔的综合征。

二、别名

快速破坏性髋关节病、特发性耻骨骨溶解、膝关节骨坏死样综合征、密尔沃基肩（取决于位置）。

三、病因

1. 该综合征是一类骨骼脆弱者出现软骨下骨不全骨折的结果（图 78-1）。

2. 骨软化和骨质疏松是这种问题的前驱疾病。镇痛药掩盖了应力骨折的疼痛，患者继续负重活动进而导致骨的破坏。

四、临床特征

（一）流行病学

1. 最常见于中、老年妇女。
2. 大多数患者有脆性骨病。

（二）发病部位

股骨头、肱骨头、耻骨、耻骨支和膝关节。

五、临床表现

1. 患者出现关节痛。

2. 镇痛后关节可以承重及活动。继而进一步加重关节损坏，形成恶性循环（图 78-2）。

六、影像学诊断

（一）X 线片特征

1. 早期，软骨下骨不全骨折可以在股骨头上观察到。

2. 数周至数月后部分股骨头塌陷缺失。

3. 在最后阶段，大部分股骨头或肱骨头缺失。

4. 在膝关节，有相当大的关节面的中断。

5. 创伤性骨溶解也可发生在耻骨（图 78-3）

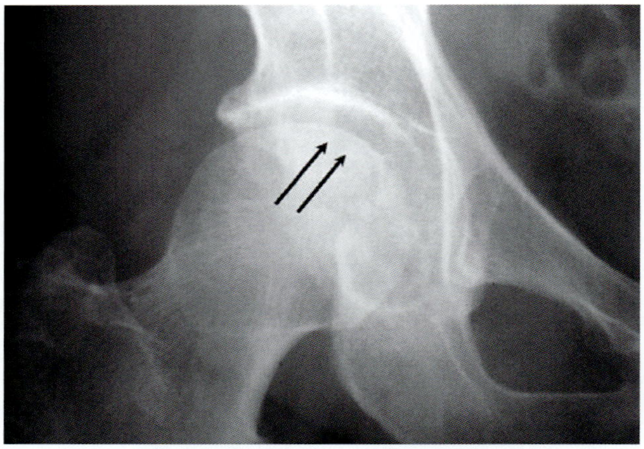

图 78-1 髋部 X 线片显示软骨下骨不全骨折（双箭）

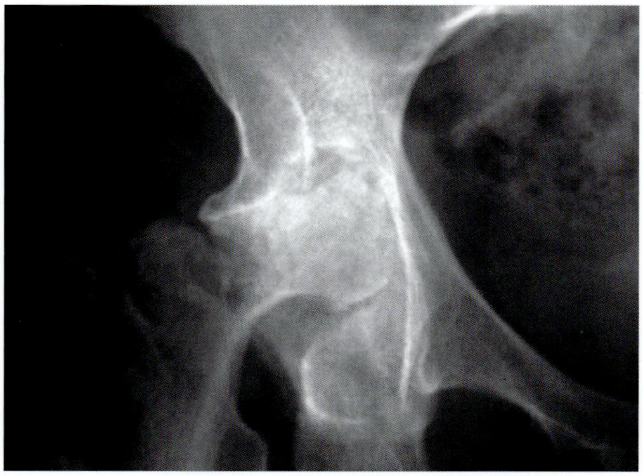

图 78-2 6 个月后与图 78-1 为同一患者的髋部 X 线片显示股骨头大部分塌陷

和肱骨（图 78-4）。

（二）MRI 特征

在膝关节，有广泛的骨髓水肿及软骨下骨不全骨折的证据。

七、影像鉴别诊断

（一）骨坏死

1. 在骨坏死中，在骨破裂和溶解之前会有部分死骨的存在。

2. 患者不具备骨坏死的相应临床条件。

（二）感染

细菌培养阴性。患者没有感染的症状和体征。

八、骨肿瘤性破坏

无肿瘤病史，活检未发现肿瘤。

九、病理检查

组织学特征

1. 关节囊充满破碎的骨片和碎屑（图 78-5）。许多骨碎片是死骨。在关节腔内也有破坏的关节软骨碎片。

2. 残骨区可见肉芽组织和密实的骨碎屑。

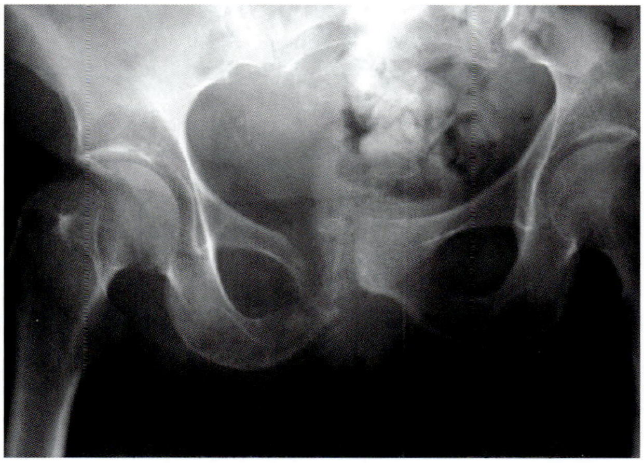

图 78-3　耻骨 X 线片显示右耻骨和坐骨骨溶解破坏

十、病理鉴别诊断

（一）原发性骨坏死

在真正的骨坏死中，有明确的骨修复。

（二）感染

有脓性渗出液并伴有急性炎症细胞。

十一、治疗

创伤性骨溶解患者通常需要全关节置换。

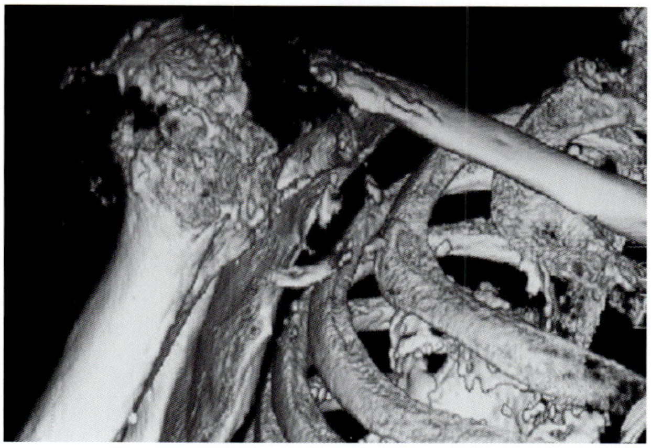

图 78-4　一例快速破坏的肩关节重建 CT 图像。几乎整个肱骨头都破碎了

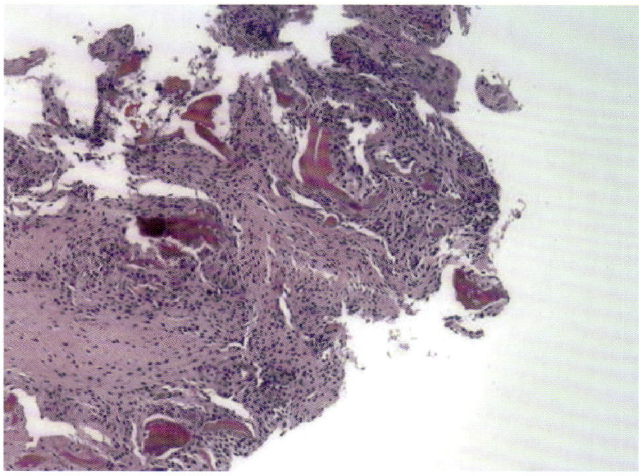

图 78-5　取材自快速破坏性髋关节病的显微照片，滑膜中有大量骨碎屑嵌入

（张跃钟　译　陈秉耀　校）

第79章　胸壁错构瘤

Ricardo K. Kalil

一、定义

一种罕见的发生于胸廓的良性病变，由成熟的软骨、含有反应性针状骨的疏松结缔组织和动脉瘤样骨囊肿的区域组成。

二、别名

1. 软骨间质错构瘤。
2. 胸壁间质错构瘤。
3. 婴儿期血管错构瘤。
4. 胸壁软骨瘤性错构瘤。
5. 胸壁血管瘤性软骨错构瘤。

三、病因

1. 病因未知。
2. 这是一种先天性畸形，不是真正的肿瘤。

四、流行病学

1. 这种罕见的病变发生率少于原发性骨肿瘤的 0.05%。
2. 常见于婴儿；可能是先天性的。
3. 男性占大多数（2 ∶ 1）。

五、发病部位

1. 所有病例都于肋骨发病。
2. 它可能是多发的。
3. 病灶可出现在其他部位，例如椎骨和鼻骨（包括一例报道的发生恶变的病例），可能是胸壁错构瘤的变异。这些病变不在本章中介绍。

六、临床表现

1. 发现肿块或偶然在影像上被发现是其通常的临床表现。
2. 大的病灶可能导致呼吸功能不全。

七、影像学特征

（一）X 线特征

X 线片通常显示为大的膨胀性的肋骨病变，病变内有钙化和软组织侵犯（图 79-1），提示有侵袭性病变。

（二）CT 特征和 MRI 特征

1. 大的动脉瘤样骨囊肿样区域，瘤壁可见钙盐沉积（图 79-1B）。
2. 病变可能累及多个肋骨。
3. 肺部不受影响。

八、影像鉴别诊断

（一）动脉瘤样骨囊肿

伴钙盐沉积的大的实性部分的存在，结合临床资料可能做出正确的诊断。

（二）软骨肉瘤

与低级别软骨肉瘤的鉴别可能非常困难。

（三）骨肉瘤

这种高度恶性的肿瘤表现出更具侵袭性的影像特点。

九、病理检查

（一）大体特征

1. 切面显示透明软骨小叶和出血腔，提示软骨瘤伴生动脉瘤样骨囊肿。
2. 通常是一个较大的局限的病变。

（二）组织学特征

1. 由比例不固定的实性和囊性出血区组成。

2. 实性区域由成熟的富于细胞的透明软骨小叶、有时伴点状钙化和含不同比例胶原成分和反应性骨小梁的疏松结缔组织构成（图 79-2 ～图 79-5）。

3. 梭形细胞区域细胞富集，偶尔可见一些典型的有丝分裂象。

4. 囊性出血区与原发性动脉瘤样骨囊肿在组织学上难以区分（图 79-6）。

十、病理鉴别诊断

动脉瘤样骨囊肿

动脉瘤样骨囊肿无软骨小叶。

十一、遗传学

1. 未检索到胸壁错构瘤的数据。

2. 在一例鼻骨软骨错构瘤中发现 t（12；17）（q24.1；q21）易位。

十二、预后

1. 没有手术切除后复发的报道。

2. 可能会自发消退。

3. 病变较大可能导致呼吸功能不全。

十三、治疗

边缘切除可治愈。

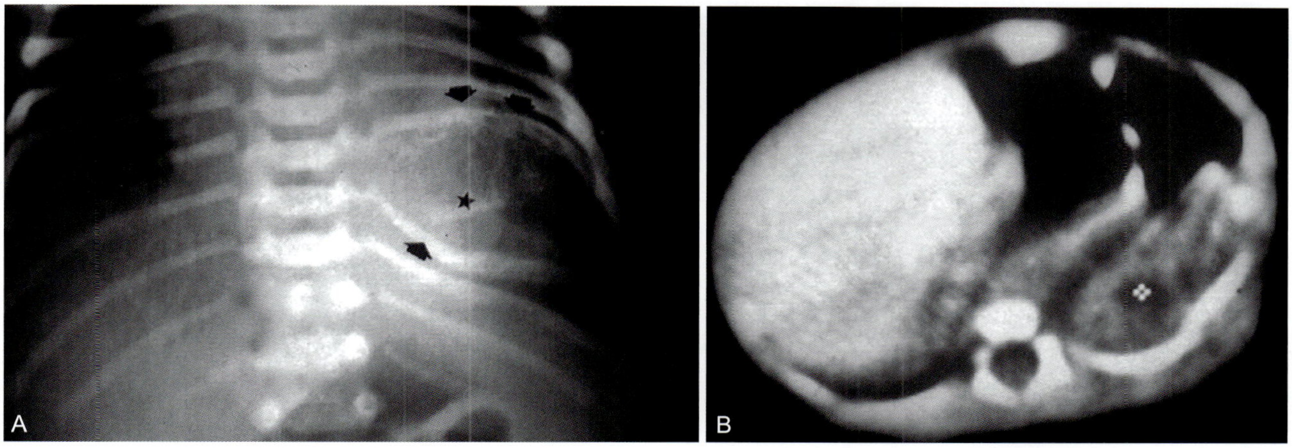

图 79-1　新生男婴的胸壁错构瘤。A. X 线片显示肋骨有较大的膨胀性病变，伴有钙化区和软组织侵犯；B. CT 扫描显示较大的异质性病变，具有不规则的钙化沉积区域

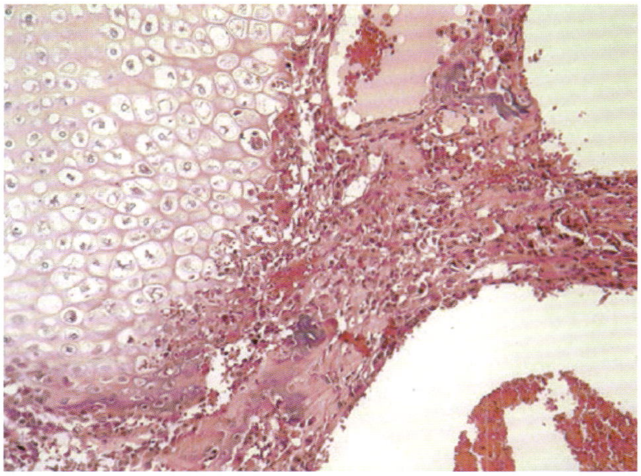

图 79-2　中倍显微镜显示出高分化的软骨瘤样结节紧邻动脉瘤样骨囊肿腔（Courtesy of Prof.Eliane Ingrid Amstalden，Campinas，SP，Brazil）

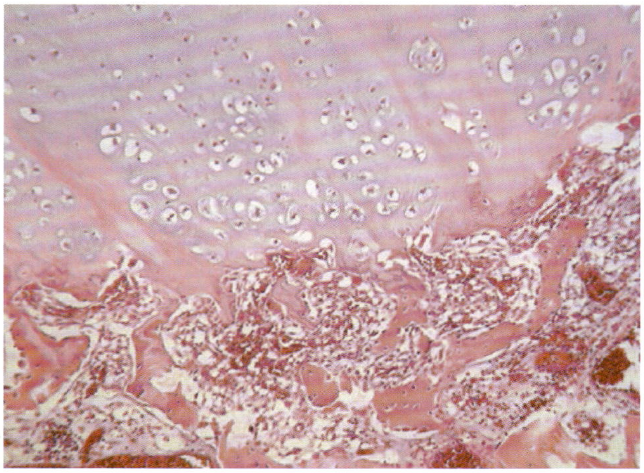

图 79-3　中倍显微镜显示一个软骨结节正在进行软骨内骨化，这是胸壁错构瘤的常见发现（Courtesy of Prof. Eliane Ingrid Amstalden，Campinas，SP，Brazil）

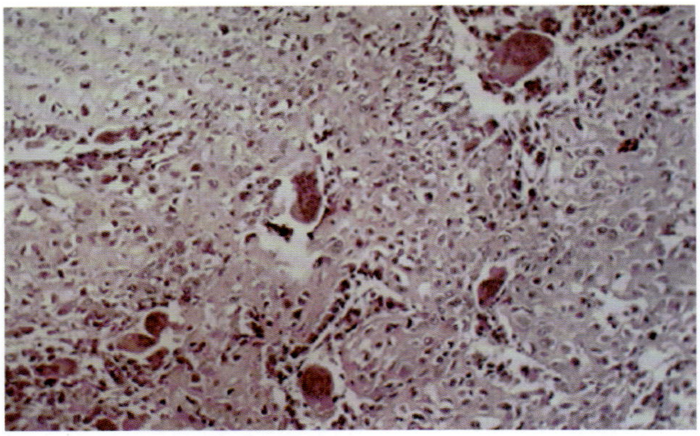

图 79-4 中倍显微镜下可见结缔组织区域由具有饱满细胞核的成纤维细胞、血管化和一些多核巨细胞组成

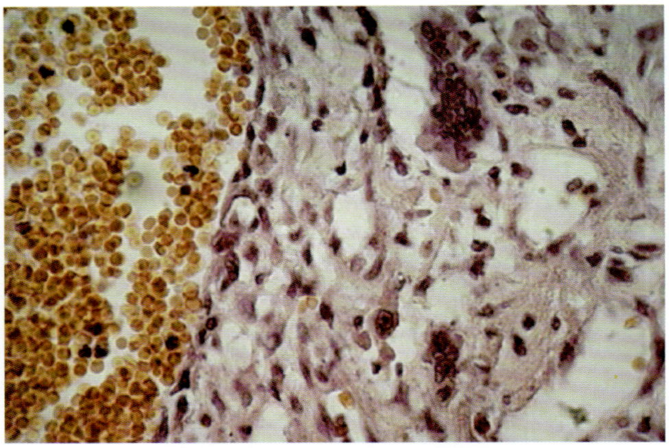

图 79-6 高倍显微镜下的动脉瘤样囊肿壁

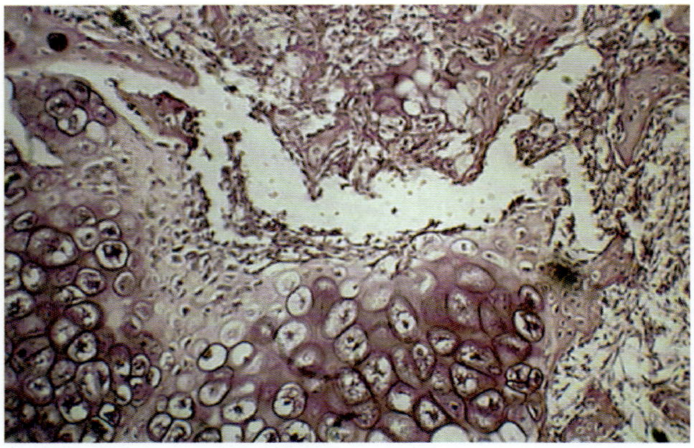

图 79-5 高倍显微镜下伴钙化基质的软骨结节

（张跃钟 译 陈秉耀 校）

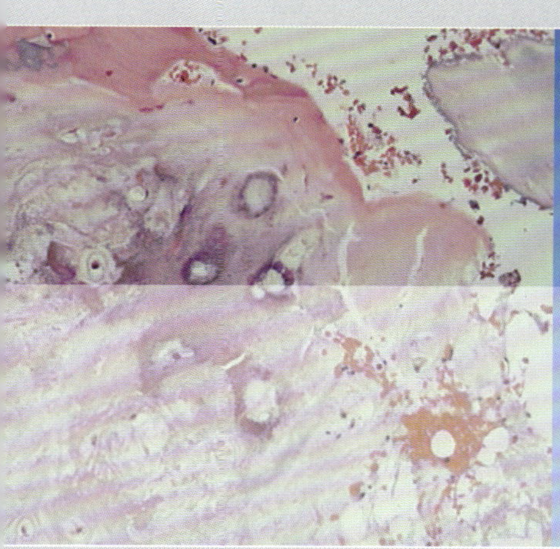

第十七部分

关节肿瘤及瘤样病变

第80章　滑膜软骨瘤

Eduardo Santini-Araujo，Ricardo K. Kalil

一、定义

滑膜软骨瘤是一种良性孤立性软骨样肿瘤，出现在关节的软组织中。

二、别名

1. 囊内软骨瘤。
2. 滑膜骨软骨瘤。

三、病因

1. 病因未知。
2. 病变可能主要发生在滑膜结缔组织、关节囊的纤维组织或关节旁组织中（特别是在手和足部）。

四、流行病学

1. 无性别差异。
2. 最常见于成人，20～40岁常见。

五、发病部位

在膝关节中最常见，其次是髋关节。

六、临床表现

1. 关节周围组织长期、渐进性肿胀，可能会影响关节功能。
2. 偶有疼痛。

七、影像学特征

（一）X线及CT特征

1. 分界清楚，卵圆形或圆形，多分叶伴随中央钙化和（或）骨化（图80-1和图80-2）。
2. 肿瘤可侵蚀附近的骨骼。

（二）MRI特征

1. T_1加权图像上呈中间信号。
2. T_2加权图像上为混杂信号，伴中心区不连续低信号。
3. 增强MRI常显示边缘强化。

八、影像鉴别诊断

滑膜软骨肉瘤

滑膜软骨瘤也可能变得很大，此时很难通过影像学鉴别。

九、病理检查

（一）大体特征

具有中央钙化的软骨样肿块。

（二）组织学特征

1. 透明软骨伴钙化和软骨内骨化（图80-3和图80-4）。
2. 细胞常有聚集表现，呈“增殖巢”样（图80-5）。

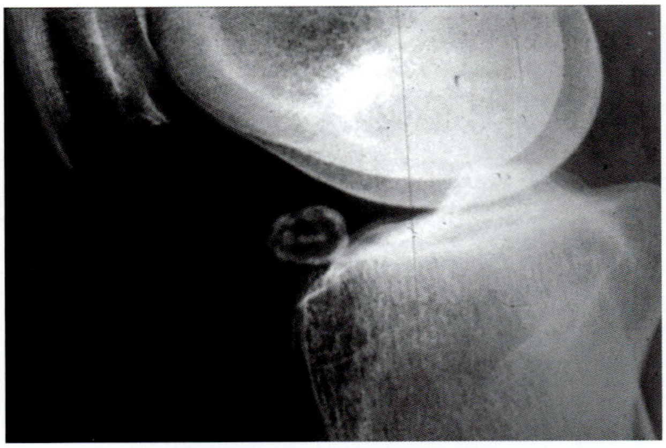

图80-1　侧位X线片显示膝关节内小的滑膜软骨瘤，看起来像一个孤立的中央矿化的结节

十、病理鉴别诊断

滑膜软骨肉瘤

1. 滑膜软骨瘤细胞非常丰富，中度非典型，并且可能富含“增殖巢”。

2. 恶性病变会失去聚集模式，并出现细胞周围的纺锤形变化。

十一、辅助诊断技术

遗传学

涉及位点 12q13 的变化是滑膜软骨瘤 / 软骨瘤病的特征。

十二、预后

该病预后良好。

十三、处理

完整切除。

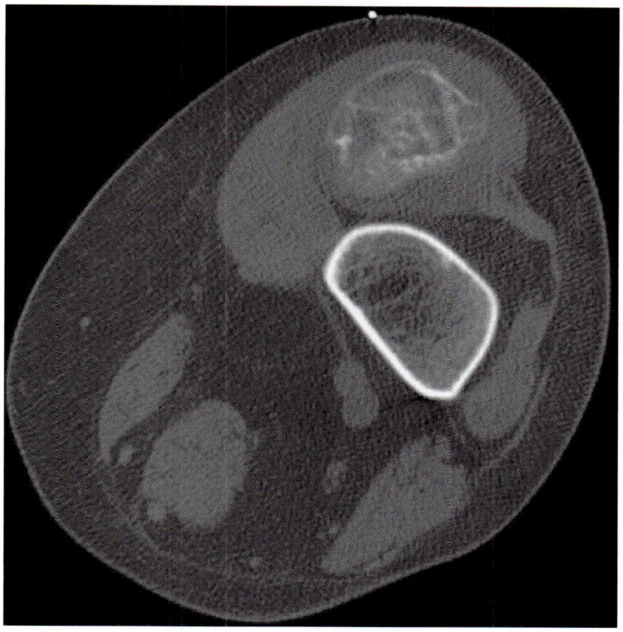

图 80-2 另一患者膝关节的 CT 扫描显示一个较大的中心骨化的滑膜结节，周围有边界清楚的低密度肿物组织影

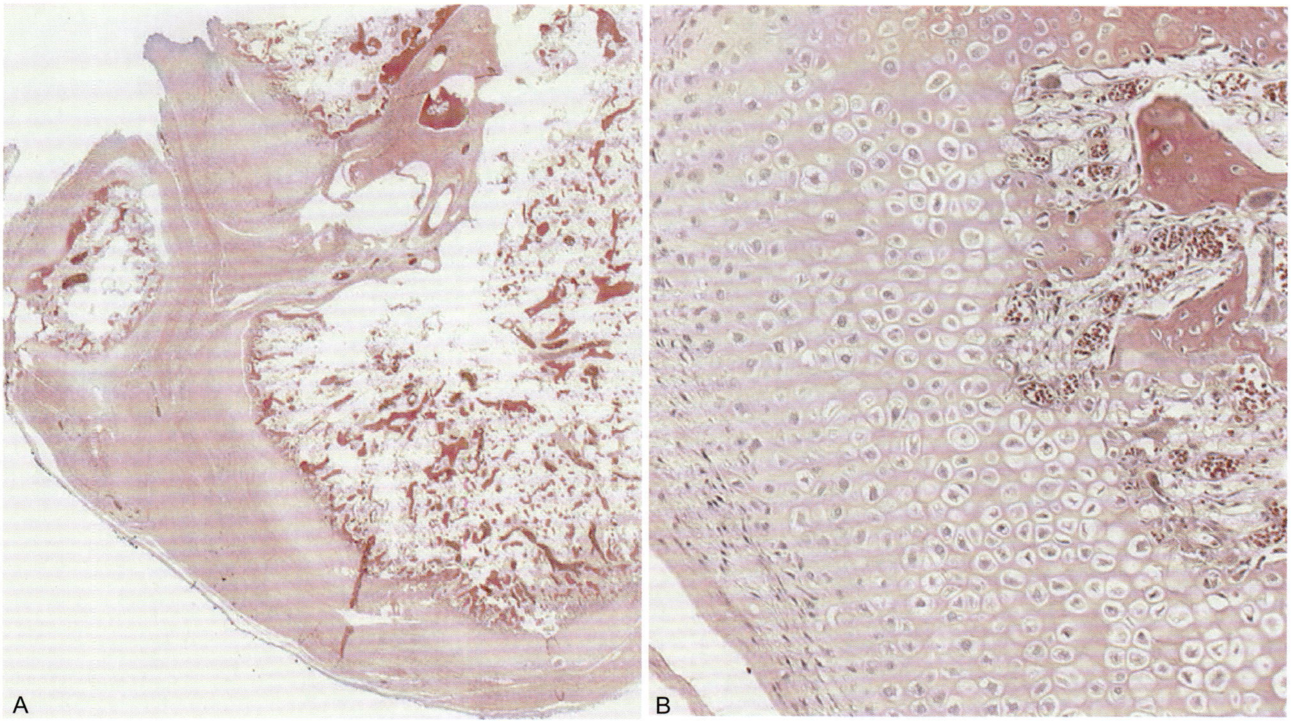

图 80-3 A. 软骨瘤的全景显微图；B. 结节由增生明显的软骨细胞构成周围区域，中心区域发生骨化

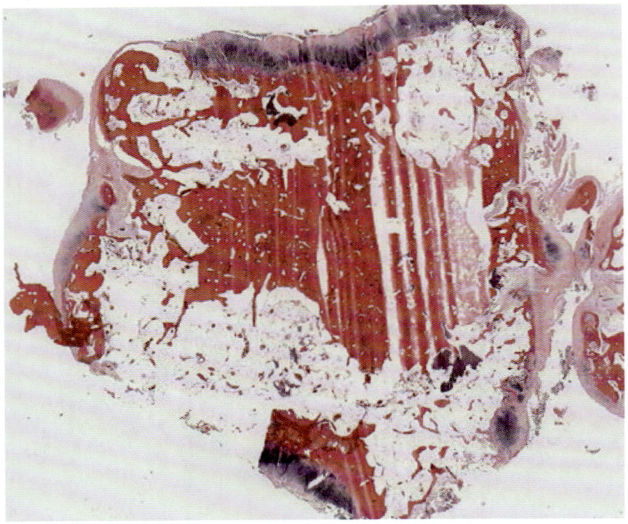

图 80-4 另一个滑膜软骨瘤的全景显微图，病变大部分骨化，周围区域为增生的软骨

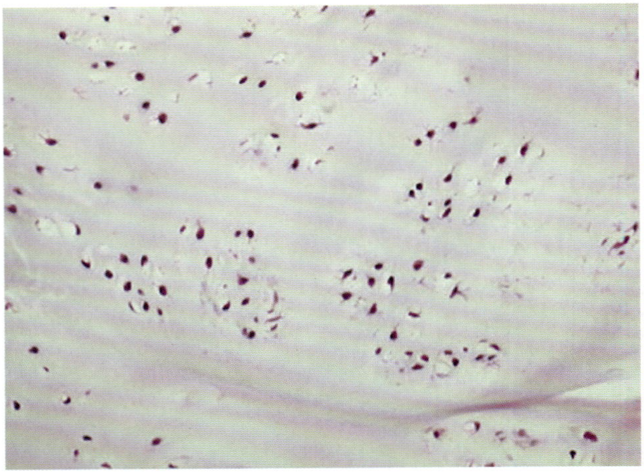

图 80-5 滑膜软骨瘤的高倍显微镜下显示软骨细胞的典型聚集模式

（张跃钟 译 陈秉耀 校）

第81章　滑膜软骨肉瘤

Franco Bertoni，Patrizia Bacchini，Ricardo K. Kalil

一、定义

一种罕见的具有软骨分化的恶性肉瘤，发生在关节或关节外的滑膜中，例如腱鞘和滑膜囊。

二、别名

1. 原发性滑膜软骨肉瘤（S.ChS）。

2. 原发性恶性软骨瘤病。

3. 滑膜软骨瘤病中的软骨肉瘤。

4. 滑膜囊或腱鞘中的关节外滑膜软骨肉瘤，或称关节外滑膜软骨肉瘤。

三、病因

1. 与常规软骨肉瘤一样，滑膜软骨肉瘤的病因未知。

2. 遗传异常和分子改变与软骨肉瘤的发病机制和进展有关。

四、流行病学

1. 原发性滑膜软骨肉瘤非常罕见。

2. 绝大多数病例与原发性滑膜软骨瘤病有关：继发性滑膜软骨肉瘤。

3. 原发性滑膜软骨瘤病恶变为滑膜软骨肉瘤通常发生在 33 ～ 72 岁。

五、发病部位

1. 膝关节和髋关节是原发性滑膜软骨肉瘤的首选部位。

2. 绝大多数（75%）的继发性滑膜软骨肉瘤发生在膝关节，其次是髋关节(15%)、踝关节(5%)和肘关节（5%）。

3. Czerniak 博士报道 3 例在原为滑膜软骨瘤病的位置发展转变为滑膜软骨肉瘤的病例。

4. 原发性滑膜软骨瘤病：一种特发性化生或透明软骨的克隆性增生，累及关节及腱鞘的滑膜。

5. 继发性滑膜软骨瘤病：与骨关节炎、类风湿关节炎有关的透明软骨结节，属退行性疾病。

六、临床表现

1. 主要的症状是疼痛和肿胀，持续不缓解，产生关节功能障碍，可触及肿块。

2. 滑膜软骨瘤病的快速发展或切除后快速复发需要考虑恶性变。

七、影像学特征

1. 受累关节有软组织肿块影，通常软组织肿块中有明显的钙化团块影（图 81-1），提示诊断为滑膜软骨瘤。

2. 在膝关节受累的情况下，也可发现股骨和（或）胫骨的边缘侵蚀。

八、影像鉴别诊断

1. 在钙化病变的情况下，鉴别诊断需要考虑慢性滑膜炎、色素沉着绒毛结节性滑膜炎或滑膜软骨瘤病。

2. 滑膜软骨肉瘤不能与原发性滑膜软骨瘤病明确地区分开。

3. 在这两种情况下，骨和周围软组织的局部复发和浸润均得到证实，但不一定表明为恶性肿瘤。

九、病理检查

（一）大体特征

1. 除非有明确的骨皮质破坏伴有骨髓浸润和渗透，否则不能可靠地将滑膜软骨肉瘤的大体外观与原发性滑膜软骨瘤区分开（图 81-2）。

2. 侵犯软组织或骨骼的软骨结节中闪亮而明显的黏液样外观更符合滑膜软骨肉瘤的诊断。

（二）组织学特征

1. 原发性滑膜软骨肉瘤非常罕见，在我们的经验中仅占总体的 20%。

2. 恶性肿瘤的特征是透明软骨细胞集中在滑膜上，周围有外生扩张性生长，渗透或侵袭周边组织。

3. 在高倍显微镜下可见基质透明状和黏液囊腔，双极或星形细胞单个或条索状嵌入黏液样区域中，伴不同程度的细胞异型性。

4. 滑膜软骨肉瘤可以是低分化、高分化或两者兼有。

5. 不像原发性滑膜软骨瘤，不存在细胞的簇状排列（表 81-1）。

6. 最常见的继发性滑膜软骨肉瘤与滑膜软骨瘤病同步或同时发生。从形态上讲，转变可能很难通过结构和细胞学外观被发现。转变可能是突然的，但更常见的转变是渐进的，很难检测和观察到（图 81-3 ～图 81-8）。

十、病理鉴别诊断

1. 原发性滑膜软骨瘤病和继发性滑膜软骨肉瘤的鉴别诊断可能非常困难。临床影像学和组织学结果可能会让人难以决断。最后，应结合临床特征、影像学特征和形态学特征做仔细的甄别，因为软骨肉瘤需要更为积极的手术切除。

2. 其他需要考虑的鉴别诊断包括滑膜内膜软骨瘤、关节旁软骨瘤或软组织软骨瘤。这些病变非常罕见，主要位于手部或足部，很少累及膝关节，有时它们具有非典型特征，可类似原发性滑膜软骨瘤病。它们被认为是由软骨化生或关节周围间叶组织或关节囊的克隆增生引起的。

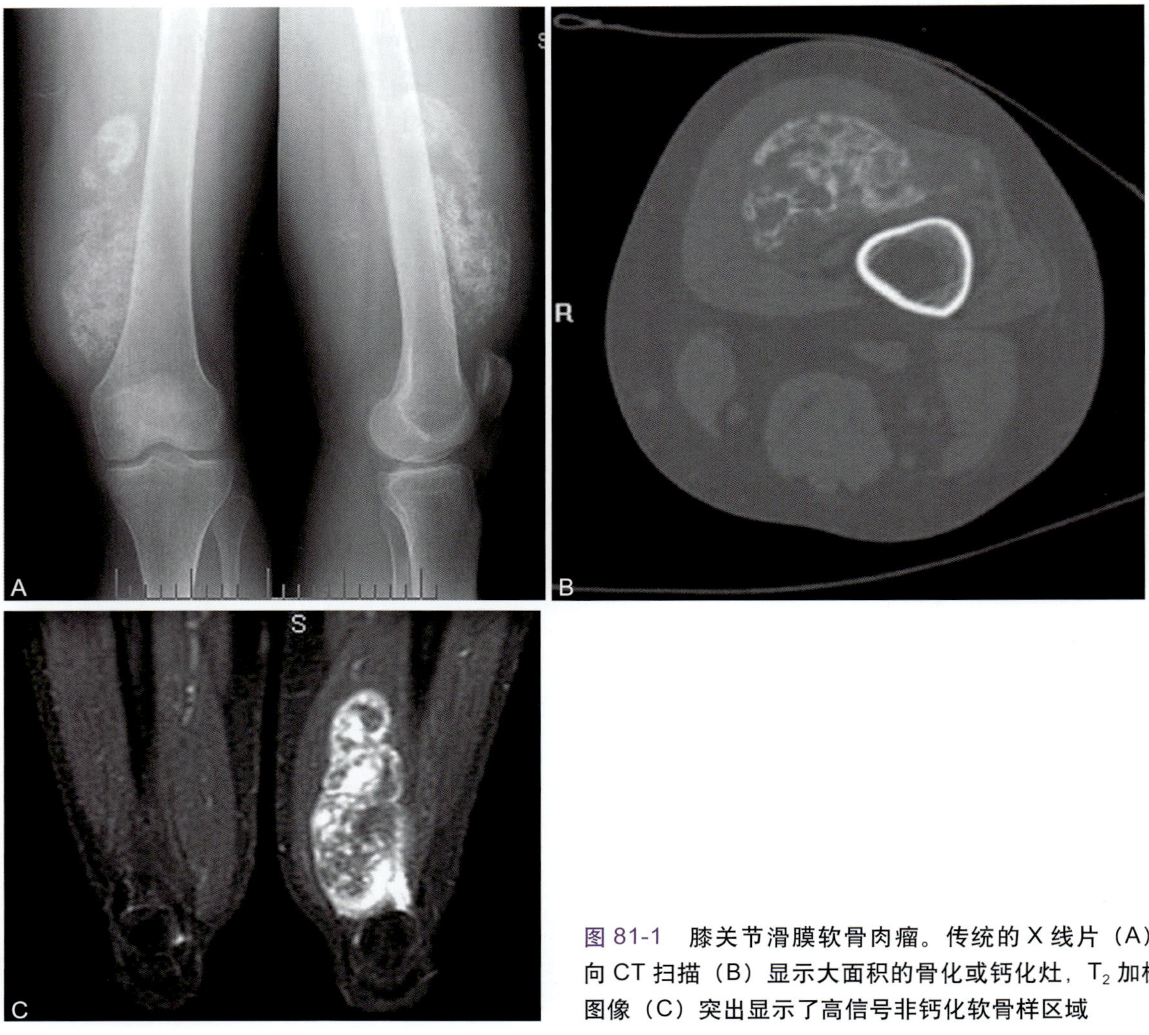

图 81-1 膝关节滑膜软骨肉瘤。传统的 X 线片（A）和轴向 CT 扫描（B）显示大面积的骨化或钙化灶，T_2 加权 MRI 图像（C）突出显示了高信号非钙化软骨样区域

表 81-1　滑膜软骨瘤病和软骨肉瘤的组织学鉴别特征

特征	滑膜软骨瘤病	软骨肉瘤
软骨细胞小簇状排列	是	否或小灶状
软骨细胞成片分布，没有成簇	否	是
轻度异型性（软骨细胞核深染、饱满，核不规则或偶尔出现多核细胞）	是	是
细胞拥挤，圆形或纺锤形	偶尔	是
有丝分裂	罕见	常见
黏液变	偶尔	常见
坏死	否	常见
聚集成行现象（软骨细胞单层或带状排列）	否	常见
病变边缘	推进式和（或）渗透样（卫星灶）	推进式或渗透样
骨浸润	推进式边缘	骨小梁浸润

3. 其他鉴别诊断涉及滑膜的病变，例如，色素沉着绒毛结节性滑膜炎和腱鞘巨细胞瘤，但其组织学外观与软骨病变大不相同。

4. 还应提及的是，软骨肉瘤可出现在骨内部或表面，继而延伸至软组织和滑膜。如果遗漏了原发灶，则软组织和滑膜可能被误解为肿瘤的原发部位，并可能与软组织的滑膜软骨肉瘤或软骨肉瘤相混淆。

十一、辅助诊断方法

与滑膜或中央软骨肉瘤相比，良性软骨瘤中 Bcl2 的表达可能增加。

十二、预后

有时因为肿瘤在关节内导致诊断延误和切除不充分，可能导致预后较常规软骨肉瘤差。

十三、治疗

广泛的手术切除。

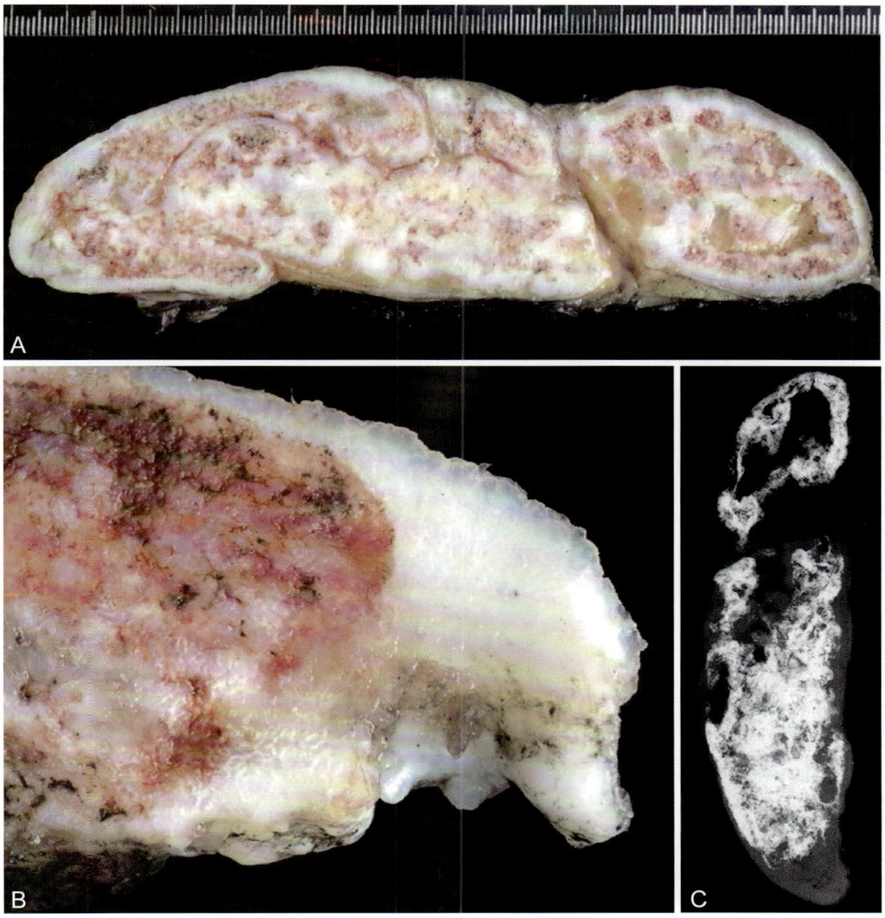

图 81-2　切除的标本。A. 整个标本的大体照，显示软骨区域散布着骨化区域；B. 近距离观察标本，软骨结节内有小的液化区（左侧），高度怀疑恶变；C. 标本影像学照片

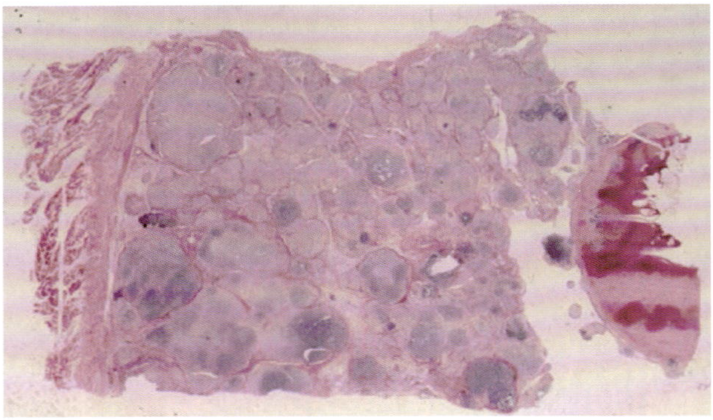

图 81-3　滑膜软骨瘤病中的软骨肉瘤的全景显微图：蓝色结节是滑膜软骨瘤结节，其他结节是软骨肉瘤结节

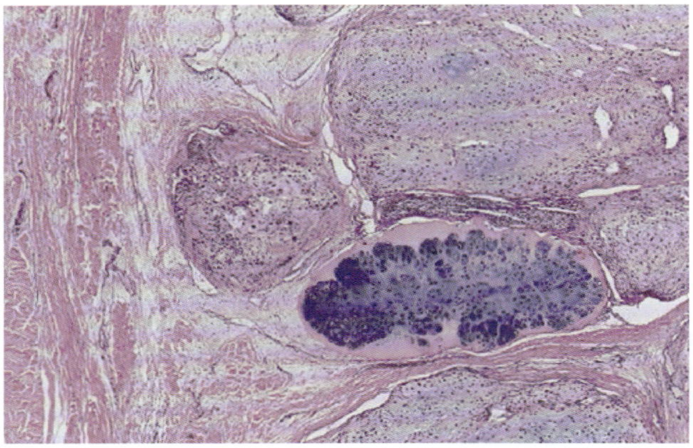

图 81-4　中倍显微镜视图：软骨瘤病的蓝色结节，蓝色背景中有软骨细胞，并排有软骨肉瘤结节。注意在软骨肉瘤结节中，有 2 级区域与 3 级区域并排排列、可见纺锤形未分化细胞分布

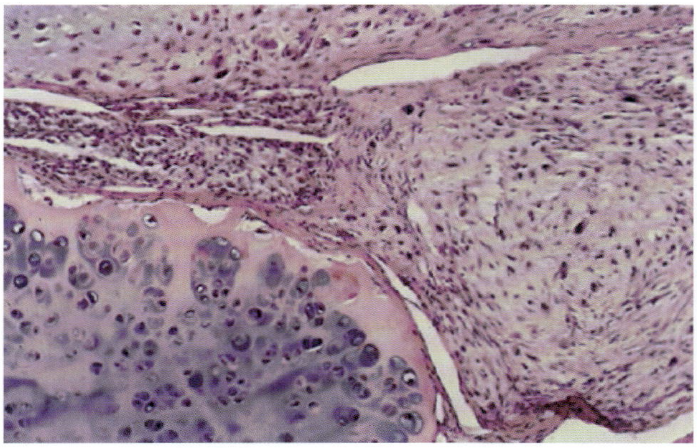

图 81-5　高倍显微镜下显示滑膜软骨瘤病（左下）与软骨肉瘤并列，其中细胞具有不同级别的恶性：2 级区域融入 3 级区域（小叶周围有纺锤形细胞分布）

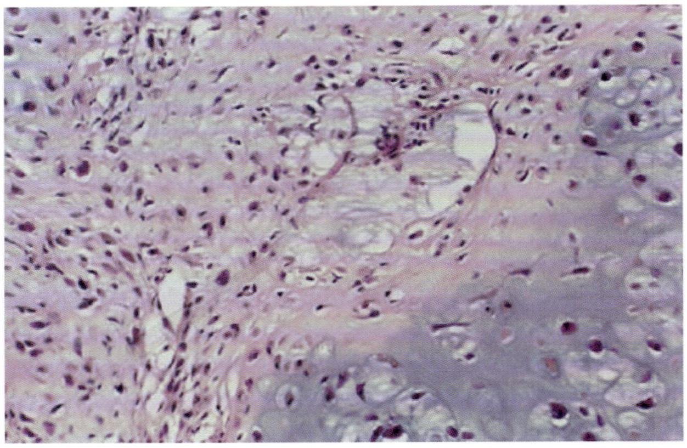

图 81-6　滑膜软骨瘤病区域（右下），连续出现 2 级软骨肉瘤

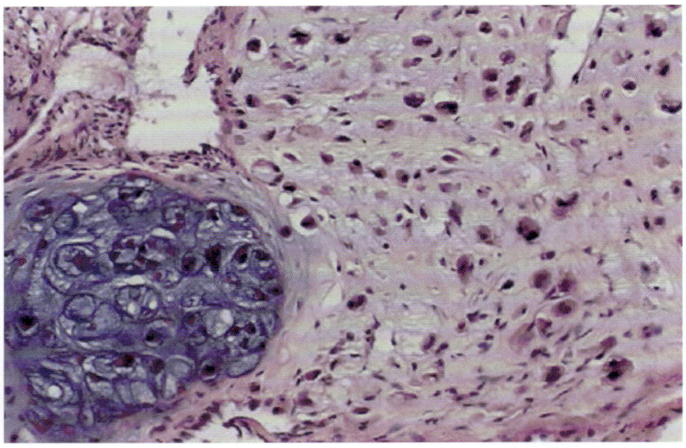

图 81-7　滑膜软骨瘤病，细胞巢状排列；非典型细胞高度靠近软骨肉瘤区域

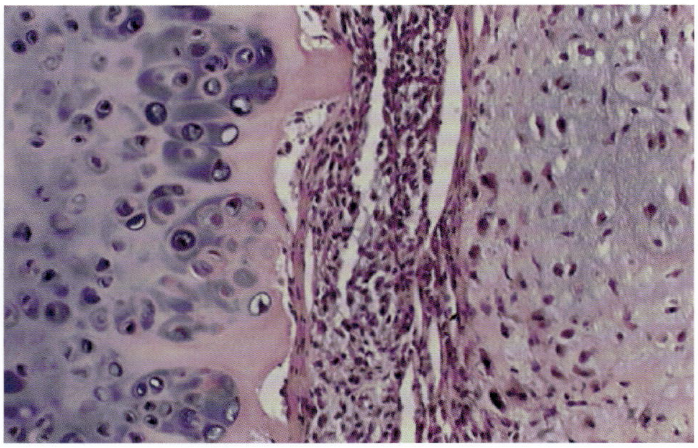

图 81-8　滑膜软骨瘤病非典型细胞（左侧）簇状排列，与软骨肉瘤中高度恶性的未分化梭形细胞有清楚的分界，中间是 2 级软骨肉瘤细胞，这些细胞没有簇状表现

（张跃钟　译　陈秉耀　校）

第82章　滑膜软骨瘤病

Eduardo Santini-Araujo，Ricardo K. Kalil

一、定义

1. 少见的通常总是单关节内发生的多发透明软骨化生结节、位于关节、腱鞘或滑膜囊的内膜下结缔组织中。

2. 这些结节经常逐渐凸起并进入关节腔成为游离小体，这些小体在滑膜液的滋养下体积可能会增大。

3. 与退行性关节病、类风湿关节炎或神经性关节疾病无关，滑膜软骨瘤病被认为是原发性疾病。

二、别名

1. 原发性滑膜软骨瘤病。

2. 滑膜骨软骨瘤病。

3. 滑膜软骨化生。

三、病因

1. 病因未知。

2. 传统上，它被认为是化生和过度增生的病变。创伤的机制尚不确定。最近，异常核型的发现增加了其具有肿瘤性质的可能性。

3. 该病大致分为 3 个阶段

（1）滑膜内病变：活动性滑膜内病变，尚未形成游离体。

（2）过渡期，活动性滑膜内疾病并形成游离体。

（3）软骨和骨软骨游离体，不伴有明显的滑膜内病变。

四、流行病学

1. 在男性中占主导地位，男、女比为 2 ∶ 1。

2. 10 ～ 50 岁高发。

五、发病部位

1. 在膝关节中最常见，可以是双侧的（图 82-1 和图 82-2）。

2. 其次是髋、肘和肩（图 82-3 ～图 82-7）。

3. 较少见的部位是手（掌指关节和指间关节）（图 82-8）、足（足趾关节）（图 82-9）、脊椎小关节（最常见于颈椎）、颞下颌关节（图 82-10）、手和足的腱鞘和滑囊。

六、临床表现

1. 关节周围体积增大。

2. 常见关节疼痛、肿胀和僵硬。

3. 有时会出现关节弹响、活动受限或绞索。

4. 在脊柱中，可能会出现神经压迫症状。

5. 在获得诊断前通常已存在数月或数年。

七、影像学特征

（一）X 线特征（图 82-1 ～图 82-10）

1. 关节周围的软组织影比平常扩大和密度增高。

2. 大量钙化结节和游离体，位于关节、腱鞘或滑囊。

（1）早期，游离体可没有钙化，可能在 X 线片上不可见。

（2）钙化时，它们被视为弥散的点状钙化，当达到一定大小时，呈现出外部高密度不透射线骨皮质及中心低密度透亮区。

3. 相邻的骨可能会受侵蚀。

（二）CT 特征

在 CT 片上可以更清楚地看到钙化和非钙化的游离体以及可能存在的骨侵蚀。

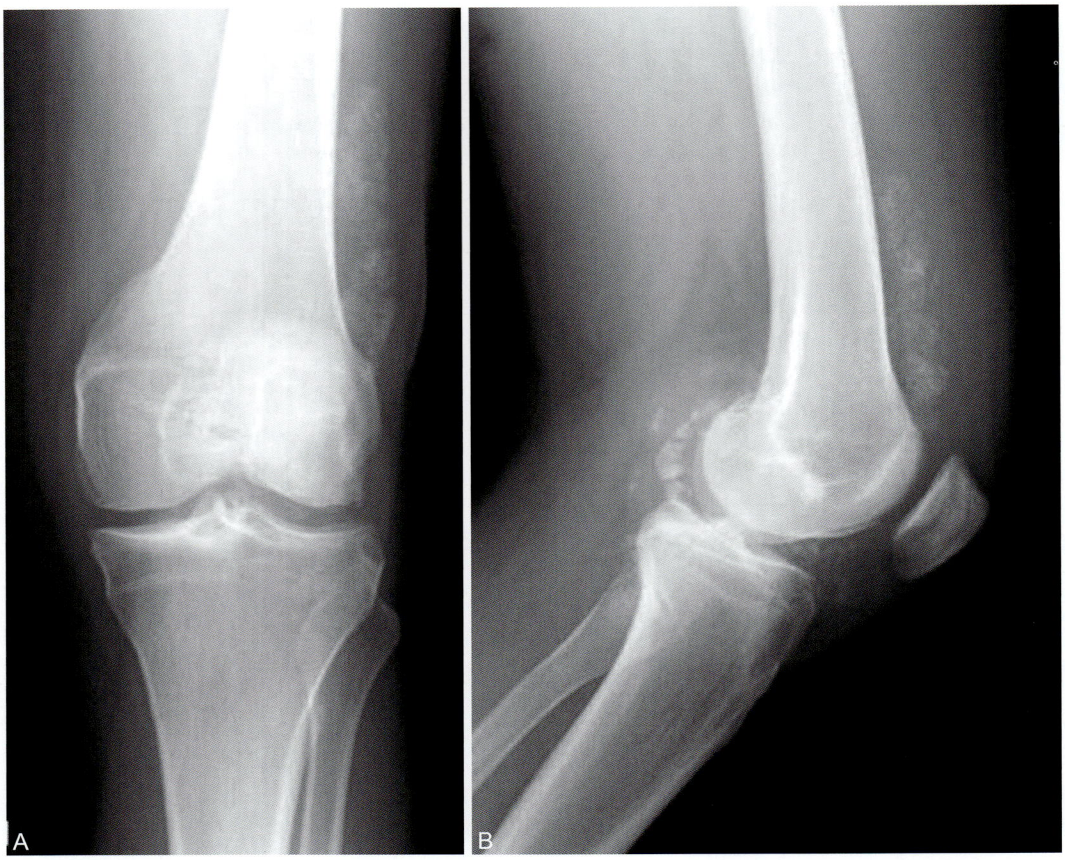

图 82-1 滑膜软骨瘤病，膝关节 X 线片显示位于髌上囊（A 和 B）及关节后方（B）滑膜腔的无数小的钙化结节

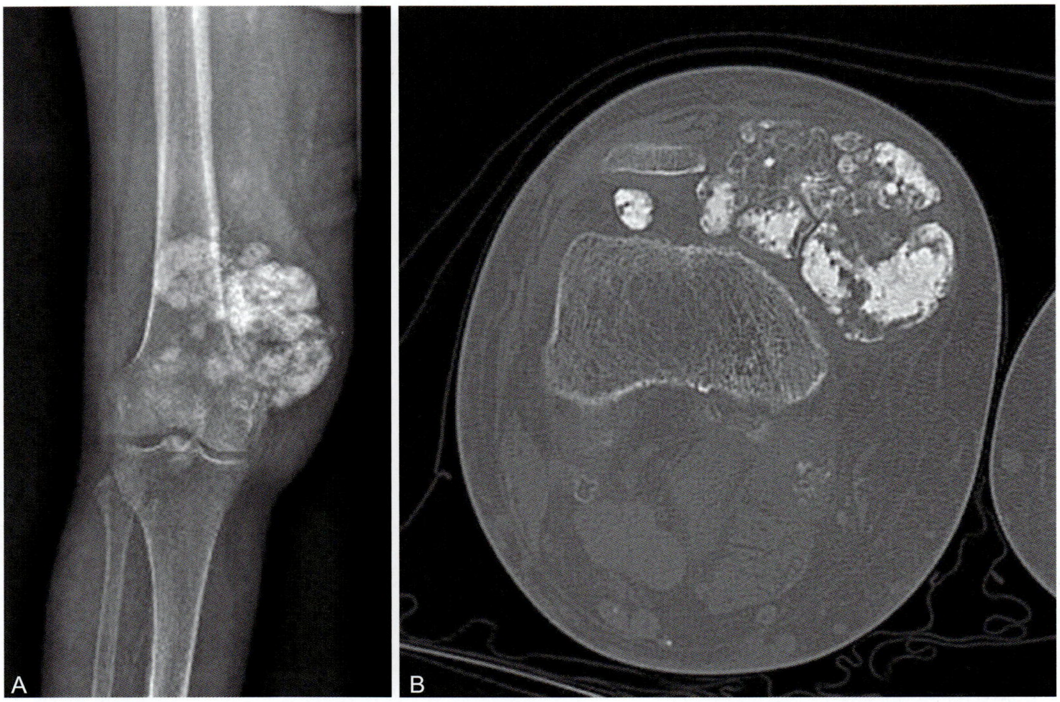

图 82-2 另一膝关节滑膜软骨瘤病患者的 X 线片（A）和 CT 扫描（B），滑膜软骨瘤病体积可以很大，包含很多相互融合的软骨结节

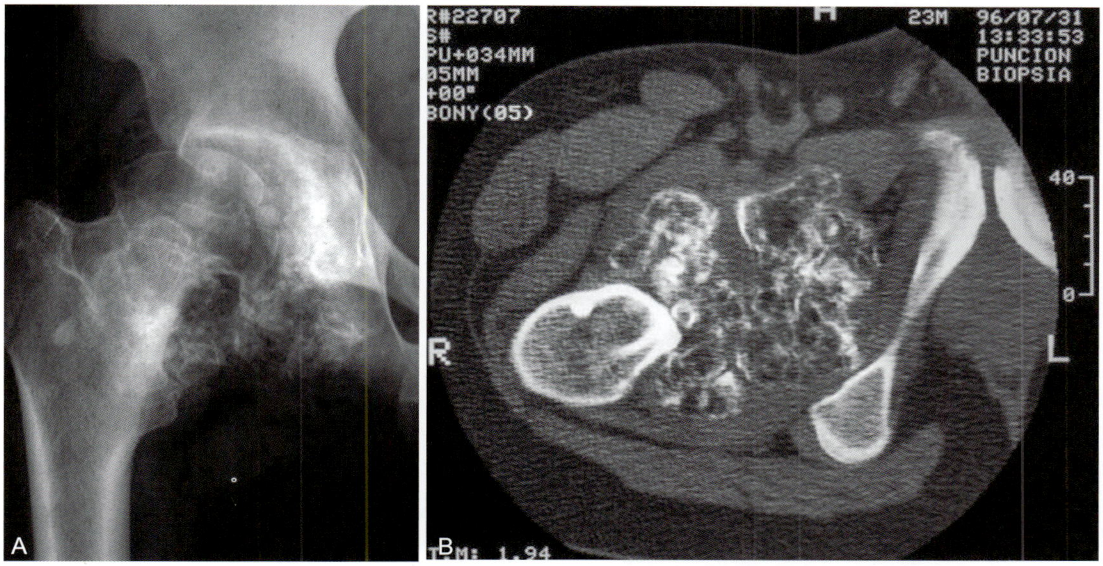

图 82-3　X 线片（A）和 CT 扫描（B）显示髋关节广泛性软骨瘤病

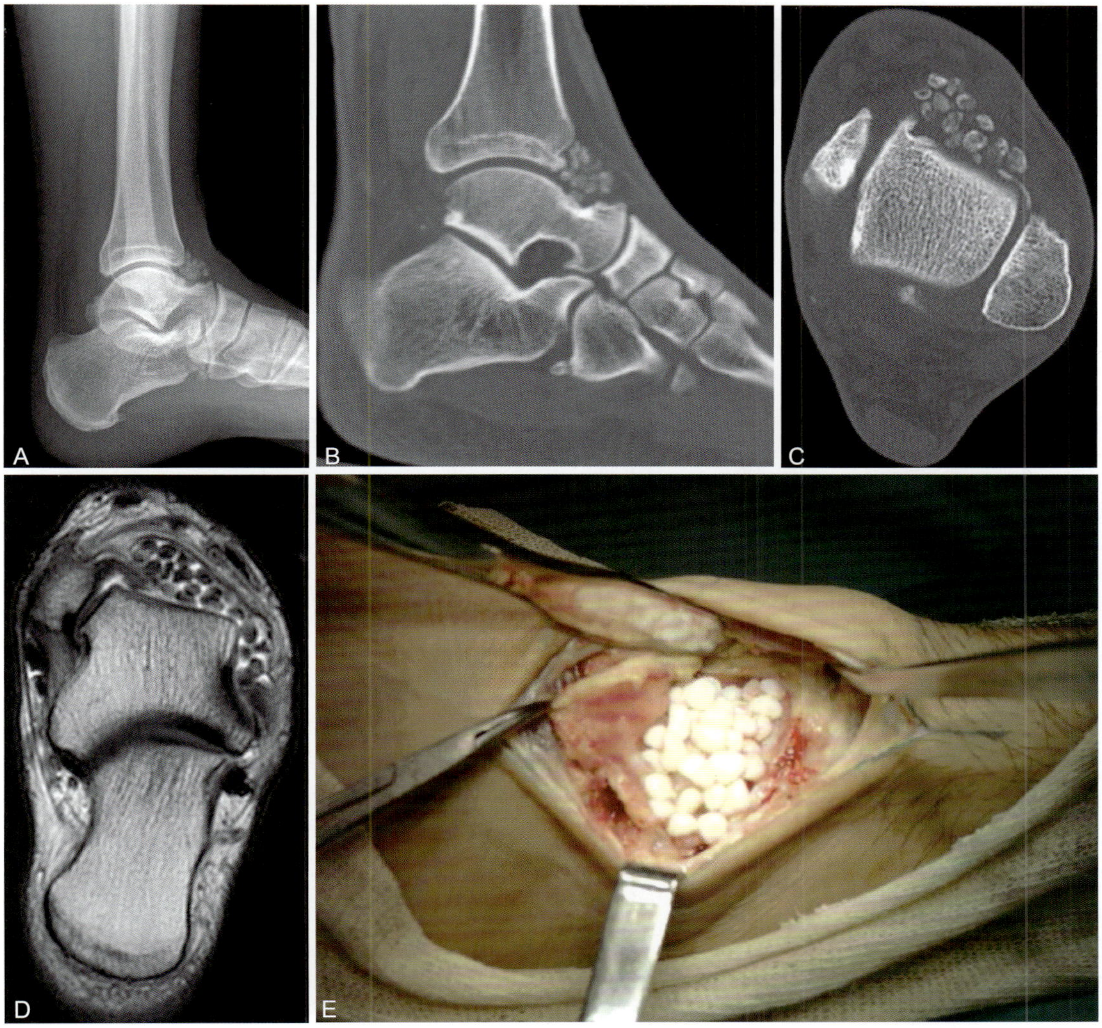

图 82-4　在 X 线片（A）、CT 扫描（B 和 C）和 T_2 加权轴位 MRI（D）中可以看到典型的踝关节滑膜软骨瘤病。术中（E）发现大量关节内游离体

（三）MRI 特征

1. 有助于识别未钙化的游离体。作用如同关节造影。

2. 结节在 T_2 加权像上表现为高信号，在更陈旧的结节中表现为低信号中心区域（图 82-6）。

3. 大多数结节呈现较薄的强化边缘带。

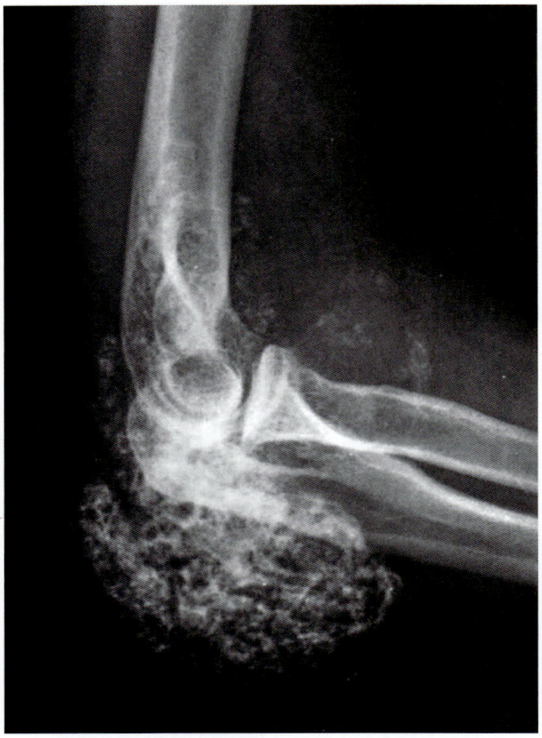

图 82-5 肘关节滑膜软骨瘤病

八、影像鉴别诊断

退行性骨关节炎、类风湿骨关节炎、神经性关节病，剥脱性骨软骨炎。

1. 在这些情况下，通常游离体数量较少、体积较小，软骨体可能显示出同轴的环形钙化，与原发性滑膜软骨瘤病环状或弧形钙化不同。

2. 相反，典型的滑膜软骨瘤病患者可继发骨关节炎改变。

九、病理检查

（一）大体特征

1. 滑膜富含游离或有蒂的结节（图 82-11）。

2. 结节具有不同的大小和形状。

3. 数量不等的游离体，大小从 1mm（“米粒体”）到数厘米（图 82-4）。

4. 随病程延长，游离体可能会骨化（骨化游离体）。

5. 游离体可能显示多结节状表面，并带有桑葚样外观（图 82-12）。

（二）组织学特征

1. 滑膜内膜下结缔组织中的小而圆的分叶状

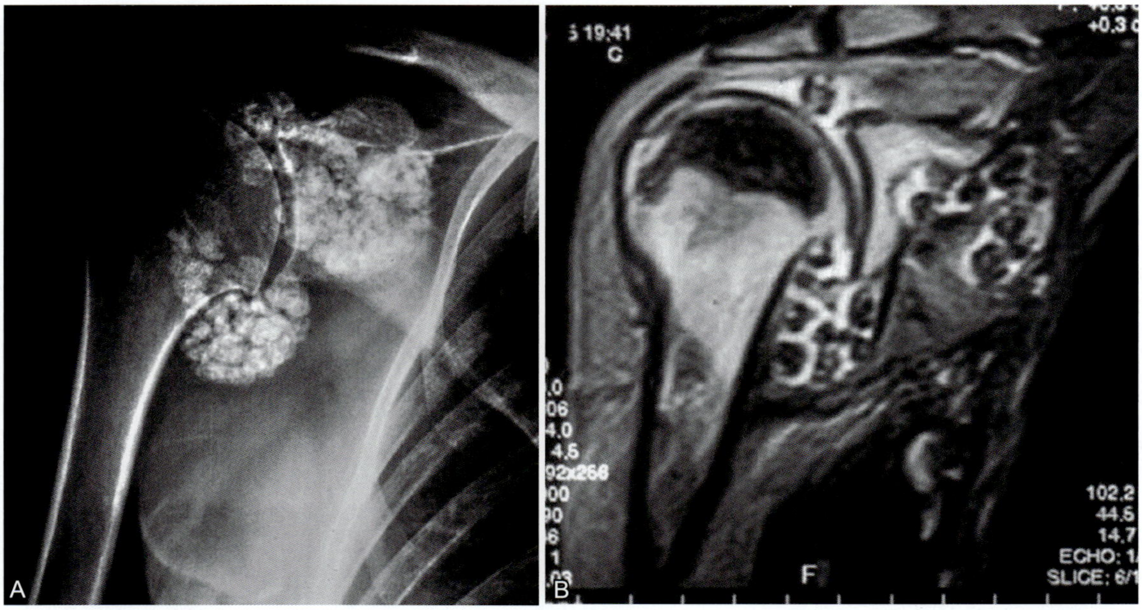

图 82-6 肩关节滑膜软骨瘤病。X 线片（A）显示大量钙化结节，MRI（B）清晰显示出高信号的软骨外层和低信号的结节骨化中心

透明软骨结节（图 82-11 和图 82-13）。

2. 软骨结节的大小因软骨细胞的增生而增加，并挤压周围的结缔组织，形成纤维状假囊。

3. 透明软骨基质可能出现黏液样变区域。

4. 组织学的一个典型特点是明显的软骨细胞成群的同基因增殖——软骨细胞成簇排列（图 82-14 和图 82-15）。

5. 另一个常见的现象是软骨结节中存在细胞拥挤、细胞核不典型，表现为细胞核丰满而深染或存在双核细胞。这些细胞学表现如果在管状骨或扁平骨的软骨病变内出现时则意义不同，此时应考虑是恶性肿瘤的特征（软骨肉瘤）。

6. 较大的软骨结节经常呈不规则状钙化。

7. 软骨内骨化可能发生无定形骨化，伴随骨小梁间隙中存在脂肪或红骨髓。

8. 最小的未钙化游离体看起来像米粒。

9. 大的游离体通常被滑膜覆盖，并被滑膜液滋养。

10. 在同一关节中合并色素沉着绒毛结节性滑膜炎（pigmented villonodular synovitis，PVNS）

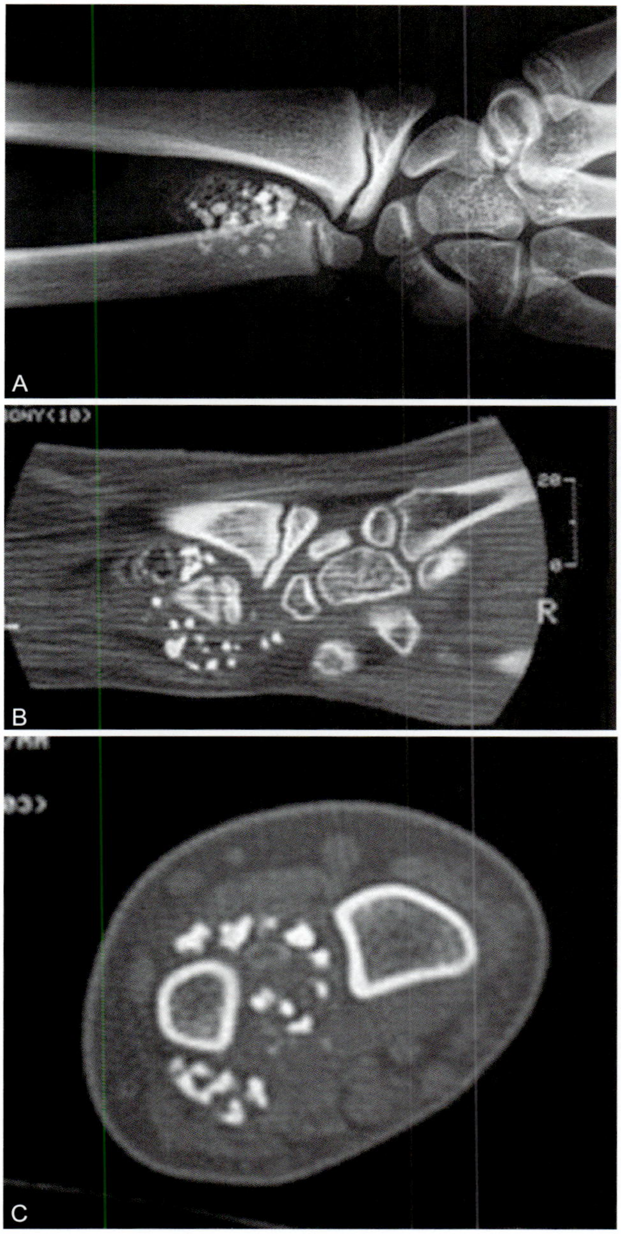

图 82-7　腕部滑膜软骨瘤病的 X 线片（A）和 CT 扫描（B、C）

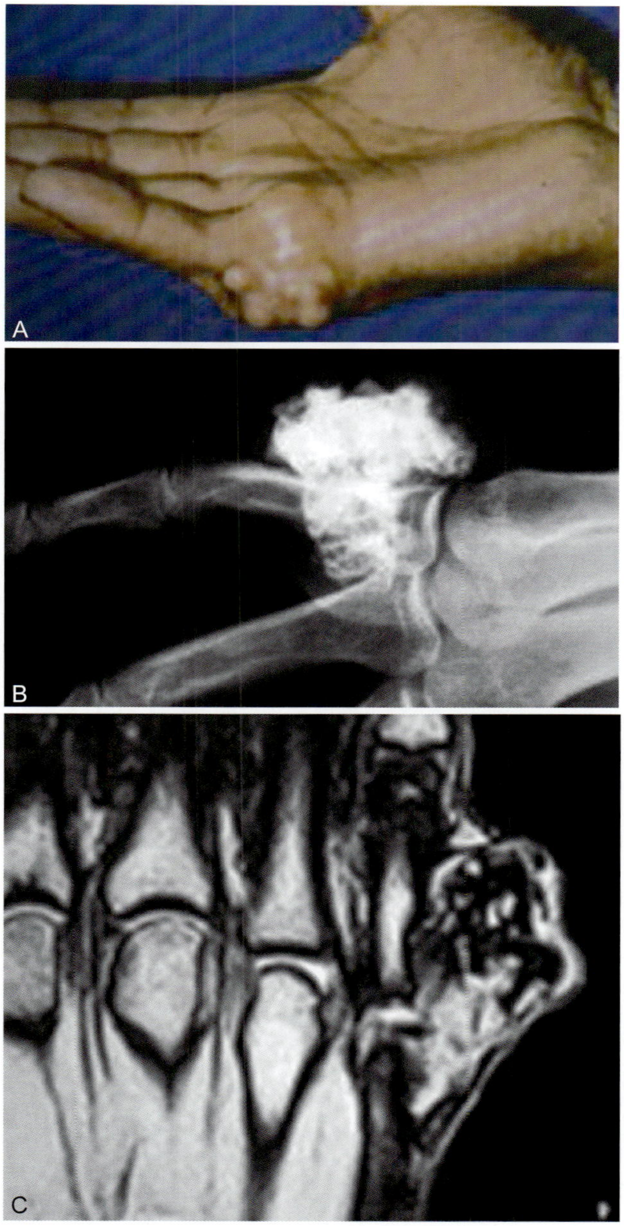

图 82-8　掌指关节滑膜软骨瘤病的大体照片（A）、X 线片（B）和 MRI（C）

极其罕见（图 82-16）。

十、病理鉴别诊断

（一）类风湿关节炎

1. 在滑膜软骨瘤病中，如果游离体很小且不钙化时，其大体外观会类似于类风湿关节炎中的米粒状游离体。

2. 组织学上的鉴别诊断很简单，因为类风湿关节炎的米粒体是纤维蛋白样肿块，而不是软骨样游离体。

（二）退行性骨关节炎、创伤性关节炎、神经性关节病、剥脱性骨软骨炎

1. 与原发性滑膜软骨瘤病不同，这些疾病可能会出现“继发性软骨瘤病”，此时没有细胞异型

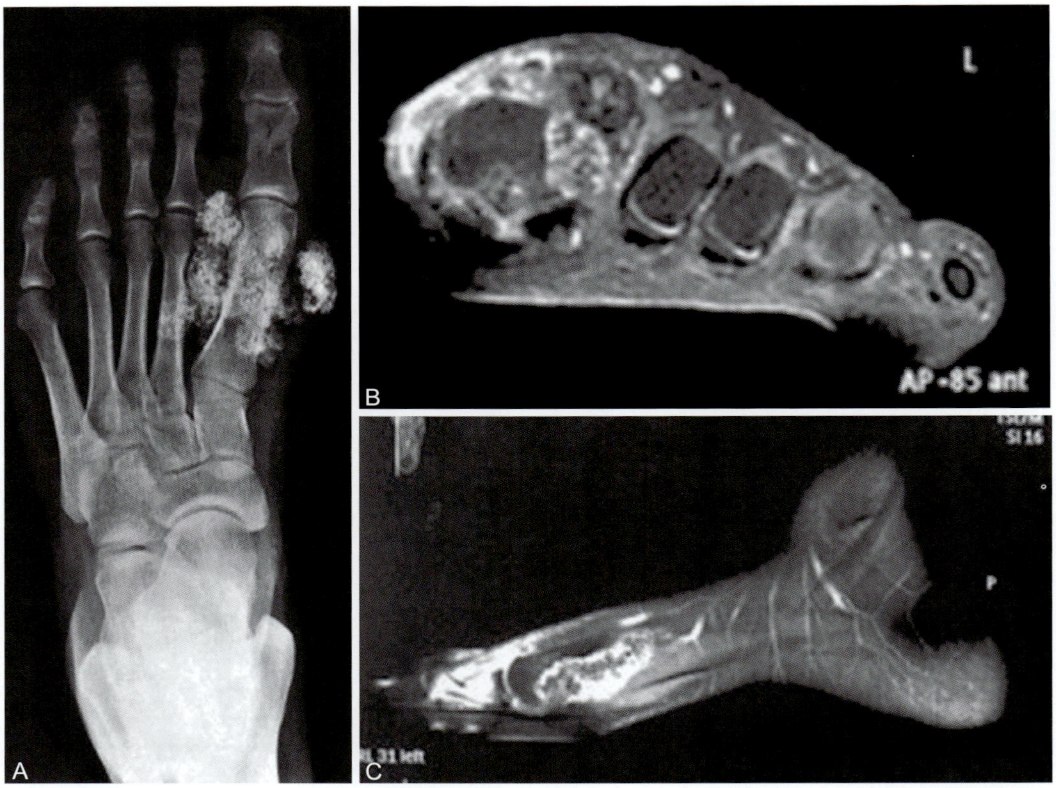

图 82-9　位于跖趾关节的滑膜软骨瘤病。X 线片（A）、轴位（B）和矢状位（C）的 MRI，可见关节相邻骨骼受到侵蚀

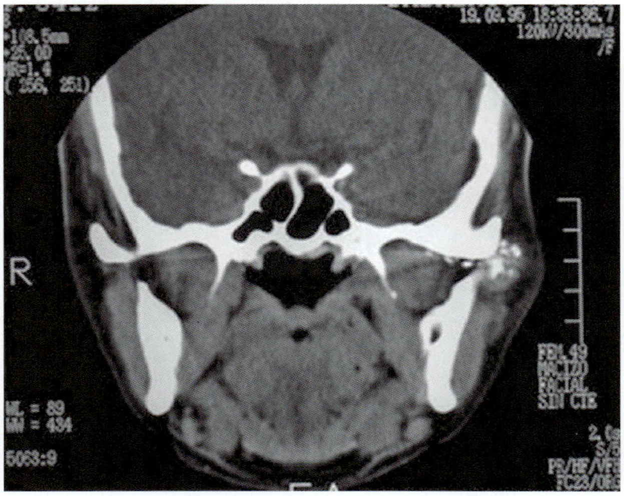

图 82-10　颞下颌关节滑膜软骨瘤病

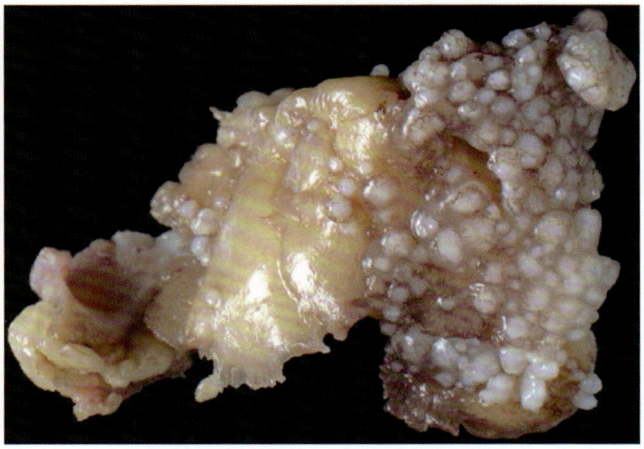

图 82-11　切除滑膜后的大体照片，表面有许多白色结节

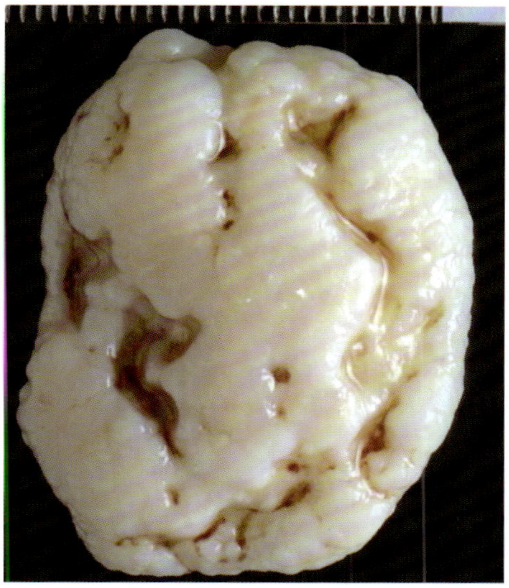

图 82-12　继发性软骨瘤病。微距摄影下表面凹凸的骨软骨游离体

性和聚集分布。

2. 与原发性软骨瘤病的聚集模式相反，“继发性软骨瘤病”的游离体显示出同心的软骨分层，并可有钙化或骨化。可在游离体内发现骨关节碎片。

（三）滑膜软骨肉瘤

1. 非常少见。

2. 大多数病例继发于滑膜软骨瘤病。

3. 软骨基质的退化性黏液变。

4. 坏死。

5. 缺乏软骨细胞成群的同基因增生（成群生长模式）。

6. 周围有梭形细胞。

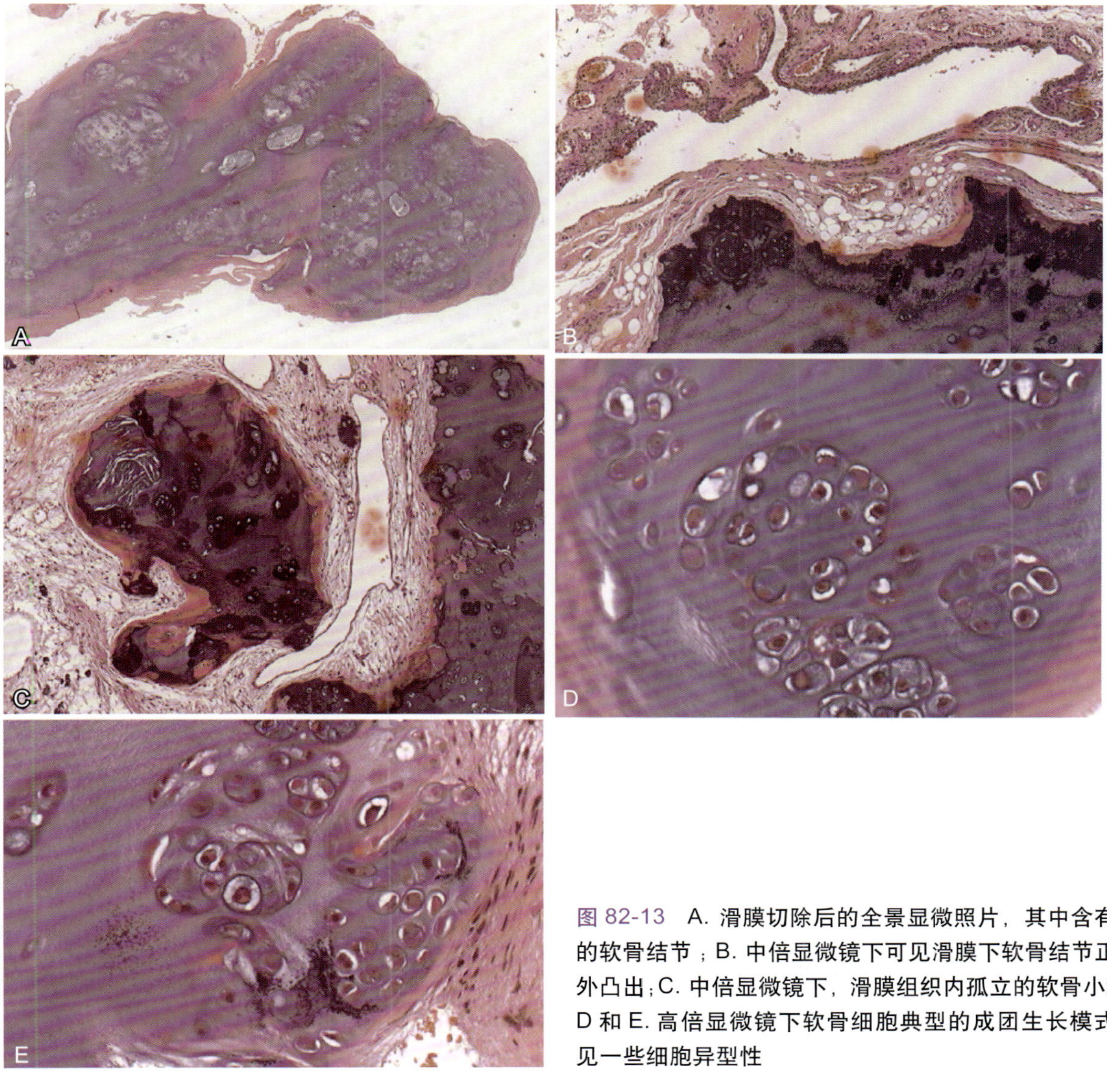

图 82-13　A. 滑膜切除后的全景显微照片，其中含有大量的软骨结节；B. 中倍显微镜下可见滑膜下软骨结节正在向外凸出；C. 中倍显微镜下，滑膜组织内孤立的软骨小结节；D 和 E. 高倍显微镜下软骨细胞典型的成团生长模式，可见一些细胞异型性

十一、辅助诊断技术

遗传学

涉及 12q 的染色体变化，也常见于其他软骨病变，提示这是一种克隆性增殖。

十二、预后

1. 预后良好，但局部有较高的复发概率。
2. 恶变为软骨肉瘤的概率约为 2.5%，多发生在髋关节。

十三、治疗

1. 手术治疗。
2. 单纯去除软骨游离体或可治愈。
3. 大多数学者建议进行滑膜切除术，尽管完整切除滑膜通常很困难或无法执行，尤其是在髋关节中时。

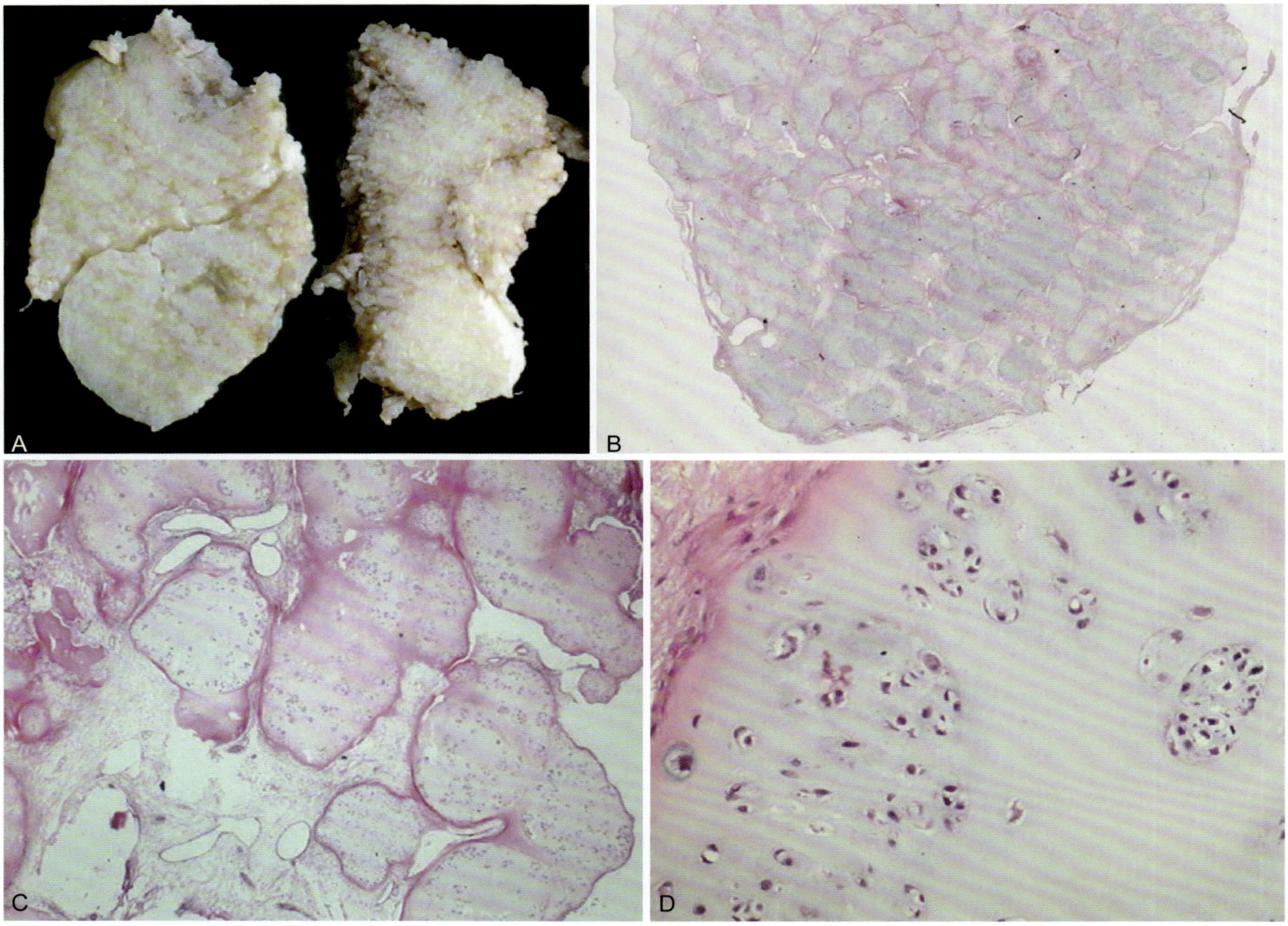

图 82-14 A. 滑膜软骨瘤病中融合性软骨结节的大体照片；B 和 C. 低倍显微镜和中倍显微镜下的融合软骨结节；D. 在高倍显微镜下，可以看到软骨细胞成团生长

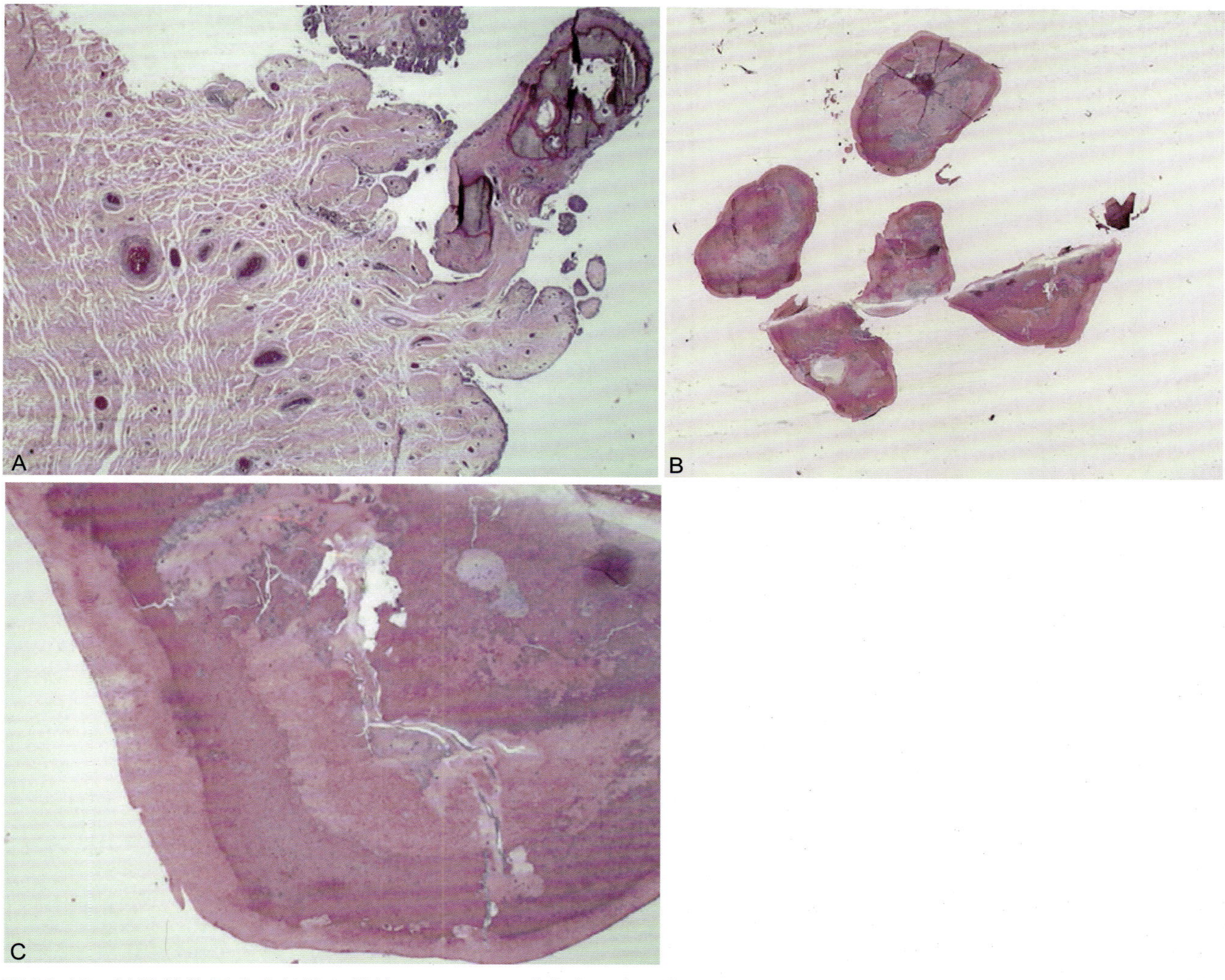

图 82-15　继发性软骨瘤病低倍显微镜下观。A. 滑膜含有几个骨软骨碎片；B. 滑膜绒毛含有骨软骨碎片；C. 典型的同心圆式软骨分层

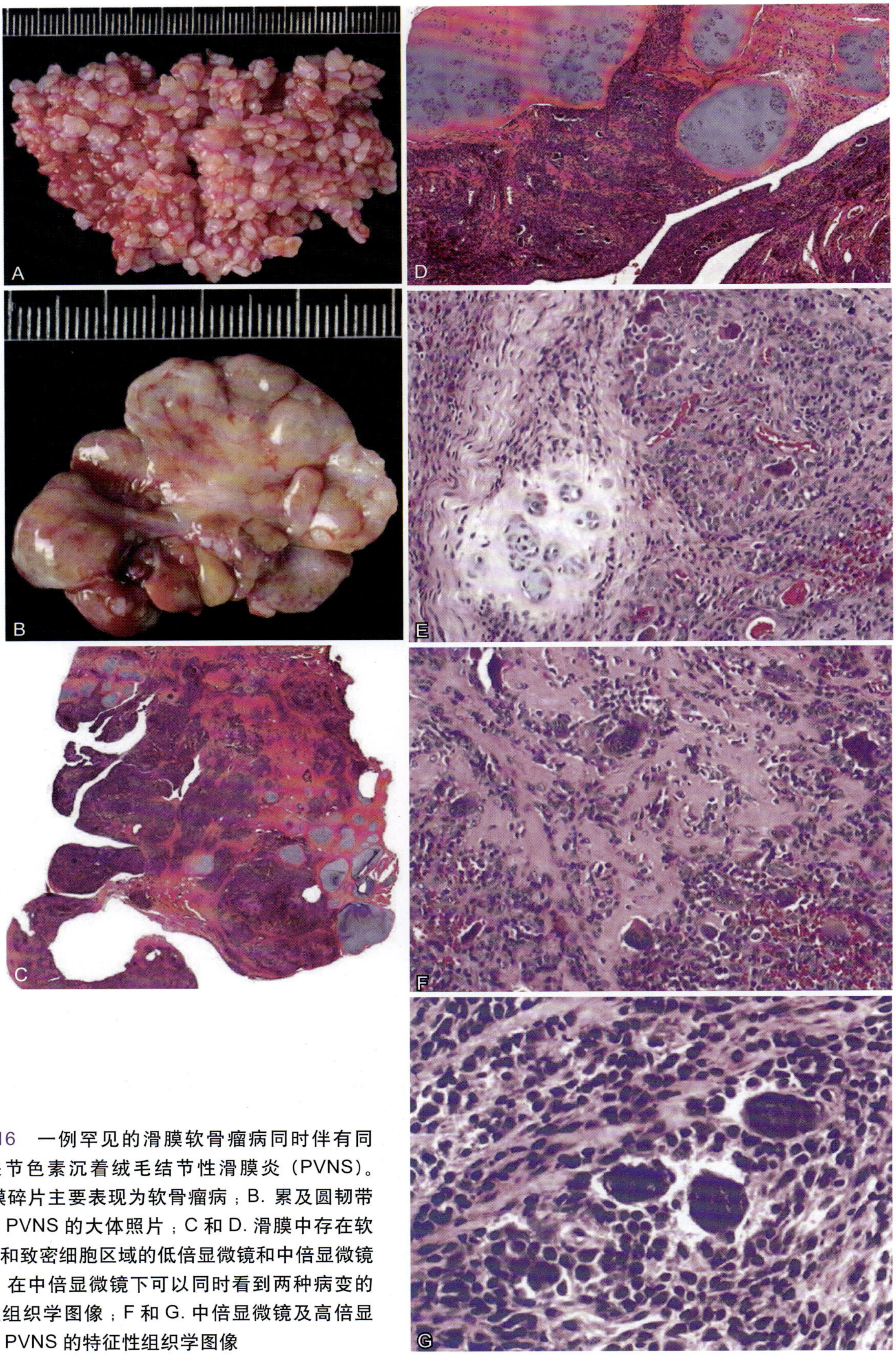

图 82-16 一例罕见的滑膜软骨瘤病同时伴有同一髋关节色素沉着绒毛结节性滑膜炎（PVNS）。A. 滑膜碎片主要表现为软骨瘤病；B. 累及圆韧带区域的 PVNS 的大体照片；C 和 D. 滑膜中存在软骨结节和致密细胞区域的低倍显微镜和中倍显微镜观；E. 在中倍显微镜下可以同时看到两种病变的特征性组织学图像；F 和 G. 中倍显微镜及高倍显微镜下 PVNS 的特征性组织学图像

（张跃钟　译　陈秉耀　校）

第83章　滑膜脂肪瘤

Eduardo Santini-Araujo，Ricardo K. Kalil

一、定义

一种由起源于滑膜下组织中的成熟脂肪细胞构成的良性肿瘤，非常少见。

二、病因

病因未知。

三、流行病学

1. 女性更多见。
2. 10 ～ 30 岁多见。

四、发病部位

1. 大多数病灶发生在膝关节。
2. 偶尔有髋、腰椎小关节和手足部腱鞘部位发病。

五、临床表现

体征和症状与关节机械性紊乱有关，类似于半月板病变。

六、影像学特征

（一）X 线特征

表现为关节局部软组织肿大。

（二）CT 特征

在关节软组织中质地均匀的局限性肿块影，密度通常低于相邻软组织。

（三）MRI 特征

关节软组织中界线清楚、质地均匀的肿物或结节，信号强度等同皮下脂肪。

七、影像鉴别诊断

脂肪肉瘤

1. 关节内极少见。
2. 可呈现为一定异质性的低信号强度。
3. 虽然不具有特异性，但内隔膜的厚度＞0.2cm，MRI 增强提示恶性肿瘤。

八、病理检查

（一）大体特征

包膜完整的小叶状脂肪组织结节（图 83-1）。

（二）组织学特征

1. 与其他软组织脂肪瘤相似，组织学上为成熟的脂肪组织。
2. 偶尔，可出现由化生骨松质组成的内核（图 83-2 和图 83-3）。

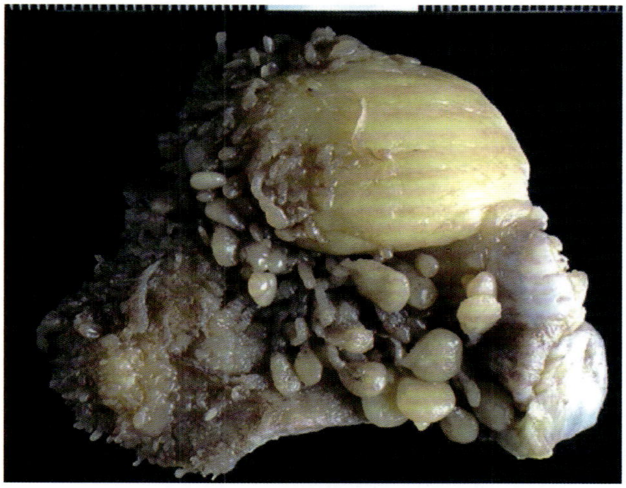

图 83-1　滑膜关节表面凸出的孤立性脂肪瘤

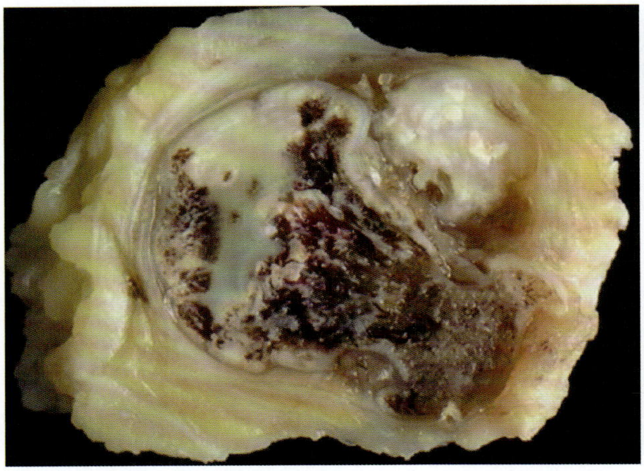

图 83-2 滑膜脂肪瘤可伴有骨化生（骨脂肪瘤）

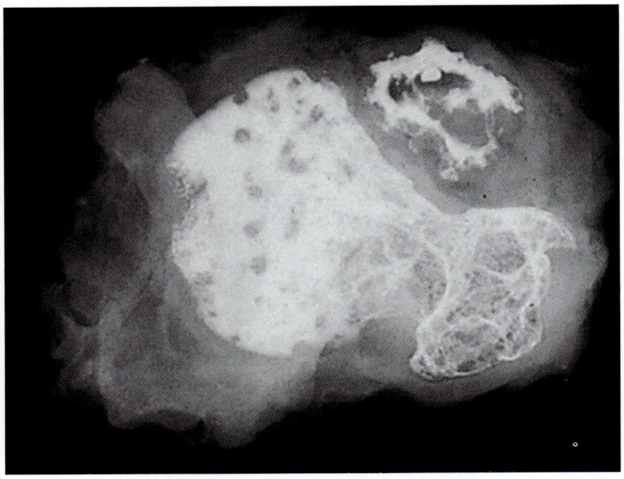

图 83-3 图 83-2 的脂肪瘤 X 线片显示存在广泛的骨化

九、病理鉴别诊断

Hoffa 病

此病变为髌韧带区创伤性炎症而形成的脂肪组织增生，不是真正的肿瘤。

十、预后

预后良好。

十一、治疗

1. 手术切除。
2. 关节镜切除术。

（张跃钟 译 陈秉耀 校）

第84章　滑膜脂肪瘤病

Eduardo Santini-Araujo，Ricardo K.Kalil

一、定义

罕见的滑膜下脂肪组织异常增生，累及滑膜产生关节内粗糙的乳头状或息肉状赘生物。

二、别名

1. 弥漫性关节脂肪瘤病。
2. 树枝状脂肪瘤。
3. 滑膜绒毛脂肪瘤样增生。

三、病因

1. 可能是特发性的，没有任何先兆出现（原发性）。
2. 大多数病例可能与退行性、创伤性或慢性炎症性关节病变的反应相关（继发性）。

四、流行病学

1. 男性更多见。
2. 成人多见。

五、发病部位

1. 多见于膝关节。
2. 少见部位包括腕关节、髋关节、肘关节、三角肌下滑囊和腱鞘。
3. 偶尔双侧或多发起病。

六、临床表现

1. 疼痛和肿胀。
2. 关节失衡和（或）绞索，类似于由色素沉着绒毛结节性滑膜炎（PVNS）引起的症状，但通常无血性积液。

七、影像学特征

（一）X 线和 CT 特征

1. 常规 X 线片显示关节软组织肿胀，呈低密度。
2. 影像学检查结果可能显示潜在的炎症或创伤性滑膜炎。
3. 通常会出现关节积液。

（二）MRI 特征

1. MRI 是首选的影像学检查方法（图 84-1）。
2. 树枝状脂肪瘤表现为肥厚性滑膜组织（最常见于膝关节的髌上囊）内有叶状肿块凸向关节腔，这些肿块在各序列均具有脂肪组织的信号特征（图 84-2）。
3. 有时可能会侵蚀邻近的骨骼。

八、影像鉴别诊断

所有 MRI 序列上的息肉样脂肪组织的信号特征可以排除诸如色素沉着绒毛结节性滑膜炎或痛风结节等诊断。

九、病理检查

（一）大体特征

1. 许多息肉状凸起（手指状皱褶）或乳头状淡黄色绒毛覆盖于滑膜表面（图 84-3 和图 84-4）。
2. 绒毛可能具有其他不同的形状和大小，并且可能出现充血。

（二）组织学特征

1. 绒毛由具有毛细血管的脂肪组织组成，可存在扩张和充血（图 84-5）。
2. 有时脂肪细胞是多泡状的，类似于脂肪母细胞。

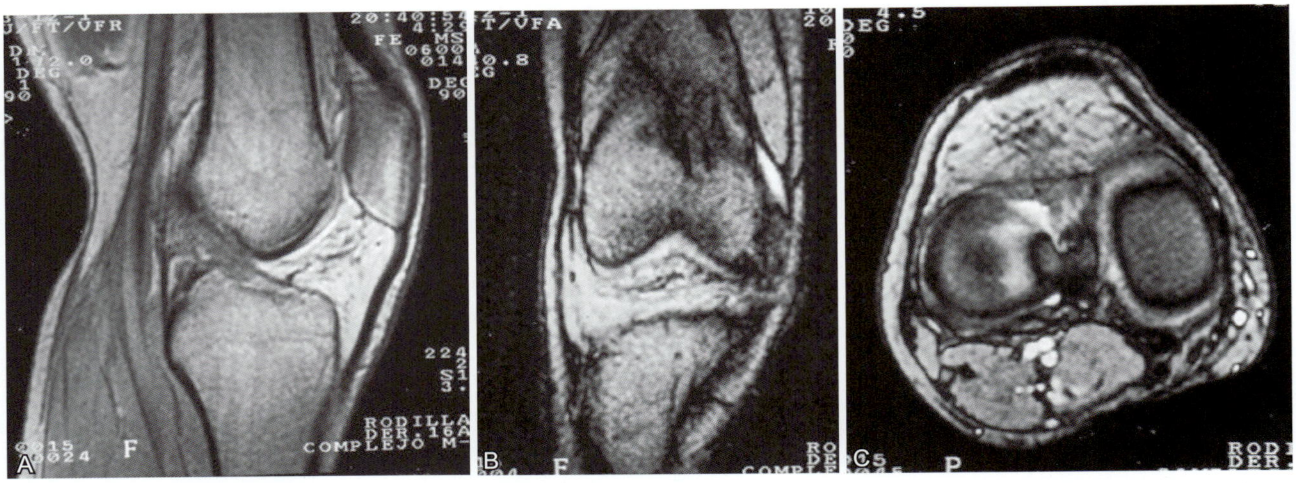

图 84-1 膝关节滑膜脂肪瘤病的矢状位（A）、冠状位（B）和轴位（C）MRI，所有序列均显示脂肪组织的信号特征

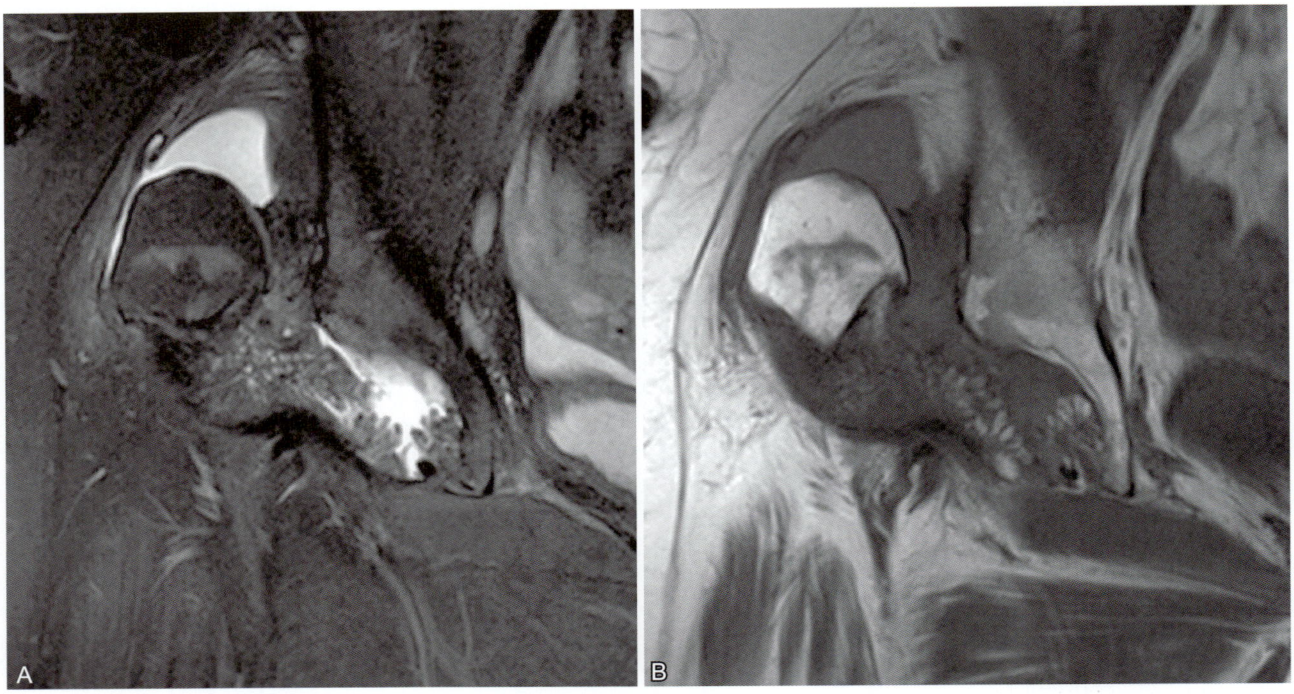

图 84-2 髋关节树枝状脂肪瘤的冠状位 MRI，滑膜组织肥大，含有叶片状的肿块凸出到关节腔。A. 脂肪抑制 MRI 图像；B. T_1 加权 MRI 图像

3. 表面覆盖有一层滑膜细胞。
4. 部分病例可见淋巴细胞和浆细胞浸润。

十、病理鉴别诊断

区分该病与正常脂肪性滑膜的线索，是在脂肪瘤病中脂肪细胞和滑膜上皮之间不存在胶原薄层。

十一、预后

1. 预后良好。
2. 非自限性疾病。

十二、治疗

1. 滑膜切除术。
2. 治疗潜在的致炎因素，防止复发。

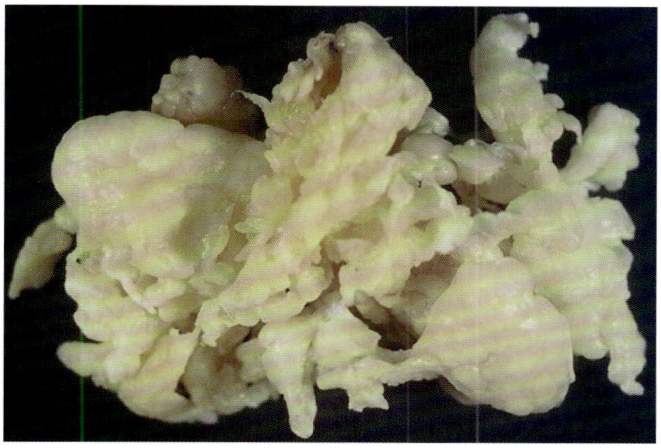

图 84-3　树枝状脂肪瘤的大体照片，伸长的息肉状、淡黄色绒毛覆盖滑膜表面

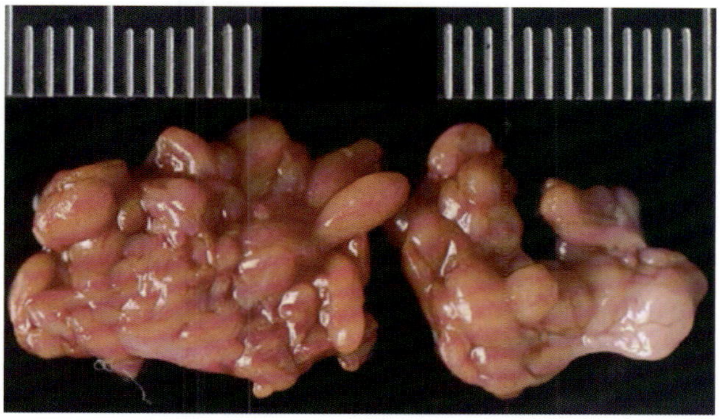

图 84-4　另一个树枝状脂肪瘤的大体照片，手指状的充血性凸起覆盖滑膜表面

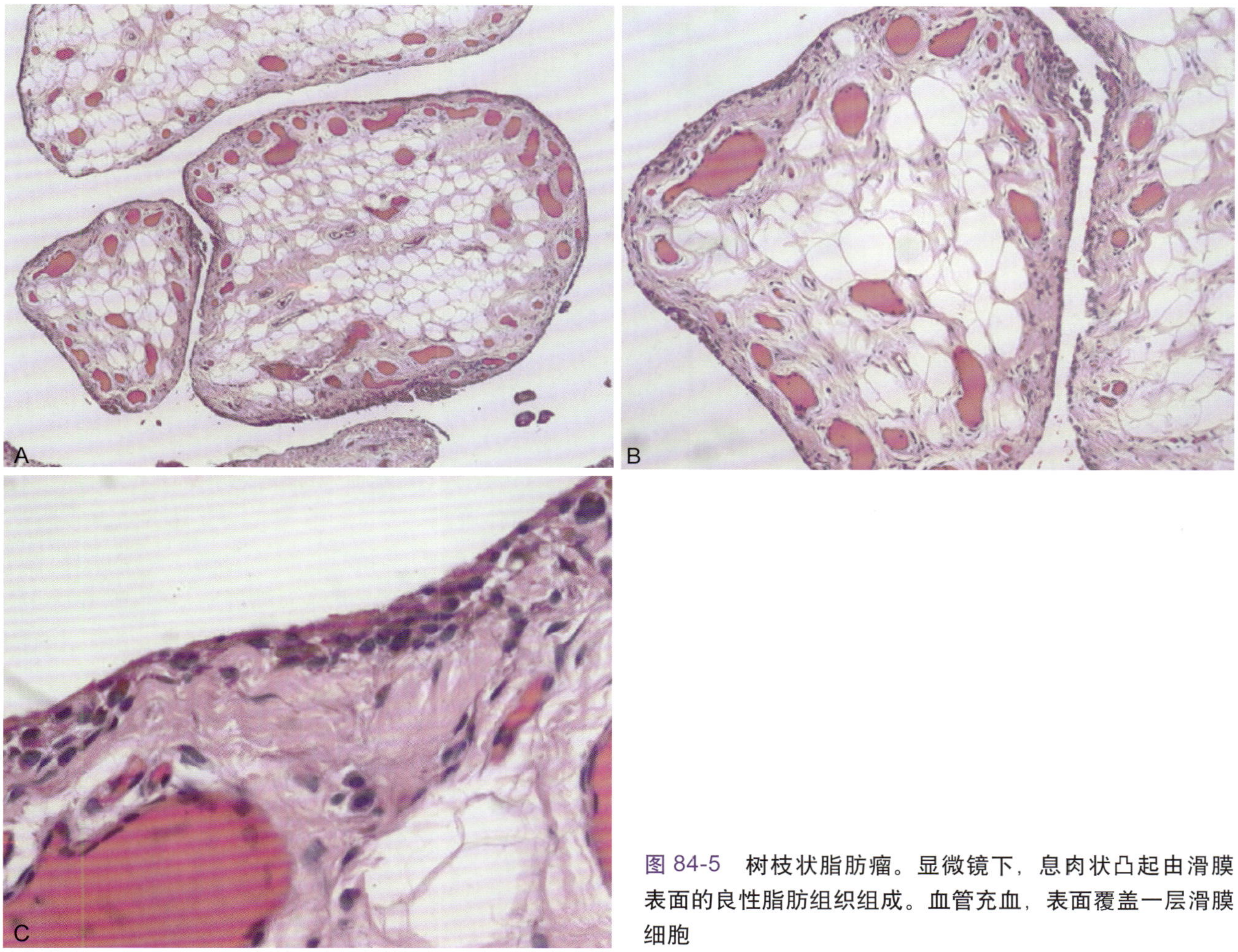

图 84-5　树枝状脂肪瘤。显微镜下，息肉状凸起由滑膜表面的良性脂肪组织组成。血管充血，表面覆盖一层滑膜细胞

（张跃钟　译　陈秉耀　校）

第85章　滑膜血管瘤

Yaxia Zhang，Andrew E. Rosenberg

一、定义

一种罕见的由具有内皮表型的细胞组成的良性血管肿瘤。

二、别名

1. 关节内血管瘤。

2. 滑膜血管瘤（synovial hemangioma）。

3. 动静脉血管瘤。

三、病因

1. 病因尚不明确。

2. 动静脉畸形可以是先天性的，也可以是后天性的。

四、流行病学

1. 于 1856 年由 Bouchut 首次描述，目前已报道约 200 例。

2. 患者通常在 10 ～ 20 岁被诊断。

3. 男性发病率略高。

五、发病部位

1. 可发生在人体的任何关节或被覆滑膜的结构中（图 85-1）。

2. 大多数病例发生在膝关节，其次是踝关节和肘关节。

六、临床表现

1. 疼痛、肿胀、发热、关节活动受限。

2. 反复关节出血。

七、影像学特征

（一）X 线特征

1. X 线片显示非特异性软组织肿块（图 85-2）。

2. 可见局限性静脉石，这对血管瘤来说具有相当的特异性。

（二）MRI 特征

1. MRI 显示关节内或关节旁软组织肿块，T_1 加权像呈中等信号，T_2 加权像呈高信号。

2. 注射钆剂后呈现不均匀强化。

3. 肿块可弥漫性浸润滑膜和腱鞘，并可延伸至周围软组织。

八、病理检查

（一）大体特征

大体上，滑膜血管瘤是边界不清、柔软、棕褐色的肿块。

（二）组织学特征

1. 动静脉畸形（也称为动静脉血管瘤）由大的、结构异常的动脉、静脉和浸润滑膜下结缔组织的

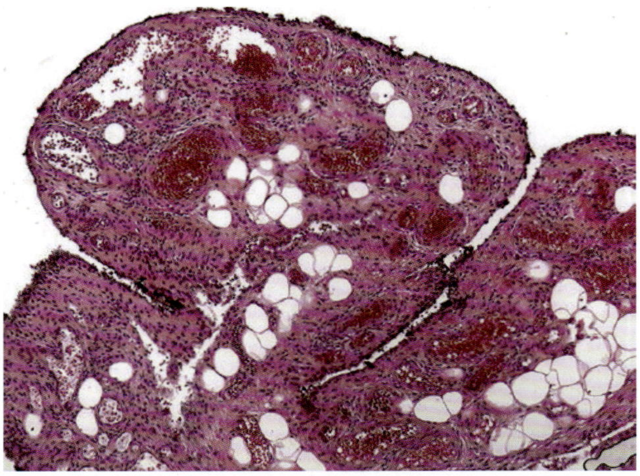

图 85-1　正常滑膜，腔内充满具有红细胞的血管

毛细血管组成（图 85-3 ～图 85-8）。

2. 血管瘤由薄壁的血管腔组成，其中可以有或无红细胞填充。管腔内衬着一层扁平的、均匀的、细胞学上温和的内皮细胞。

3. 病变可能包含血栓机化、静脉血栓和乳头状内皮细胞增生。

4. 血管肉瘤的血管不规则，内衬恶性细胞（图 85-9 和图 85-10）。

九、影像鉴别诊断

（一）腱鞘巨细胞瘤（色素沉着绒毛结节性滑膜炎，PVNS）

1. 在 T_1 和 T_2 加权 MRI 图像上呈低信号。

2. 增生的滑膜有乳头状突起。

3. 由中等大小的细胞组成，胞质嗜酸性，有散在分布的多核巨细胞、泡沫细胞和含铁血黄素的巨噬细胞。

（二）树枝状脂肪瘤

1. MRI 上表现为脂肪信号强度的叶状滑膜凸起。

2. 大量脂肪引起的滑膜下室扩张。

（三）腱鞘囊肿

1. T_1 加权 MRI 上呈低信号，T_2 加权 MRI 上呈高信号。

2. 外周边缘强化。

3. 囊腔无内膜，内含胶状物，周围由纤维壁

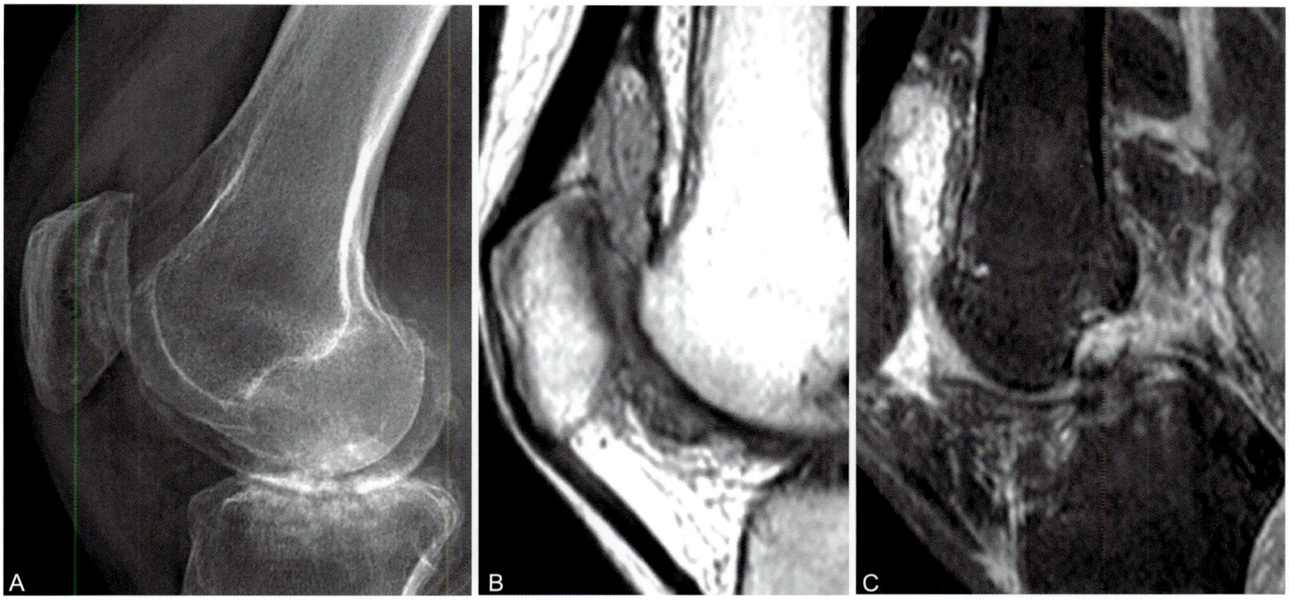

图 85-2　膝关节滑膜血管瘤。A. X 线片显示髌骨下的软组织填充；B. T_1 加权 MRI 呈低信号；C. T_2 加权 MRI 呈高信号

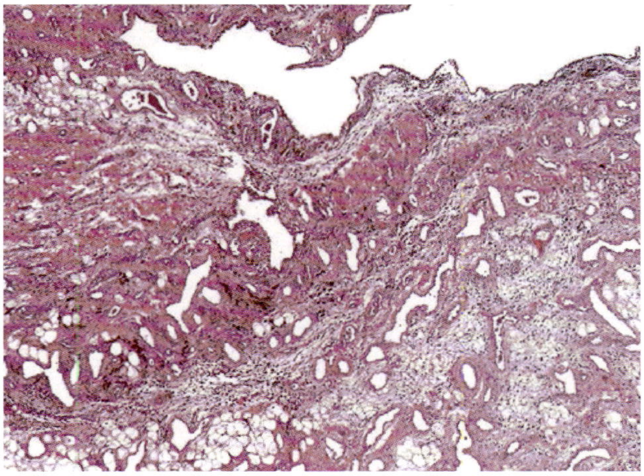

图 85-3　滑膜下有大量含铁血黄素沉积的血管

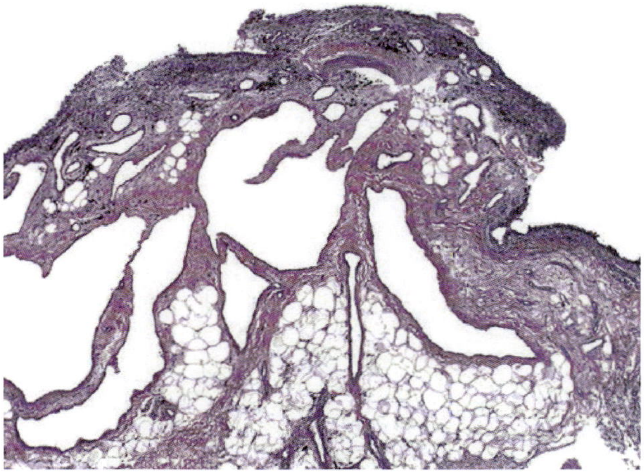

图 85-4　滑膜下扩张的血管

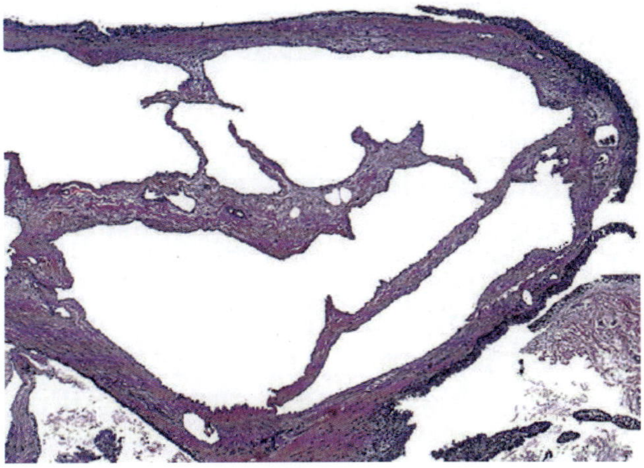

图 85-5 巨大滑膜血管瘤的瓣膜样结构

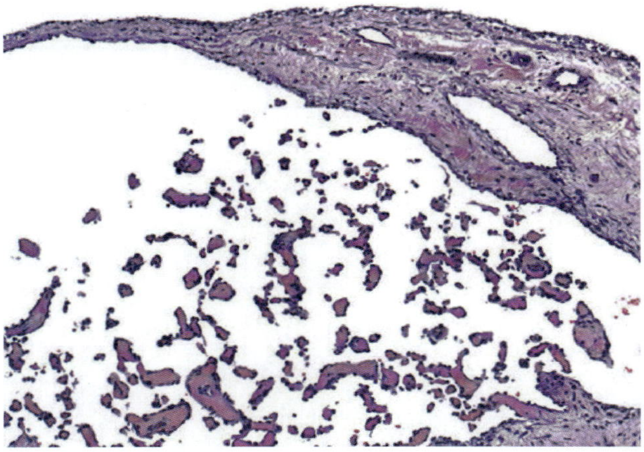

图 85-6 滑膜血管瘤合并乳头状内皮细胞增生

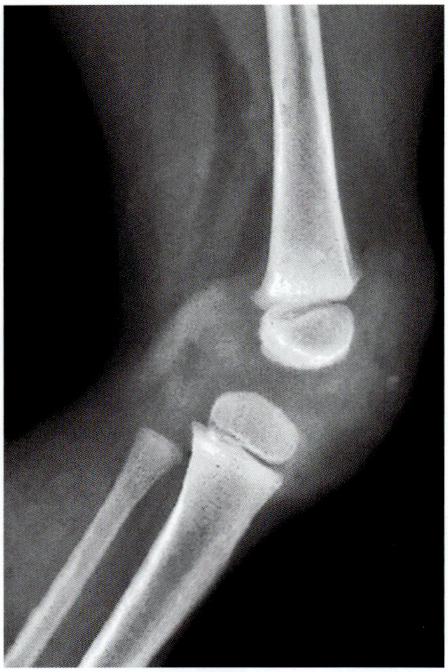

图 85-7 儿童膝关节滑膜动静脉血管瘤引起软组织肿块

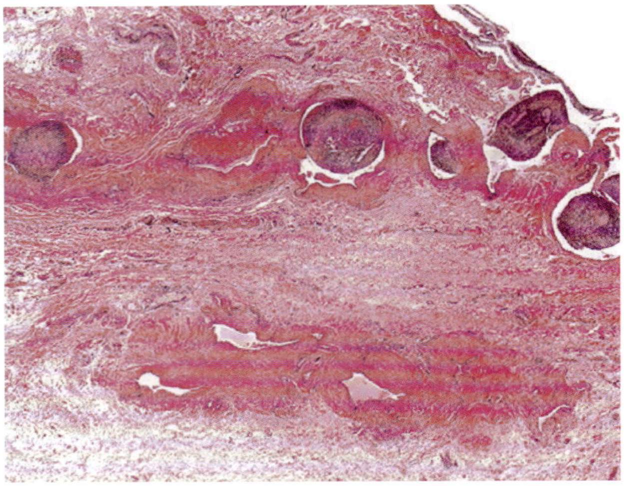

图 85-8 儿童滑膜动静脉血管瘤静脉扩张伴静脉血栓形成一例

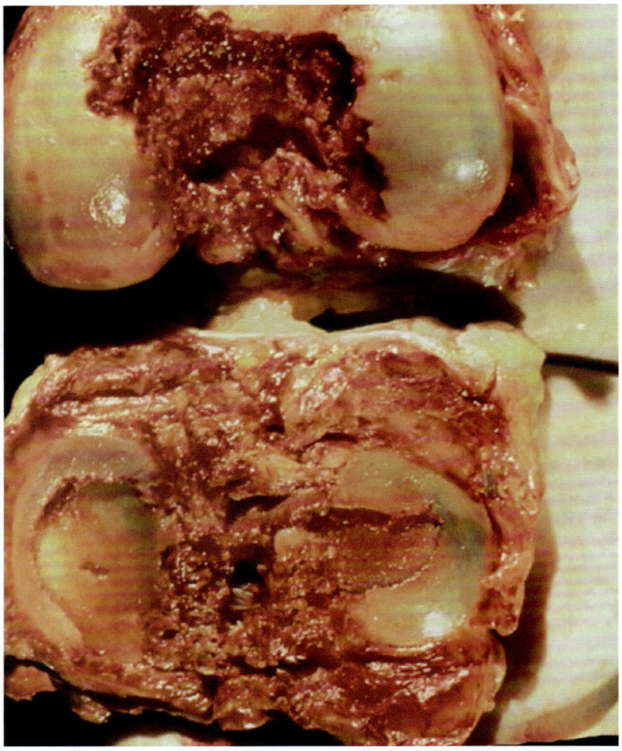

图 85-9 膝关节滑膜血管肉瘤，表现为界线不清的出血性红色肿块

构成。

十、辅助诊断技术

内皮细胞 CD31、CD34、ERG 和 Fli-1 免疫染色呈阳性。

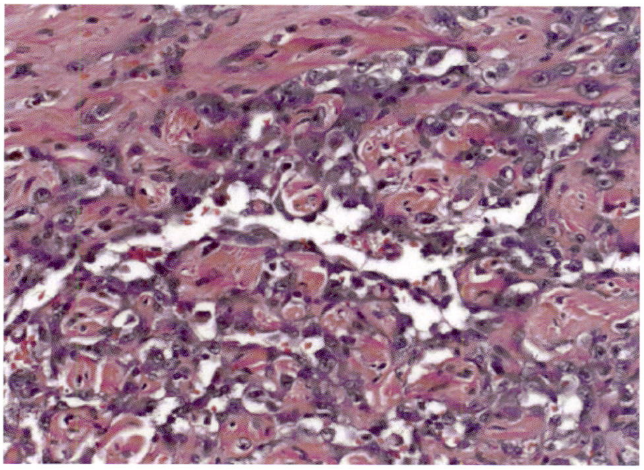

图 85-10 血管肉瘤的恶性上皮样内皮细胞浸润滑膜组织

十一、预后

1. 预后良好。

2. 弥漫受累的病灶，手术切除后复发率较高。

十二、治疗

1. 肿物较大或弥漫性肿瘤可于关节镜下切除或行关节置换术。

2. 弥漫性肿瘤可考虑使用术前栓塞术。

（白国庆 陈 榕 译 陈秉耀 校）

第86章　滑膜肉瘤

Liliana G. Olvi，Maria L. Gonzalez，Blas Dios，Ricardo K. Kalil

一、定义

滑膜肉瘤（synovial sarcoma，SS）是一种恶性梭形细胞软组织肿瘤，伴不同程度的上皮分化，具有特定的染色体易位 t（X；18）（p11；q11）和 *SS18-SSX* 融合基因。虽然在某些方面与滑膜有相似之处，但其起源尚不清楚，其命名维持来自共识和传统。

二、别名

1. 腱滑膜肉瘤。
2. 恶性滑膜瘤。
3. 滑膜肉瘤（synoviosarcoma）。
4. 滑膜细胞肉瘤。
5. 软组织癌肉瘤。

三、病因

1. 已证明滑膜肉瘤是由特定的染色体易位 t（X；18）（p11；q11）驱动的，该易位产生 SWI/SNF 亚单位 SS18 与 *SSX1*、*SSX2* 或 *SSX4* 的 C 端的融合。
2. 患者就诊前通常会有创伤病史，而由于创伤发现已存在的肿物。
3. 继发于放射治疗和金属置入物的病例很少被报道。

四、流行病学

1. 滑膜肉瘤(SS)占软组织肉瘤的 5% ～ 10%。
2. 可发生于任何年龄段，在青少年和年轻人中更为常见。
3. 男性轻微高发。

五、发病部位

1. 四肢深部软组织，好发于下肢。
2. 大多靠近大关节处，膝关节周围常见。
3. 腱鞘、韧带、腱膜。
4. 很少出现在关节腔和关节囊中。
5. 头颈部是第二常见的部位，位于咽后区和咽旁区。
6. 躯干少见。
7. 任何解剖部位都可能受影响，包括异常部位，如皮肤、肺、前列腺、骨骼、肾和中枢神经系统。

六、临床表现

1. 明显的深部肿块（图 86-1）。
2. 可以伴或不伴疼痛。
3. 与肿瘤部位有关的功能障碍和症状（感觉异常、吞咽困难、构音困难）。
4. 通常滑膜肉瘤为一个生长缓慢的肿物，在确诊前症状平均持续时间为 2 ～ 4 年，但也可长达 20 年。
5. 症状持续时间长，类似滑膜炎或Baker囊肿。

七、影像学特征

（一）X 线与 CT 特征

1. X 线和 CT 是确定病灶来源的有效工具。
2. X 线片可见大关节附近软组织密度增加（图 86-2 ～图 86-8）。
3. 年轻患者关节周围软组织肿块中的点状钙化或大量成骨样改变（占 SS 的 15% ～ 30%）在术前可提示该诊断（图 86-8）。
4. 由于骨侵蚀或破坏和骨膜反应，肿瘤下骨可能会出现一些改变。

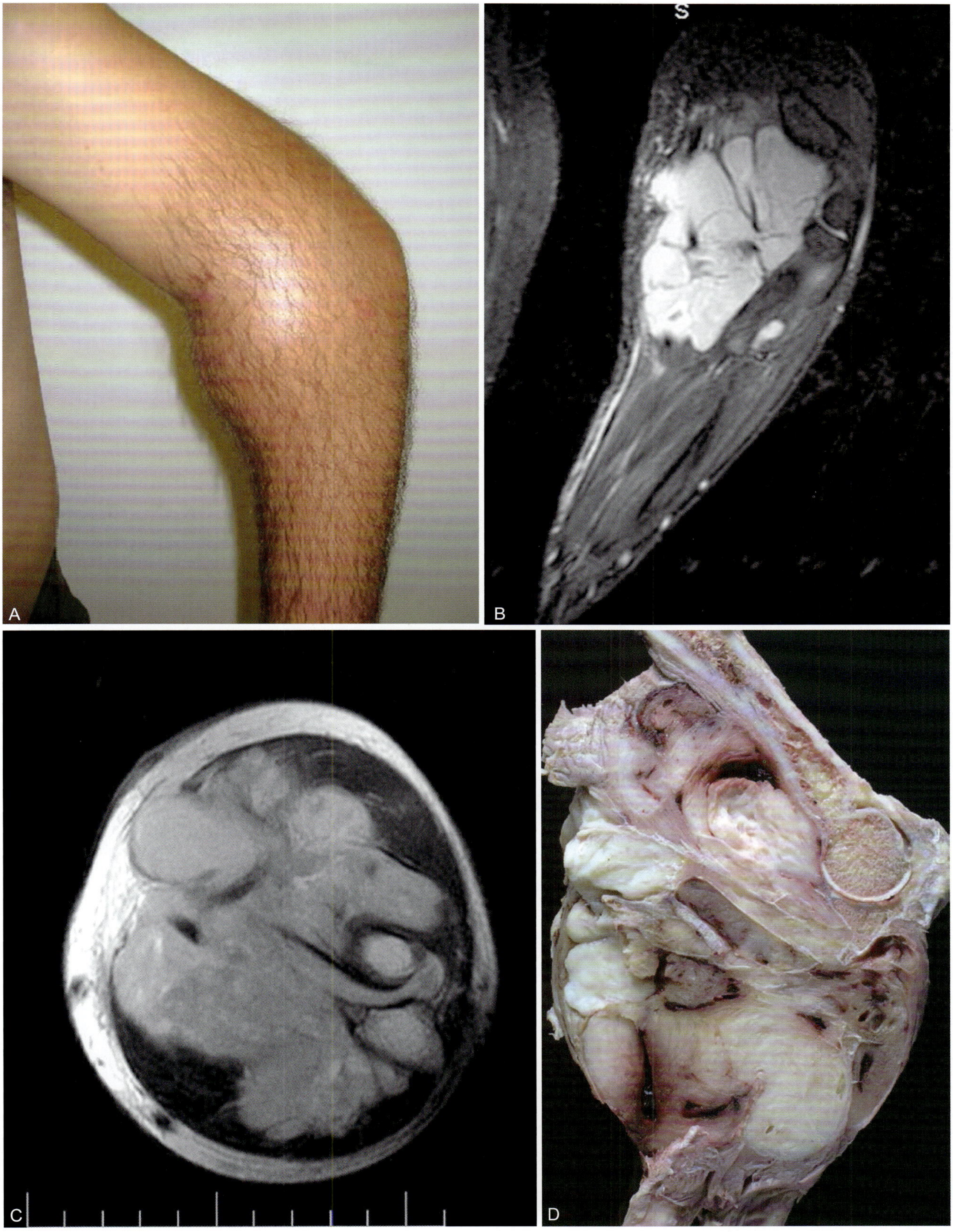

图 86-1　患者左肘附近的滑膜肉瘤（SS）。A. 上肢大范围肿胀；B. 冠状位 T_2 加权 MRI 显示肿块呈均匀高强度信号；C. 同一患者的轴位 T_1 加权 MRI 信号稍高；D. 同一病变的大体照片

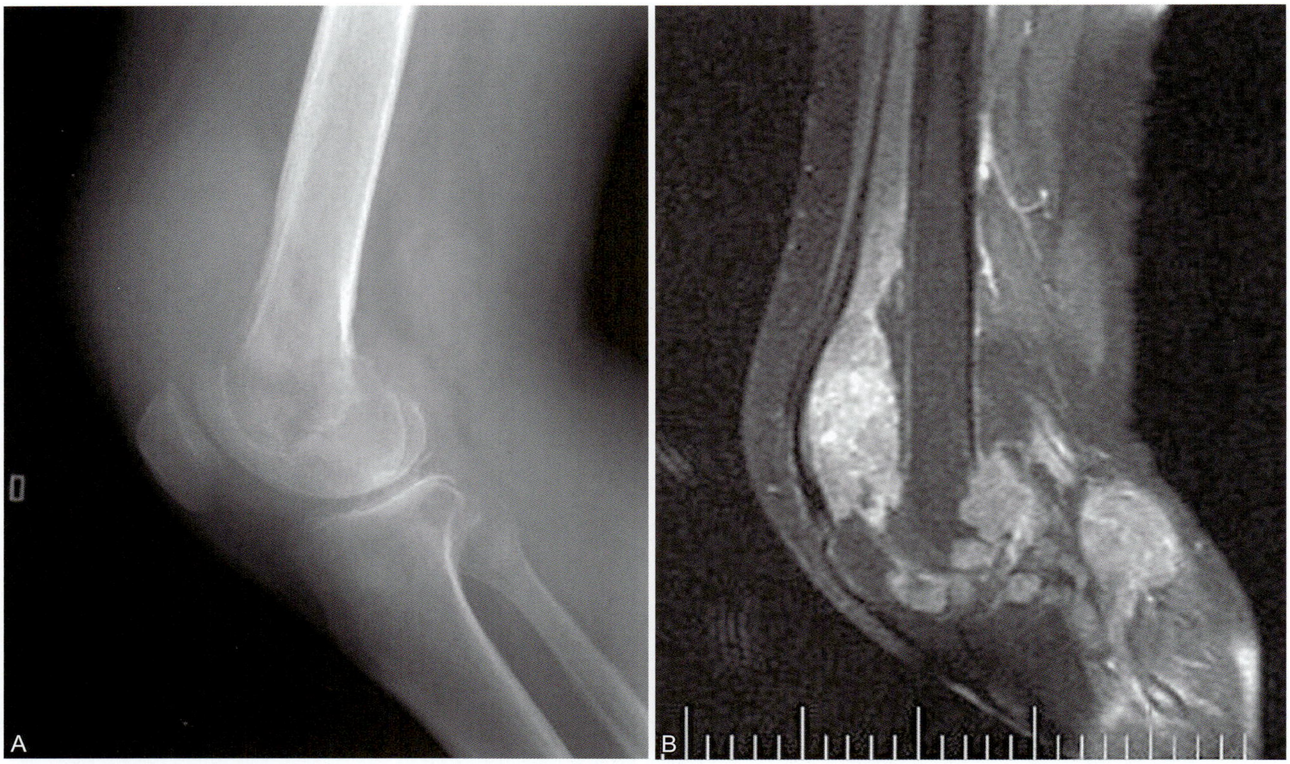

图 86-2 滑膜肉瘤位于膝部。A. X 线片显示股骨远端周围有一大块软组织肿块；B. 同一膝关节的矢状位 MRI 显示股骨远端和腘窝区周围有不规则的高信号肿块

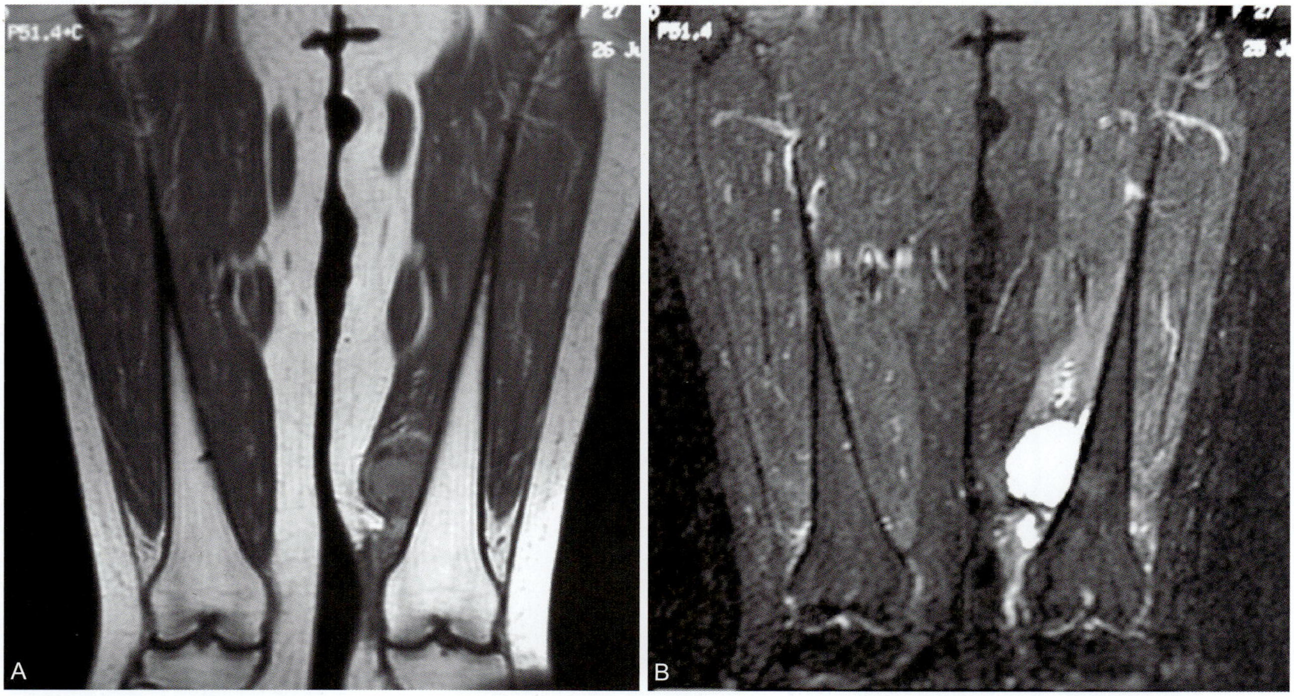

图 86-3 大腿的滑膜肉瘤。冠状位 MRI 显示左侧股骨内侧相对较小、边界清楚的软组织结节，T_1（A）为稍高信号，T_2（B）为高信号

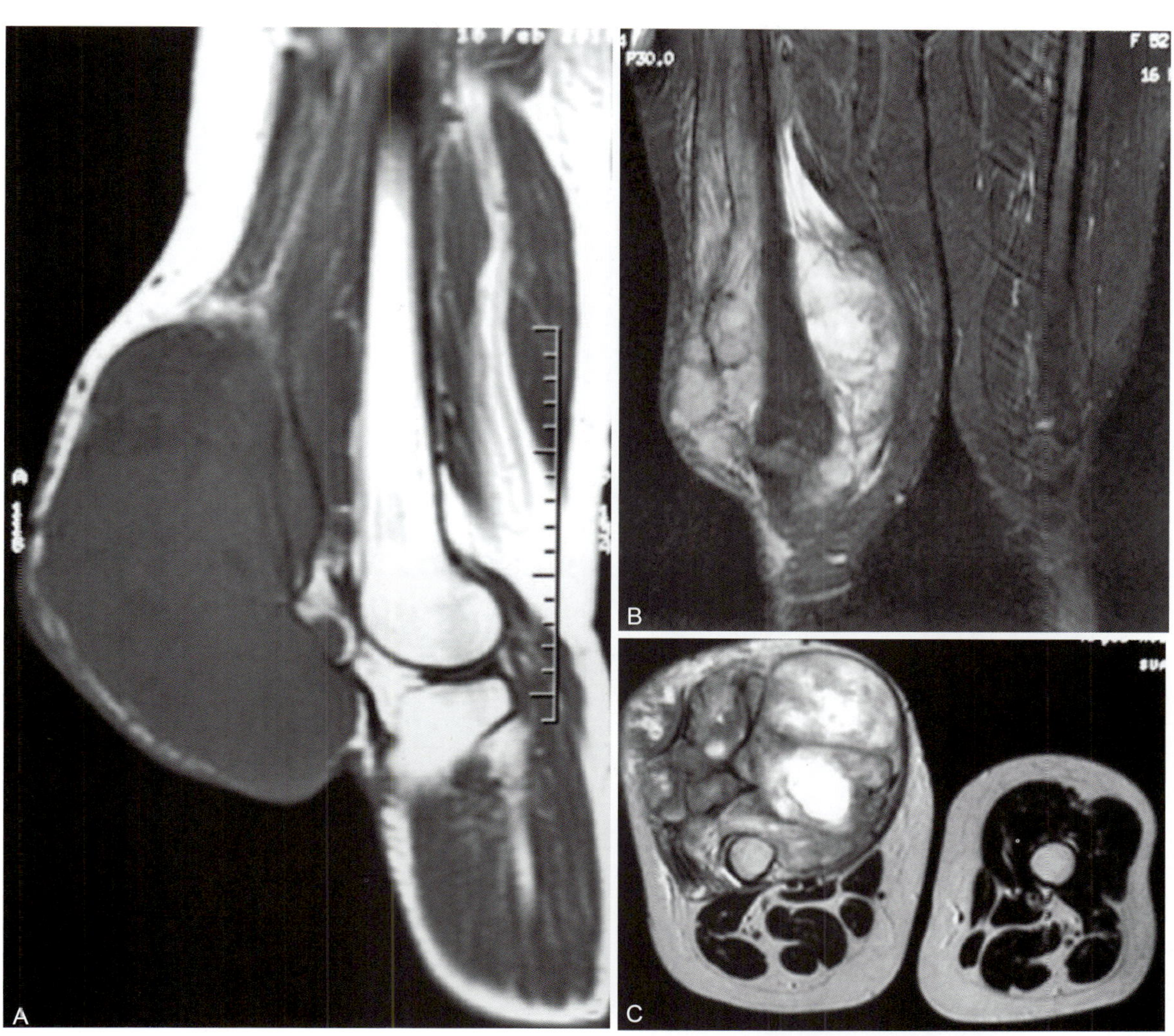

图 86-4　在膝部的滑膜肉瘤。A. 矢状位 T_1 加权 MRI 显示膝关节前方有一个大而清晰的等信号肿块。B、C. 冠状位（B）和轴位（C）T_2 加权 MRI 显示不均匀混杂的等信号和高信号区域

（二）磁共振影像特点

MRI 可以显示软组织肿瘤的异质性、大小、肿块的延伸范围以及与其他结构的对应关系，但不足以明确诊断（图 86-2 ～图 86-8）。

八、影像鉴别诊断

其他有钙化的软组织肉瘤必须列入鉴别诊断，特别是骨外骨肉瘤和恶性周围神经鞘膜瘤。

九、病理检查

（一）大体特征

见图 86-1D，图 86-8C 和图 86-11A 和 B。

1. 滑膜肉瘤是一种膨胀性、多叶性肿块，易被假包膜包围，但也可能会浸润到邻近的结构，如肌腱和腱膜。

2. 直径平均为 3 ～ 10cm。

3. 其弹性从软到硬，切割表面致密，灰白色到黄色。

4. 继发性改变可表现为坏死、囊肿形成、出血、黏液样区域和钙化。

（二）组织学特征

1. 基本上滑膜肉瘤呈现双相或单相模式。从一个纯粹的梭形细胞到一个纯粹的上皮成分，可以是一个连续的形态学谱系，两种成分的比例动态变化。如此有两种类型的单相滑膜肉瘤——梭形细胞型和上皮细胞型，还有一种是双相滑膜肉瘤（图 86-9 ～图 86-16）。

2. 单相纤维性滑膜肉瘤

（1）梭形细胞的片状增生，“鱼群”样外观是这种类型的一种典型生长模式（图 86-14）。

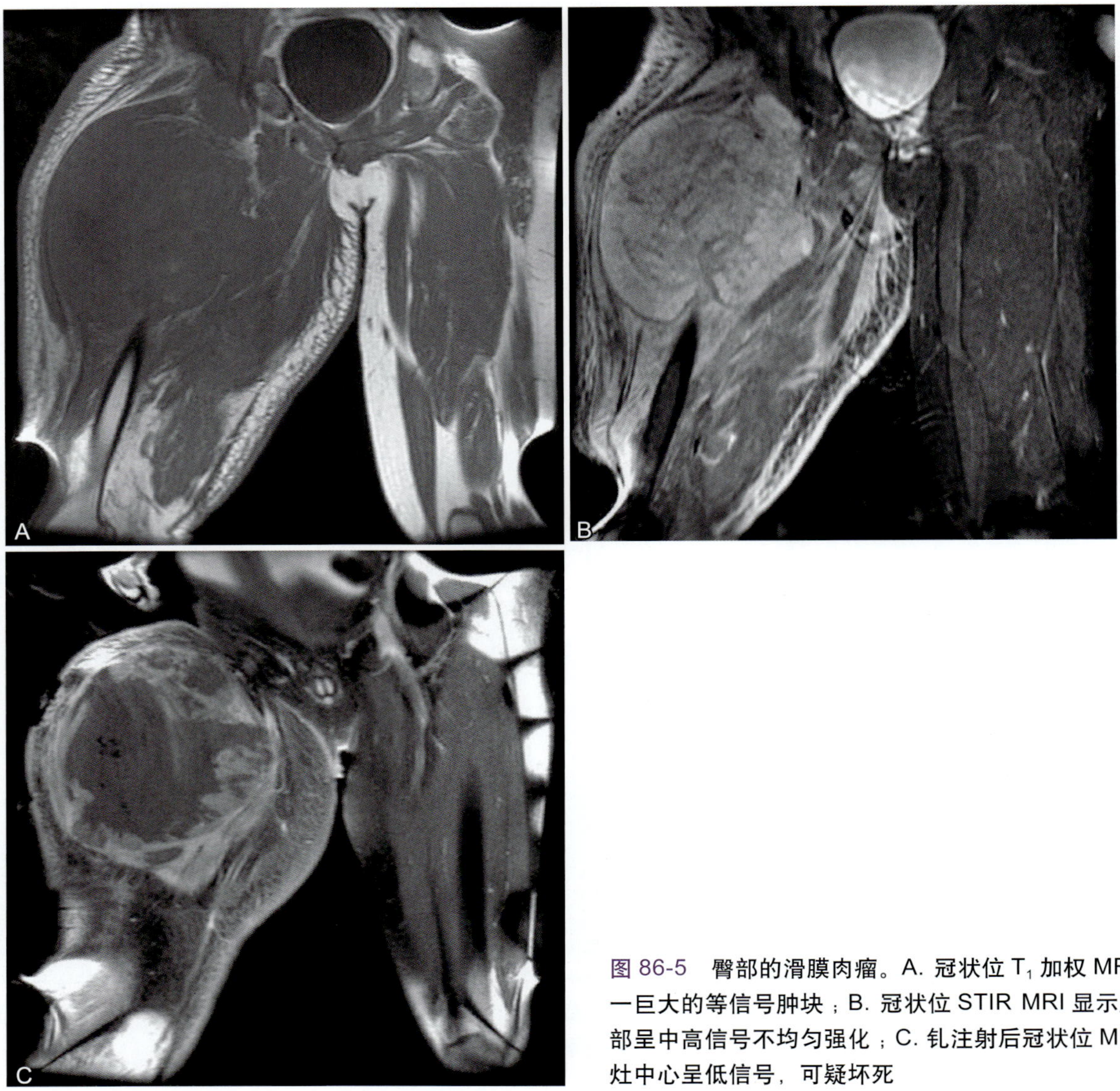

图 86-5 臀部的滑膜肉瘤。A. 冠状位 T_1 加权 MRI 显示一巨大的等信号肿块；B. 冠状位 STIR MRI 显示肿瘤内部呈中高信号不均匀强化；C. 钆注射后冠状位 MRI，病灶中心呈低信号，可疑坏死

（2）细胞密集排列。

（3）独特的细胞鱼群样成簇分布和频率相对较低的细胞核栅栏样排列。

（4）细胞均匀，胞质稀少。

（5）核呈椭圆形和暗染，核仁不明显。

（6）由于细胞质很少，细胞核重叠，HE 染色中是以蓝色为主的切片（图 86-9A）。

（7）由于组织收缩而产生的裂隙状伪影。

（8）伴或不伴成骨的钙化存在于约 30% 的 SS 中（图 86-9D ～ F 和图 86-10）。

（9）广泛的骨化容易误导诊断。

（10）黏液样改变可能很明显，产生高细胞区域和低细胞区域的混合体（图 86-16）。

（11）血管外皮细胞样形态很有特征性（图 86-15）。

（12）血管周围透明样变和粗大的胶原带是长期存在 SS 的特征。

（13）有丝分裂少见。

（14）可存在大量肥大细胞。

（15）巨细胞、炎性细胞和多形性细胞缺失。

3. 双相滑膜肉瘤（biphasic synovial sarcoma，BSS）

（1）双相滑膜肉瘤可呈现单相纤维性 SS 的所有特征，并增加上皮成分的特征（图 86-12 和图 86-13）。

（2）上皮细胞大，立方形到圆柱形，有丰富

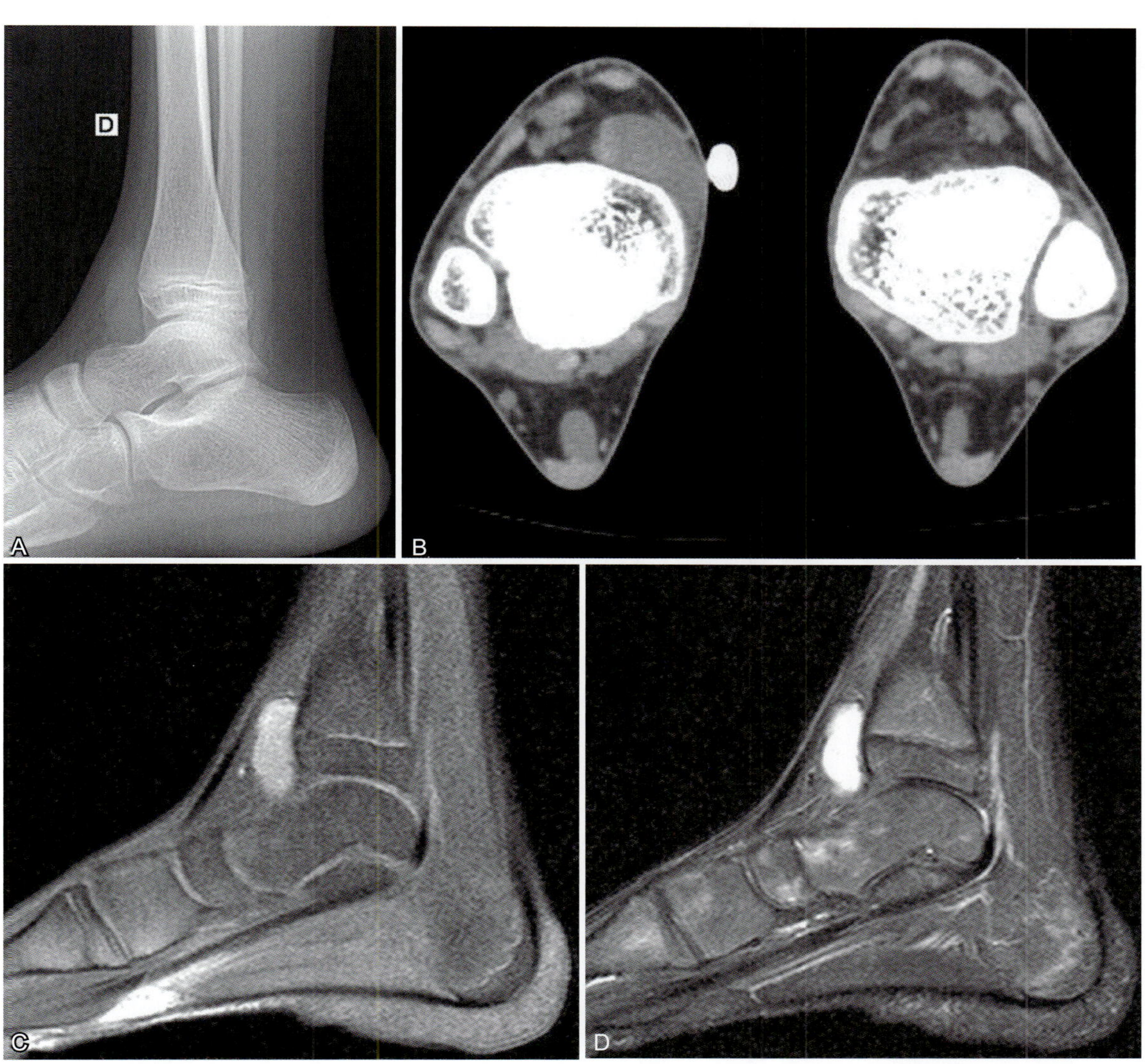

图 86-6　位于足踝的滑膜肉瘤。A. X 线片显示胫骨远端前部可见一个小的、密度增高的软组织影；B. CT 能更好地显示胫骨远端前 - 内侧面的病变；C 和 D. 矢状位 T_2 加权 MRI（C）和增强 MRI（D）显示病灶呈高信号。滑膜肉瘤很少在此早期阶段被诊断

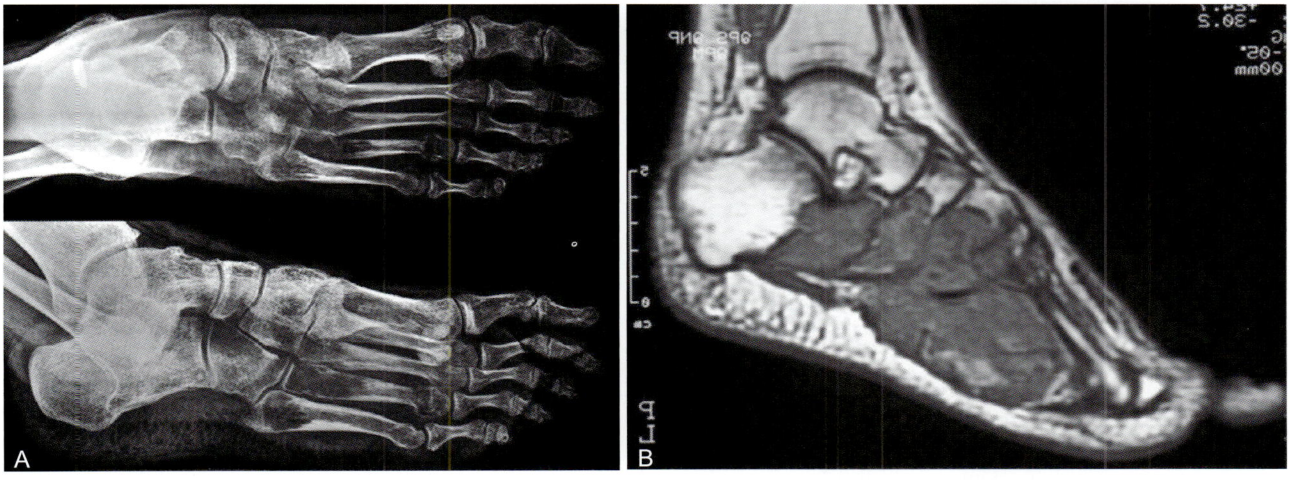

图 86-7　足部滑膜肉瘤。X 线片（A）和 MRI（B）显示足底有一浸润性、大的软组织肿瘤，弥漫性侵犯骨骼结构

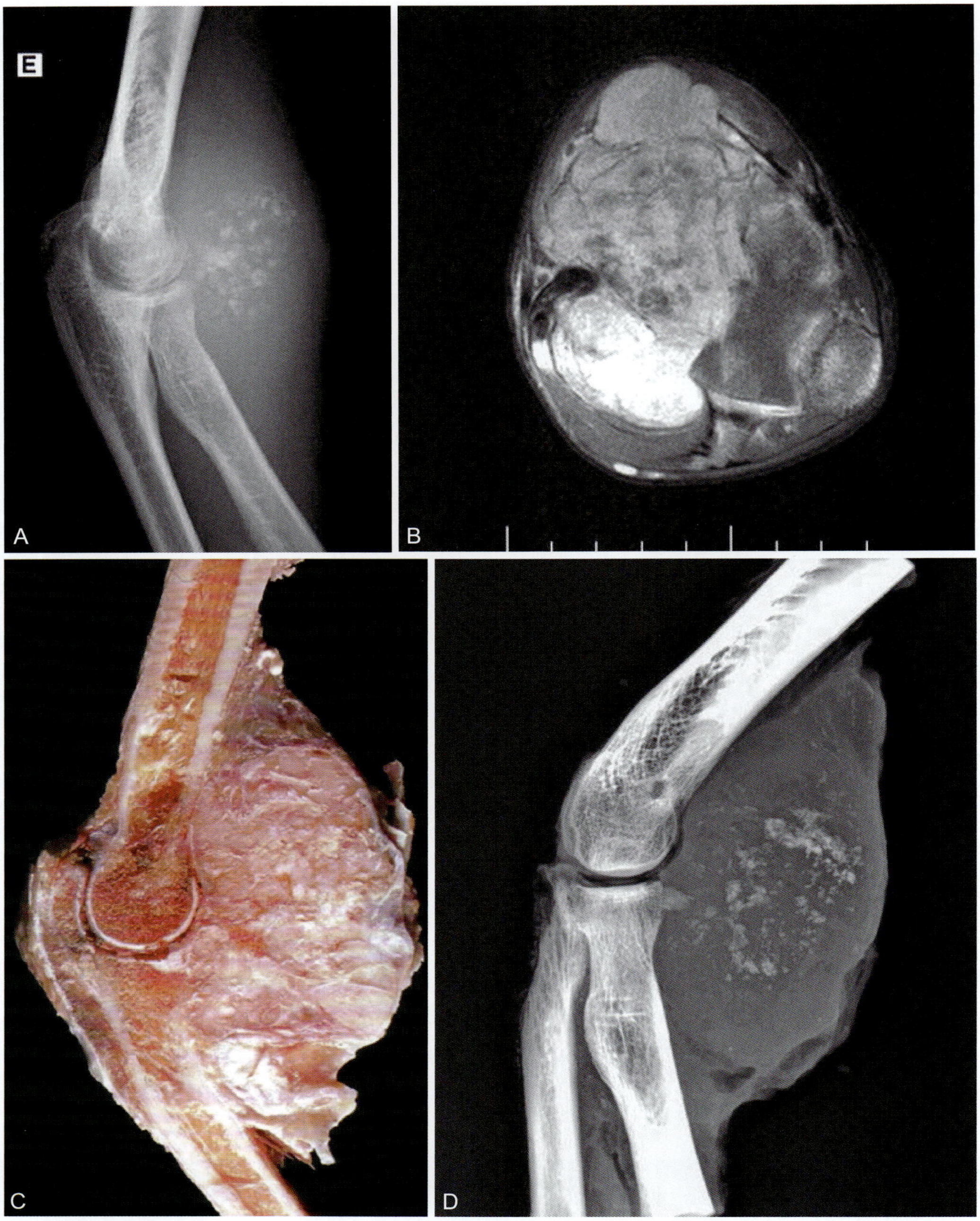

图 86-8 肘部的滑膜肉瘤。A. X 线片显示一个大的软组织肿块，可见矿物质沉积；B. 轴位 T_1 加权 MRI 显示分叶状肿块，呈中等信号不均匀增强；C. 病变的大体图像；D. 标本的 X 线片，可更好地确定其矿物含量

的嗜酸性细胞质，有时含有黏蛋白（图 86-9B）。

（3）细胞核从圆形到椭圆形。

（4）主要表现为腺体结构，较少出现条索状结构、巢状结构和乳头状结构。

（5）当看到上皮成分衬在囊腔内时，可能会被误认为滑囊。

4. 单相上皮滑膜肉瘤（monophasic epithelial synovial sarcoma，MESS）

（1）有时梭形细胞成分被上皮细胞掩盖，难以与附件肿瘤或腺癌转移相鉴别。

（2）单纯的上皮性 SS 极其罕见。所有 SS 均有细小的梭形细胞分化灶，表现为以上皮为主的双相性 SS。

（3）在疑难病例中，细胞遗传学或分子遗传学数据是确诊 SS 以及排除转移癌诊断最有用的工具。

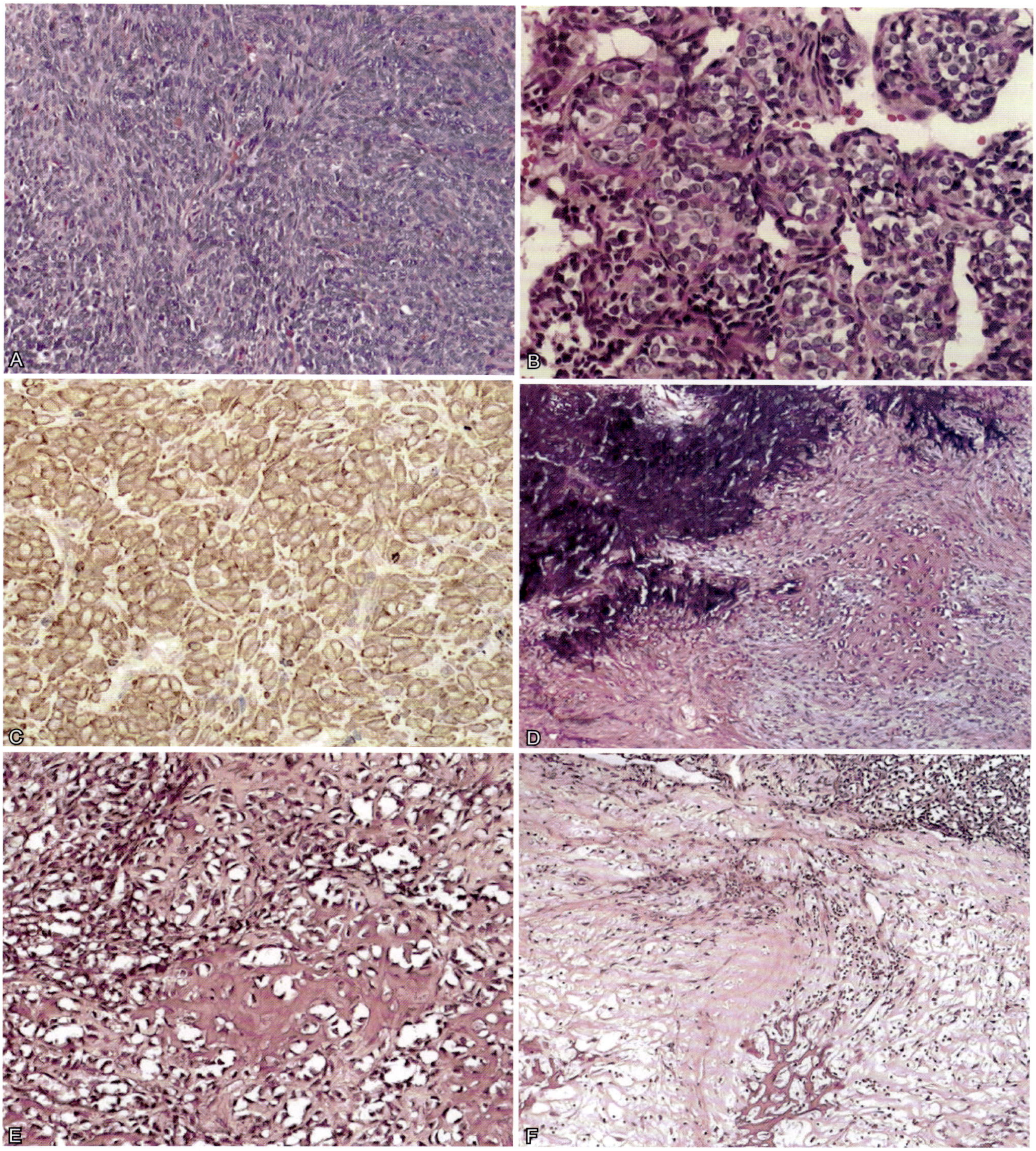

图 86-9 滑膜肉瘤的显微镜观察。A. 单相纤维性 SS 区；B. 双相 SS，以上皮区为主；C. 上一病变的细胞角蛋白染色；D 和 E. 未成熟骨生成和钙化区；F. 退行性瘢痕区域伴中央钙化，与右上角上皮区并列

5. 低分化滑膜肉瘤

（1）密集的细胞分布（图 86-17 和图 86-18）。

（2）大的圆形到椭圆形的细胞，或小的圆形细胞。

（3）血管外皮细胞瘤外观。

（4）可能存在某种程度的多形性。

（5）高级别肿瘤，伴有坏死和有丝分裂。

（6）比其他类型的 SS 更具侵袭性和更易转移。

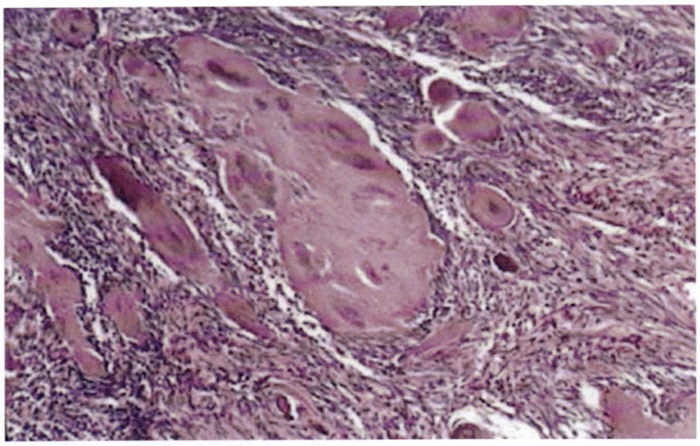

图 86-10 基质生成和矿化的另一个显微镜下观

十、病理鉴别诊断

（一）双相滑膜肉瘤

一般来说，此病鉴别诊断并不困难。

（二）单相纤维性滑膜肉瘤

1. 纤维肉瘤

（1）先天性或婴儿性。

（2）继发于隆突性皮肤纤维肉瘤（dermatofibrosarcoma protuberans，DFSP）或放射治疗。

（3）人字形图案。

（4）缺乏钙化和肥大细胞。

（5）除波形蛋白外，缺乏免疫标志物。

2. 平滑肌肉瘤

（1）呈直角相切的纺锤形细胞束。

（2）嗜酸性细胞质。

（3）“雪茄状”核。

（4）细胞多形性，

（5）SMA、MSA 和结蛋白呈阳性。

3. 恶性外周神经鞘瘤

（1）最困难的鉴别诊断。

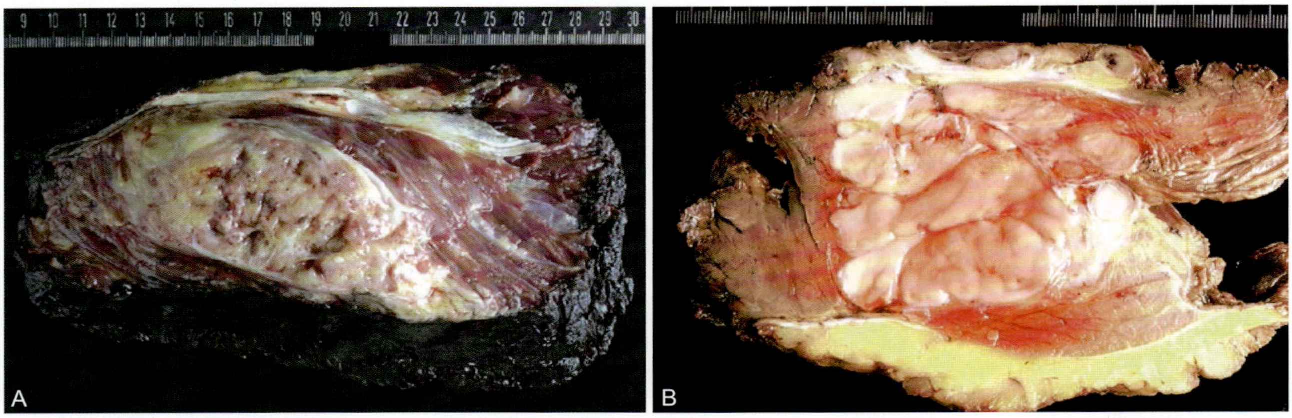

图 86-11 A. SS 的大体图像，界线清楚，中央坏死；B. 另一种 SS，具有结节状和浸润性生长

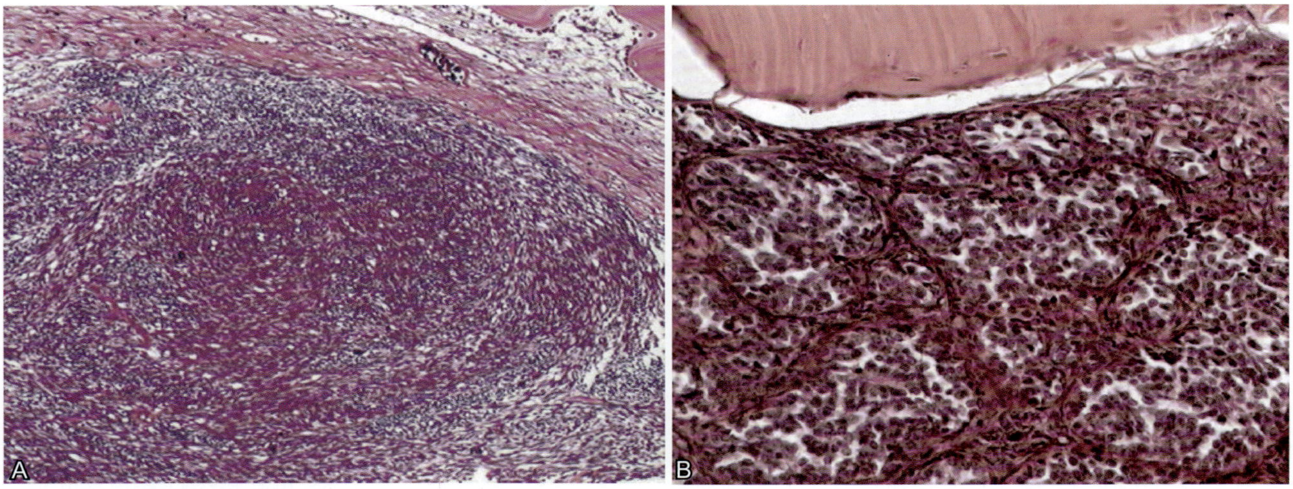

图 86-12 双相 SS。A. 分界清楚的 SS 的低倍显微镜视图；B. 骨质破坏 SS 的中倍显微镜视图，以上皮成分为主

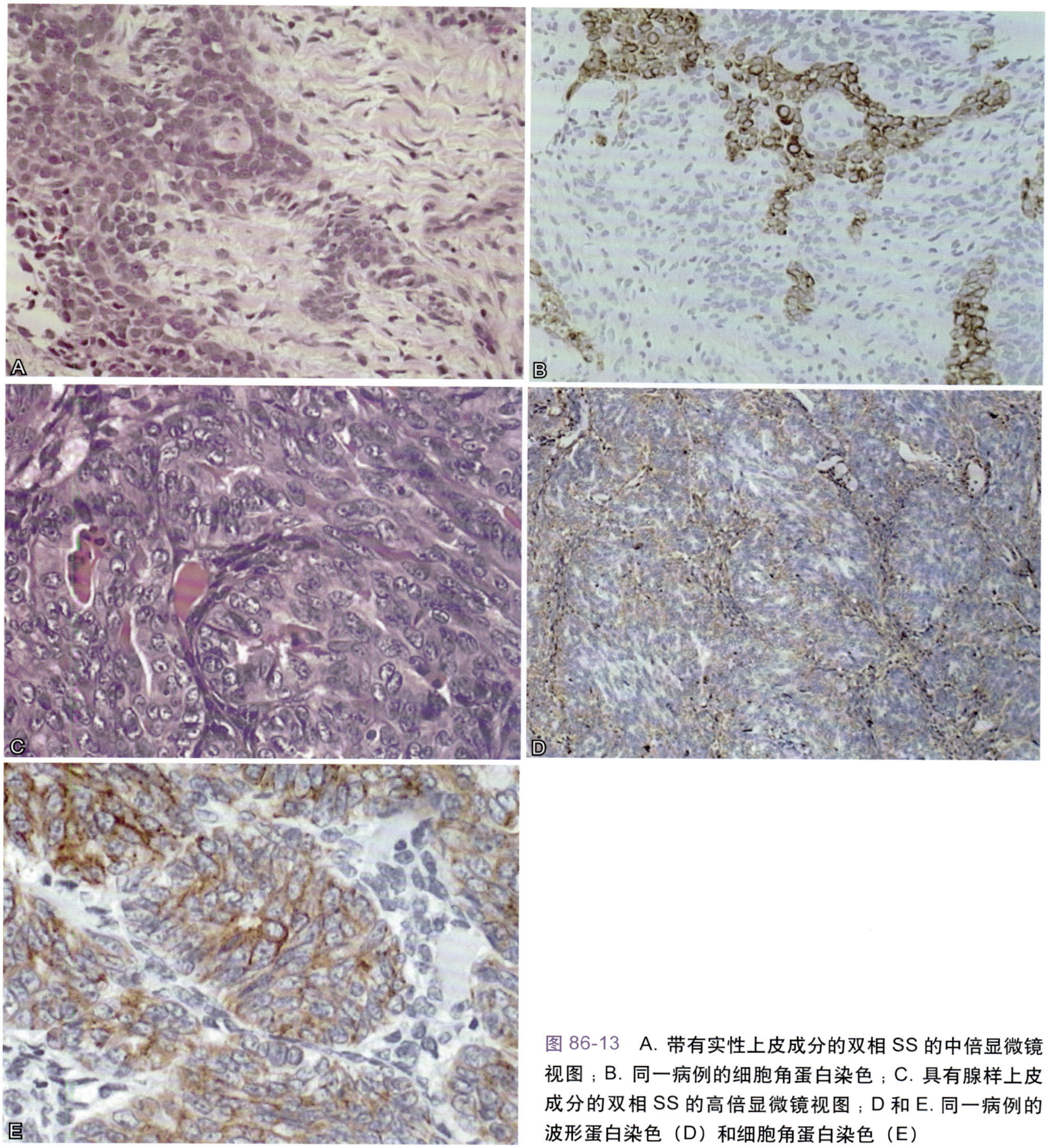

图 86-13 A. 带有实性上皮成分的双相 SS 的中倍显微镜视图；B. 同一病例的细胞角蛋白染色；C. 具有腺样上皮成分的双相 SS 的高倍显微镜视图；D 和 E. 同一病例的波形蛋白染色（D）和细胞角蛋白染色（E）

（2）两种肿瘤都可能是不同比例的 S100 阳性和 CK 阳性，因此两种标志物并不具有诊断特异性。

（3）分子生物学有助于鉴别诊断。

（三）低分化滑膜肉瘤

尤因肉瘤家族肿瘤

（1）两者 CD99 和上皮标志物均为阳性。

（2）低分化滑膜肉瘤中偶尔 CK7 和 CK19 阳性，可能有助于鉴别诊断。

（3）在尤因肉瘤家族肿瘤中可检测到 EWS 融合基因，主要是 FLI-1、CIC-Dux 或其他。

（四）单相上皮滑膜肉瘤

附件肿瘤与转移癌

（1）结合临床特点和分子生物学特征，发现

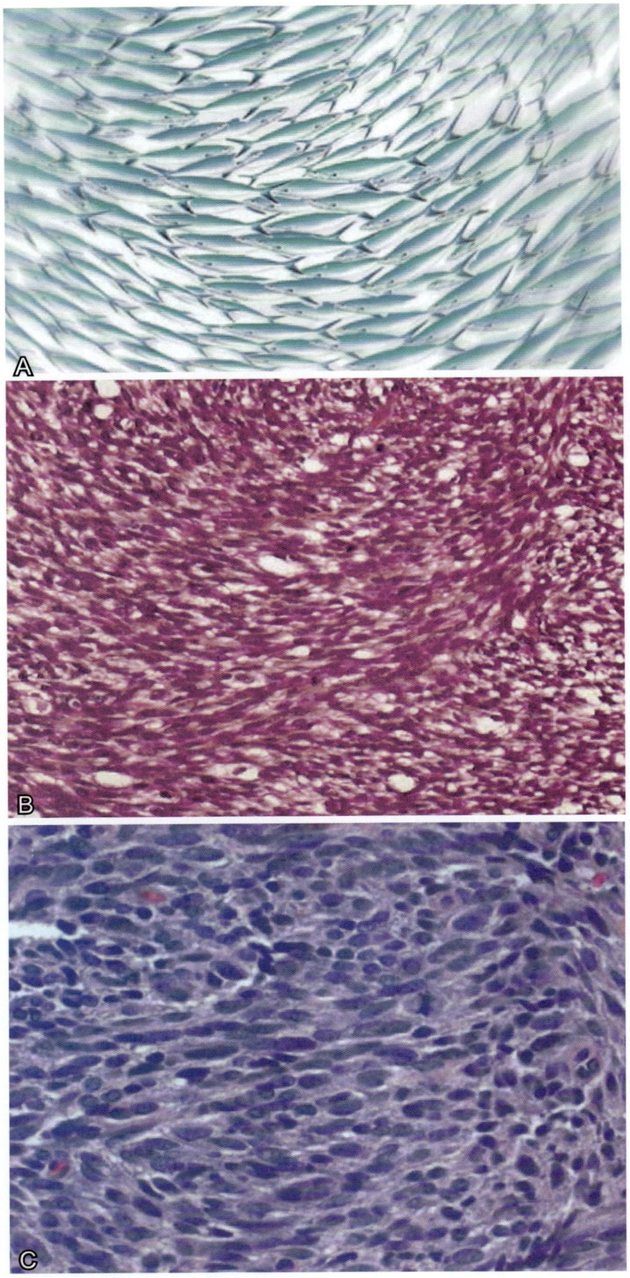

图 86-14 单相梭形细胞 SS 的“鱼群”生长模式。A. 所谓鱼群的模式图；B 和 C. 不同高倍显微镜下的“鱼群”组织学形态比较

一些小梭形细胞有助于诊断。

（2）在任何情况下，使用基因技术大多可做出正确诊断。

十一、辅助诊断技术

（一）免疫组织化学

见图 86-9C，图 86-13 和图 86-18。

1. 所有双相 SS 和单相 SS 在上皮成分中均表

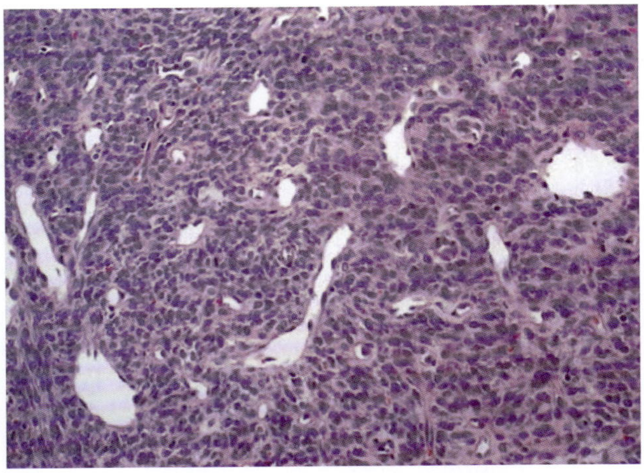

图 86-15 SS 伴血管外皮细胞瘤样组织学生长模式

达上皮标志物（CK7-19 和 EMA）。

2. 梭形细胞成分对上皮标志物呈灶性阳性。

3. 低分化 SS 通常 CK 阴性、EMA 阳性。

4. 梭形细胞成分中波形蛋白呈阳性。

5. CD99 在 SS 的两种成分中均为阳性，占 60% ～ 70%。

6. Bcl-2 在几乎所有 SS 中都呈强阳性。

7. TLE 呈阳性。

8. S100 蛋白在不足 30% 的病例中呈阳性。

9. CD34 和结蛋白呈阴性。

（二）遗传学

1. 特征性 t（X；18）（p11；q11）染色体易位＞95%（图 86-19A）。

2. 荧光原位杂交（fluorescence in situ hybridization，FISH）（图 86-19B）和反转录聚合酶链反应（reverse transcription polymerase chain reaction，RTPCR）显示 *SS18-SSX1* 基因融合的比例约为 70%，大部分为双相病例。其他相关融合基因有 *SS18-SSX2* 和 *SS18-SSX4*。

（三）透射电子显微镜

通常可以看到上皮细胞细胞器，如细胞连接和张力纤维（图 86-20）。

十二、预后

1. SS 通常比大多数其他软组织肉瘤有更高的生存率和更高的化学治疗敏感性。

2. 儿童和青少年患者的 5 年总生存率约为 73%，10 年总生存率约为 65%。

3. 不良预后因素包括直径＞ 5cm，位置深，

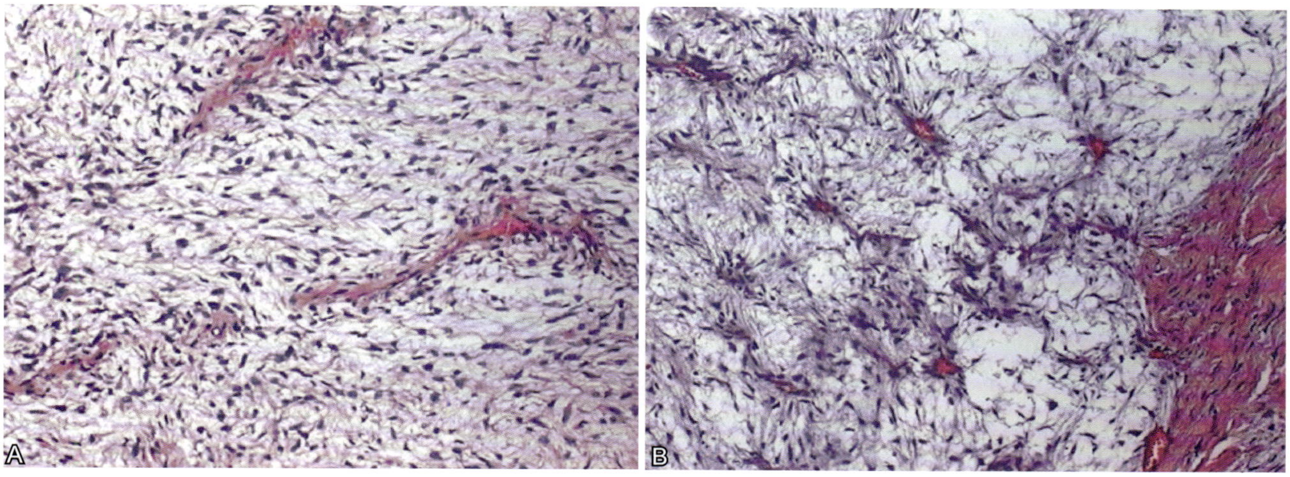

图 86-16 SS 黏液样生长模式的两个不同表现

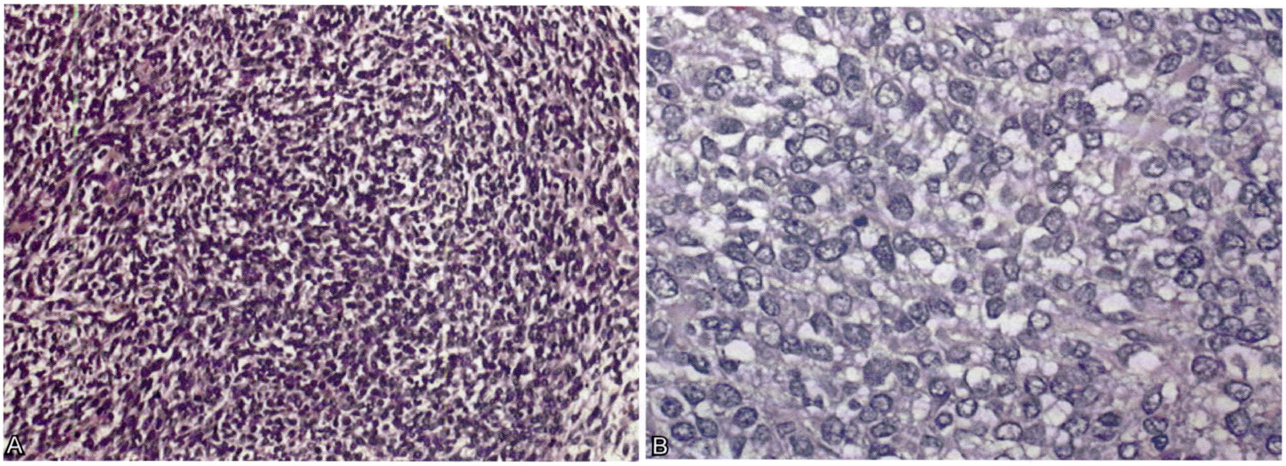

图 86-17 低分化 SS。低倍显微镜（A）和高倍显微镜（B）组织学观察，需要与其他小细胞肉瘤鉴别诊断

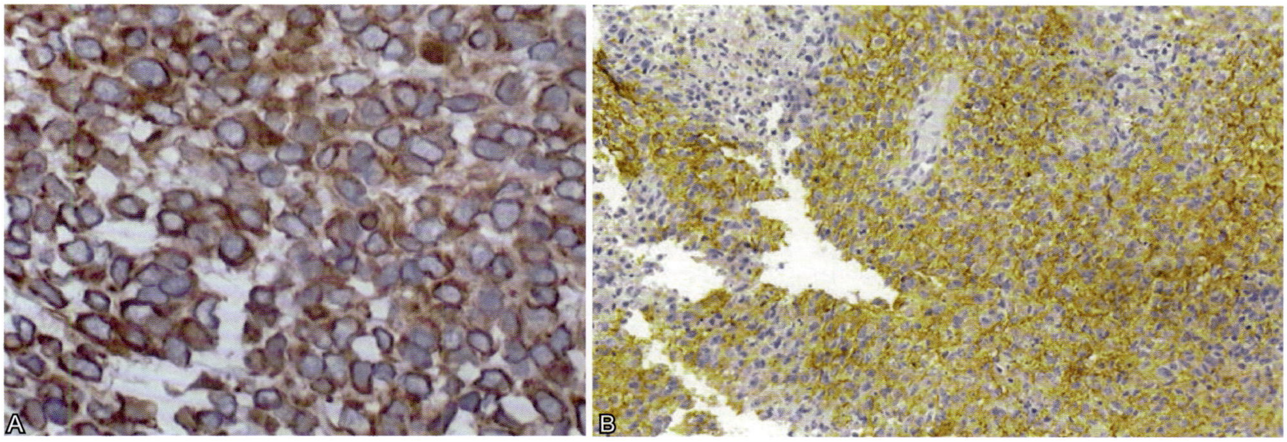

图 86-18 低分化 SS。A. CD99 染色；B. EMA 染色

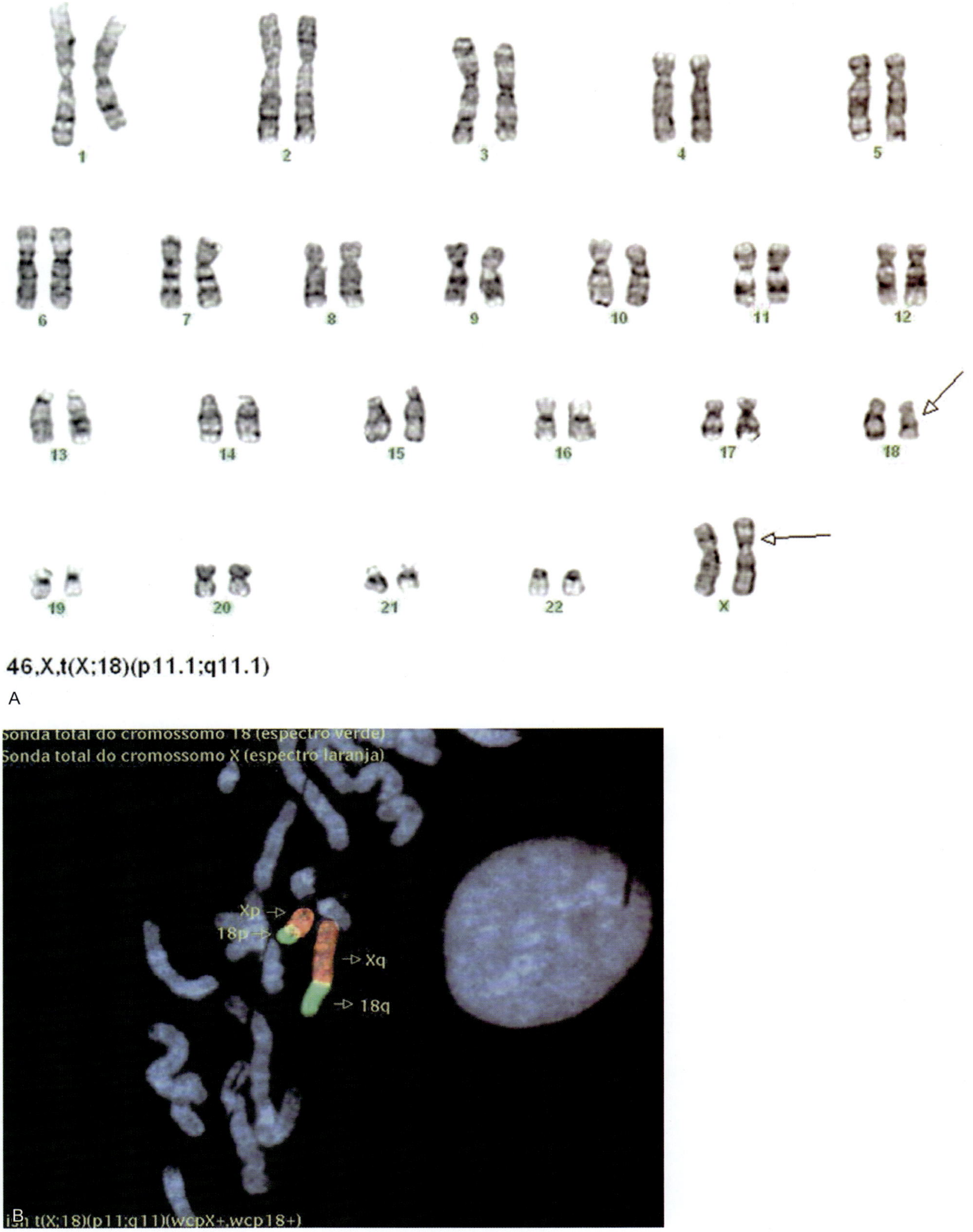

图 86-19 A. 伴有 t（X；18）（p11.1；q11.1）易位的 SS 核型；B. 确认易位的荧光原位杂交（fluorescence in situ hybridization,FISH）图像

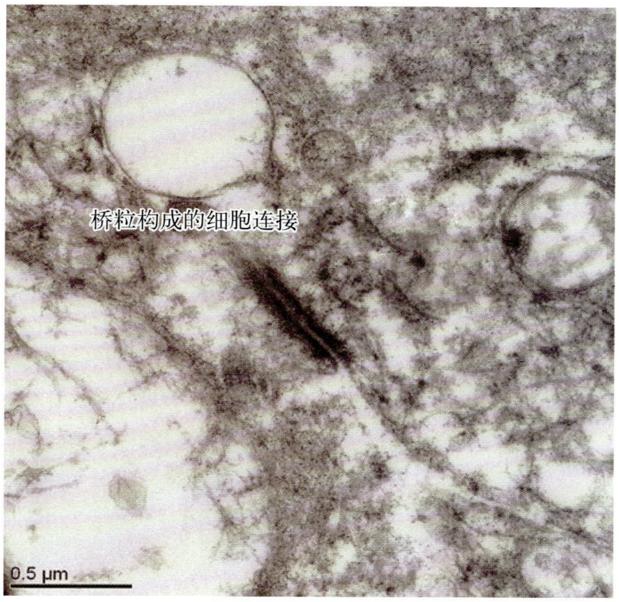

图 86-20 透射电子显微镜显示 SS 中桥粒结构(细胞连接)

骨和（或）神经血管侵犯,手术切缘不足和复发史。

4. 与其他部位相比，上肢肿瘤在治疗后可能会有更好的结果。

5. 转移可能发生在肺部（80%）、骨骼和淋巴结。

十三、治疗

1. 广泛手术切除，配合放射治疗和（新）辅助化学治疗。

2. 晚期疾病的多药化学治疗。

3. 靶向治疗、免疫治疗和新陈代谢疗法正在试验中。

（白国庆　陈　榕　译　陈秉耀　校）

第87章　腱鞘巨细胞瘤：局限型和弥漫型

Liliana G. Olvi，Eduardo Santini-Araujo，Ricardo K. Kalil

一、局限型腱鞘巨细胞瘤

（一）定义

局限型腱鞘巨细胞瘤（giant cell tumor of tendon sheath-localized type，GCCTS-LT）是一种良性肿瘤，位于关节内或关节外（滑囊、滑膜和腱鞘），以单核细胞和多核巨细胞、组织细胞和炎性细胞结节状增生、含铁血黄素沉积为特征，多见于指端。

（二）别名

1. 腱滑膜巨细胞瘤，局限型。
2. 局限性结节性滑膜炎。
3. 组织细胞性黄色肉芽肿。
4. 局限性色素沉着绒毛结节性滑膜炎。

（三）病因

1. 病因尚不明确。
2. 最初被认为是炎症或反应性病变（50% 有外伤史）。
3. 目前有证据表明是肿瘤增生（非整倍体和克隆性）：平衡易位涉及 1p13；三体染色体 7。

（四）流行病学

1. 为一种常见的病变。
2. 男、女比例为 2∶1。
3. 年轻人易感（20 ～ 40 岁）。

（五）发病部位

1. 趾（指），特别是手指，占 80%（图 87-1）。
2. 膝部、踝部、手腕、肘部，占 20%。

（六）临床表现

1. 肿胀和肿块。
2. 无痛。
3. 病程长。
4. 关节活动受限和交锁（扳机指或手腕）。

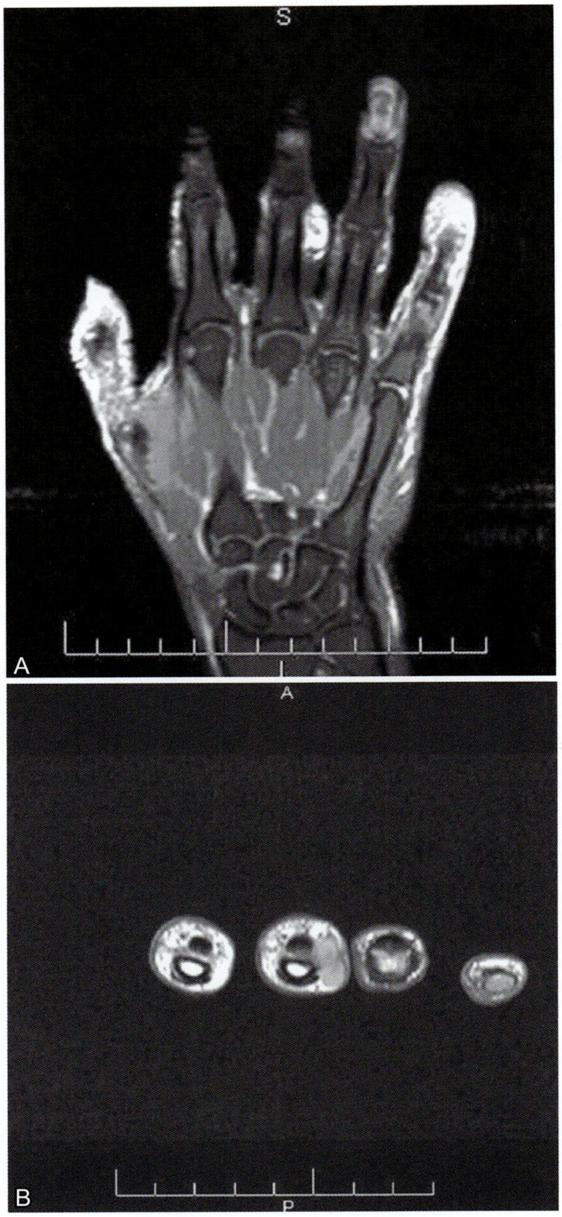

图 87-1　局限型腱鞘巨细胞瘤（GCTTS-LT），冠状位 T_2WI（A）和轴位 T_1WI（B）显示中指指间关节附近有一个边界清楚且不均匀的结节

（七）影像学特征

1. X 线特征

（1）界线清楚的肿块。

（2）邻近骨边界清楚，伴边缘硬化的骨缺损。

2. CT 特征　显示软组织与骨的关系。

3. MRI 特征

（1）T_1 和 T_2 加权图像通常为等信号或低信号。

（2）点状空洞信号代表含铁血黄素沉积。

（八）影像鉴别诊断

弥漫型腱鞘巨细胞瘤

（1）不像局限型腱鞘巨细胞瘤有清楚的边界。

（2）大关节易受累。

（九）病理检查

1. 大体特征

（1）边界清楚的结节状肿块，有时表面呈乳白色或棕褐色（图 87-2）。

（2）病灶大小取决于位置：在手足指（趾）0.5 ～ 2cm 处，但在大关节中最大直径可能达到几厘米。

（3）切面坚韧，白色或深棕色和黄色（图 87-3）。

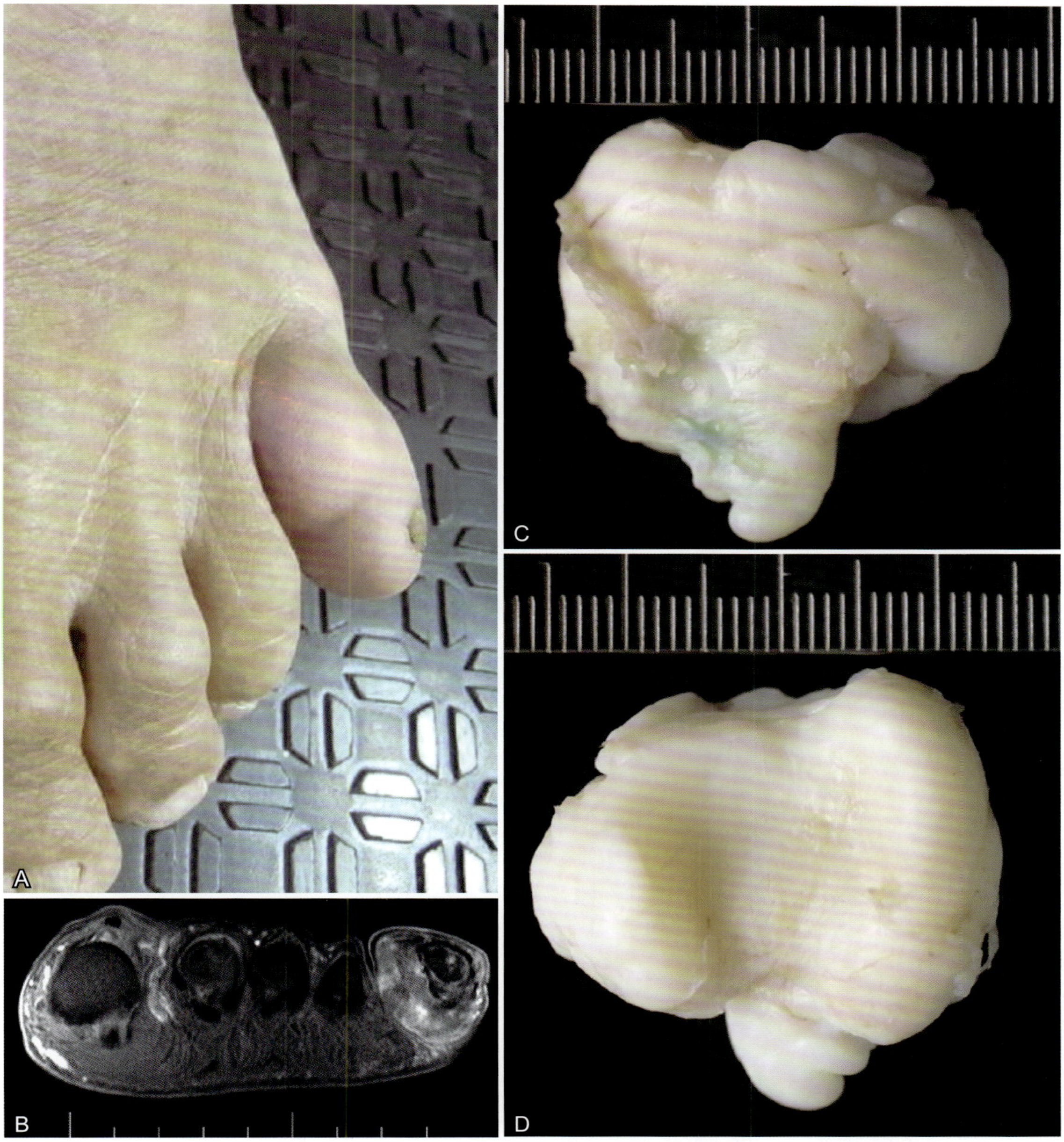

图 87-2　GCTTS-LT。A. 第 5 趾肿块；B. 冠状位 T_2 加权 MRI 显示肿瘤；C 和 D. 大体标本，两面观

2. 组织学特征

（1）边界清楚的结节状或多结节细胞团，可有完整包膜。

（2）基质单核细胞

1）小的组织细胞样的卵圆形或梭形细胞，含有带有纵沟的小的细胞核，偶见假包涵体，胞质苍白丰富。这些细胞 CD68、CD45 和 HAM56 呈阳性。

2）大细胞如树突状细胞有胞质凸起，胞质丰富、边缘有含铁血黄素，有嗜酸性包涵体副核。不同比例结蛋白和（或）SMA 标记。

3）有些病例中可见典型的有丝分裂。

（3）其他成分

1）多核破骨细胞样巨细胞通常很常见，但有时会缺乏（图 87-4 和图 87-6）。

2）含铁血黄素沉积在胞质内（铁吞噬体）或基质中。

3）泡沫细胞（黄瘤细胞）。

4）淋巴细胞浸润。

5）纤维和透明间质（图 87-5 和图 87-6）。

（十）病理鉴别诊断

弥漫型腱鞘巨细胞瘤

（1）主要累及大关节。

（2）结节和绒毛状凸起。

（3）组织学相同。

（十一）辅助诊断技术：遗传学

1. 涉及 1p13 的平衡易位。

2. 三体染色体 7。

（十二）预后

预后良好。

（十三）治疗

1. 手术切除。

2. 约 25% 的患者可能需要二次切除。

二、弥漫型腱鞘巨细胞瘤

（一）定义

弥漫型腱鞘巨细胞瘤（giant cell tumor of tendon sheath-diffuse type，GCTTS-DT）是一种良性的局部侵袭性肿瘤，具有明显的绒毛状和结节状结构，累及关节内或关节外（滑囊、滑膜和腱鞘），由单核细胞和多核巨细胞、组织细胞和炎性细胞

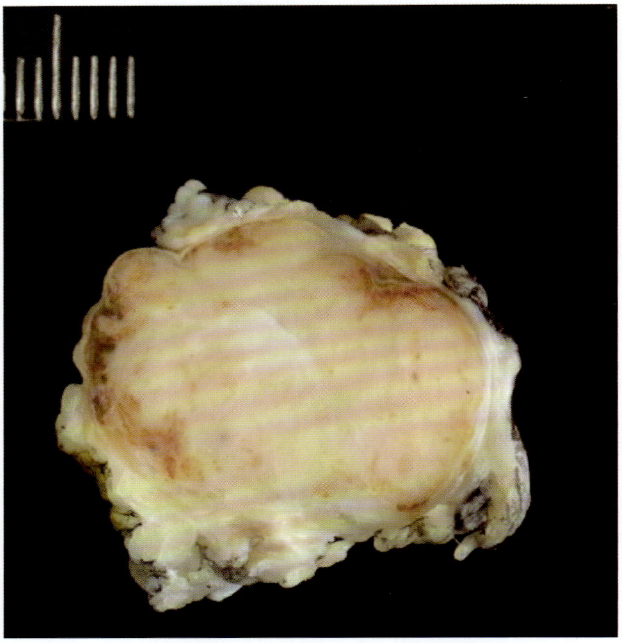

图 87-3　GCTTS-LT。大体标本显示边界清楚的分叶状结节，白色、黄色和对应于含铁血黄素沉积的棕色区域

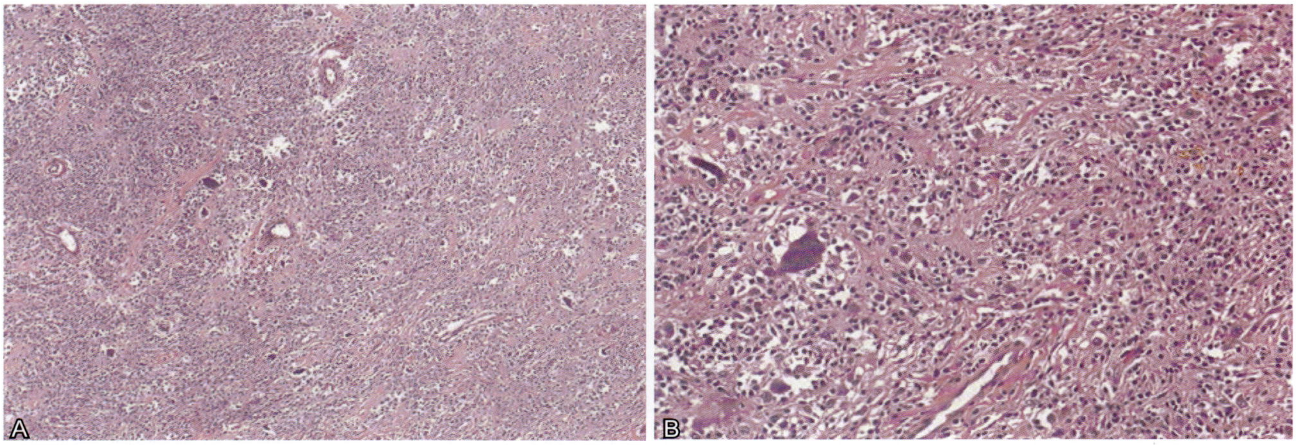

图 87-4　GCTTS-LT。低倍显微镜（A）和高倍显微镜（B）下可见单核细胞、含铁血黄素和散在的多核巨细胞

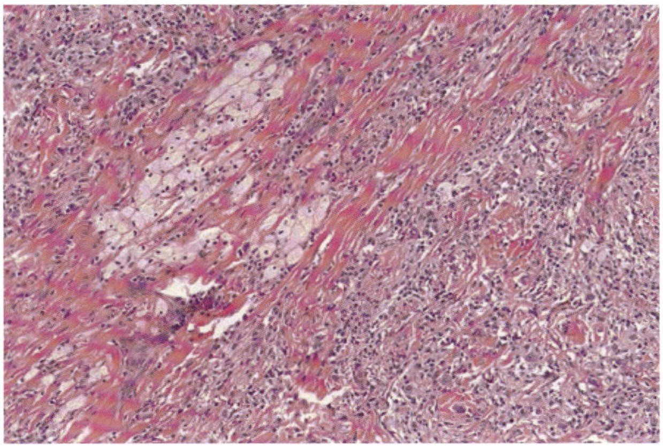

图 87-5　GCTTS-LT 显微镜下观，不同程度的纤维化伴富含脂质的巨噬细胞簇

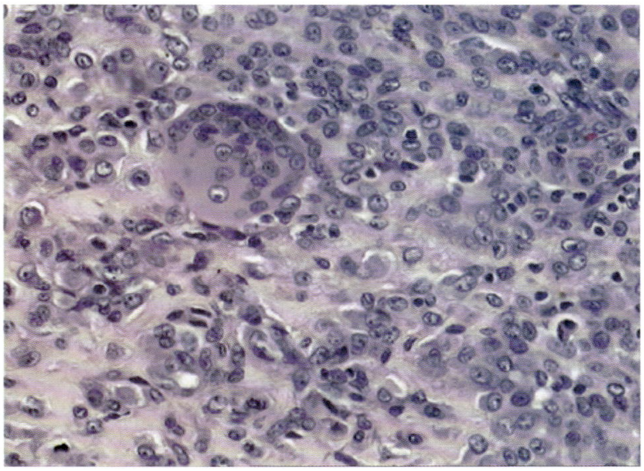

图 87-6　GCTTS-LT。高倍显微镜显示单核细胞和多核破骨细胞样巨细胞

等多种细胞成分构成并含有大量含铁血黄素，这一特征证明了历史上对色素沉着绒毛结节性滑膜炎（pigmented villonodular synovitis，PVNS）的描述是正确的。

（二）别名

1. 色素沉着绒毛结节性滑膜炎。

2. 腱滑膜巨细胞瘤，弥漫型。

（三）病因

1. 病因尚不明确。

2. 最初被认为是一个炎症或反应性增生。

3. 目前有证据表明是肿瘤增生（非整倍体和克隆性）：平衡易位涉及 1p13 和三体染色体 7。定位于 1p13 断裂点的巨噬细胞集落刺激因子（CSF1）可能在 GCTTS 中起重要的致瘤作用。

（四）流行病学

1. 较为少见。

2. 男、女比例为 2 ∶ 1。

3. 年轻人易感（20 ～ 40 岁）。

（五）发病部位

1. 膝关节：80%。

2. 髋关节：15%。

3. 少见部位：踝关节、足、手、肘关节、肩关节、颞下颌关节和脊柱关节。

4. 关节外肿瘤可能是肌肉内或皮下肿瘤，尤其是膝部、大腿和足部。

（六）临床表现

1. 肿瘤性肿块。

2. 疼痛和肿胀。

3. 关节炎。

4. 关节积液。

5. 关节活动受限或交锁。

6. 症状持续时间从几个月到 25 年不等。

（七）影像学特征

1. X 线特征

（1）关节周围界线不清的肿块。

（2）关节一侧或双侧骨质受累（15% ～ 50%）（图 87-7）。

（3）受累骨表现为边界清楚、边缘硬化的骨缺损。

2. CT 特征　显示软组织肿块与肿块下骨之间的关系。

3. MRI 特征

（1）T_1 和 T_2 加权图像呈等信号或低信号（图 87-8 ～图 87-11）。

（2）点状空洞信号代表含铁血黄素沉积。

（八）影像鉴别诊断

退行性软骨下囊肿；关节旁骨囊肿。

MRI 可通过液体或黏液成分的显示将这些病变与 PVNS 相鉴别。

（九）病理检查

1. 大体特征

（1）滑膜弥漫性受累，伴或不伴邻近软组织和（或）骨骼受累。

（2）关节内滑膜和结节凸起（绒毛状和绒毛结节状）。

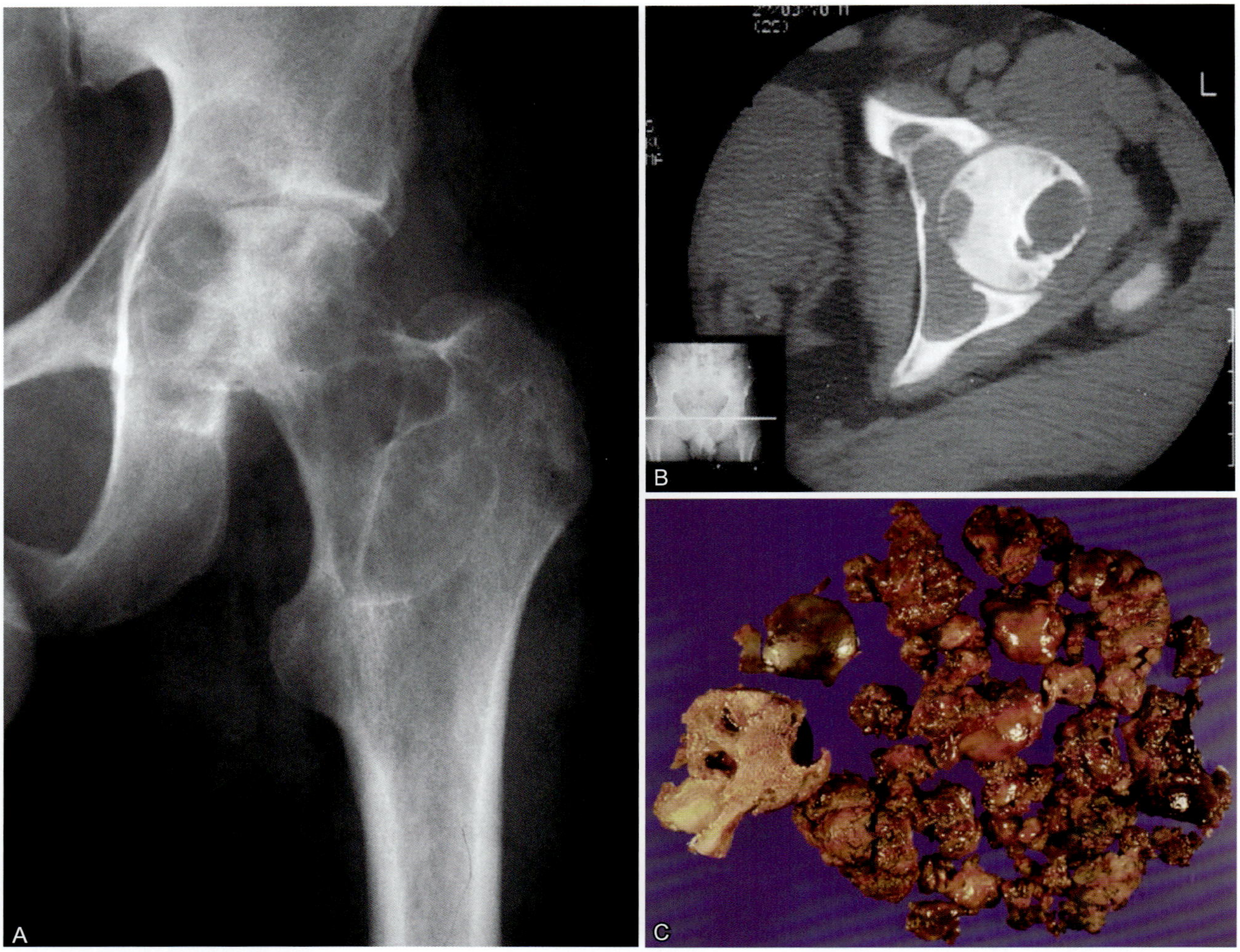

图 87-7 髋关节弥漫型腱鞘巨细胞瘤（GCTTS-DT），又称色素沉着绒毛结节性滑膜炎（PVNS）。A. 髋关节正位 X 线片显示股骨头及股骨颈因 PVNS 侵蚀而出现溶骨性缺损；B. 髋关节 CT 扫描显示股骨头和髋臼受 PVNS 侵蚀；C. 滑膜和股骨头的大体照片；可见多个红棕色结节

（3）白色、深棕色和黄色。

2. 组织学特征

（1）边界不清的致密细胞区域，有结节状和绒毛状凸起，可浸润脂肪和其他周围软组织和（或）骨（图 87-12 和图 87-13）。

（2）裂缝样间隔。

（3）假性血管腔。

（4）绒毛被含有含铁血黄素的柱状滑膜细胞覆盖。

（5）滑膜可能会自行折叠，在致密区域的中间表现为切割效应。

（6）绒毛的核心和（或）鞘是由致密增生的单核细胞组成。

1）小的卵圆形或梭形组织细胞样细胞，细胞核小，具有纵沟，胞质苍白，CD68、CD45 和 HAM56 呈阳性。

2）大细胞，如具有胞质凸起的树突状细胞，胞质丰富，外周有含铁血黄素，有嗜酸性包涵体副核。

（7）其他成分

1）细胞（铁吞噬体）和基质中的胞质内的含铁血黄素。

2）多核破骨细胞样巨细胞比局限型腱鞘巨细胞瘤少见。

3）泡沫细胞（黄瘤细胞）。

4）淋巴细胞浸润。

5）纤维性和透明间质比局限型腱鞘巨细胞瘤少。

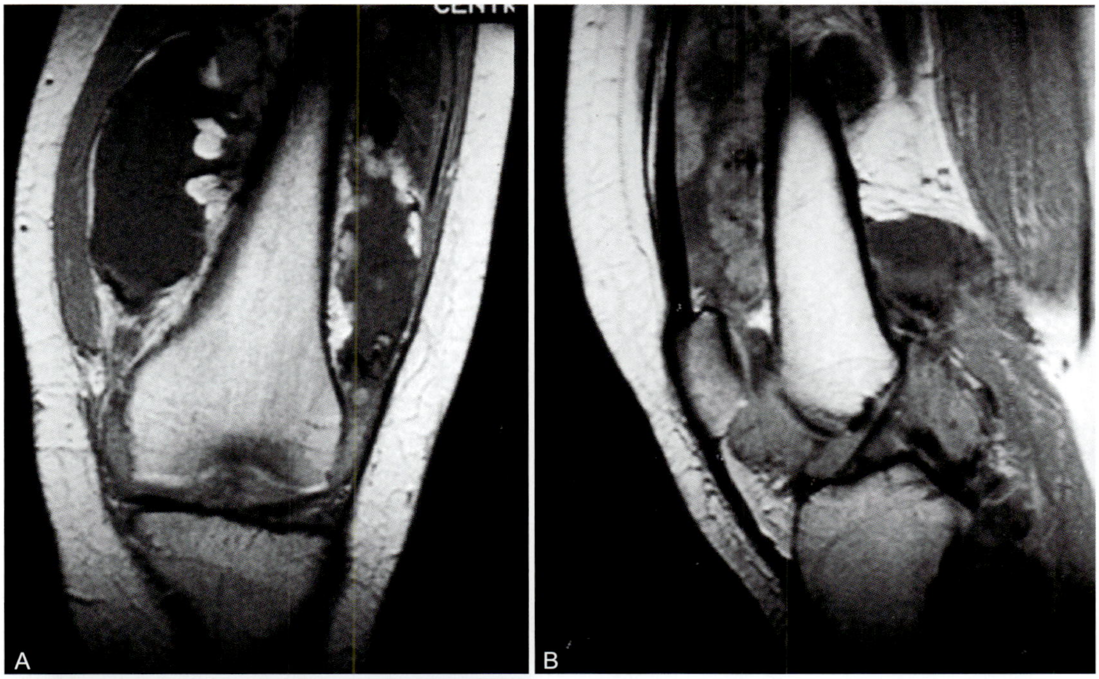

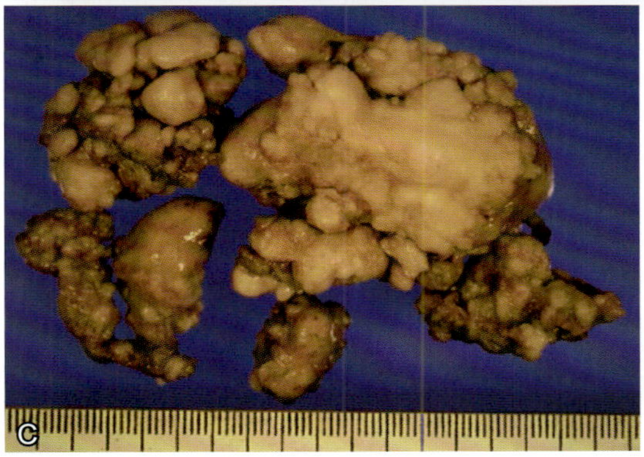

图 87-8　膝关节 PVNS。A、B. 冠状位（A）和矢状位（B）MRI 显示髌上囊巨大肿块，因大量含铁血黄素沉积呈低信号；C. 大体标本为多纤维体和黄色软组织结节

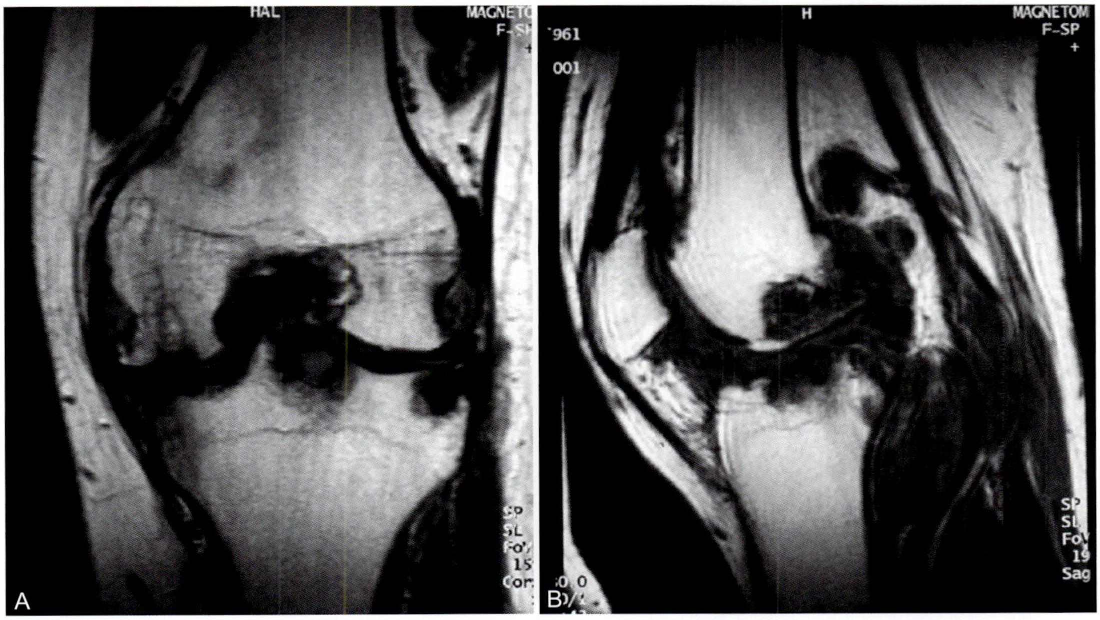

图 87-9　膝关节 PVNS。冠状位（A）和矢状位（B）MRI 显示局部破坏性 PVNS 形成一个大的肿块，侵蚀股骨远端和胫骨近端

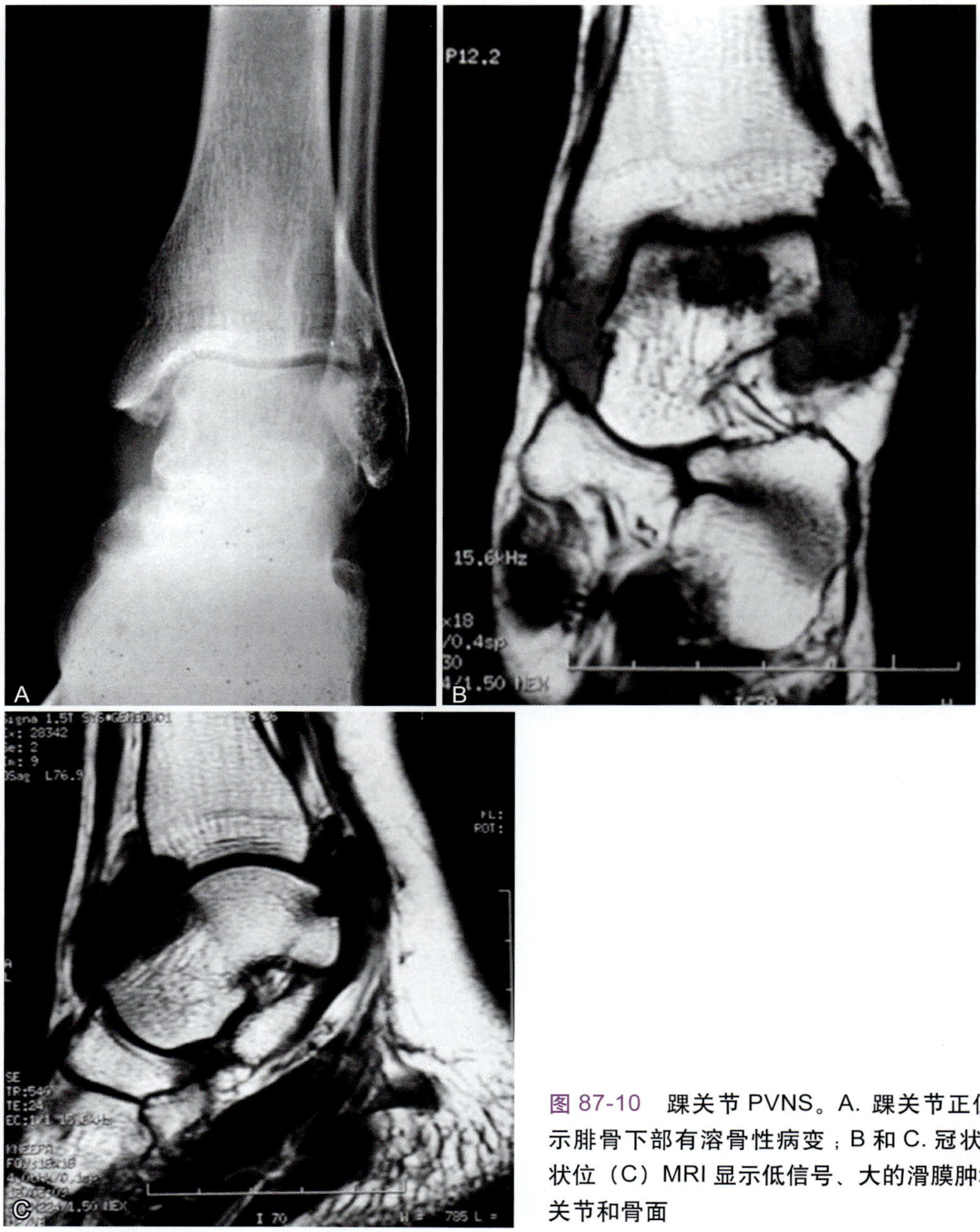

图 87-10 踝关节 PVNS。A. 踝关节正位 X 线片，显示腓骨下部有溶骨性病变；B 和 C. 冠状位（B）和矢状位（C）MRI 显示低信号、大的滑膜肿块侵蚀和浸润关节和骨面

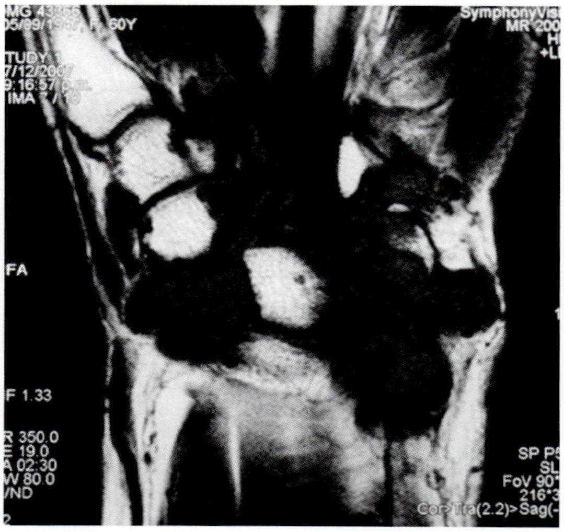

图 87-11 腕关节 PVNS，较为罕见。冠状位 MRI 显示低信号弥漫性肿块

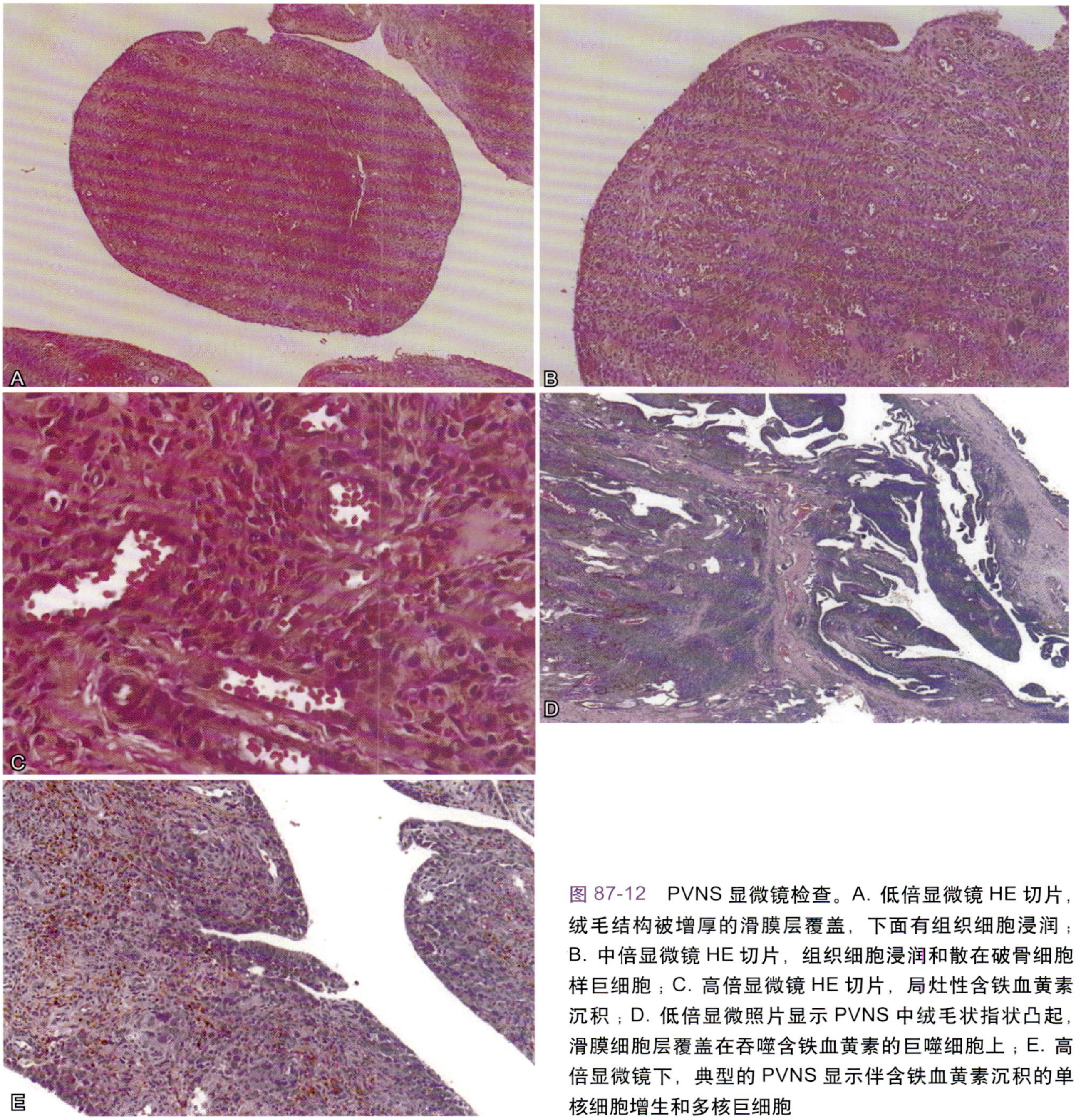

图 87-12　PVNS 显微镜检查。A. 低倍显微镜 HE 切片，绒毛结构被增厚的滑膜层覆盖，下面有组织细胞浸润；B. 中倍显微镜 HE 切片，组织细胞浸润和散在破骨细胞样巨细胞；C. 高倍显微镜 HE 切片，局灶性含铁血黄素沉积；D. 低倍显微照片显示 PVNS 中绒毛状指状凸起，滑膜细胞层覆盖在吞噬含铁血黄素的巨噬细胞上；E. 高倍显微镜下，典型的 PVNS 显示伴含铁血黄素沉积的单核细胞增生和多核巨细胞

6）大量有丝分裂象。

（十）病理鉴别诊断

1. 局限型腱鞘巨细胞瘤

（1）病灶主要位于手部。

（2）结节边界清楚。

（3）组织学表现相同。

2. 出血性滑膜炎

（1）出血性滑膜炎（关节出血）。

（2）缺乏单核细胞、泡沫细胞和巨细胞。

（3）含铁血黄素只存在于滑膜衬里细胞中。

（4）滑膜平整，下方有纤维化。

（十一）辅助诊断技术：遗传学

1. 涉及 1p13 的平衡易位。

2. 三体染色体 7。

3. 巨噬细胞集落刺激因子（CSF1）定位于 1p13 断裂点，可能在 GCTTS 中具有重要的致瘤作用。

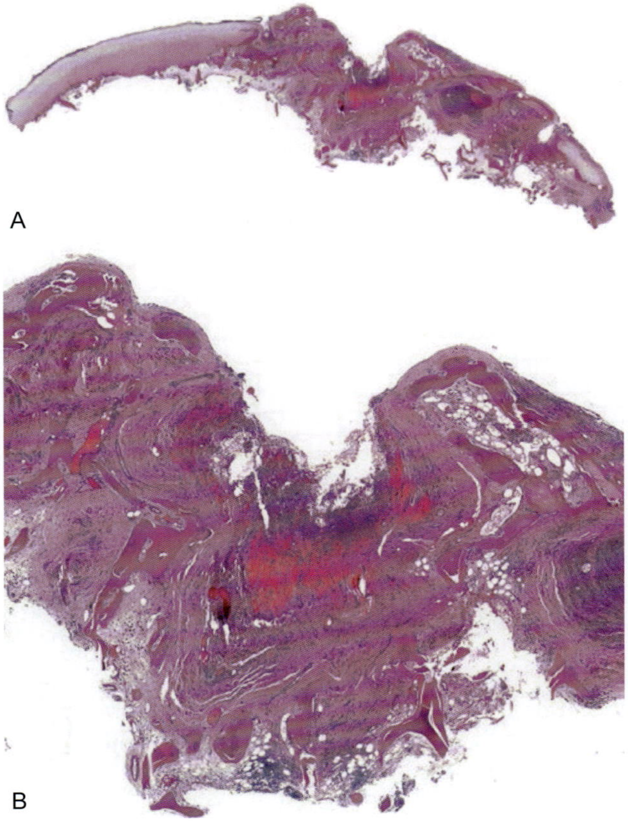

图 87-13 PVNS 显微镜下观。低倍显微镜（A）和高倍显微镜（B）显示关节表面受 PVNS 侵犯

（十二）预后

1. 局部复发很常见（18% ～ 46%）。

（1）与组织学特征无关。

（2）与切除不充分相关。

2. 组织学上良性的 PVNS 在多次复发后可出现转移灶。

3. 伴潜在转移的恶性变很少见。

（十三）治疗

1. 全滑膜切除术是首选的治疗方法。

2. 射频热消融用于部分病例的治疗。

3. 严重的关节破坏可能需要关节置换术。

4. 对于不能切除的疾病患者，使用 CSF1R 抑制剂进行全身治疗可能会有所帮助。

（陈　榕　白国庆　译　陈秉耀　校）

第88章　Hoffa病

Ricardo K. Kalil，Eduardo Santini-Araujo

一、定义

髌下脂肪垫增大。

二、别名

Hoffa 脂肪垫撞击综合征。

三、病因

1. 与骨关节炎、半月板撕裂或创伤相关的反应性增生。

2. 神经纤维的存在至少可部分解释与这一疾病相关的疼痛。

四、流行病学

1. 男性多见。

2. 年轻运动员。

3. 中年患者。

五、发病部位

髌腱的两侧，在股骨髌骨和股骨胫骨关节面之间。

六、临床表现

1. 关节前部的慢性疼痛和肿胀，随着体力活动的增加而增加。

2. 活动受限。

3. 与骨关节炎、半月板损伤或急性创伤相关的反应性疾病。

4. 嵌压可继发脂肪梗死。

七、影像学特征

（一）X 线与 CT 特征

髌下脂肪垫组织弥漫性增大。

（二）MRI 特征

MRI 有助于识别病变及其脂肪性质。

八、病理检查

（一）大体特征

滑膜乳头状黄色脂肪样变。

（二）组织学特征

1. 滑膜衬里轻度增生。

2. 滑膜下脂肪明显增生。

3. 淋巴细胞和浆细胞中度浸润。

4. 坏死可能是组织嵌压的结果。

5. 在病程很长的病例中可见类似滑膜软骨瘤的软骨 - 骨性结节。

九、预后

接受外科治疗后大多预后良好。

十、治疗

手术切除。

（陈　榕　白国庆　译　陈秉耀　校）

主要参考文献